KLÄREN AUF, INFORMIEREN, BERATEN

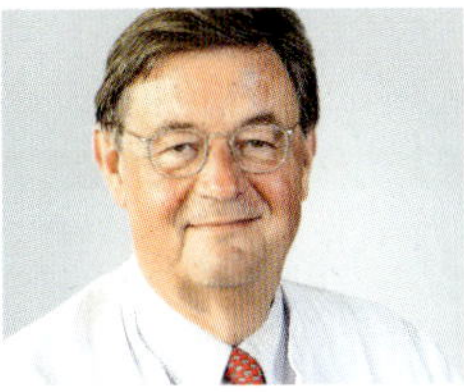

Prof. Dr. Günter Emons ist Direktor der Klinik für Gynäkologie und Geburtshilfe, Universitätsklinik Göttingen. Schwerpunkt: Erforschung des Einflusses von Hormonen und Anti-Hormonen auf das Wachstum von Brustkrebs und Unterleibskrebs.

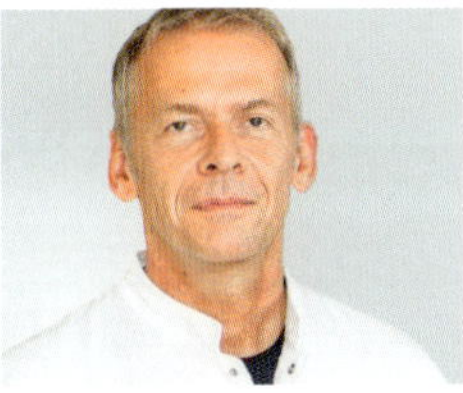

Prof. Dr. Andreas Engert arbeitet an der Klinik I für Innere Medizin (Onkologie, Hämatologie), Uniklinik Köln. Schwerpunkte: Erforschung des Hodgkin-Lymphoms und die Verbesserung der Behandlungsergebnisse für Lymphompatienten.

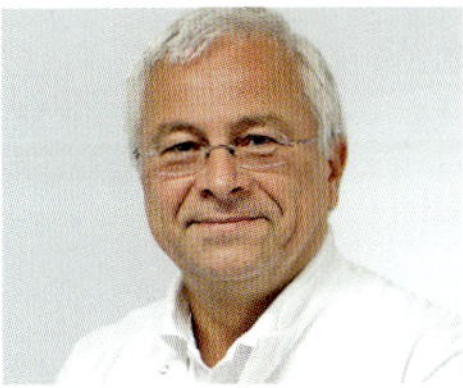

Prof. Dr. Michael Flentje, Direktor der Klinik und Poliklinik für Strahlentherapie, Universitätsklinikum Würzburg. Schwerpunkte: Tumortherapie und Hochpräzisions-Strahlentherapie.

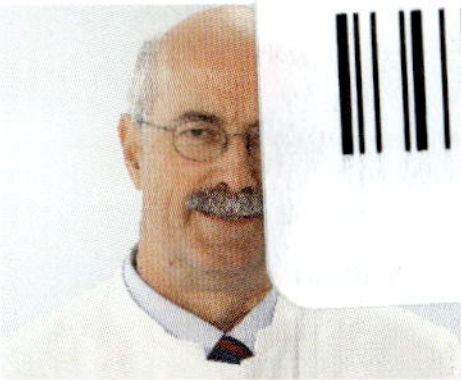

Prof. Dr. Arnold Ganser, Direktor der Klinik für Hämatologie, Hämostaseologie, Onkologie und Stammzelltransplantation, Medizinische Hochschule Hannover. Schwerpunkte: Therapie maligner Lymphome und Leukämien.

Prof. Dr. Tim F. Greten leitet die Abteilung für gastrointestinale Tumoren am »Center for Cancer Research National Cancer Institute«, Bethesda/USA. Schwerpunkte: Therapie von Leber- und Gallenkrebs.

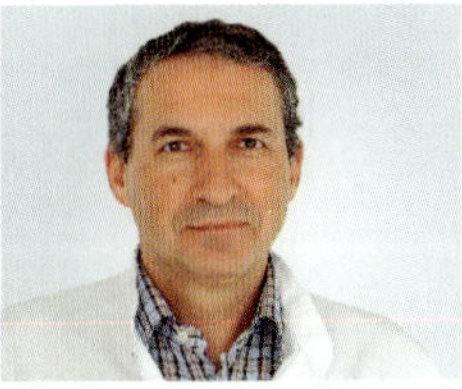

Prof. Dr. Jürgen E. Gschwendt ist Direktor der Urologischen Klinik und Poliklinik, Technische Universität München. Schwerpunkt: Prostataentfernung mit intraoperativem Schnellschnitt-Monitoring für eine onkologisch sichere Operation.

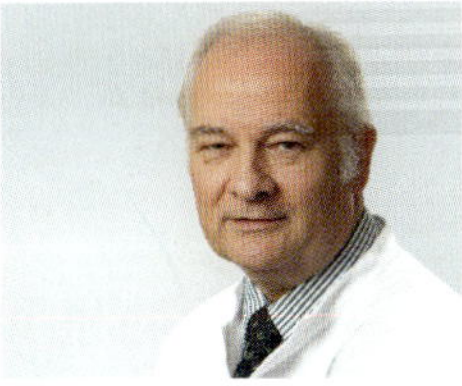

Prof. Dr. Friedrich Hagenmüller ist Chefarzt der Abteilung Gastroenterologie und Ärztlicher Direktor, Asklepios Klinik Hamburg-Altona. Schwerpunkte: Tumorerkrankungen des Verdauungstrakts, der Bauchspeicheldrüse, Leber und Gallenwege.

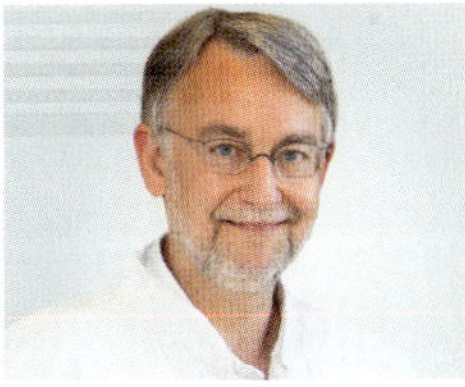

Prof. Dr. Oliver Hakenberg leitet die Urologische Universitätsklinik, Rostock. Schwerpunkte: operative Behandlung von Blasenkrebs und die Schaffung von Darmersatzblasen bei Männern wie Frauen.

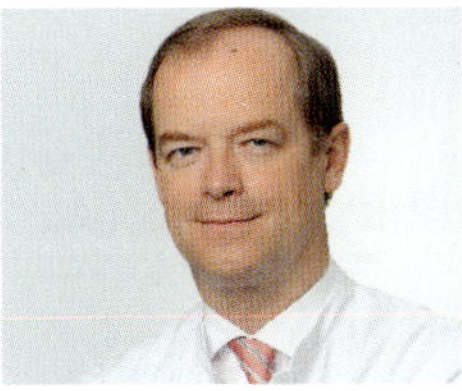

Prof. Dr. Michael Hallek ist Direktor der Klinik I für Innere Medizin, Universität zu Köln. Schwerpunkt: die Entwicklung spezifischer, molekularer Therapien für Leukämiepatienten.

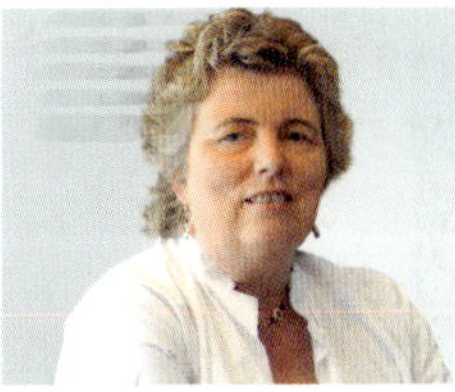

Prof. Dr. Nadia Harbeck ist Leiterin des Brustzentrums, Universität München. Schwerpunkte: die medikamentöse Tumortherapie, klinische Studien und die Entwicklung von Tests für die Risikoeinschätzung und Vorhersage des Therapieansprechens.

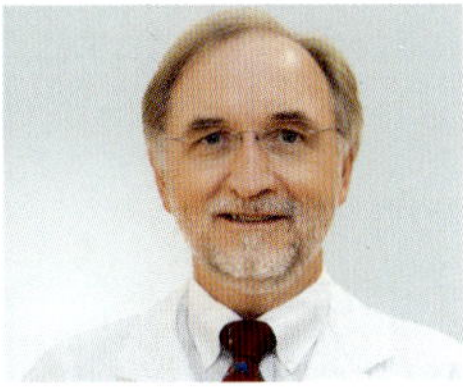

Prof. Dr. Peter Hohenberger ist Leiter der Sektion Spezielle Chirurgische Onkologie und Thoraxchirurgie, Universitätsklinik Mannheim. Schwerpunkte: Therapie von Sarkomen, unter anderem mit der isolierten Durchströmungstherapie.

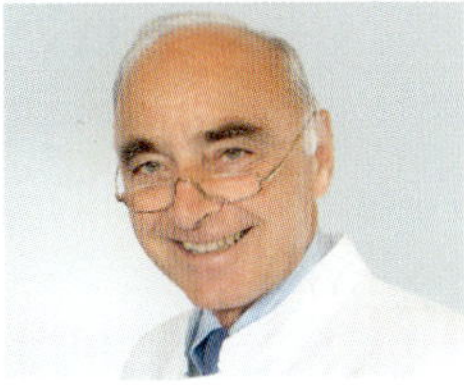

Prof. Dr. Werner Hohenberger ist Direktor der Chirurgischen Klinik, Universitätsklinik Erlangen. Schwerpunkt: Darmkrebstherapie, translationale Forschung und klinische Studien zur neoadjuvanten Strahlentherapie des Mastdarmkrebses.

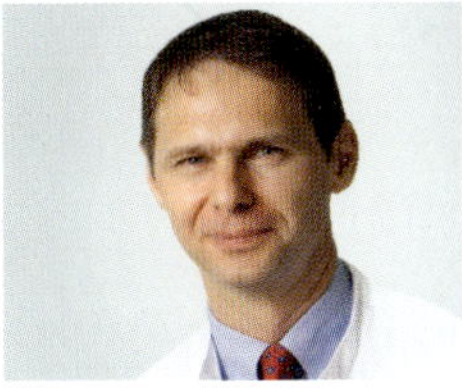

Prof. Dr. Markus Hohenfellner ist ärztlicher Direktor der Urologischen Universitätsklinik, Heidelberg. Schwerpunkte: die onkologisch-urologische Chirurgie und die Rekonstruktion des unteren Harntrakts.

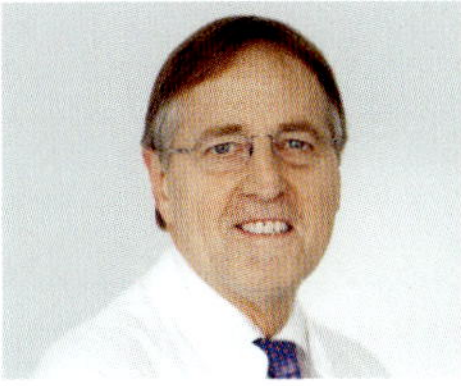

Prof. Dr. Arnulf Hölscher ist Direktor der Klinik und Poliklinik für Allgemein-Viszeral- und Tumorchirurgie, Uni-Klinik Köln. Schwerpunkte: Operationen bei Speiseröhrenkrebs und Magenkrebs.

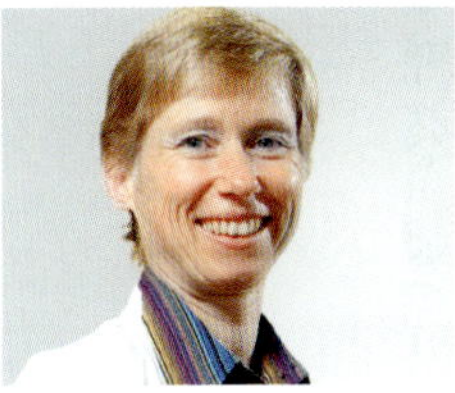

Priv.-Doz. Dr. Jutta Hübner ist Leiterin des Datenbankprojekts von Krebshilfe und Krebsgesellschaft sowie außerordentliches Mitglied der Arzneimittelkommission. Schwerpunkte: internistische und integrative Onkologie, Palliativmedizin.

© Verlag Zabert Sandmann GmbH
München
1. Auflage 2014
ISBN 978-3-89883-448-3

Herausgeber	Prof. Dr. Wolff Schmiegel, Dr. h. c. Fritz Pleitgen, Dr. Andreas Penk, Sarah Majorczyk
Autoren	Sarah Majorczyk mit Experten der Deutschen Krebsgesellschaft und der Deutschen Krebshilfe
Redaktion	Dr. Bettina Albers, Dr. Svenja Ludwig, Dr. Katrin Mugele, Karin Kerber
Bildredaktion	Anja Bleyl, Viviane Wild, Claudia Briel
Fotos der Prominenten	Holde Schneider
Grafische Gestaltung	Veronika Illmer, Irene Schulz, Georg Feigl, Melanie Seidel
Illustrationen	Axel Kock
Herstellung & Lithografie	Jan Russok, Peter Karg-Cordes
Druck und Bindung	Mohn media Mohndruck GmbH, Gütersloh

Beim Druck dieses Buchs wurde durch den innovativen Einsatz der Kraft-Wärme-Kopplung im Vergleich zum herkömmlichen Energieeinsatz bis zu 52 % weniger CO_2 emittiert.

Besuchen Sie uns auch im Internet unter www.zsverlag.de

Sarah Majorczyk und über 60 Experten
der Deutschen Krebsgesellschaft und der Deutschen Krebshilfe

DAS HANDBUCH GEGEN KREBS

Neues Wissen. Neue Hoffnung.
Neue Therapien

ZABERT SANDMANN

INHALT

WARUM UNS DIESES BUCH AM HERZEN LIEGT

»Sie haben Krebs.« Diese drei Worte verändern das Leben schlagartig. Sie lösen Ängste, Trauer, Wut, oft auch Hilflosigkeit aus – und sie werfen viele Fragen auf:

- Was soll ich jetzt tun?
- Wer informiert mich gründlich und geduldig?
- Wo werde ich am besten behandelt?

Dieses Handbuch soll Patienten und Angehörigen helfen, sich zurechtzufinden – denn die Therapien der Erkrankung werden zwar immer besser, aber auch immer komplexer. Das Buch begleitet Sie vom ersten Verdacht einer Krebserkrankung über die Diagnose durch die Therapien bis zur Nachsorge. Kapitel für Kapitel, Schritt für Schritt.

Prof. Wolff Schmiegel, Präsident der Deutschen Krebsgesellschaft: »Komplizierte Erklärungen über medizinische Sachverhalte stoßen beim Patienten oft auf Unverständnis und hinterlassen schnell den Eindruck, eine Behandlungsentscheidung würde über seinen Kopf hinweg getroffen. Dieses Buch soll vertrauenswürdige Informationen in einer verständlichen Sprache geben und Patienten wie Angehörige zum Nachfragen ermuntern.

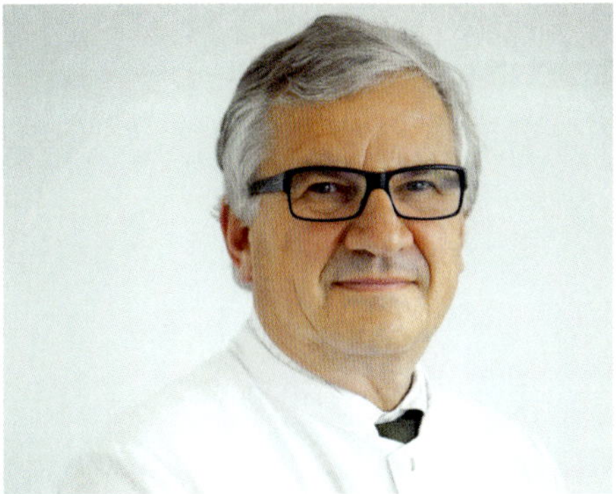

» **Prof. Dr. Wolff Schmiegel**, Präsident der Deutschen Krebsgesellschaft, Direktor der Uni-Klinik des Knappschaftskrankenhauses Ruhr-Universität Bochum und Experte für Darmkrebs

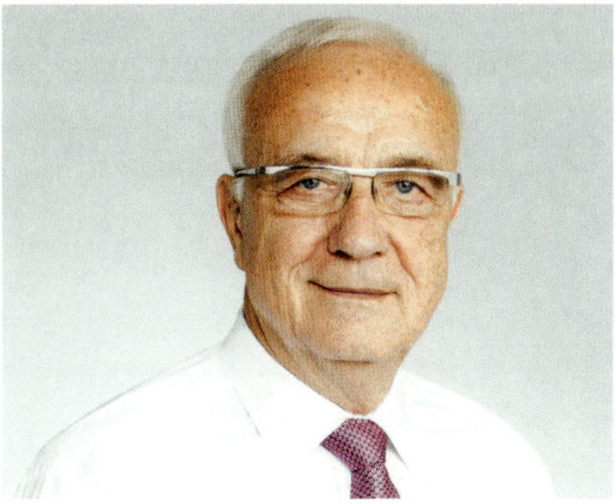

» **Dr. h. c. Fritz Pleitgen**, Präsident der Deutschen Krebshilfe und langjähriger Intendant des Westdeutschen Rundfunks

Ich möchte mich an dieser Stelle bei drei Mitwirkenden besonders bedanken: Bei André Franck, ehemals Sprecher der Deutschen Krebsgesellschaft, der das Buch mit viel Herzblut unterstützt hat und tragischer Weise kurz nach Veröffentlichung der ersten Auflage selbst an Krebs verstorben ist. Beim Verleger Friedrich-Karl Sandmann, der das Projekt mit großem Einsatz begleitet und eine Spende vom Verkaufserlös für die Krebs-Forschung in Deutschland ermöglicht. Und bei Dr. Andreas Penk, auf dessen Initiative hin gemeinsam mit der BILD-Zeitung und der Deutschen Krebsgesellschaft die erste Fassung dieses Buches entstanden ist. Dr. Penk unterstützt als bei Pfizer für die Onkologie in Europa Verantwortlicher sowie als Arzt weiterhin das Projekt, sein Unternehmen ist aber weder inhaltlich noch finanziell beteiligt. Ihm und mir ist es wichtig zu betonen, dass das Handbuch sachlich auf dem neuesten Stand der Wissenschaft informieren möchte und es bei der Erstellung keinerlei Einfluss seitens pharmazeutischer Unternehmen auf die Inhalte gab.

Es freut mich sehr, dass wir für diese komplett überarbeitete Neuauflage einen weiteren Partner gewinnen konnten: die Deutsche Krebshilfe, deren wichtigstes Anliegen es ist, von Krebs Betroffenen und ihren Angehörigen zu helfen.

Alle gemeinsam möchten wir diese Menschen mit dem vorliegenden Handbuch auf dem schwierigen, aber immer häufiger erfolgreichen Therapieweg begleiten und bei allen aufkommenden Fragen und Sorgen unterstützen.«

Dr. h. c. Fritz Pleitgen, Präsident der Deutschen Krebshilfe: »Mildred Scheel hatte schon bei Gründung der Deutschen Krebshilfe vor 40 Jahren die Vision, der Krankheit Krebs ihren Schrecken zu nehmen und die Krebs-Bekämpfung voranzubringen. In den vergangenen vier Jahrzehnten ist uns dies bereits sehr erfolgreich gelungen. Durch das Vertrauen und die Spendenbereitschaft der Bevölkerung haben wir viele wichtige Entwicklungen in der Krebsmedizin und -forschung anstoßen können. Das Handbuch gegen Krebs soll einen weiteren Beitrag leisten und allen Betroffenen sowie Angehörigen Mut machen, sich der Krankheit entgegenzustellen.«

Das Handbuch gegen Krebs fasst alle aktuellen Informationen zur Erkrankung zusammen, die Inhalte sind gut verständlich zusammengefasst und basieren auf der fachlichen Beratung von über 60 namhaften Experten der Deutschen Krebsgesellschaft und der Deutschen Krebshilfe. Grafisch aufgearbeitete Steckbriefe geben im Therapieteil des Buches einen Überblick über konkrete Behandlungsempfehlungen für die 35 Krebsarten, die in Deutschland am häufigsten vorkommen.

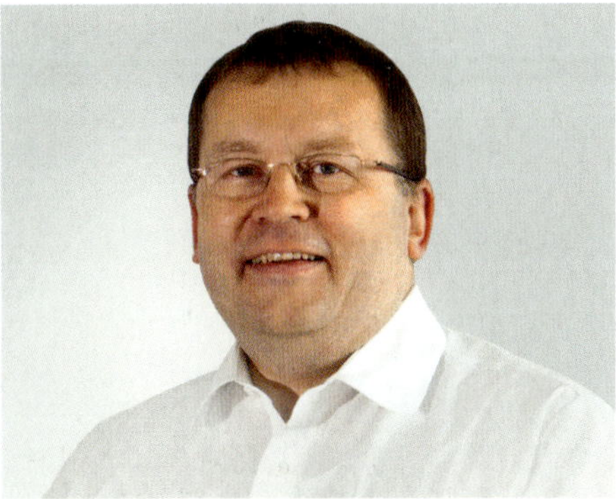

» **Dr. Andreas Penk**, President Oncology Europe, Africa and Middle East und Vorsitzender der deutschen Geschäftsführung bei Pfizer

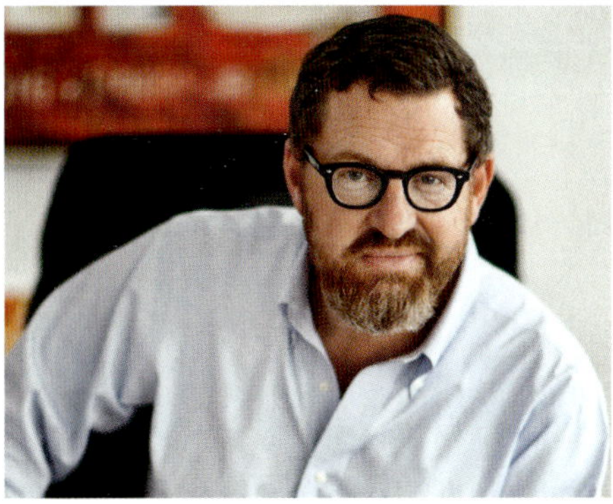

» **Kai Diekmann**, Herausgeber und Chefredakteur von BILD

Kai Diekmann, BILD-Chefredakteur: »BILD möchte aufklären und Orientierung geben, Betroffene und Angehörige auf dem oft schweren und langen Weg, den diese Erkrankung vorgibt, begleiten – deshalb unterstütze ich dieses Projekt. Im vorliegenden Handbuch berichten auch Prominente aus Sport, Showbusiness und Politik über ihr Schicksal. Diese Berichte zeigen sehr persönliche Einblicke in die Lebenswelt Betroffener, geben praktische Hinweise für die Phasen der Therapie und machen ebenfalls Mut. Mut, den jeder braucht, der mit der Erkrankung konfrontiert wird.«

Längst ist eine Krebserkrankung in vielen Fällen heilbar und die Prognosen werden durch die fortschreitende Forschung immer besser. Außerdem kann man das Risiko, an Krebs zu erkranken, vermindern.

Informationen können keine Krankheit lindern – aber sie können helfen, die Erkrankung zu verstehen, und ermöglichen, besser mit ihr umzugehen. Alle, die an diesem Projekt mitgearbeitet haben, hoffen sehr, dass das Handbuch Sie dabei unterstützen und der Krankheit Krebs ein Stück ihres Schreckens nehmen kann.

I. KREBS VERSTEHEN

Wer weiß, was die Krankheit auslöst, kann besser gegen sie vorgehen. Antworten auf die Fragen: Was ist Krebs? Wie entsteht die Erkrankung? Und wie kann sie vermieden werden?

1. WAS IST KREBS?

Es ist eine Diagnose, die immer häufiger gestellt wird – jedes Jahr fast 500.000-mal in Deutschland! Sie haben Krebs. Drei Worte, die das Leben sofort und dramatisch verändern, die Angst machen, Sorgen aufwerfen und viele Fragen. Um den Schrecken zu überwinden, hilft es, die Krankheit zu verstehen. Das möchte dieses Buch tun: Experten der Deutschen Krebshilfe und der Deutschen Krebsgesellschaft erklären, was Sie über die Krankheit wissen müssen, welche neuen Ansätze und Erfolge es in Therapie und Forschung gibt.

Aber was genau ist eigentlich Krebs? Jede Erkrankung kann einen individuell unterschiedlichen Verlauf nehmen, trotzdem kann man zusammenfassend sagen: Unter Krebs versteht man fehlerhafte Zellen, die sich unkontrolliert teilen und neues Gewebe bilden. Das verdrängt wiederum andere Zellen, durchsetzt gesundes Gewebe oder Organe und beeinträchtigt deren Funktion. Solche Neubildungen (Neoplasien) können überall im Körper auftreten. Die verschiedenen Krebsarten werden häufig nach ihrem Ursprungsort benannt: So ist etwa bei Brustkrebs die Zellwucherung zuerst im Brustgewebe entstanden und bei Darmkrebs im Darmgewebe. Gemeinsames Merkmal aller Krebserkrankungen, die sehr unterschiedlich in Verlauf und Prognose sein können, ist dieses zerstörerische Wachstum von Zellen, das eine entsprechende Therapie erfordert.

Krebserkrankungen werden oft als Tumorerkrankungen bezeichnet. »Tumor« ist der medizinische Fachbegriff für »Schwellung«, wird jedoch auch in anderen Zusammenhängen und bei anderen Krankheitsbildern verwendet. Das heißt: Nicht jeder Tumor ist zwangsläufig Krebs, es gibt gutartige und bösartige (»maligne«) Tumoren. Ist allerdings im Zusammenhang mit einer Krebserkrankung von einem Tumor die Rede, dann ist damit eine bösartige Gewebeneubildung gemeint. Bei einigen Krebskrankheiten ist der Tumor sogar als Schwellung erkenn- oder ertastbar, etwa bei Brustkrebs. Allerdings kann ein »Knoten in der Brust« auch gutartig sein.

Andere Fachbegriffe, die im Zusammenhang mit Krebs verwendet werden, leiten sich ebenfalls von dem Wort »Schwellung« ab: So werden Mediziner, die sich mit Krebserkrankungen befassen, als Onkologen bezeichnet – »onkos« = griechisch für Anschwellung – und das Fachgebiet nennt sich Onkologie.

GROSSE FORTSCHRITTE IN DER KREBSTHERAPIE

Krebs ist zwar eine schwere, oft lebensbedrohliche Erkrankung, aber die Krebstherapie hat mittlerweile große Fortschritte gemacht: Einige Krebsarten sind bereits heilbar, bei anderen kann das Überleben verlängert werden. Außerdem werden die Therapien zunehmend besser verträglich und zusätzliche Medikamente helfen, Beschwerden zu lindern. Dank neuer Therapienansätze ist mittlerweile sogar ein Krebs, der bereits gestreut hat, immer besser bekämpfbar.

In den letzten Jahrzehnten hat die Forschung erkannt, wie Krebs entsteht und sich entwickelt, und zwar auf Zellebene. Ein wichtiger Meilenstein war dafür die Entschlüsselung des Genoms, des Erbguts des Menschen, das in jeder Zelle auf der DNA, dem Träger des Erbmaterials im Zellkern, hinterlegt ist. Derzeit läuft ein großes internationales Krebsgenomprojekt (ICGC), an dem auch Deutschland teilnimmt. Die Genforscher untersuchen, welche DNA-Abschnitte bei Beschädigung eine Krebserkrankung auslösen oder begünstigen können. Die Erkenntnisse haben bereits konkrete Angriffspunkte für neue Therapien mit sich gebracht: So arbeiten die Forscher jetzt verstärkt daran, den Prozess der Krebsentstehung auf Zellebene zu blockieren und so das zerstörerische Krebswachstum zu hemmen oder zu verhindern.

KREBS ENTSTEHT AUS FEHLERN IM ERBMATERIAL

Jede Zelle im Körper bekommt den Befehl zu wachsen oder abzusterben über sogenannte Signalwege. Auf diesen Wegen regeln Weichen die Weiterleitung der Befehle, etwa dass die Zelle sich teilen und wachsen soll oder absterben. Bei Krebszellen verändern sich diese Weichen durch Fehler im Erbgut, also auf der DNA (siehe Kasten). So wächst die Krebszelle unaufhaltsam. An diesen Weichen und Signalwegen setzt die Forschung derzeit an.

Wie oft sich eine Zelle teilt, wann sie stirbt und abgebaut wird – all diese Informationen befinden sich im Zellkern auf der DNA, sie ist quasi die Festplatte für das Lebensprogramm der Zelle. Bei jeder Zellteilung muss die DNA kopiert werden, damit in der Tochterzelle der gleiche Festspeicher mit den gleichen wichtigen Informationen vorliegt. Bei diesem Kopiervorgang, der in jeder Sekunde mehrere Millionen Mal in unserem Körper vonstattengeht, können Fehler unterlaufen – und daraus kann dann Krebs entstehen.

Die Entwicklung von einer gesunden Zelle zu einer bösartigen Tumorzelle ist ein sehr komplexer Prozess. Die Krebsentstehung (Karzinogenese) kann grob in drei Phasen unterteilt werden (siehe Grafik auf der nächsten Seite). Der Kopierfehler bildet den Anfang, danach müssen noch weitere »Pannen« auftreten bzw. körpereigene Sicherheitssysteme versagen, bevor aus einer fehlerhaften Zelle Krebs wird. Dabei spielt die genetische Grundausstattung jedes einzelnen Menschen eine Rolle, jeder Mensch hat eine unterschiedlich hohe Anfälligkeit gegenüber Störungen bei der Zellteilung.

DIE DNA

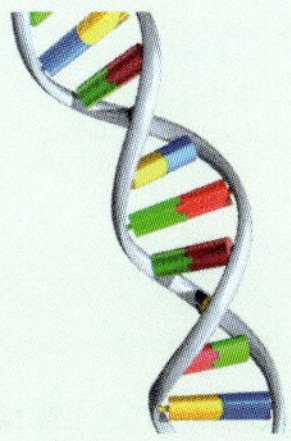

Alle Erbinformationen, mit denen ein Mensch auf die Welt kommt, befinden sich auf der DNA (engl. deoxyribonucleic acid = Desoxyribonukleinsäure). Chemisch gesehen ist die DNA ein langes Kettenmolekül, das man sich wie eine gedrehte Strickleiter vorstellen kann (= Doppelhelixstruktur). Die beiden DNA-Stränge bestehen aus Zuckermolekülen und Phosphatgruppen, die Verbindungen dazwischen, also die »Sprossen«, bilden zwei Basenpaare: Adenin und Thymin sowie Cytosin und Guanin. Für die Informationen der DNA sind diese vier Basen zuständig.

SO ENTSTEHT EINE KREBSZELLE

1 EINE GESUNDE ZELLE WIRD DURCH EINEN FEHLER BEI DER TEILUNG ZUR GENETISCH VERÄNDERTEN ZELLE

Bei Veränderungen der Erbsubstanz spricht man auch von Mutationen. Diese Mutationen können Bausteine der Gene (DNA) betreffen, die verschiedene Eigenschaften festlegen: wie häufig und schnell sich die Zelle teilt (Zellzyklus), welche Funktion die Zelle im Körper erfüllen soll (Zelldifferenzierung) oder wann sie stirbt (Zelltod/Apoptose). Diese Bausteine oder Gene können zu Krebsauslöser-Genen (Onkogene) werden und die Zelle ständig zum Wachstum anregen.

Zwar verfügt jede Zelle auch über Reparaturmechanismen, die fehlerhafte DNA-Abschnitte beheben können, ähnlich einem Rechtschreibkorrekturprogramm auf dem Computer, aber Fehler auf der Festplatte können auch diese Korrekturfunktion lahmlegen. Dann werden die natürlichen Gegenspieler der Krebsauslöser-Gene im Erbgut, die sogenannten Anti-Onkogene oder Tumorsuppressorgene (Suppressor heißt »Unterdrücker«) ausgeschaltet. Das ist folgenschwer, da Tumorsuppressorgene normalerweise die Wirkung von Krebsauslöser-Genen unterdrücken.

Die durch fehlerhafte Kopiervorgänge veränderten Zellen unterscheiden sich in dieser Phase äußerlich noch nicht von gesunden Zellen. Sie sind nur mit hochkomplexen molekulargenetischen Analyseverfahren als mutierte Zellen erkennbar.

2 DIE GENETISCH VERÄNDERTE ZELLE WANDELT SICH ZUR KREBSVORLÄUFERZELLE (TUMORPROMOTION)

In der zweiten Phase wandeln sich die zuvor mutierten und auf Wachstum fehlprogrammierten Zellen auch äußerlich um (phänotypische Veränderung). Unter dem Mikroskop sind sie nun von gesunden Zellen zu unterscheiden. Diese Vorläufer von Krebszellen (präneoplastische Zellen) reagieren schneller als normale Zellen auf Wachstumsreize, beispielsweise Hormone oder Proteine, die die Zellteilung ankurbeln. Mit dem Resultat: Die Zellteilungsrate wird erhöht, die des Zelltods gesenkt. Die defekten Zellen wachsen also schneller als gesunde Zellen und geben ihren Defekt weiter.

3 DIE KREBSVORLÄUFERZELLE WIRD ZUR KREBSZELLE (TUMORPROGRESSION)

In dieser Phase erwerben die Krebsvorläuferzellen ihre Bösartigkeit: Durch weitere Veränderungen im Erbgut werden die bösartigen Eigenschaften verankert, die unkontrollierte Vermehrung sowie die Verzögerung des Zelltods sind Teil des neuen Genprogramms. Der Tumor wächst nicht nur verdrängend, sondern auch in umliegendes Gewebe hinein, durchsetzt und zerstört es (invasives Wachstum). Er bildet eigene Blutgefäße, um sich mit Sauerstoff und Nährstoffen zu versorgen. Zudem kann er Tochtergeschwülste (Metastasen) aussenden (siehe Seite 116).

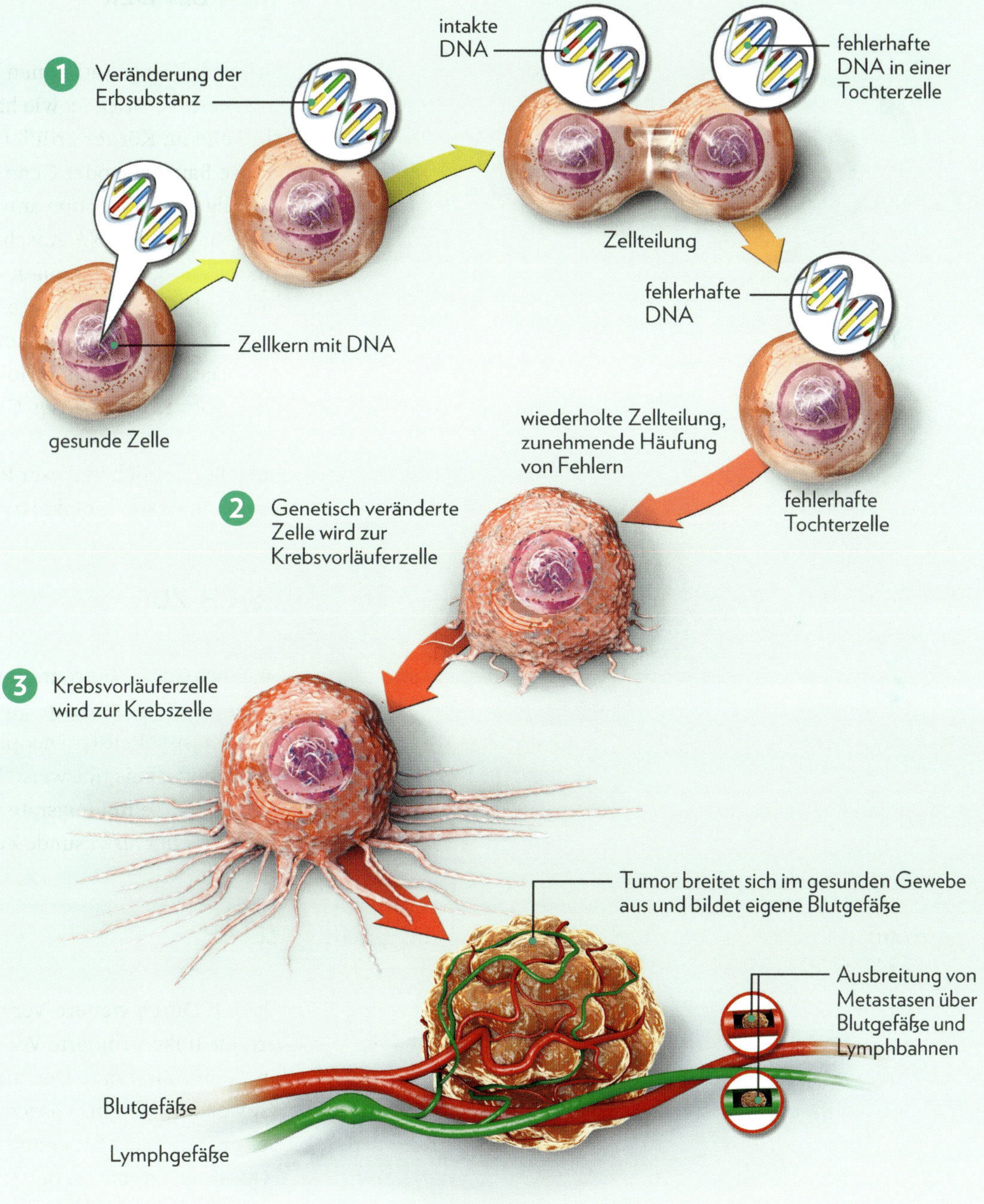
1 Veränderung der Erbsubstanz
intakte DNA
fehlerhafte DNA in einer Tochterzelle
Zellteilung
fehlerhafte DNA
Zellkern mit DNA
gesunde Zelle
wiederholte Zellteilung, zunehmende Häufung von Fehlern
fehlerhafte Tochterzelle
2 Genetisch veränderte Zelle wird zur Krebsvorläuferzelle
3 Krebsvorläuferzelle wird zur Krebszelle
Tumor breitet sich im gesunden Gewebe aus und bildet eigene Blutgefäße
Ausbreitung von Metastasen über Blutgefäße und Lymphbahnen
Blutgefäße
Lymphgefäße

BEI KREBS IST DIE ZELL-KOMMUNIKATION GESTÖRT

Zellen empfangen Botschaften oder Befehle mithilfe von Signalmolekülen, die an den beschriebenen Weichen auf der Zellhaut (Membran) andocken. Die Informationen werden so ins Innere der Zelle geleitet. Daran sind viele Proteine und Botenstoffe beteiligt, die Zelle kommuniziert über biochemische Prozesse. Sind die Weichen auf den Signalwegen blockiert, kann die Zelle Botschaften oder Befehle nicht verstehen. Bei Krebs sind die Signalwege blockiert, die einen Wachstumsstopp überbringen, und jene, die Wachstumsreize auslösen, sind permanent aktiviert.

Der Verständigungsprozess zwischen Zellen heißt »Signaltransduktion«. Im Gegensatz zu einer gesunden Zelle fehlt der Krebszelle die Fähigkeit, mit ihrer gesunden Nachbarzelle zu kommunizieren. Normale gesunde Zellen wachsen nur so lange, bis sie Kontakt zur Nachbarzelle haben. Sobald sie mit der Nachbarzelle in Berührung kommen, empfangen sie Stopp-Signale und hören augenblicklich auf, sich zu teilen (Kontaktinhibition). Diese wichtige Eigenschaft haben Krebszellen verloren. Wenn sie die Nachbarzelle berühren, wachsen sie trotzdem weiter.

Krebszellen reagieren nicht auf Appelle und Hinweise der Umgebung, sondern folgen unbeirrt eigenen Wachstumssignalen – manche Krebsarten produzieren wachstumsstimulierende Hormone, bei anderen wiederum führen Defekte im Erbgut zum dauerhaften Anschalten von Wachstumssignalwegen. Mit dem Ergebnis, dass Krebszellen auf Kosten anderer, gesunder Zellen wachsen, sie verdrängen und zerstören.

In den neuesten Erkenntnissen über das Verhalten von Krebszellen liegt ein großes Potenzial für die Entwicklung Erfolg versprechender Krebstherapien. Da die verhängnisvollen Wachstumshinweise in der Tumorzelle über verschiedene Signalwege vermittelt werden und viele von diesen bereits erforscht wurden, können jetzt sogenannte Antikörper oder kleine Moleküle erfolgreich eingesetzt werden, die genau diese Wege blockieren. Die Suche nach neuen Signalwegen und die Entwicklung entsprechender Antikörper und Hemmstoffe gehen weiter.

DAS MACHT KREBSZELLEN GEFÄHRLICH

Krebszellen

- produzieren selbst Wachstumssignale
- sind unempfindlich gegenüber Signalen, die weiteres Wachstum unterbinden (»wachstumshemmende Signale«)
- umgehen den eigenen Zelltod (»Apoptose«)
- sind »unspezialisiert« und nur noch auf Wachstum ausgerichtet
- dringen in umliegendes Gewebe ein (»Gewebeinvasion«)
- bilden eigene Blutgefäße, um sich zu versorgen
- können streuen/Metastasen bilden

WELCHE EIGENSCHAFTEN HABEN KREBSZELLEN?

Bösartige Zellen vermehren sich also schnell und unaufhaltsam. Während gesunde Zellen bestimmte Aufgaben haben – Nervenzellen sind beispielsweise in der Lage, Reize weiterzuleiten –, erfüllen Krebszellen die Aufgaben ihrer Ursprungszellen häufig nicht mehr. Die meiste Energie verwenden sie auf Wachstum und Teilung. Doch Wachstum kostet Energie und ohne Sauerstoff und Nahrung kann ein Tumor nicht größer werden, auch wenn er ständig Wachstumssignale empfängt.

Ein kleiner Tumor holt sich Sauerstoff und Nährstoffe aus dem benachbarten Gewebe, doch ab einer Größe von ein bis zwei Millimetern ist er gezwungen, sich selbst zu versorgen. Tumoren haben die unangenehme Fähigkeit, eigene Blutgefäße zu bilden (Neo-Angiogenese). Das ist entscheidend für das weitere Tumorwachstum. Ein relativ neuer Therapieansatz ist daher, die Bildung tumoreigener Blutgefäße zu hemmen (siehe Kapitel 9).

Eine weitere Eigenschaft von bösartigen Tumoren ist die Fähigkeit, Absiedlungen (Metastasen) in entfernten Körperregionen zu bilden. Bei fortgeschrittener Erkrankung kann der Krebs also streuen. Dabei wandern die Krebszellen über die Blut- oder Lymphbahnen und bilden Metastasen in anderen Organen oder Geweben. Diese zerstörerische Fähigkeit haben nur Krebszellen, denn bei gesunden Zellen wird sofort der Prozess des Zelltods angestoßen, wenn sie den Kontakt zu ihrer unmittelbaren Umgebung verlieren.

Ob ein Tumor Metastasen gebildet hat, ist ein wichtiger Prognosefaktor: Die Chancen auf Heilung hängen oft gar nicht so sehr von der Größe des Muttertumors ab, sondern vielmehr davon, ob und wie viele Tochtergeschwülste, also Metastasen, er gebildet hat und wo diese auftreten (z.B. in der Lunge, in den Knochen).

WIE HÄUFIG ENTSTEHT KREBS?

51 Prozent aller Männer und 43 Prozent der Frauen müssen derzeit damit rechnen, im Laufe des Lebens an Krebs zu erkranken. Die Wahrscheinlichkeit, dass bei der Zellteilung eine Zelle entsteht, die zu einem Tumor führen kann, wird mit ca. 1 zu 100 Billiarden angegeben. Doch Tag für Tag entstehen viele Milliarden neue Zellen in unserem Körper. Knapp 500.000 Neuerkrankungen werden jährlich erfasst. Die gute Nachricht: Während in den 1980er-Jahren nur knapp die Hälfte der Patienten die ersten fünf Jahre nach der Diagnose überlebte, sind es heute rund zwei Drittel.

URSACHEN DER KREBSENTSTEHUNG

»Warum gerade ich?« ist wohl eine der häufigsten Fragen, die sich Betroffene stellen. Die DNA-Veränderungen (Mutationen), die den Grundstein für eine Krebserkrankung legen, passieren relativ häufig (siehe Seite 13) und in vielen Fällen auch spontan, ohne dass eine äußere Ursache ersichtlich ist. Doch es gibt eine Reihe von Faktoren, die solche krebsauslösenden Erbgutveränderungen begünstigen.

Einige dieser Risikofaktoren sind bekannt, manche von ihnen auch beeinflussbar. Sie lassen sich also durch eine Veränderung des Lebensstils minimieren, z.B. durch Nichtrauchen. Auch Menschen, die bereits an Krebs erkrankt sind, können durch die Vermeidung bestimmter krebsauslösender Faktoren, wie eben das Rauchen, die Gefahr eines späteren Rückfalls verringern.

Allerdings: Die Risikobeeinflussung funktioniert nur langfristig, oft vergehen Jahrzehnte, bevor sich krebsauslösende Faktoren auswirken und zur Tumorentstehung führen.

KANN STRESS KREBS AUSLÖSEN?

Wissenschaftlich gesicherte Belege für einen Zusammenhang zwischen der Krebsentstehung und stressbedingten Belastungen gibt es bislang nicht. Auch für die Existenz einer Krebspersönlichkeit, also eines Menschentyps, der aufgrund seiner Persönlichkeitsmerkmale ein erhöhtes Krebsrisiko hat, fehlen die wissenschaftlichen Beweise. Wer aber unter Stress steht, neigt womöglich dazu, zu rauchen, sich ungesund zu ernähren oder mehr Alkohol zu trinken – und diese Faktoren erhöhen dann die Erkrankungswahrscheinlichkeit.

Die Wissenschaft spricht bei diesen Faktoren von Karzinogenen, also Einflüssen, die die Krebsentstehung (Karzinogenese) fördern. Sie können ganz unterschiedlicher Natur sein, von innen aus dem Körper kommen (endogen) oder von außen auf ihn einwirken (exogen).

1. KÖRPEREIGENE KREBSURSACHEN

Einige Krebserkrankungen treten aufgrund von Erbanlagen in der Folgegeneration mit an Sicherheit grenzender Wahrscheinlichkeit auf (wie z. B. eine bestimmte Form des Darmkrebses, die »familiäre adenomatöse Polyposis«) – andere sind nur als familiäre Anlage im Erbgut vorhanden, müssen aber nicht zwingend ausbrechen. Bei Letzteren ist lediglich die Wahrscheinlichkeit höher, dass es im Laufe des Lebens zu einer solchen Erkrankung kommen kann, als bei Menschen, die diese Erbanlage nicht haben. Das ist der Grund, warum in manchen Familien auffällig mehr Krebsfälle auftreten als im Durchschnitt.

Für Patienten mit genetischer Vorbelastung ist es sehr wichtig, krebsauslösende Faktoren zu vermeiden (z.B. das Rauchen) und mit dem Arzt zu besprechen, ob Früherkennungsuntersuchungen in häufigeren Abständen sinnvoll sind (siehe Seite 33 ff.). Man geht davon aus, dass 5 Prozent aller Tumoren auf eine erbliche Anlage zurückzuführen sind.

2. VON AUSSEN KOMMENDE KREBSURSACHEN

Von außen einwirkende Krebserreger können in biologische, physikalische und chemische Krebserreger unterteilt werden.

BIOLOGISCHE KREBSERREGER: VIREN UND BAKTERIEN

Schätzungen zufolge werden 20 Prozent aller Krebserkrankungen durch biologische Erreger ausgelöst. Experten unterscheiden Viren und Bakterien.

▶ **Viren:** Mitte der Achtzigerjahre entdeckte ein deutscher Krebsforscher, Harald zur Hausen, dass bestimmte Viren (Humane Papillomaviren – HPV) Gebärmutterhalskrebs verursachen können. Seine Forschungsarbeiten legten den Grundstein für die Entwicklung eines Impfstoffs gegen HPV. 2008 erhielt er dafür den Nobelpreis.

Auch andere Viren stehen im Verdacht, die Tumorentstehung zu begünstigen. So wurde ein Zusammenhang zwischen Hodgkin-Lymphomen, einer bösartigen Tumorerkrankung des Lymphsystems, und dem Erreger des Pfeiffer'schen Drüsenfiebers, dem Epstein-Barr-Virus (EBV), beobachtet. Ebenfalls gibt es eine Häufung von Leberzellkrebs bei Hepatitis-B-Virus-Infektionen (HBV). Somit schützt die Hepatitis-B-Impfung, die für alle Säuglinge und Kinder empfohlen wird, auch vor Krebs.

Ein Schutz vor diesen Viren ist zugleich eine krebsvorbeugende Maßnahme. HBV ist ähnlich wie das Aids-Virus HIV durch Blut und ungeschützten Geschlechtsverkehr übertragbar, aber es ist noch ansteckender. Die HB-Viren bleiben sogar bis zu sieben Tage außerhalb des Körpers aktiv. Das Epstein-Barr-Virus wird vor allem durch eine »Tröpfcheninfektion« (Anhusten, Niesen) weitergegeben, kann aber auch sexuell übertragen werden. Mit dem Gebärmutterhalskrebs-Virus HPV kann man sich ebenfalls beim Sex infizieren, trotz Verwendung von Kondomen, da die Viren nicht allein über Körperflüssigkeit, sondern auch durch Kontakt mit infizierten Hautstellen oder Schleimhaut übertragen werden können, also auch beim Oralsex. Nach der Impfung erkranken nach heutiger Studienlage weniger Frauen an Gebärmutterhalskrebs, weshalb die Ständige Impfkommission (STIKO) des Robert Koch-Instituts derzeit allen Mädchen zwischen 9 und 14 Jahren die Impfung empfiehlt.

▶ **Bakterien:** Zu den krebserregenden Bakterien gehört Helicobacter pylori. Es verursacht nicht nur Magengeschwüre, sondern kann auch zu Magenkrebs führen. An einer Impfung gegen diese bakterielle Infektion wird gearbeitet.

PHYSIKALISCHE KREBSAUSLÖSER

▶ **Strahlung:** Krebserregend ist zum einen die sogenannte ionisierende Strahlung. Dazu zählt die Röntgenstrahlung, aber auch die

SCHUTZ GEGEN KREBS: IMPFUNG GEGEN DEN GEBÄRMUTTERHALSKREBS

Eine Impfung gegen Krebs im herkömmlichen Sinne, also eine Impfung, die ausschließlich verabreicht wird, um die Entstehung einer Krebserkrankung zu verhindern, ist die Impfung gegen den Gebärmutterhalskrebserreger, das HP-Virus (HPV).

Was ist eine Impfung?

Eine Impfung ist eine Art Übungsrunde für das Immunsystem. Dabei werden kleinste Bausteine eines Erregers verabreicht, woraufhin der Mensch Antikörper genau gegen diesen Erreger entwickelt. Diese Antikörper können dann bei einer echten Infektion an der Oberfläche des Eindringlings andocken (Schlüssel-Schloss-Prinzip) und geben damit dem Immunsystem ein Zeichen, ihn zu vernichten.

Kommt es also im Laufe des Lebens zu einer Infektion mit dem Erreger, haben geimpfte Menschen bereits einsatzbereite Antikörper, die genau diesen Eindringling erkennen. Die Viren werden dann von den passenden Antikörpern besetzt und vom Immunsystem zerstört, bevor sie sich vermehren können. Eine Infektion wird so verhindert. Nicht geimpfte Menschen müssen im Ernstfall diese passenden Antikörper erst produzieren. In dieser Zeit vermehren sich aber die Viren – und bei einigen Patienten kommt es zu einer Infektion mit Folgeerscheinungen.

Antikörper binden an der Oberfläche des Virus (Schlüssel-Schloss-Prinzip) und markieren es für das Immunsystem

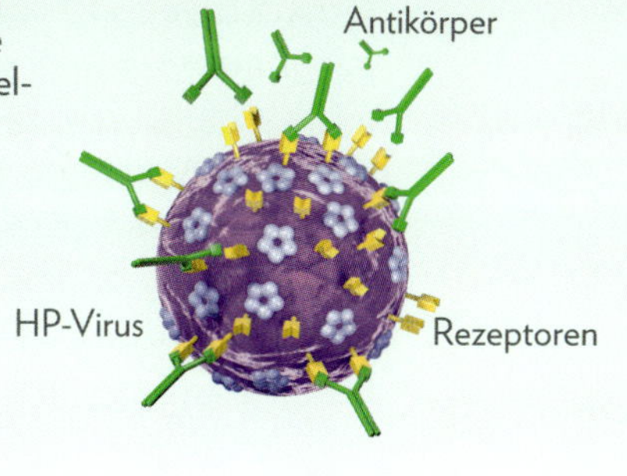

Strahlung beim Zerfall radioaktiver Substanzen. Zum anderen können auch optische Strahlen, wie das UV-Licht der Sonne, ebenso wie die künstlichen UV-Strahlen im Solarium, das Risiko von Hautkrebserkrankungen deutlich erhöhen. Insbesondere wenn die Haut häufig und lange den Strahlen ausgesetzt ist. Diese genannten Strahlen sind in der Lage, direkte Schäden an der DNA zu verursachen und so den Entstehungsprozess von Krebs anzustoßen.

Einige Experten verweisen darauf, dass das unter UV-Strahlung im Körper gebildete Vitamin D vor Krebs schützt. In der Tat gibt es dafür Hinweise. Fest steht aber, dass die krebserregenden Schäden an der Haut zunehmen: Seit den 1980er-Jahren, der Zeit, als Solarien den Markt eroberten und der Erholungswert eines Urlaubs am Bräunungsgrad der Haut gemessen wurde, hat sich die Hautkrebserkrankungsrate verdreifacht. Die wirksamste Art, sich vor Hautkrebs zu schützen, besteht darin, jede Art von Hautrötung durch zu viel UV-Licht zu vermeiden.

Ionisierende Strahlen dürfen aber nicht verwechselt werden mit den sogenannten elektromagnetischen Strahlen, wie sie von Bildschirmen, Mikrowellengeräten, Mobilfunk bzw. von Handys ausgehen. Deren gesundheitliche Auswirkungen sind in den letzten Jahren immer wieder diskutiert worden, ohne dass eine krebserregende Wirkung bislang nachgewiesen werden konnte. Experten und Strahlenschutzorganisationen halten nach dem gegenwärtigen Wissensstand eine krebserregende Wirkung für wenig wahrscheinlich.

CHEMISCHE KREBSAUSLÖSER

Zu den chemischen Krebsauslösern gehören Faktoren, die jeder durch seinen Lebensstil selbst beeinflussen kann. Sie sind einer der wichtigsten Punkte, durch die sich das Krebsrisiko deutlich vermindern lässt.

▶ **Rauchen:** Bereits 1775 erkannte der englische Chirurg Percival Pott (1714–1788) Ruß als krebserregenden Stoff. Ihm war aufgefallen, dass Schornsteinfeger häufig an einer speziellen Form von Hodenkrebs (»Skrotalkrebs«) erkrankt waren. Ruß wurde auf diese Weise zum ersten Stoff, der als krebserregend eingestuft wurde.

Erschreckend: Etwa 30 bis 50 Prozent aller Tumoren in Westeuropa sind auf das Rauchen zurückzuführen! Interessanterweise ist es nicht das suchtauslösende Nikotin, das Krebs verursacht. Verantwortlich dafür sind vielmehr etwa vierzig krebserregende Substanzen, die beim Rauchen entstehen und inhaliert werden. Diese Stoffe können die DNA beschädigen und auf diese Weise aktiv zur Krebsentstehung beitragen. Die inhalierten Gifte bleiben nicht nur in der Lunge, sondern verteilen sich im gesamten Körper. Das erklärt, warum Rauchen nicht nur das Risiko von Lungenkrebs und von Krebs der beim Rauchen beteiligten Gewebe und Organe (Mund, Rachen, Kehlkopf, Speiseröhre) erhöht, sondern auch das Risiko, andere Krebsarten zu bekommen. Raucher haben ebenso ein erhöhtes Risiko von Magenkrebs, Darmkrebs, Bauchspeicheldrüsenkrebs, Nieren-

und Blasenkrebs sowie Knochenmarkkrebs. Raucherinnen zusätzlich noch von Gebärmutterhals- und Brustkrebs.

Nicht jeder Raucher bekommt Krebs. Fakt ist aber, dass die Hälfte aller Raucher an Krebs oder an anderen mit dem Rauchen zusammenhängenden gesundheitlichen Einschränkungen stirbt – ein Viertel von ihnen bereits im Alter zwischen fünfunddreißig und fünfundsechzig Jahren.

Die Gefahr, durch Rauchen an Krebs zu erkranken, steigt mit Dauer und Intensität des Tabakkonsums: Ein vierzigjähriger Kettenraucher, der seit seiner Jugend zur Zigarette greift, ist gefährdeter als ein gleichaltriger Gelegenheitsraucher, der erst vor fünf Jahren auf den Geschmack gekommen ist. Aufhören lohnt sich in jedem Fall: Mit jedem Nichtraucherjahr sinkt auch das Krebsrisiko. Bereits nach fünf rauchfreien Jahren hat sich die Gefährdung für Speiseröhren-, Mundhöhlen- und Luftröhrenkrebs halbiert, nach zehn rauchfreien Jahren auch das Lungenkrebsrisiko. Menschen, die vor ihrem 35. Lebensjahr das Rauchen aufgeben, haben statistisch eine nahezu gleich hohe Lebenserwartung wie Menschen, die nie zur Zigarette gegriffen haben. Sogar Sechzigjährige profitieren davon, das Rauchen aufzugeben und können dadurch ihre Lebenserwartung noch um mehrere Jahre erhöhen.

Passivrauchen ist ebenfalls krebserregend. Laut dem Deutschen Krebsforschungszentrum (DKFZ) sterben in Deutschland jährlich allein 3.000 Menschen an den Folgen des Passivrauchens. Sechs Stunden Passivrauchen entspricht etwa dem Gehalt von zwei Zigaretten.

Wer sich häufig länger in verrauchten Räumen aufhält, hat ein um 20 bis 30 Prozent erhöhtes Risiko, an Lungenkrebs zu erkranken. Die Bemühung, öffentliche Räume rauchfrei zu halten, hat deshalb große Berechtigung.

▶ **Alkohol:** Seine Abbauprodukte im Körper sind giftig und können krebserregend wirken. Aus diesem Grund – und auch wegen anderer möglicher gesundheitlicher Schädigungen – sollte man nur wenig und selten Alkohol trinken. Die Weltgesundheitsorganisation (WHO) empfiehlt, als Mann täglich nicht mehr als 0,5 Liter Bier oder 0,2 Liter Wein zu genießen, als Frau jeweils nur die Hälfte davon.

E-ZIGARETTEN: KEINESWEGS HARMLOS

Elektronische Zigaretten ähneln in Form und Größe einer herkömmlichen Zigarette. Anstelle des Tabaks enthalten sie eine Flüssigkeit, die von einem Elektro-Heizelement verdampft und vom Raucher inhaliert wird. Zwar kommen im Dampf weder Teer noch die typischen giftigen Stoffe des Zigarettenrauchs vor. Dennoch kann der Dampf die Atemwege reizen, er enthält meist das abhängig machende Nikotin und zum Teil auch krebserregende Stoffe. Das Bundesinstitut für Risikobewertung rät deshalb, auf E-Zigaretten zu verzichten.

LIGHT-ZIGARETTEN: NICHT WENIGER KREBSERREGEND

Zwar enthalten Light-Zigaretten weniger Nikotin, aber die gleiche Menge krebserregender Stoffe wie normale Zigaretten. Sie sind also nicht weniger schädlich – im Gegenteil: Um ihre Nikotinsucht zu stillen, erhöhen manche Light-Raucher ihren Zigarettenkonsum und belasten ihren Körper damit sogar noch stärker.

WEITERE CHEMISCHE SUBSTANZEN

Das Internationale Krebsforschungsinstitut (IARC) stuft derzeit 107 Substanzen als krebserregend ein. Die wichtigsten Stoffe sind:

▶ **Aflatoxine:** Das sind Pilzgifte, die sich in verschimmelten Lebensmitteln gebildet haben. Diese daher unbedingt entsorgen – nur die verschimmelten Ecken abzuschneiden reicht nicht.

▶ **Asbest:** Seit einigen Jahrzehnten weiß man um die krebserregende Eigenschaft von Asbest, ein faseriges Mineral, das häufig in den Sechziger- und Siebzigerjahren beim Bauen verwendet wurde. Gelangen Asbestfasern in die Lunge, kann das krebserregend sein. Die Gefahr ist besonders hoch, wenn die Fasern z.B. beim Abriss eines asbestverseuchten Gebäudes freigesetzt werden. Schutzmasken und -kleidung sind hier besonders wichtig.

▶ **Benzoapyren:** Dieser Kohlenwasserstoff kommt in Teer und in Ruß vor, entsteht aber auch beim Rauchen von Zigaretten. Aufmerksamkeit erregte dieser krebserregende Stoff, als bekannt wurde, dass man ihn ebenfalls in Grillprodukten entdeckt hatte. Auf Holzkohle gegrilltes Fleisch sollte daher in Maßen genossen werden. Es wird empfohlen, das Fleisch in Aluminiumschalen auf den Grill zu legen und stark verkohlte Fleischstücke nicht zu essen.

▶ **Benzol:** Benzol ist ein Rohstoffbestandteil und daher oft in Lacken, Farben, Verdünnern und Klebern enthalten.

▶ **Dioxin:** Das Umweltgift ist z.B. in Abgasen oder in Futtermitteln enthalten. Da Luft, Böden und Wasser minimal dioxinbelastet sind, ist es auch in geringen Mengen in Lebensmitteln vorhanden, besonders in Fleisch, Eiern und Milch. Die Weltgesundheitsorganisation (WHO) hat einen Grenzwert festgelegt, der normalerweise in der alltäglichen Ernährung nicht überschritten wird.

▶ **PAKs:** Polycyclische aromatische Kohlenwasserstoffe (PAKs) gehören zu den Umweltchemikalien. Sie können in krebserregenden Mengen und Konzentrationen auftreten und z.B. Lungen-, Kehlkopf- und Hautkrebs sowie Magen- und Darmkrebs als auch Blasenkrebs auslösen. PAKs sind oft enthalten in Kunststoffen,

WELCHE BERUFE ERHÖHEN DAS KREBS-RISIKO?

Wer z.B. im Straßenbau oder in der Metallindustrie arbeitet, hat ein höheres Risiko, in Kontakt mit krebserregenden Stoffen zu kommen, als andere. Dann ist es wichtig, die Arbeitsschutzvorschriften genau zu beachten. Bei optimaler Einhaltung sollte kein erhöhtes Risiko einer Gesundheitsgefährdung bestehen. Wer viel im Freien arbeitet, muss auf einen guten Sonnenschutz durch Kleidung und Sonnencremes mit hohem Lichtschutzfaktor achten.

wo sie als Weichmacher verwendet wurden. Aufgenommen werden diese Kohlenwasserstoffe über die Haut.

▶ **Schwermetalle:** Auch Schwermetalle können krebsauslösend sein, darunter Cadmium, Blei, Nickel oder Zink.

Auf nationaler und europäischer Ebene existiert mittlerweile eine Vielzahl von Regelungen zum Schutz des Verbrauchers. Bei Einhaltung der vorgeschriebenen Schwellenwerte bewerten die meisten Experten den Einfluss der Chemikalien auf die Krebsentstehung im Vergleich zu lebensstilabhängigen Risiken als gering. Insgesamt ist die Umweltbelastung durch krebserregende Stoffe seit den 1980er-Jahren in Deutschland kontinuierlich gesunken. Wer selbst dazu beitragen möchte, sein Krebsrisiko gering zu halten, der sollte vor allem lebensstilbedingte Risiken vermeiden (siehe Kapitel 2).

KREBS IN DEUTSCHLAND

HÄUFIGKEIT DER ERKRANKUNG

Laut Erhebung des Robert Koch-Instituts leben in Deutschland ca. 1,5 Millionen Menschen mit Krebs. Statistisch gesehen kommen bösartige Tumoren öfter bei älteren Menschen vor – das derzeitige Durchschnittsalter liegt bei etwa 70 Jahren, aber auch viele jüngere Menschen, selbst Kinder, erkranken an Krebs.

Einige Krebsarten treten sogar konzentriert bei jüngeren Menschen auf, wie der Hodenkrebs, der am häufigsten Männer zwischen 25 und 45 Jahren betrifft. Jede(r) zehnte Betroffene mit einem Hodgkin-Lymphom war bei Diagnosestellung noch keine 20 Jahre alt.

Die Neuerkrankungsrate von Krebs steigt zunehmend, das hat auch damit zu tun, dass wir immer älter werden. Möglicherweise sorgen ebenfalls verbesserte oder stärker in Anspruch genommene Untersuchungen dafür, dass Krebsdiagnosen häufiger gestellt werden.

KREBS BEI MÄNNERN UND FRAUEN

Krebserkrankungen treten bei Männern noch immer häufiger als bei Frauen auf. Pro Jahr erkranken etwa 264.700 Männer und rund 236.200 Frauen. Darüber hinaus gibt es hinsichtlich der Verteilung bestimmter Tumorarten Unterschiede zwischen Männern und Frauen, und zwar unabhängig von den Krebserkrankungen der Geschlechtsorgane.

Während Frauen häufiger Schilddrüsenkrebs bekommen, haben Männer eine stärkere Neigung zu Tumoren der Mundhöhle und des Rachens, aber auch der Harnwege (Niere und Blase). Ein Wandel zeichnet sich beim Lungenkrebs ab: Zwar erkranken derzeit noch

KREBSKRANKE LEBEN IMMER LÄNGER

Immer mehr Krebspatienten leben immer länger – und immer mehr Krebsarten sind immer besser behandelbar. Die 5-Jahres-Überlebensraten unterscheiden sich zwar sehr stark, je nachdem, wo ein Tumor auftritt, wie aggressiv er ist und ob er streut. Insgesamt aber hat sich die Prognose der Patienten mittlerweile erheblich verbessert. Am deutlichsten wird dies bei Brust-, Darm- und Prostatakrebs.

etwa doppelt so viele Männer wie Frauen an einem Lungentumor, aber während die Neuerkrankungsrate bei Männern stetig abnimmt, steigt sie bei Frauen. Experten führen das auf den veränderten Zigarettenkonsum zurück: Während vor dreißig Jahren hauptsächlich Männer geraucht haben, sind es heute vermehrt Frauen. Experten rechnen daher damit, dass in wenigen Jahrzehnten ebenso viele Frauen an Lungenkrebs erkranken wie Mäner – wenn nicht gar mehr.

Die insgesamt häufigste Krebsart, die beide Geschlechter betrifft, ist Darmkrebs, an dem rund 63.900 Menschen, davon 28.400 Frauen und 35.500 Männer, jedes Jahr in Deutschland neu erkranken. Die Erkrankungsrate hatte zwischen den 1980er-Jahren und der Jahrtausendwende erheblich zugenommen, möglicherweise aufgrund von Ernährung und anderen Lebensstilfaktoren wie Übergewicht durch zu wenig Bewegung. Mittlerweile steigt die Neuerkrankungsrate zumindest nicht mehr weiter an. Die häufigste Krebserkrankung bei Frauen ist nach wie vor der Brustkrebs mit 75.200, die häufigste bei Männern ist Prostatakrebs mit 70.100 Neuerkrankungen jährlich.

ES GIBT MEHR ALS 230 KREBSARTEN

Bekannt sind momentan mehr als 230 Krebsarten, wobei weiterhin neue Arten oder Unterformen entdeckt werden. Grundsätzlich unterteilt man bösartige Tumoren in zwei Gruppen. Die eine Gruppe umfasst Krebserkrankungen des blutbildenden Systems (siehe auch Seite 28). In Deutschland erkranken daran pro Jahr etwa 37.500 Menschen. Die zweite Gruppe bilden die festen Tumoren, die in Karzinome oder Sarkome unterteilt werden (siehe auch Seite 26).

1. FESTE TUMOREN

Feste (solide) Tumoren sind solche, die im Körper eine Geschwulst bilden. Man unterscheidet verschiedene Gruppen, die häufigsten sind Karzinome und Sarkome.

▶ **Sarkome:** Diese Tumoren gehen vom sogenannten Stützgewebe aus, zu dem Binde-, Fett- und Muskelgewebe wie auch Knorpel und Knochen zählen. Sarkome treten selten auf. Es gibt wenig aggressive Sarkome, die auch wenig metastasieren, und es gibt hochaggressive Subtypen, die sehr schnell Metastasen bilden, meistens in der Lunge.

▶ **Karzinome:** Sind die häufigsten Krebserkrankungen. Es handelt sich um bösartige Tumoren des Deckgewebes, das sowohl unsere Körperoberfläche wie auch alle Organe umgibt, weshalb die Geschwülste folglich auch überall von diesen Zellen ausgehen können.

AM MEISTEN VERBREITET: KARZINOME

Fast 80 Prozent aller bösartigen Tumoren sind Karzinome, sie werden je nach Organ, an dem sie entstanden sind, unterteilt. Zu den vier häufigsten Karzinomarten gehören:

- Darmkrebs (Kolonkarzinom): ca. 63.900 Neuerkrankungen pro Jahr
- Prostatakrebs (Prostatakarzinom): ca. 70.100 Neuerkrankungen pro Jahr
- Brustkrebs (Mammakarzinom): ca. 75.200 Neuerkrankungen pro Jahr
- Lungenkrebs (Bronchialkarzinom): ca. 55.600 Neuerkrankungen pro Jahr

2. KREBSERKRANKUNGEN DES BLUTBILDENDEN SYSTEMS

Diese Krebserkrankungen gehen von den Knochenmarkzellen aus, in denen das Blut produziert wird. Dazu zählt Blutkrebs, aber auch Lymphzellenkrebs.

▶ **Leukämien:** Eine Leukämie wird auch als Blutkrebs bezeichnet. Bei dieser Erkrankung ist die ansonsten regulierte Produktion von Blutkörperchen gestört. Unreife Vorläuferzellen der weißen Blutkörperchen (Blasten) vermehren sich unkontrolliert und verdrängen dann andere, gesunde Blutzellen und Blutplättchen.

Oft fallen die Betroffenen durch eine hohe Infektanfälligkeit (Mangel an funktionierenden weißen Blutkörperchen) oder auch durch Blutarmut (Mangel an roten Blutkörperchen) auf. Der Mangel an Blutplättchen führt zu einer erhöhten Blutungsneigung. Jährlich erkranken in Deutschland etwa 17.300 Menschen an bösartigen Erkrankungen des Blutes. Grundsätzlich werden folgende Leukämieformen unterschieden:

- ▶ Akute myeloische Leukämie
- ▶ Akute lymphatische Leukämie
- ▶ Chronische myeloische Leukämie
- ▶ Chronische lymphatische Leukämie

▶ **Bösartige (maligne) Lymphome:** Bösartige (maligne) Lymphome werden umgangssprachlich auch »Lymphknotenkrebs« genannt. Sie machen sich im fortgeschrittenen Stadium in der Regel durch die Schwellung von Lymphknoten bemerkbar.

Erkrankungsursache ist die unkontrollierte Teilung einer speziellen Unterart weißer Blutkörperchen, der Lymphozyten. Experten unterscheiden zwischen zwei Lymphomformen, dem Hodgkin-Lymphom und dem Non-Hodgkin-Lymphom (NHL).

Beim Non-Hodgkin-Lymphom kommt es zu einer Vermehrung der sogenannten B- und T-Lymphozyten, bei Hodgkin-Lymphomen vermehren sich spezielle B-Lymphozyten, die sogenannten Sternberg-Riesenzellen.

FESTE TUMOREN

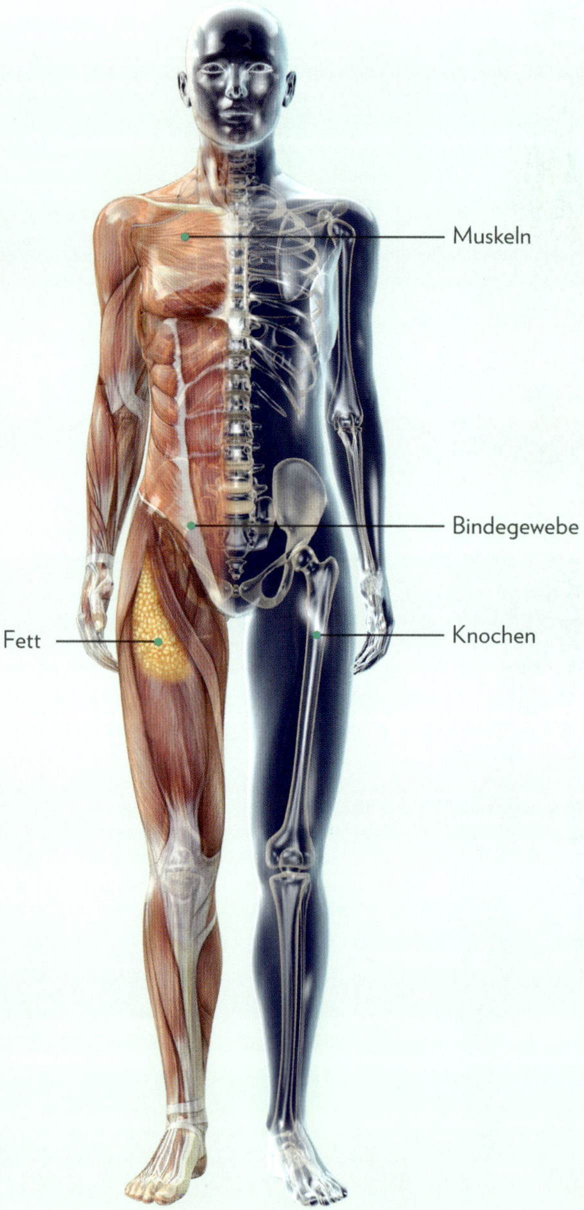

▶ **Sarkome:** Sarkome sind Weichteil- oder Weichgewebstumoren, die aus dem Stützgewebe entstehen. Diese Tumorart, die wesentlich seltener ist als die Karzinome (siehe rechts), tritt beispielsweise in Binde-, Fett- und Muskelgewebe sowie in Knorpel und Knochen auf.

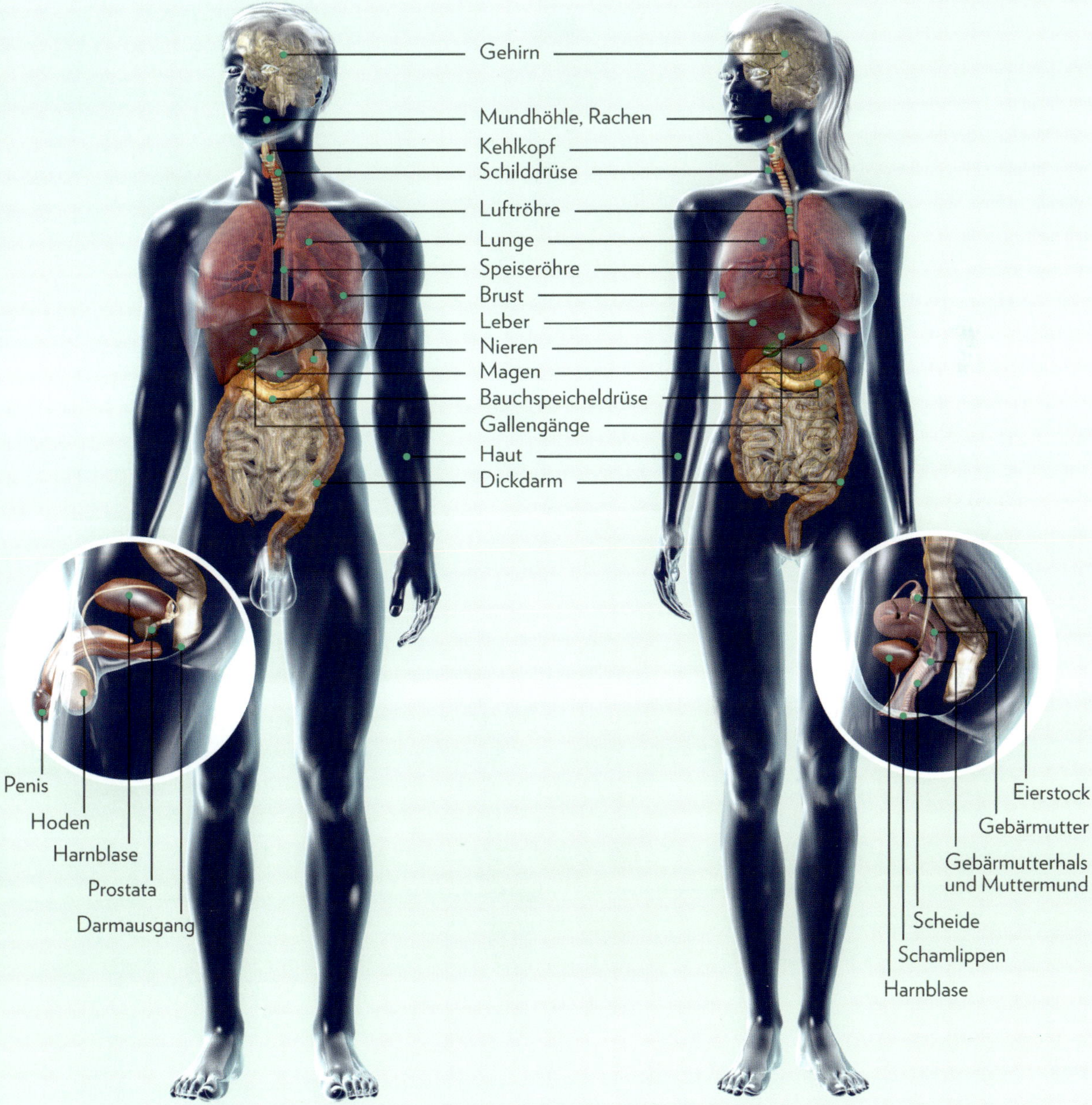

▶ **Karzinome:** Karzinome sind Tumoren, die aus dem sogenannten Deckgewebe entstehen, das alle Organe umgibt. Sie können daher auch an allen Organen auftreten. Die Mehrzahl aller bösartigen Tumoren sind Karzinome.

KREBSERKRANKUNGEN DES BLUTBILDENDEN SYSTEMS

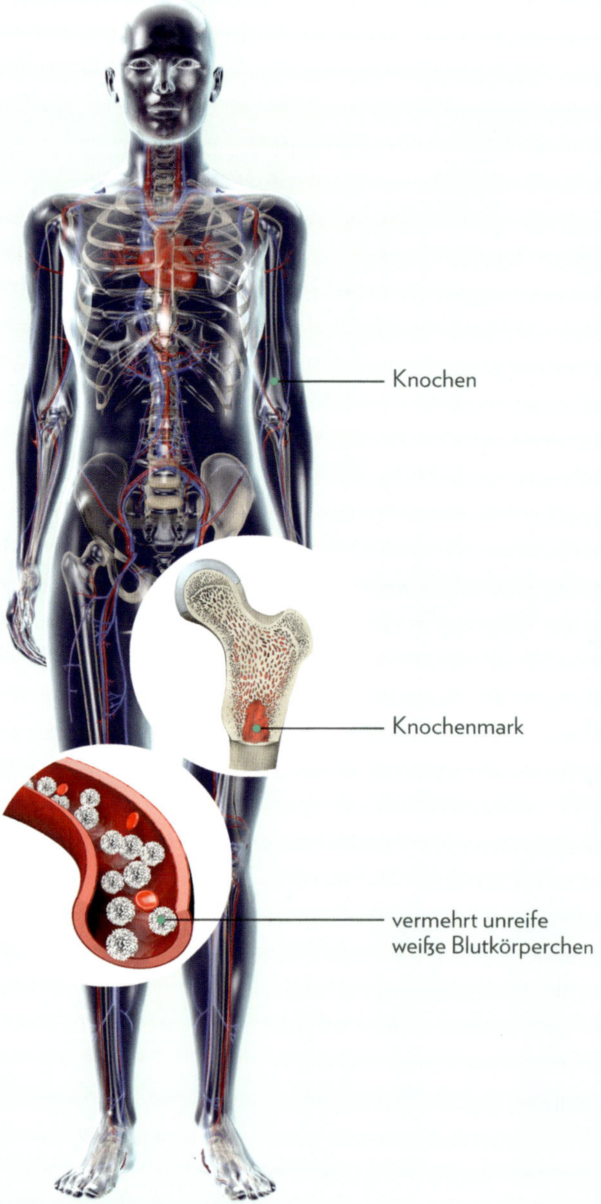

▶ **Leukämien:** Leukämie wird auch als Blutkrebs bezeichnet. Bei dieser Erkrankung ist die Produktion von Blutkörperchen gestört und unreife Vorläuferzellen der weißen Blutkörperchen (Blasten) vermehren sich unkontrolliert, verdrängen gesunde Blutzellen und -plättchen.

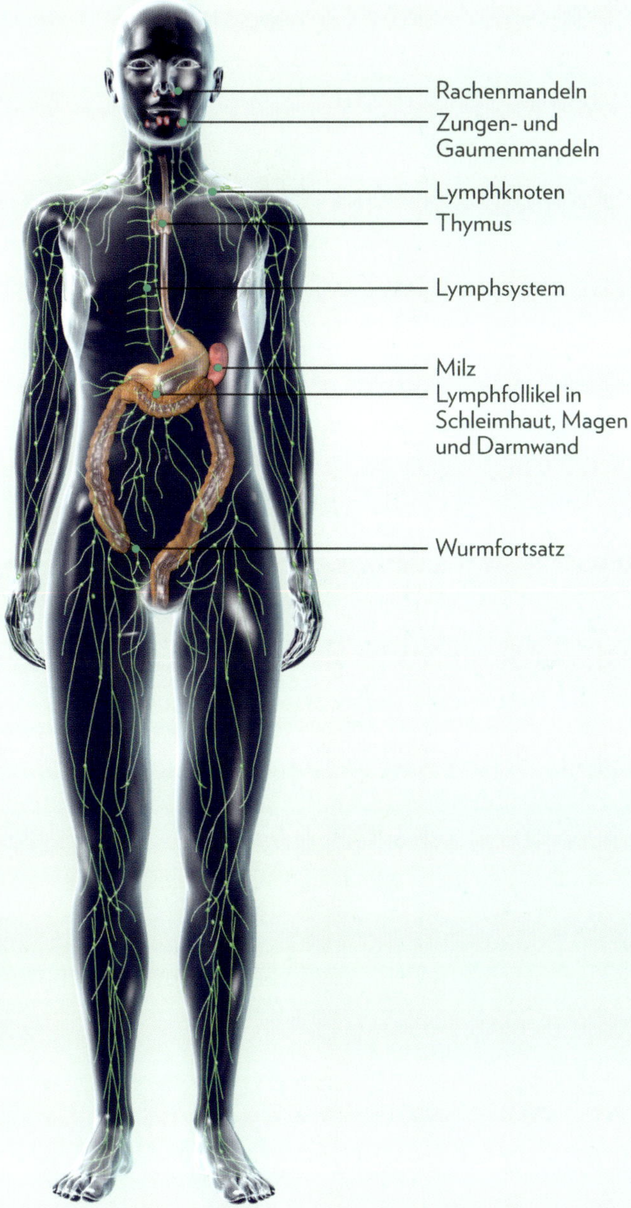

▶ **Bösartige (maligne) Lymphome:** Bösartige (maligne) Lymphome kennt man als »Lymphknotenkrebs«, denn im fortgeschrittenen Stadium schwellen meist Lymphknoten an. Ursache der Krankheit ist die unkontrollierte Teilung einer Unterart weißer Blutkörperchen.

2. KREBS VORBEUGEN

Krebs ist eine Erkrankung, die entstehen kann, wenn durch genetische Veränderungen Fehler im Erbgut von Körperzellen auftreten. Die Häufigkeit solcher Fehler steigt mit dem Älterwerden – somit ist das Lebensalter ein bedeutender Risikofaktor. Das erklärt, warum Krebserkrankungen bei älteren Menschen im Durchschnitt häufiger auftreten. Das Älterwerden können wir nicht aufhalten und auf unsere Erbanlagen haben wir keinen Einfluss. Doch es gibt andere Faktoren, auf die wir einwirken können – hier kann die Vorbeugung (Prävention) ansetzen.

Präventive Maßnahmen können das Risiko jedes Einzelnen, im Laufe des Lebens an Krebs zu erkranken, senken. Selbst wenn alle vorbeugenden Maßnahmen ergriffen wurden, gibt es allerdings keine Garantie für eine lebenslange Tumorfreiheit. Dennoch sollte man die Chance der Prävention nutzen, denn laut der Weltgesundheitsorganisation (WHO) sind 40 Prozent aller Krebsfälle vermeidbar.

WAS IST PRÄVENTION?

Prävention bedeutet nichts anderes als verhüten, einer Sache zuvorkommen oder vorbeugen (lat. praevenire). Auf den medizinischen Bereich übertragen, kann auf verschiedenen Ebenen vorgebeugt werden. Zur Prävention gehören alltägliche Verhaltensweisen, die das Risiko der Entstehung, aber auch des Fortschreitens und Wiederauftretens der Erkrankung minimieren. Mediziner unterscheiden zwischen Vorbeugung und Früherkennung bei gesunden Menschen. Die Rehabilitation soll bei Krebspatienten nach einer erfolgreich überstandenen Krebsbehandlung dazu beitragen, einen Rückfall zu vermeiden. Informationen dazu finden Sie in Kapitel 5.

MULTIVITAMINPRÄPARATE BRINGEN NICHTS

Immer wieder liest man, dass Krebs aus einem Mangel an dem einen oder anderen Vitamin entsteht, weshalb viele Menschen auf solche Präparate zurückgreifen. Leider ist die Krebsprävention nicht so einfach: Eine Studie an über 180.000 US-Amerikanern zeigte, dass Multivitaminpräparate keinerlei Auswirkungen auf das Krebsrisiko haben.

KREBSVORBEUGENDE MASSNAHMEN (PRÄVENTION)

Es gibt zahlreiche Faktoren, die zur Entstehung von Krebs beitragen können (siehe Kapitel 1) und deren Einfluss sich durch Prävention gering halten lässt. Dazu gehört die Vermeidung chemischer, biologischer und physikalischer Krebserreger (siehe Seite 18 ff.), vor allem aber ein gesunder Lebensstil. Zentrale Bausteine der Vorbeugung sind:

1. NICHT RAUCHEN

Tabakrauchen gilt als eine Hauptursache für Krebsentstehung – Zigaretten und andere Tabakprodukte enthalten nachgewiesen krebserregende Stoffe. Das Nikotin in den Tabakprodukten sorgt für den Suchtfaktor. Krebs entsteht in einer Dosis-Wirkungs-Beziehung zum Tabakrauchen, das heißt: je mehr Zigaretten oder andere Tabakprodukte im Leben geraucht werden, desto größer ist die Wahrscheinlichkeit, dass Krebs entsteht. Manche Raucher im mittleren oder höheren Erwachsenenalter meinen, nach so vielen Lebensjahren bringe es ohnehin nichts mehr, mit dem Rauchen aufzuhören – das Gegenteil ist aber der Fall: In jedem Alter trägt der Rauchstopp zur Lebenserhaltung bei, auch wenn man bereits an Krebs erkrankt ist. Mit jedem Jahr Rauchfreiheit sinkt das Krebsrisiko. Allerdings wird jemand, der mit dem Rauchen aufhört, nie ein so geringes Risiko haben wie jemand, der in seinem Leben gar nicht geraucht hat.

Unterstützung auf dem Weg zum Nichtrauchen bietet z.B. das Rauchertelefon (Montag bis Freitag 14–17 Uhr, 06221 424200, für Krebspatienten: 06221 424224). Auf der Internetseite des Rauchertelefons (www.dkfz.de/de/rauchertelefon/index.html) finden Sie ebenfalls ausführliche Informationen zum Thema Rauchen und praktische Tipps zum Rauchstopp.

Egal ob Sie selber rauchen oder nicht: Die sogenannte Passivrauchbelastung, also das Einatmen von Tabakrauch, der von anderen Personen ausgeht, kann ebenfalls zur Krebsentstehung beitragen. Daher ist wichtig, dass Sie Ihren Arbeitsplatz und Ihre Wohnung rauchfrei halten. Kinder, auch die ungeborenen, erleiden nachgewiesen Gesundheitsschäden durch den Tabakrauch.

2. BEWEGUNG UND SPORT

Studien zeigen, dass das Risiko für Dickdarm- und Brustkrebs bei körperlich aktiven Menschen geringer ist als bei inaktiven Menschen. Bereits 30 Minuten Bewegung an fünf oder mehr Tagen in der Woche, wie etwa Radfahren, schnelles Gehen, Joggen oder Schwimmen, können das Krebsrisiko deutlich senken.

Sport und Bewegung haben sowohl indirekte als auch direkte vorbeugende Wirkung. Zum einen wird Übergewicht vermieden, das für sich genommen ein Risikofak-

PRÄVENTION AUF EINEN BLICK

Die wichtigsten Maßnahmen, um Krebs vorzubeugen, sind:

1. Nicht rauchen
2. Mehrmals pro Woche körperlich aktiv sein
3. Übergewicht und Fettleibigkeit vermeiden
4. Auf gesunde Ernährung achten: viel Obst und Gemüse, wenig rotes Fleisch und Fett essen
5. Den Alkoholkonsum verringern auf 12 Gramm Reinalkohol (z.B. ⅛ Liter Wein) pro Tag bei Frauen und 24 Gramm Reinalkohol (z.B. ½ Liter Bier) bei Männern
6. Intensives Sonnenbaden vermeiden, ebenso den Kontakt mit chemischen, biologischen oder physikalischen Krebsauslösern

tor für die Krebsentstehung ist. Neben diesem indirekten Effekt vermindert Sport die Spiegel verschiedener Hormone, die Krebs begünstigen, wie Insulin oder Östrogen. Moderate körperliche Anstrengung, senkt außerdem die Anzahl sogenannter freier Radikaler im Körper. Gibt es von diesen zu viele, kann das zu Krankheiten oder beschleunigtem Altern führen.

BMI-BERECHNUNG

Der Body-Mass-Index (BMI) setzt Körpergewicht und -größe ins Verhältnis:
Gewicht in Kilogramm / (Körpergröße in Metern)^2

Ein Beispiel: Eine Frau wiegt bei einer Größe von 1,78 m 90 kg:
$90 / (1{,}78)^2 = 28{,}4$
Sie hat einen BMI von 28,4 und ist damit laut Tabelle übergewichtig.

WELCHER BMI IST NORMAL?	
<25	Normalgewicht
25–<30	Übergewicht
ab 30	Fettleibigkeit (Adipositas)

3. NORMALGEWICHTIG LEBEN

Übergewicht und Fettleibigkeit sind Risikofaktoren – nicht nur für Diabetes mellitus und Herz-Kreislauf-Erkrankungen, sondern auch für Krebs. So haben z.B. geschätzte 20 Prozent der Brustkrebserkrankungen nach den Wechseljahren diese Ursache. Auch ist das Risiko, an einem Krebs der Gebärmutterschleimhaut zu erkranken, bei Fettleibigkeit zweimal höher als bei normalgewichtigen Frauen. Übergewichtige Menschen haben meist dauerhaft erhöhte Spiegel von Insulin, von sogenannten Insulin-ähnlichen Wachstumsfaktoren (insulin-like growth factor/IGF) und von Östrogen. Hohe Östrogenspiegel steigern das Risiko von hormonabhängigen Tumoren (z.B. Brust- oder Gebärmutterkrebs), hohe Insulinspiegel beispielsweise das Risiko von Darm- oder Bauchspeicheldrüsenkrebs.

Ab wann wird Übergewicht gefährlich? Experten machen das vor allem am Body-Mass-Index fest. Werte ab 30 stehen für Fettleibigkeit und gelten als bedenklich (siehe Kasten). Bereits ab einem Wert von 25, der für Übergewicht steht, müssen Betroffene laut Weltgesundheitsorganisation (WHO) mit einem erhöhten Krankheitsrisiko rechnen.

4. SICH SINNVOLL ERNÄHREN

Generell gilt: Versuchen Sie, sich gesund und ausgewogen zu ernähren. Dazu gehören viel Obst und Gemüse (am besten fünf Portionen oder mehr täglich) sowie Ballaststoffe, Hülsenfrüchte, Vollkornprodukte, pflanzliche Fette und viel Fisch – dafür aber wenig (rotes) Fleisch (<500 Gramm Rind oder Schwein pro Woche) und tierisches Fett. Hochkalorische Nahrungsmittel (≥225 Kilokalorien pro 100 Gramm Nahrungsmittel) sollten selten verzehrt werden, ebenso wie verarbeitete stärkehaltige Nahrungsmittel, z.B. Weißbrot, Pizza und Kuchen. Vermeiden Sie außerdem zuckerhaltige Getränke und »Fast Food«. Vorsicht auch beim Salzen von Speisen: Die Deutsche Gesellschaft für Ernährung rät, insgesamt nicht mehr als 6 Gramm Kochsalz pro Tag zu verzehren, dabei zählt auch das Salz in fertigen oder haltbar gemachten Nahrungsmitteln. Angeschimmeltes Getreide oder Hülsenfrüchten sollten nicht gegessen werden.

5. ALKOHOL NUR IN UNBEDENKLICHEN MENGEN TRINKEN

Wer zu viel Alkohol trinkt, erhöht sein Risiko, an Mund- und Rachen-, Kehlkopf-, Speiseröhren-, Brust-, Magen-, Darm- und Leberkrebs zu erkranken. Für Frauen liegt die Grenze bei einem viertel Liter Bier oder einem achtel Liter Wein, das entspricht 12 Gramm reinem Alkohol pro Tag. Bei Männern liegt die Grenze bei einem halben Liter Bier oder einem viertel Liter Wein, das entspricht 24 Gramm reinem Alkohol. Experten empfehlen darüber hinaus, nicht täglich Alkohol zu trinken.

Es gibt noch einen zweiten wichtigen Grund, den Alkoholkonsum einzuschränken: Alkohol macht Appetit auf Tabakrauchen und umgekehrt. Das heißt: Krebsrisiken wachsen stärker, als es durch eine Summierung der beiden Einzelrisiken (Tabak und Alkohol) zu erwarten wäre. Zudem macht Alkohol müde, man bewegt sich also weniger und er enthält viele Kalorien. Beides fördert das ebenfalls schädliche Übergewicht.

6. ZU VIEL UV-STRAHLUNG VERMEIDEN

Die Intensität der krebserregenden UV-Strahlung (UVB- und UVA-Strahlung) der Sonne ist abhängig von Ort, Tageszeit und Ausmaß der Luftverschmutzung. Nicht jeder Sonnenbrand verursacht automatisch Hautkrebs, aber die Summe der in einer Lebenszeit erworbenen UV-Schäden kann dazu führen. Insbesondere die Haut von Kindern ist um ein Vielfaches schutzbedürftiger als die von Erwachsenen. Da sie anders strukturiert ist, werden die Haut-Stammzellen sehr schnell durch die UV-Strahlung bleibend geschädigt. Wichtig ist deshalb:

- Vermeiden Sie am besten jede Art der Hautrötung.
- Tragen Sie bei starkem Sonnenschein Kleidung, die die Strahlen nicht durchlässt.
- Unbedeckte Körperstellen sollte durch Sonnenschutzmittel geschützt werden (2 mg Sonnenschutzmittel pro cm^2 Haut).
- Schützen Sie Ihre Augen mit einer Sonnenbrille.

Wichtig: Die künstliche UV-Strahlung der Solarien ist keineswegs gesünder als die UV-Strahlung der Sonne! Trotz ihres hohen UVA-Anteils geben Solarien auch UVB-Licht ab, das hauptsächlich für die hautkrebsauslösende Wirkung verantwortlich gemacht wird. Der hohe UVA-Anteil steigert das Hautkrebsrisiko ebenfalls und bewirkt darüber hinaus eine vorzeitige Alterung der Haut sowie vermehrte Faltenbildung. Für Menschen unter 18 Jahren sind Solarien seit August 2009 gesetzlich verboten.

FRÜHERKENNUNG

Experten hoffen, durch Früherkennung die Heilungschancen bei Krebs zu verbessern. Denn bei vielen Krebsarten sind die Heilungschancen gut, wenn die Krankheit rechtzeitig erkannt wird. Krebs macht sich anfänglich nicht durch eindeutige Symptome bemerkbar. Deshalb ist es wichtig, Entscheidungen zur Früherkennung auf die im Folgenden genannten Altersgrenzen zu stützen – solange Sie vorher keine Auffälligkeiten bemerken, die Ihnen Sorge bereiten.

Eine wichtige Säule der Früherkennung bilden die verschiedenen Früherkennungsuntersuchungen beim Haus- und Facharzt, von denen die meisten ab dem mittleren Lebensalter empfohlen werden. Die Früherkennungsempfehlungen für Frauen und Männer unterscheiden sich. Die Kosten der im gesetzlichen Früherkennungsprogramm (siehe Seite 39) aufgeführten Früherkennungsuntersuchungen übernehmen die Krankenkassen. Besprechen Sie mit Ihrem Arzt, welche Möglichkeiten für Sie infrage kommen.

KRITISCH HINTERFRAGT: WAS BRINGT DIE KREBS-FRÜHERKENNUNG?

Der Effekt von Früherkennungsprogrammen wird von Experten intensiv diskutiert. Wie in allen anderen Bereichen des Lebens gilt auch hier: kein Licht ohne Schatten. Die Untersuchungen helfen, Tumoren frühzeitig zu erkennen. In einigen Fällen fördern sie aber auch Tumoren zutage, die ohne die Früherkennungsuntersuchung nie Beschwerden verursacht hätten. Oder eine bestehende Krebserkrankung wird übersehen.

Infrage gestellt werden vor allem Untersuchungen in Form von Zusatzleistungen, die nicht von der Krankenkasse übernommen werden, wie beispielsweise der PSA-Test zur Früherkennung von Prostatakrebs.

Nutzen und Risiken des PSA-Tests sind in mehreren großen, internationalen Studien untersucht worden. Nach ihnen lässt sich durch das PSA-Screening Prostatakrebs zwar zum einen früher erkennen und daher besser behandeln. Kritiker verweisen jedoch darauf, dass Prostatakarzinome zum Teil eine so günstige Prognose haben, dass eine Behandlung nicht immer erforderlich ist. Zudem sind bei der PSA-Messung falsch-positive Ergebnisse möglich. Es kann also passieren, dass der Test eine Erkrankung anzeigt, die gar nicht besteht. Aus diesem Grund kann das allgemeine PSA-Screening weitere Untersuchungen und Behandlungen nach sich ziehen, die nicht in jedem Fall notwendig sind und ohne Screening nicht erfolgt wären. Die aktuelle Ärzte-Leitlinie zum Prostatakarzinom rät, Männer ab 40 Jahren über Nutzen und Risiken dieser Früherkennung aufzuklären. Wünschen sie nach einem Aufklärungsgespräch eine entsprechende Untersuchung, wird eine Kombination aus Tastuntersuchung und Bestimmung des PSA-Werts angeboten.

Menschen wie die Handball-Brüder Uli und Michael Roth (siehe Seite 94 ff.), bei denen Prostatakrebs bereits im Alter von siebenundvierzig Jahren diagnostiziert wurde, führen heute dank dem PSA-Test und der damit verbundenen rechtzeitigen Diagnose nach einer überstandenen Krebserkrankung ein erfülltes Leben.

Fest steht: Die Entscheidung für oder gegen die Teilnahme an einer Früherkennungsuntersuchung hängt nicht nur von objektiven Informationen, sondern auch von den eigenen, ganz persönlichen Lebensumständen ab. Welche Vorsorge für einen selbst sinnvoll ist, sollte deshalb jeder mit seinem Arzt besprechen und für sich selber entscheiden.

FRÜHERKENNUNG DER HÄUFIGSTEN TUMORARTEN IM ÜBERBLICK

DARMKREBS-FRÜHERKENNUNG

Laut dem Robert Koch-Institut erkranken derzeit in Deutschland jährlich knapp 64.000 Menschen an Darmkrebs. Frauen und Männern wird ab dem 50. Lebensjahr einmal im Jahr ein Papierstreifentest angeraten, der Blut im Stuhl erkennen lässt. Ein positiver Test kann ein erster Hinweis auf eine Darmkrebserkrankung sein. Wenn jüngeren Menschen Blut im Stuhl auffällt, sollten sie diese Veränderung ebenfalls unbedingt vom Arzt untersuchen lassen.

Ab dem 55. Lebensjahr bietet das Früherkennungsprogramm neben dem Papierstreifentest die Darmspiegelung (Koloskopie), die – sofern nichts Auffälliges gefunden wird – nur alle zehn Jahre wiederholt werden sollte. Die Koloskopie hat einen großen Vorteil: Sie kann Untersuchung und Behandlung zugleich sein. Denn wenn ein Polyp, also ein noch gutartiger Krebsvorläufer, entdeckt wird, entfernt man ihn gleich während der Spiegelung. 80 Prozent aller bösartigen Darmtumoren sind aus solchen gutartigen Polypen entstanden. Insgesamt ist die Darmspiegelung weit weniger belastend, als viele Menschen befürchten. Sie kann das Risiko, an Darmkrebs zu erkranken, vermindern.

BRUSTKREBS-FRÜHERKENNUNG

Mit 75.200 jährlichen Neuerkrankungen ist Brustkrebs die häufigste Krebserkrankung bei Frauen. Ab dem 30. Lebensjahr wird eine jährliche ärztliche Tastuntersuchung der Brust und der umgebenden Lymphknoten empfohlen. Frauen zwischen 50 und 70 werden alle zwei Jahre zu einem Mammografie-Screening eingeladen – und zwar per Brief kurz nach dem 50. Lebensjahr. Bei der Mammografie handelt es sich um eine Röntgenaufnahme der Brust. Der Vorteil: Durch diese Aufnahme können viele Tumoren früh entdeckt werden, sogar bevor sie zu ertasten sind.

ANATOMIE DER WEIBLICHEN BRUST

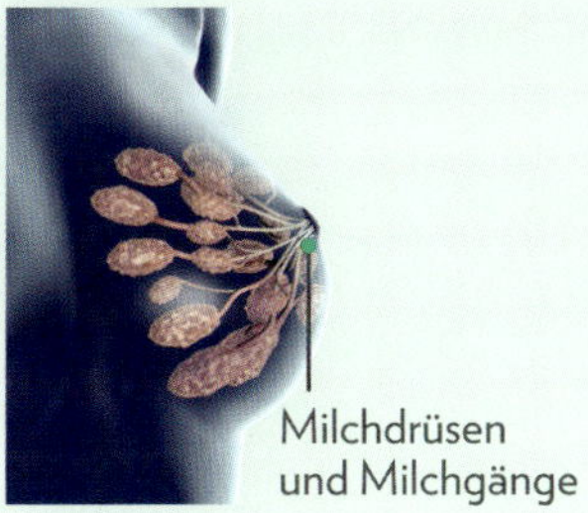

Umgeben von Fettgewebe liegt die Brustdrüse. Ihre Milchgänge laufen sternförmig auf die Brustwarze zu.

VERTEILUNG VON BRUSTKREBS

Brustkrebs kann von verschiedenen Stellen der Brust ausgehen, am häufigsten entwickelt er sich aus den Milchgängen oder dem Drüsengewebe der Brust heraus. Tumoren finden sich öfter in der linken als in der rechten Brust, auch beide Brüste können betroffen sein.

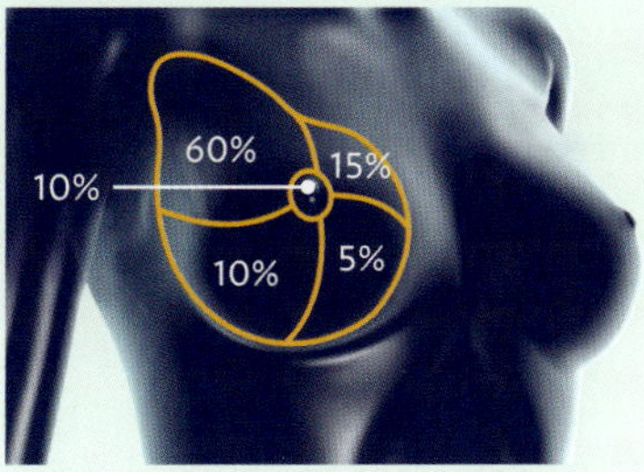

Die meisten Brusttumoren (60 Prozent) entstehen im oberen äußeren Teil der Brust.

Es gibt aber auch Nachteile: Verdächtige Befunde können zu Beunruhigung und Angst führen. Wird ein Knoten entdeckt, der sich bei einer nachfolgenden Gewebeuntersuchung (Biopsie) als gutartig herausstellt, dann hat die betroffene Frau bis zum Vorliegen des abschließenden Befunds mit den belastenden Gedanken gelebt, möglicherweise an Krebs erkrankt zu sein.

Der weitreichendste Nachteil ist jedoch die Gefahr der Überdiagnose: Zum Zeitpunkt der Diagnose kann niemand genau sagen, wie sich ein frühzeitig entdeckter Tumor weiterentwickelt hätte, wenn er nicht behandelt worden wäre. Wächst ein solcher Tumor zum Beispiel sehr langsam, dann könnte es auch sein, dass er gar keine Beschwerden verursacht. Die Anzahl an solchen Überdiagnosen lässt sich schwer schätzen. Die meisten Experten stimmen darin überein, dass auf einen verhinderten Tod durch Brustkrebs eine Überdiagnose kommt.

MAMMOGRAFIE-SCREENING: VOR- UND NACHTEILE IN ZAHLEN

Das Mammografie-Screening ist zu neu, um die Vor- und Nachteile konkret beziffern zu können. Dennoch ergeben sich aus internationalen und nationalen Studien einige Hinweise:

1. Von 1.000 Frauen, die 20 Jahre lang am Mammografie-Screening teilnehmen, erhalten durchschnittlich 300 Frauen einen verdächtigen Befund.
2. Von diesen 300 Frauen wird bei 100 eine Gewebeprobe entnommen.
3. 50 dieser Frauen erhalten die Diagnose Brustkrebs im Screening.
4. Weitere 15 Frauen erkranken in den Jahren zwischen zwei Screening-Runden an Brustkrebs.
5. Von diesen insgesamt 65 Frauen sterben 15 an Brustkrebs, 50 Frauen hingegen nicht.
6. Von diesen 50 Frauen hätten 5 Frauen zu Lebzeiten nichts von ihrem Brustkrebs erfahren, 40 wären auch ohne Screening-Teilnahme erfolgreich behandelt worden, und 5 Frauen werden dank ihrer regelmäßigen Teilnahme am Screening-Programm vor dem Tod durch Brustkrebs bewahrt.

(Quelle: Kennzahlen Mammographie-Screening – Dokumentation 2010, Version 1.2, Christian Weymayr im Auftrag der Kooperationsgemeinschaft Mammografie)

GEBÄRMUTTERHALS- UND EIERSTOCKKREBS-FRÜHERKENNUNG

Rund 4.600 Frauen erkranken jährlich an Gebärmutterhalskrebs und etwa 7.500 an Eierstockkrebs. Bereits ab dem 20. Lebensjahr wird bei der Früherkennungsuntersuchung des Gebärmutterhalskrebses ein Abstrich entnommen (PAP-Test: Zellabstrich vom Gebärmuttermund), der im Labor auf Zellveränderungen untersucht wird. Die ärztliche Tastuntersuchung umfasst außerdem die Eierstöcke.

Ab dem 35. Lebensjahr bieten manche Frauenärzte alle zwei Jahre eine Ultraschalluntersuchung der Gebärmutter und der Eierstöcke an, die allerdings nicht im gesetzlichen Vorsorgeprogramm enthalten ist. Das Verfahren kann jedoch zu falsch-positiven und falsch-negativen Ergebnissen führen, das heißt, es wird fälschlicherweise eine Krebserkrankung diagnostiziert, obwohl keine vorliegt, oder aber ein Tumor wird übersehen.

Im Fall des Eierstockkrebses ist zur endgültigen Abklärung von Verdachtsfällen eine Operation nötig. Bei Frauen ohne besondere Symptome ist der Nutzen dieser Untersuchung bislang nicht belegt.

VORBEUGENDE IMPFUNG GEGEN GEBÄRMUTTERHALSKREBS

Eine Infektion mit bestimmten Humanen Papillom-Viren (HPV) kann zu Zellveränderungen im Genitalbereich führen, aus denen später Krebs entsteht. HP-Viren sind weit verbreitet, schon beim ersten sexuellen Kontakt kann man sich anstecken. Seit einigen Jahren existiert eine vorbeugende Impfung gegen solche HPV-Infektionen. Für Mädchen zwischen 9 und 14 Jahren wird sie von der Ständigen Impfkommission empfohlen; die Impfung ist eine Kassenleistung. Versäumte Impfungen gegen HPV können bis zum vollendeten 18. Lebensjahr nachgeholt werden. Die Impfung sollte vor dem ersten Geschlechtsverkehr abgeschlossen sein. Über die notwendige Impfung von männlichen Jugendlichen wird derzeit noch diskutiert.

Wer eine Impfung plant, sollte sich vorher bei seinem Arzt informieren und auch nach der Kostenübernahme durch die Kassen fragen. In begründeten Einzelfällen besteht die Chance für eine Kostenerstattung, also auch in Fällen, in denen keine offizielle Empfehlung für eine HPV-Impfung vorliegt.

Achtung: Die Impfung erspart nicht die Früherkennungsuntersuchung. Auch geimpfte Frauen sollten sie weiterhin wahrnehmen. Denn die derzeit verfügbaren Impfstoffe schützen zwar gegen die Hochrisiko-HPV-Typen 16 und 18, und außerdem besteht auch ein gewisser Impfschutz gegen weitere nah verwandte Virustypen. Infektionen durch andere HPV-Typen – das sind immerhin rund 30 Prozent – lassen sich aber durch die Impfstoffe nicht sicher verhindern.

PROSTATAKREBS-FRÜHERKENNUNG

Prostatakrebs ist mit knapp 70.100 Diagnosen jährlich die häufigste Krebserkrankung bei Männern. Der Früherkennungskatalog empfiehlt für Männer ab dem 45. Lebensjahr jährlich eine urologische Untersuchung, die das Abtasten der Prostata über den After (digital-rektale Palpation) beinhaltet.

Urologen (Fachärzte für die ableitenden Harnwege und die männlichen Geschlechtsorgane) bieten zusätzlich einen PSA-Test an. Es handelt sich dabei um einen

CHECKLISTE FRAGEN ZUR FRÜHERKENNUNG

Die Entscheidung über Ihre Teilnahme an der Krebsfrüherkennungsuntersuchung ist eine individuelle Entscheidung. Scheuen Sie sich nicht, alle Fragen, die Ihnen in diesem Zusammenhang wichtig sind, mit Ihrem Arzt zu besprechen. Am besten, Sie überlegen sich bereits vor dem Gespräch, welche Punkte Sie ansprechen wollen. Fragen Sie ruhig nach, wenn Sie etwas nicht verstanden haben, zum Beispiel:

- Welchen Nutzen bietet die Untersuchung für mich, welche Risiken birgt sie?
- Wie groß ist das Risiko einer Fehldiagnose?
- Wie läuft die Untersuchung genau ab?
- Gibt es alternative Untersuchungsmöglichkeiten?

Wenn in Ihrer Familie Krebs gehäuft vorgekommen ist:

- Bestehen spezielle Risiken aufgrund einer familiären Vorbelastung?
- Wenn ja, welche Möglichkeiten gibt es, um eine erbliche Krebserkrankung zu erkennen?
- Ist ein genetischer Test möglich und sinnvoll? Und für den Fall, dass dieser positiv ausfällt: Wie hoch ist mein individuelles Risiko, Krebs zu bekommen?

Bluttest, der die Konzentration eines bestimmten Proteins, des Prostata-spezifischen Antigens (PSA), misst. Bei Prostatakrebs ist die Konzentration hoch, bei gesunden Männern niedrig (0–4 Nanogramm pro Milliliter Blut). Es kommt jedoch vor, dass die PSA-Konzentration auch aus anderen Gründen erhöht ist: z.B. durch Fahrradsport, sexuelle Aktivität, aufgrund einer Entzündung oder einer gutartigen Prostatavergrößerung. Ergibt ein Test erhöhte Werte, sollte man ihn also grundsätzlich wiederholen, um Fehlerquellen auszuschließen.

Der Nutzen des PSA-Tests wird unter Fachleuten heftig diskutiert, er ist bislang nicht in der Liste der von der gesetzlichen Krankenkasse erstatteten Vorsorgeleistungen enthalten. Denn beim Prostatakrebs handelt es sich um eine Alterserkrankung, die oft die Lebenserwartung der Betroffenen gar nicht beeinträchtigt, weil der Tumor nur langsam wächst. Eine Behandlung wirkt in solchen Fällen nur selten lebensverlängernd, ist aber oft mit unnötigen Untersuchungen und schwerwiegenden Eingriffen verbunden, die die Lebensqualität der Betroffenen einschränken.

Andererseits sind gerade jüngere Männer mit aggressiv wachsenden Prostatatumoren davon überzeugt, dass der Test ihr Leben gerettet hat. Es sind also vor allem die jüngeren Patienten, die von einem PSA-Screening profitieren.

Erste Anhaltspunkte weisen darauf hin, dass der PSA-Wert im Alter zwischen 45 und 50 Jahren eine Prognose über das individuelle Risiko erlaubt, im Laufe des Lebens an Prostatakrebs zu erkranken. Stimmt das, dann könnte man mit einem einmaligen Screening diejenigen herausfiltern, die ein hohes Krebsrisiko aufweisen und jährlich zu weiteren Tests einladen. Wissenschaftliche Studien zur Überprüfung dieser Hypothese laufen derzeit. Bis zum Vorliegen weiterer wissenschaftlicher Erkenntnisse sollte jeder Mann nach einer Beratung mit seinem Arzt sorgfältig abwägen, ob er diese Früherkennungsmaßnahme durchführen lassen und selbst bezahlen möchte.

HAUTKREBS-FRÜHERKENNUNG

Über 250.000 Frauen und Männer erkranken jedes Jahr an schwarzem Hautkrebs (malignes Melanom) und hellem Hautkrebs (Basalzellkarzinom oder Plattenepithelkarzinom). Ab dem 35. Lebensjahr kann jeder, der gesetzlich versichert ist, alle zwei Jahre an der Hautkrebs-Früherkennungsuntersuchung teilnehmen (siehe Kasten Seite 39). Dabei wird die gesamte Haut von einem hierfür zertifizierten Haut- oder Hausarzt auf verdächtige Veränderungen hin untersucht. Wenn Ihnen ungewöhnliche Veränderungen an Ihrer Haut auffallen, sollten Sie immer einen Arzt aufsuchen, auch wenn Ihre letzte Früherkennungsuntersuchung weniger als zwei Jahre zurückliegt. Zu den verdächtigen Veränderungen zählen:

- neue, auch unterschiedlich gefärbte Veränderungen,
- bereits bestehende Veränderungen und/oder Pigmentmale, die Knoten bilden oder ihre Form, Größe oder Farbe ändern,
- lang bestehende Veränderungen, die plötzlich jucken, schmerzen, nässen oder bluten.

DAS GESETZLICHE FRÜHERKENNUNGSANGEBOT AUF EINEN BLICK

Krebsart	Früherkennungsuntersuchungen	Wie oft?	Ab wann?
Für Frauen			
Brustkrebs	• Abtasten der Brustdrüsen und der dazugehörigen Lymphknoten • Anleitung zur Selbstuntersuchung • Beratung • Mammografie (Röntgen der Brüste)	jährlich alle 2 Jahre	ab 30 ab 50 (bis 69)
Krebs der Geschlechtsorgane	• Erhebung der Krankengeschichte (Anamnese) • Betrachtung des Gebärmuttermundes • Entnahme von Untersuchungsmaterial vom Gebärmuttermund und aus dem Gebärmutterhals (Abstrich) • Gynäkologische Tastuntersuchung	jährlich	ab 20
Für Männer			
Krebs der Prostata und der äußeren Geschlechtsorgane	• Erhebung der Krankengeschichte (Anamnese) • Inspektion und Abtasten der äußeren Geschlechtsorgane • Abtasten der Prostata • Abtasten der dazugehörigen Lymphknoten • Beratung	jährlich	ab 45
Für Frauen und Männer			
Darmkrebs	• Papierstreifentest (Untersuchung auf Blut im Stuhl) • Darmspiegelung	jährlich alle 2 Jahre alle 10 Jahre	ab 50 ab 55 ab 55
Mastdarmkrebs (Rektumkrebs)	• Tastuntersuchung	jährlich alle 2 Jahre	ab 50 ab 55
Hautkrebs	• Ganzkörperuntersuchung der Haut	alle 2 Jahre	ab 35

Quelle: Früherkennung von Krebs, Bundesministerium für Gesundheit, www.bmg.bund.de

LEBERFLECKE

Wenn sich ein Leberfleck verändert, dann sollten Sie einen Arzt aufsuchen – auch wenn Ihre letzte Screening-Untersuchung weniger als zwei Jahre zurückliegt. Zu den verdächtigen Veränderungen zählen:

- Veränderungen in Form, Größe oder Farbe,
- Knotenbildung,
- Nässende, blutende, juckende oder schmerzende Flecken.

LUNGENKREBS-FRÜHERKENNUNG

Für Lungenkrebs, an dem in Deutschland jährlich über 55.600 Menschen neu erkranken, gibt es bislang keine effektive Früherkennungsuntersuchung, die flächendeckend durchgeführt werden kann. Wer allerdings Sorge hat, weil er z.B. Raucher ist und unter anhaltendem Husten leidet, kann beim Lungenfacharzt um eine sogenannte Niedrig-Dosis-CT (10 Prozent der Strahlenbelastung einer normalen CT) bitten, um einen Tumor auszuschließen. Liegt eine Indikation vor, also eine medizinische Begründung für die Untersuchungen, wie eben beispielsweise starker Husten, dann zahlt die Kasse die Niedrig-Dosis-CT.

FRÜHERKENNUNG BEI RISIKOPATIENTEN

Risikopatienten sind z.B. Menschen mit einer erblichen Veranlagung oder mit bestimmten Erbkrankheiten, die zu Krebs führen. Von einer erblichen Veranlagung spricht man bei einer bestimmten genetischen Ausstattung, die das Entstehen der Erkrankung begünstigt und dazu führt, dass eine Krankheit in bestimmten Familien häufiger vorkommt als in anderen. Erbkrankheiten im engeren Sinn werden durch veränderte Gene ausgelöst und in jedem Fall nach den Regeln der Vererbungslehre von den Vorfahren auf ihre Nachkommen übertragen.

ERBKRANKHEITEN, DIE ZU DARMKREBS FÜHREN

Bei etwa 25 Prozent der Patienten mit Dickdarmkrebs findet man eine familiäre Häufung der Erkrankung. Bei 5 bis 6 Prozent wird der Darmkrebs durch eine Erbkrankheit verursacht. Sicheren Aufschluss bringen molekulargenetische Untersuchungen, bei denen das Erbgut analysiert wird. Die häufigsten Erbkrankheiten, die zu Darmkrebs führen, sind die familiäre adenomatöse Polyposis (FAP) und das sogenannte Lynch-Syndrom, auch erbliches kolorektales Karzinom ohne Polyposis oder kurz HNPCC genannt.

Menschen mit Lynch-Syndrom haben eine 80-prozentige Wahrscheinlichkeit, an Darmkrebs zu erkranken, weshalb die Betroffenen bereits ab dem 25. Lebensjahr jährlich eine Darmspiegelung sowie einen Ultraschall des Bauchraums – Frauen zusätzlich eine Ultraschalluntersuchung der Gebärmutter, der Eileiter und der Eierstöcke – durchführen lassen sollten. Etwa 5 Prozent aller Darmkrebstumoren sind auf das Lynch-Syndrom zurückzuführen. Die Betroffenen können aber auch an anderen Krebsformen (Blasen-, Eierstockkrebs etc.) erkranken.

Menschen mit FAP erkranken sogar mit einer Wahrscheinlichkeit von 100 Prozent an Darmkrebs. Bereits in Kindheit und Pubertät bilden sich zahlreiche Polypen, die sich zu bösartigen Tumoren entwickeln, wenn sie nicht rechtzeitig entfernt werden. Glücklicherweise ist FAP selten, nur etwa 1 Prozent aller Darmkrebserkrankungen ist darauf zurückzuführen.

RISIKOGRUPPE: TRÄGERINNEN DER BRUSTKREBS-GENE BRCA1 UND BRCA2

Seit Jahren ist bekannt, dass 5 bis 10 Prozent aller Brust- und Eierstockkrebserkrankungen auf eine erbliche Anlage zurückzuführen sind. Bestimmte Veränderungen der Gene BRCA1 und BRCA2 führen zu einem erhöhten Risiko, Brust- oder Eierstockkrebs zu bekommen. BRCA1 und BRCA2 sind sogenannte Tumorsuppressorgene, also Gene, die den Krebs unterdrücken. Werden sie durch eine Mutation (fehlerhafte Kopie bei der Zellteilung) ausgeschaltet oder in ihrer Funktion vermindert, geht dieser Schutz verloren. Die Wahrscheinlichkeit, dass Trägerinnen dieser Gene bis zum 70. Lebensjahr an Brustkrebs erkranken, liegt bei 55 bis 60 Prozent. Der Krebs bricht im Durchschnitt früher aus als bei Brustkrebspatientinnen ohne familiäre Belastung. Aus diesem Grund ließ sich die Schauspielerin Angelina Jolie vorsorglich beide Brüste amputieren. Auch das Risiko für Eierstockkrebs ist erhöht und liegt bei 20 bis 60 Prozent bis zum 70. Lebensjahr.

Frauen, bei denen in der Familie mehrere Brust- oder Eierstockkrebsfälle aufgetreten sind, können mit einer Blutuntersuchung feststellen lassen, ob sie Trägerin einer Mutation in einem »Brustkrebs-Gen« sind. Die Zentren für »Familiären Brust- und Eierstockkrebs« bieten eine entsprechende Beratung und Betreuung und gegebenenfalls einen Gen-Test an. Da die Zentren mittlerweile mit vielen Brust- und gynäkologischen Krebszentren vernetzt sind, können Sie auch vor Ort in Ihrer Klinik nachfragen, ob eine solche Kooperation besteht und ob eine Beratung und Betreuung für Sie sinnvoll sein könnte. Ergibt der Test den Nachweis einer Mutation des BRCA1- oder BRCA2-Gens, sollten wegen des stark erhöhten Brust- und Eierstockkrebsrisikos engmaschige Früherkennungsuntersuchungen durchgeführt oder sogar eine Operation an einem spezialisierten Zentrum vorgenommen werden. Experten raten vor allem zu einer vorsorglichen Eierstock- und Eileiterentfernung, da es für den Eierstockkrebs weiterhin keine effizienten Früherkennungsmöglichkeiten gibt.

II. DER KREBS UND ICH

Diagnose, Therapie, Nachsorge – ein langer, schwerer Weg, gepflastert mit Ängsten und Sorgen: Wie spreche ich mit meiner Familie? Was hilft bei Nebenwirkungen? Und was passiert, wenn der Krebs zurückkommt?

3. ICH HABE KREBS – WAS NUN?

Diagnose Krebs – viele Menschen denken, eine einzige Untersuchung zeigt: Da ist der Tumor, das ist jetzt zu tun. Aber das ist ein Trugschluss. Bis sich ein Verdacht zur Diagnose wandelt und Krebs in seiner Ausprägung bestimmt ist, können Wochen mit vielen Untersuchungen vergehen. Das folgende Kapitel erläutert diesen schwierigen Weg. »Es ist wie kämpfen gegen einen unsichtbaren Feind«, so beschreibt Schauspieler Michael Lesch die Situation. Hier schildert er seinen Kampf und den Weg zurück ins Leben.

AM SCHLIMMSTEN IST DAS WARTEN AUF DIE DIAGNOSE *von Michael Lesch*

Ich wusste, dass ich sterben werde. Zwei Jahre lang hatte ich den Fahnder in der gleichnamigen ARD-Fernsehserie gespielt, in Folge neununddreißig sollte er durch einen Schuss in die Brust den Serientod erleben. Doch drei Wochen vor dem Abdrehen der letzten Episode erfuhr ich, dass nicht nur das Leben meiner dargestellten Rollenfigur auf der Kippe stand, sondern auch mein eigenes: Verdacht auf Lymphdrüsenkrebs.

Alles begann mit einer Grippe. Ich hatte eine Stimmbandentzündung, nahm Antibiotika, bekam an einem Freitag im November 1999 aber plötzlich Schüttelfrost und 41 Grad Fieber. Meine Freundin brachte mich ins Krankenhaus.

Was die Ärzte in dieser Nacht mit mir gemacht haben, weiß ich durch das Fieber nicht mehr. Ich erinnere mich erst wieder an den nächsten Morgen. An die Armada von Weißkitteln, die sich sorgenvoll blickend an meinem Krankenbett aufbaute. »Sie haben eine verschleppte Lungenentzündung«, sagte ein Professor, der bei der Visite dabei war. Dann holte er Luft, bevor er hinzufügte: »Aber da ist noch etwas anderes ...«

Weil meine Freundin und ich noch nicht verheiratet waren, bat der Arzt sie an dieser Stelle, das Zimmer zu verlassen. Ich war nun allein mit dem, was der Professor sagte: »Ich habe den Verdacht, dass Sie Morbus Hodgkin haben.« Übersetzt: Lymphdrüsenkrebs.

Seine nächsten Worte rauschten an mir vorbei wie ein Schnellzug: Wegen der Lungenentzündung hätten die Ärzte meinen Brustkorb geröntgt. Dabei seien mehrere viel zu große Lymphknoten aufgefallen. Da entstand der Krebsverdacht. Jetzt seien aber erst mal weitere Untersuchungen nötig. Ich weiß noch sehr genau, was ich in diesem Moment dachte, denn

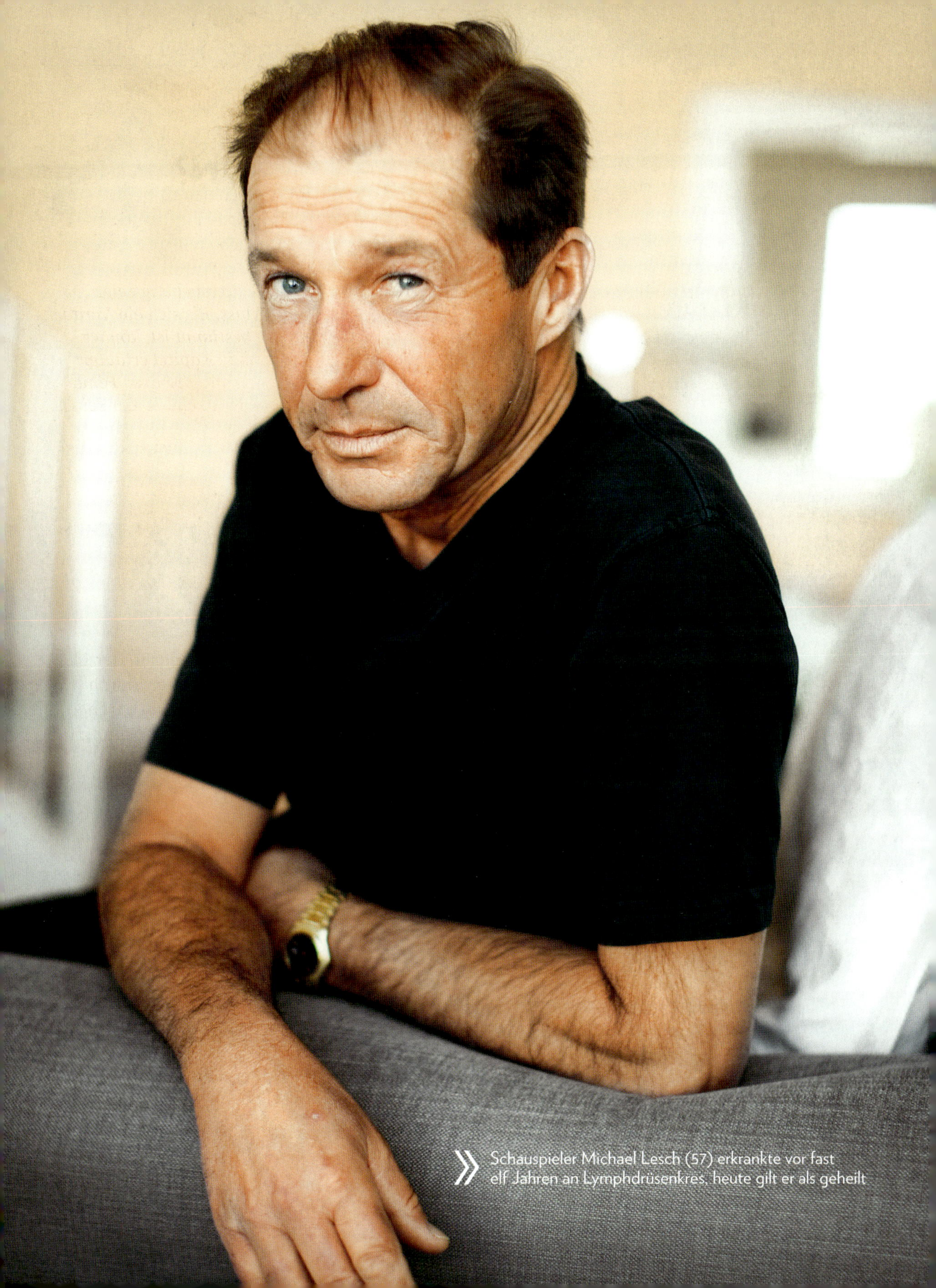

» Schauspieler Michael Lesch (57) erkrankte vor fast elf Jahren an Lymphdrüsenkres, heute gilt er als geheilt ein Jahr zuvor hatte ich die Biografie meines Golfer-Idols Paul Azinger gelesen – er hatte Morbus Hodgkin. Er beschrieb die Therapie, die Nebenwirkungen, die Rückschläge, aber auch seinen Weg zurück ins Leben. Er hatte überlebt. Ich wusste also: Es gibt eine Chance.

Mein erster Kommentar war: »Am 8. Dezember sterbe ich – also stirbt meine Rolle im Fahnder. Bis dahin muss ich durchhalten. Danach stehe ich jede Therapie durch, egal wie lange sie dauert und was sie mit mir macht. Aber erst danach.«

»Krebs war für mich so weit weg wie der Mond«

Ich war Mitte vierzig, auf dem Höhepunkt meiner Karriere. Krebs war so weit weg wie der Mond. Was da gerade passierte, wurde mir erst klar, als meine Freundin wieder ins Krankenzimmer trat und ich ihr Gesicht sah. Wir haben an diesem Tag das erste Mal zusammen geweint. Aber es sollte lange nicht das letzte Mal gewesen sein.

Ich bat den Professor um noch etwas: »Keiner darf etwas erfahren.« Heute ist unsere Gesellschaft zum Glück auf dem Weg dahin, dass Krebs kein Tabu-Thema mehr ist – aber damals hatte ich Angst, dass die Krankheit als Makel empfunden werden würde, dass ich als schwach und nicht mehr verlässlich gelte. Ein absolutes K.-o.-Kriterium in meinem Beruf. Noch am selben Nachmittag schoben mich die Ärzte durch ein CT, zeigten mir mehrere eingekreiste Stellen im Hals-, Schulter- und Brustbereich. Der Krebsverdacht erhärtete sich, aber bevor ich weitere Untersuchungen machen konnte, musste meine Lungenentzündung abheilen. Eine Narkose wäre sonst zu gefährlich gewesen. Mein Körper zwang mich also dazu, zu warten.

Es dauerte sechs Tage, bis bei mir eine Biopsie durchgeführt werden konnte. Ich bekam eine Betäubung, durch meinen Mund wurde eine Sonde eingeführt und im Hals eine Gewebeprobe entnommen. Bis das Ergebnis der Untersuchung da wäre, könnte es bis zu zehn Tage dauern, erklärte mir der Arzt.

Die folgenden Tage waren die schlimmsten meines Lebens. Einen Feind, den man kennt, kann man bekämpfen – aber noch wusste ich nicht, wie dieser Feind aussah. Die Ungewissheit machte mich wahnsinnig. Ich glaubte nicht, dass der Professor einen solchen Verdacht auf blauen Dunst hin geäußert hatte, trotzdem gelang es mir nicht, die Hoffnung, dass da vielleicht doch nichts war, wegzuschieben. Diese Hoffnung wechselte sich mit einer weiteren Angst ab: Ich wusste, dass es bei Lymphdrüsenkrebs nicht nur Morbus Hodgkin gab, sondern auch das sogenannte Morbus Non-Hodgkin. Und bei dieser Krebsart sind die Heilungschancen nur gering.

Das Absurde war, dass ich mich nach der auskurierten Lungenentzündung wieder besser fühlte. So einen Krebs spürt man ja nicht. Ich ging also wieder zum Dreh, arbeitete quasi normal weiter – meinem Serientod entgegen. In einer Drehpause rief dann mein Arzt an. Er murmelte in den Hörer, er hätte schlechte Nachrichten. Ich war auf das Schlimmste gefasst, aber nicht auf das, was dann kam: Die Gewebeprobe sei nicht ausreichend gewesen, man müsse eine neue entnehmen, dieses Mal aus der Schulter. Das Warten, die Ungewissheit, alles begann von vorn. An diesem Punkt gab es aber noch eine andere Art von Verzögerung – der Serienabschluss. Hätte ich mir sofort Gewebe aus der

Schulter entnehmen lassen, hätte ich meinen Arm nur noch eingeschränkt bewegen können, das war aber ein Ding der Unmöglichkeit. Fünf Tage musste ich noch drehen, bis ich sterben würde, erst dann konnte ich wieder in die Klinik. Als ich schließlich in der letzten Fahnder-Szene am Boden lag und mich nicht mehr rührte, trat der Regisseur zu mir und sagte: »Wie du eben gestorben bist, das hat mich seltsam berührt.« Diese Szene werde ich mein Leben lang nicht vergessen. Ich hatte das furchtbare Gefühl, mich würde schon eine Aura der Endlichkeit umgeben.

Sofort am nächsten Tag ließ ich mir eine neue Gewebeprobe entnehmen, dieses Mal von einem befreundeten HNO-Arzt. Das Vertrauen in die Klinik hatte ich vorerst verloren. Der Arzt entfernte zwei Lymphknoten: grün-bräunlich, groß wie eine Walnuss. Gesund sieht anders aus.

Mein Freund versprach, den Gewebespezialisten Druck zu machen. Drei Tage später rief er mich an und sagte, er sei in der Nähe. Nach einer kurzen Pause fragte er, ob er vorbeikommen könne. Kennen Sie diesen Dackelblick mancher Menschen? Als ich ihn damit die Treppe hochsteigen sah, war mir klar, was er sagen würde. Seine Diagnose schloss er mit den Worten: »Aber immerhin ist es Morbus Hodgkin – du hast dir wenigstens einen guten Krebs ausgesucht, einen, der nicht so aggressiv ist.« Medizinerhumor.

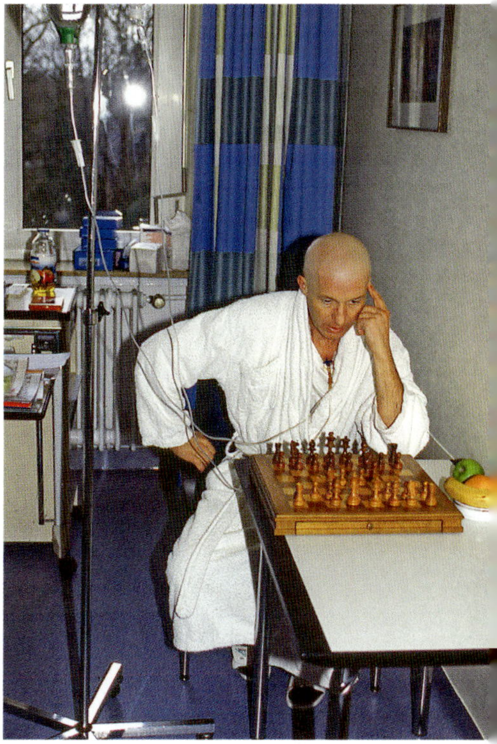

Michael Lesch während der Therapie, durch die Chemo sind seine Haare ausgefallen, im Krankenhaus lenkt er sich mit Schach ab

An diesem Abend, es war wieder ein Freitag, habe ich sehr viel Rotwein getrunken. In meinem Körper stimmte eh alles Mögliche nicht, da konnte etwas Wein die Sache kaum schlimmer machen. Nun hatte ich also endlich Gewissheit. Ich wollte die Messer wetzen und diesem Feind an die Kehle gehen. Aber so schnell funktioniert das nicht, denn Krebs ist nicht gleich Krebs. Zuallererst musste ich wieder weitere Untersuchungen überstehen.

Die Ärzte prüften, ob der Krebs gestreut hatte. Lunge, Leber, Hirn – für jedes Organ ist ein anderes Verfahren nötig. Ich wurde von einem Warteraum in den anderen geschoben, mit der Gewissheit, dass ich Krebs habe, und der Ungewissheit, wie viel er schon zerstört hatte. Am Schluss wurde mir eine Probe aus dem Beckenkamm entnommen, um das Knochenmark zu kontrollieren. Das tat trotz Medikamenten höllisch weh. Es dauerte insgesamt weitere fünf Tage, bis alle Untersuchungen gemacht waren und das Puzzle meines Krebses endlich vollständig zusammengesetzt war. Vier Wochen nach der ersten Verdachtsdiagnose saß ich am 19. Dezember endlich vor einem Arzt, der mir erklärte: Lymphknoten in Bauchraum und Schulter seien befallen, Organe bisher jedoch

»Ich wollte nur noch eines wissen: ›Wo liegen meine Überlebenschancen?‹«

nicht betroffen. Eine Chemotherapie wäre als Erstes nötig. Dann zählte der Mediziner auf, was mir alles passieren konnte: Haarausfall, psychische Veränderungen, Depressionen, angegriffenes Langzeitgedächtnis – und Unfruchtbarkeit.

Der Arzt sagte, es gäbe die Möglichkeit, Spermien einzufrieren. Danach ließ er mich allein, damit ich das mit meiner Freundin besprechen konnte. Weil ich aber das Gefühl hatte, durch die ganzen Untersuchungen eh schon wertvolle Zeit vergeudet zu haben, entschieden wir uns gegen die Spermienprozedur. Das ist etwas, das ich heute, 13 Jahre nach der Diagnose, als gesunder, aber kinderloser Mann bereue. Meine Freundin hat eine Tochter aus einer früheren Beziehung. Das ist schön, denn sie wohnt bei uns – aber auch schlimm, denn es zeigt mir jeden Tag, was ich in meinem Leben verpasst habe.

Vom Arzt wollte ich damals nur eines wissen: »Wo liegen meine Überlebenschancen?« Die Antwort: »Bei 90 Prozent.« Und dann: »Vorausgesetzt, es treten keine Komplikationen auf.« Ein Satz, den man erst einmal weit von sich wegschiebt. Sofort wollte ich mit der Therapie anfangen, am 22. Dezember tropfte der erste Chemo-Block in meine Adern. Was der Arzt mit »Komplikationen« meinte, sollte ich kurz danach zu spüren bekommen.

Dass man sich nach einer Chemo übergibt und die Haare ausfallen, ist keine Komplikation, sondern nötiges Übel. Mit der Glatze erwischte mich ein Fotograf, das war ebenfalls nicht schön, ich konnte das Interview aber wenigstens nutzen, um über die Krankheit aufzuklären. Die wirklichen Komplikationen begannen nach der dritten Chemo.

Eines Abends bekam ich plötzlich wahnsinnige Magenschmerzen. Darmverschluss! Not-OP! Als ich aufwachte, stand ein Arzt an meinem Bett und sagte ein Wort, das ich schon mal gehört hatte: »Komplikationen.« Man hatte vor dem Eingriff vergessen, mir den Magen auszupumpen, Nahrungsbrei war in die Lunge gelangt. Ich hatte knapp überlebt. Und ich hatte plötzlich einen Beutel, der auf meinem Bauch lag und sich mit brauner Flüssigkeit füllte. Ein künstlicher Darmausgang. Weil der Darm durch die Chemo angegriffen sei, könne man diesen während der Therapie nicht wieder nach innen verlegen, erklärte der Arzt. In diesem Moment schaute ich aus dem Fenster, um zu sehen, im wievielten Stock ich lag. Ob der Aufprall wohl reichen würde, um mein Leben zu beenden?

»Auf meinem Bauch lag ein Beutel, der sich mit brauner Flüssigkeit füllte«

Meine Freundin stauchte mich in den nächsten Tagen richtig zusammen, beschimpfte mich als Jammerlappen. Sie saß Tag und Nacht an meinem Krankenbett – und schaffte es irgendwie, dass ich mich nicht aufgab.

Eine Woche später wurde ich nach Hause entlassen. Zusammen mit meinem Beutel. Ich aß in der kommenden Zeit nur wenig, denn immer, wenn ich etwas zu mir nahm, lief eine Viertelstunde später braune, stinkende Suppe in den Beutel. Eine Krankenschwester kam alle paar Tage und reinigte den Zugang. Innerhalb von vier Wochen nahm ich vierundzwanzig Pfund ab, wog nur noch zweiundfünfzig Kilo. Plötzlich beschränkte sich mein Lebensraum auf Bett, Sofa und Küche. Weiter trugen mich meine Beine nicht mehr. Einmal brach ich auf dem Weg ins Krankenhaus im Fahrstuhl zusammen. Als ich hinfiel, platzte der Beutel. Ich lag in meiner eigenen Scheiße und konnte mich nicht mal selbst wieder aufrichten.

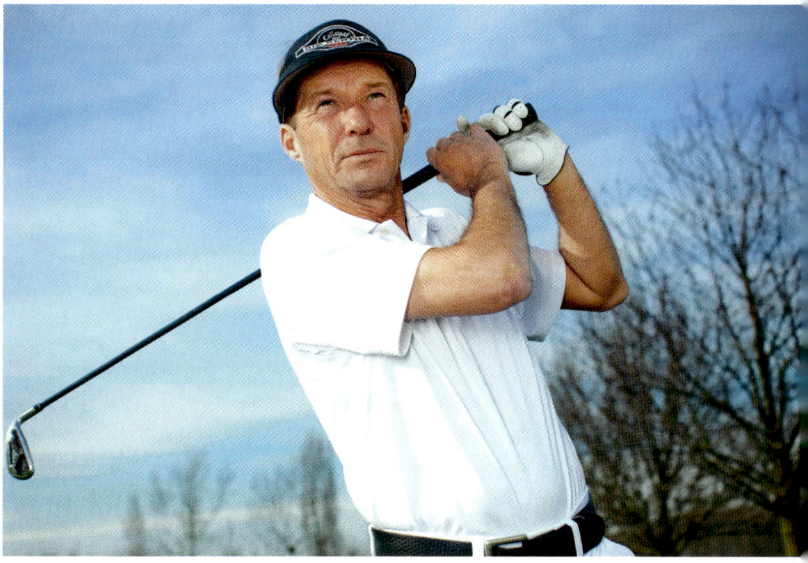

Heute steht Michael Lesch wieder mehrmals pro Woche auf dem Golfplatz. Während der Erkrankung war die Rückkehr zum Sport eine seiner wichtigsten Motivations- und Kraft-Quellen

Bei der nächsten Chemo passierte etwas, das man wohl auch Komplikation nennt: Derselbe Arzt, der vorher vergessen hatte, meinen Magen auszupumpen, vergaß nun mich zu wiegen. Ich war mittlerweile viel leichter, erhielt aber die vorherige Chemo-Dosis. Die war jetzt aber einfach zu hoch. Die Folge: Alle Schleimhäute entzündeten sich, im Mund, im Darm, in der Nase. Alles brannte wie Hölle. Ich musste künstlich ernährt werden, konnte nicht einmal etwas trinken.

Nach vier Tagen wurde es langsam besser. Wie man so eine Zeit übersteht, ist schwer zu beschreiben. Man tut es einfach, es bleibt ja nichts anderes übrig. Ich kämpfte mich durch die restlichen drei Chemo-Blöcke, die zum Glück ohne weitere Komplikationen verliefen. Danach machte ich eine Strahlentherapie, denn ich wollte ganz sichergehen, dass der Krebs nicht wieder auftritt. Auch hier gab es Nebenwirkungen: Meine Haut wurde rot, ich bekam Pusteln, das Schlucken fiel schwerer – aber abgesehen davon ging es mir langsam wieder besser.

Nach Ende der Therapie wollte ich nur eines: den künstlichen Darmausgang zurück nach innen verlegen lassen. Die Ärzte wehrten sich, meinten, das sei zu früh, noch zu gefährlich. Aber ich wollte es unbedingt, und zwar so schnell wie möglich. Die Entscheidung war riskant, aber es war die erste Entscheidung, die ich wieder selbst über meinen Körper treffen konnte. Und es war für mich der erste Schritt zurück ins Leben. Die OP verlief gut, ich konnte zwanzig Tage später eine sechswöchige Reha beginnen, in der ich anfing, wieder Sport zu machen und meinen Magen mit Schonkost an seine Aufgaben zu erinnern.

In den ersten zwei Jahren nach meiner Erkrankung wurde ich alle drei Monate durchs CT gefahren, um einen Rückfall auszuschließen. Danach reduzierten sich die Untersuchungen auf einen halbjährlichen Turnus. Heute gelte ich als geheilt, lasse aber einmal im Jahr einen umfassenden Krebsvorsorge-Check machen.

Die Untersuchungen sind mittlerweile Routine für mich. Finden sie aber an einem Tag statt, an dem ich aus irgendwelchen Gründen schlecht gelaunt oder dünnhäutig bin, überfällt mich immer noch Panik. Dann liege ich manchmal weinend im Arm meiner Freundin, die mittlerweile meine Frau ist, und suche Halt. Ohne dass es mir peinlich ist. Denn eines habe ich durch diese Krankheit gelernt: Den Helden gebe ich nur noch vor der Kamera. Im wahren Leben gehören Angst, Scham und Unsicherheit zu uns allen dazu.

VERDACHT AUF KREBS

Die meisten Menschen trifft die Diagnose Krebs vollkommen unvorbereitet, denn Krebs ist häufig ein Zufallsbefund. Viele Patienten hatten vorher keinerlei Beschwerden, bei ihnen führte lediglich ein auffälliger Blutwert oder eine Auffälligkeit in einer Röntgen- oder CT-Aufnahme zur weiteren Abklärung und anschließenden Diagnose. Andere hatten zwar Anzeichen, seien es Schmerzen, hartnäckiger Husten, ungewollter Gewichtsverlust, Appetitlosigkeit, Abgeschlagenheit, Nachtschweiß oder Fieber – aber wer denkt da schon gleich an Krebs?

Umso größer ist der Schock, wenn das Wort »Krebs« fällt. Viele Patienten berichten, dass sie nach der ersten Verdachtsdiagnose wie gelähmt waren, den Ausführungen des Arztes nicht mehr folgen konnten, und voller Angst und Panik waren. Sie beschreiben die Zeit zwischen Verdacht – »Wir haben da einen Tumor gefunden, wir können aber noch nicht sagen, ob es ein gutartiger Tumor oder Krebs ist« – und gesicherter Diagnose als besonders belastend. Ängste sind in der Situation zwar durchaus nachvollziehbar, allerdings haben sich die Prognosen von Krebspatienten in den vergangenen Jahren deutlich verbessert.

Bis eine gesicherte Diagnose vorliegt und die Zeit der Ungewissheit beendet ist, können mehrere Tage, manchmal sogar mehr als eine Woche vergehen. Aufwendige Untersuchungen und Gewebeanalysen sind notwendig. Das Warten ist belastend. Manchen Menschen hilft es, wenn sie sich in dieser schweren Zeit jemandem mitteilen können, seien es Freunden, Verwandten oder auch einem auf diese Thematik spezialisierten Psychologen in einer Krebsberatungsstelle. Eine andere Möglichkeit, um besser mit dieser extremen Situation klarzukommen, ist, sich zu informieren. Wenn man mehr über die Erkrankung erfährt, auch über das, was einem an Untersuchungen und Therapien bevorsteht, kann das Ängste abbauen.

Und selbst wenn sich der schlimme Verdacht bestätigt: Bleiben Sie zuversichtlich! Dank moderner Therapien sind einige Krebsarten mittlerweile heilbar, viele zumindest gut behandel- und beherrschbar.

MÖGLICHE SYMPTOME

Verschiedene Krebsarten, aber auch andere Erkrankungen ziehen häufig drei Begleitsymptome nach sich, die in der Regel gemeinsam auftreten:

- Fieber
- Gewichtsabnahme
- extremer Nachtschweiß

DER WEG ZUR DIAGNOSE

Für eine Krebsdiagnose sind immer umfassende Untersuchungen notwendig – zum einen, um sicherzustellen, dass es sich tatsächlich um Krebs und nicht um eine gutartige Erkrankung handelt, zum anderen, um den bösartigen Tumor möglichst genau zu erfassen und so die optimale Therapie einleiten zu können.

Krebs ist nicht gleich Krebs. Zu jeder Krebsart gibt es etliche Unterformen, von denen jede anders behandelt werden muss. Eine möglichst genaue Eingrenzung und Beschreibung ist daher sehr wichtig, bevor eine Therapie eingeleitet werden kann. Deshalb beginnt für jeden Patienten mit Verdacht auf Krebs zuallererst ein »Untersuchungsmarathon«. Eine für viele sehr belastende Situation, da Betroffene nichts anderes tun können als abzuwarten, wie die genaue Diagnose lautet und welche Therapieschritte nun wichtig sind. Gerade in dieser Zeit kann es helfen, wenn Familienmitglieder oder Freunde den betroffenen begleiten, beispielsweise bei Arztgesprächen mit dabei sind.

Häufig sind die folgenden Untersuchungen nötig, um zu einer gesicherten Diagnose zu kommen:

- die Erfassung der Krankengeschichte (Anamnese) des Patienten unter Einbeziehung seines Krebsrisikos (Vorerkrankung, erbliche Vorbelastung, Raucher etc.)
- eine umfassende körperliche Untersuchung mit Abtasten des Bauchbereichs und der Hals- und Lymphknotenregionen
- eine Untersuchung des Bluts und der Laborwerte
- bildgebende Verfahren, die das Innere des Körpers abbilden, wie Ultraschall, Röntgen, Computer- oder Magnetresonanztomografie
- eine feingewebliche Analyse des Tumors

Nicht alle diese Untersuchungen sind bei jedem Patienten gleichermaßen wichtig, manchmal reichen bereits einige von ihnen aus, um zu einer gesicherten Diagnose zu kommen – manchmal sind aber leider sehr viele Untersuchungen notwendig.

BILDGEBENDE VERFAHREN: BLICK IN DEN KÖRPER

Bei Verdacht auf einen festen (soliden) Tumor und auch bei einigen Formen des Lymphzellkrebses (Lymphom) kommen verschiedene bildgebende Verfahren zum Einsatz, um die Lage und die Größe des Tumors genau zu bestimmen und abzuklären, ob er bereits gestreut hat, das heißt, ob sich an anderen Stellen Metastasen gebildet haben.

Eine Ultraschalluntersuchung (Sonografie) führt oft der Hausarzt selbst durch. Für die anderen bildgebenden Verfahren werden Sie zu einem Röntgenarzt (Radiologen) überwiesen. Welche radiologische Untersuchung notwendig ist, richtet sich nach der Erkrankung und hängt auch vom Einzelfall ab.

WAS LÖST DIE KREBSDIAGNOSE IM KÖRPER AUS?

Eine Krebsdiagnose, aber auch bereits der Krebsverdacht, führt zu körperlichem Stress. Durch die Ausschüttung von sogenannten Stresshormonen kommt es zu Symptomen, die jeder aus Situationen seelischer Anspannung kennt:

- Das Herz schlägt schneller, die Gefäße verengen sich, man steht unter »Hochdruck«.
- Der Ringmuskel der Blase zieht sich zusammen, was zu Harndruck führt. Man muss häufig Wasser lassen.
- Der Stress legt sich auf den Darm, es kann zu »Angstdurchfällen« und Übelkeit kommen.
- Die Muskeln ziehen sich zusammen, was zu Verspannungen führen kann.

Für viele Betroffene ist es stressabbauend, wenn sie die ungewisse Zeit der Diagnosestellung nicht allein durchleben müssen. Hilfreich ist, wenn der Partner, die Familie oder Freunde zur Seite stehen und wenn diese den/die Betroffene/n auch zu den Untersuchungen begleiten.

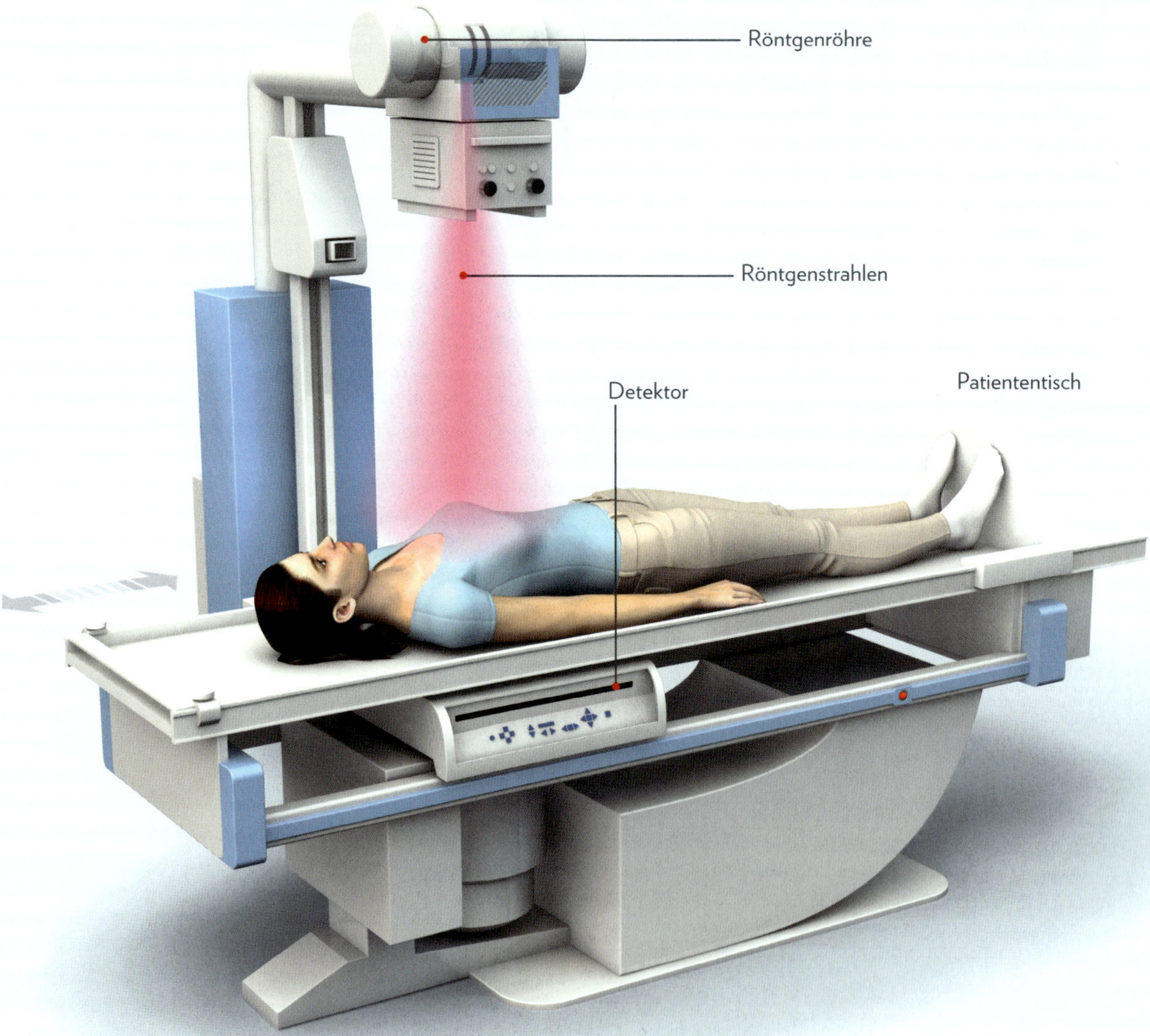
Röntgenröhre
Röntgenstrahlen
Detektor
Patiententisch

HERKÖMMLICHE RÖNTGENVERFAHREN

Bei einer Röntgenuntersuchung werden Röntgenstrahlen zur Bildgebung eingesetzt. Die Gewebe des Körpers sind unterschiedlich strahlendurchlässig, einige lassen Strahlen durch, andere werfen sie ganz oder teilweise zurück. Knochen z.B. reflektieren die Strahlen, weshalb sie im Röntgenbild weiß zu erkennen sind. Auch Tumoren sind in der Regel dichter als gesundes Gewebe und werfen mehr Strahlung zurück. Daher sind sie als helle Schatten im Röntgenbild erkennbar.

Röntgen wird oft zur Beurteilung von Herz und Lunge, auch bei Knochen- und Gelenkbeschwerden (Sportverletzungen) eingesetzt. Manchmal werden dabei zufällig Tumoren entdeckt. Bei Verdacht auf Krebs im Lungen- oder Brustraum wird zunächst eine Röntgenaufnahme gemacht. Die Röntgenuntersuchung dauert nur wenige Minuten und ihr diagnostischer Nutzen überwiegt die Strahlenbelastung durch die Untersuchung. Im Falle einer Schwangerschaft sollte kritisch geprüft werden, ob die Strahlenanwendung nötig ist.

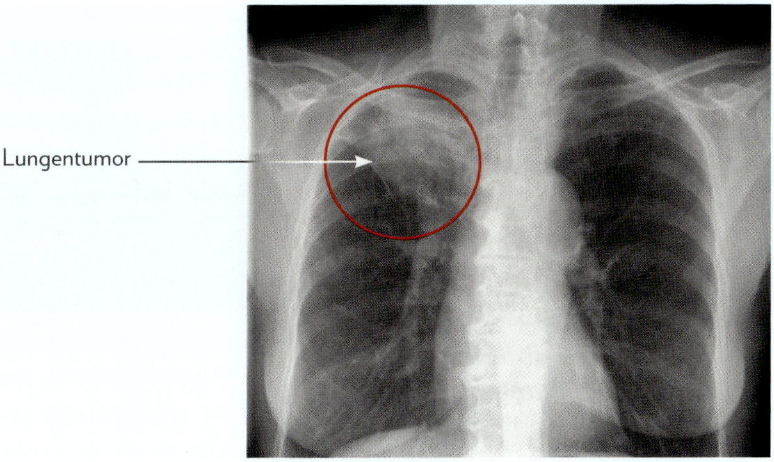

Röntgenaufahme des Brustbereichs: In der Lunge ist ein Tumor erkennbar (helle Färbung im Röntgenbild)

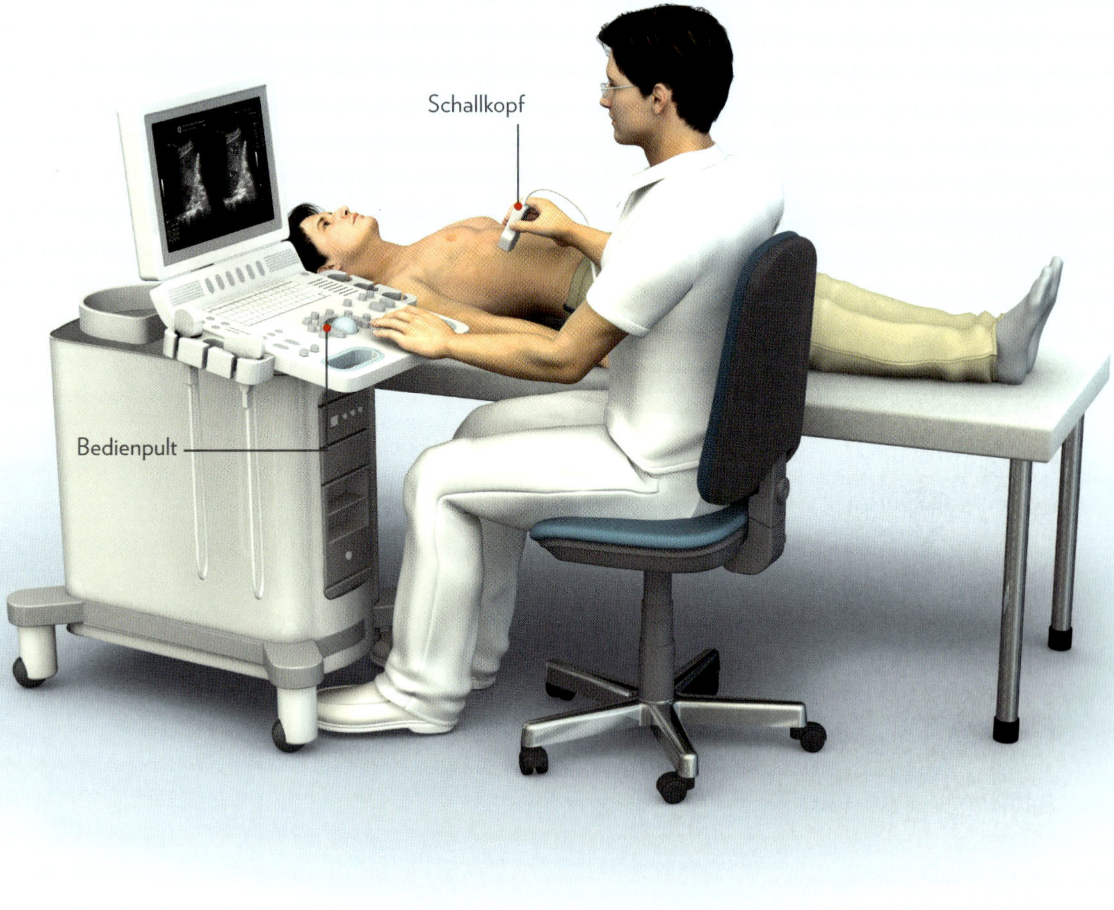
Schallkopf
Bedienpult

ULTRASCHALL (SONOGRAFIE)

Die Sonografie macht sich zunutze, dass verschiedene Gewebearten Ultraschallwellen unterschiedlich zurückwerfen. Bei der Untersuchung werden zunächst aus dem sogenannten Schallkopf Ultraschallwellen ins Gewebe gesendet. Anschließend erfasst der Schallkopf die reflektierten Wellen und rechnet sie in ein Bild um. In der Sonografieaufnahme (Sonogramm) können die Umrisse von Organen und Geweben gut erkannt werden, allerdings nicht bei den mit Luft gefüllten Organen wie Lunge oder Darm.

Für viele Krebsdiagnosen ist die Sonografie ein wichtiges diagnostisches Mittel: So kann beispielsweise bei einem Knoten in der Brust ein mit Flüssigkeit gefüllter Hohlraum (Zyste) gut von einem festen Tumor unterschieden werden.

Die Ultraschalluntersuchung ist schnell (dauert meistens nicht länger als 20 Minuten), sie ist fast überall verfügbar und bringt im Gegensatz zum Röntgen keine Strahlenbelastung mit sich. Die Ärztin oder der Arzt kann die Bilder augenblicklich am Monitor sehen und auswerten.

Bei einigen Erkrankungen bietet sich die sogenannte Endosonografie an. Dabei wird der Schall nicht von außen ins Gewebe gesendet, sondern man bringt den Schallkopf durch eine Körperöffnung nahe an das verdächtige Gewebe (z.B. durch den Mund, um die Speiseröhre zu untersuchen). Auch Magen, Bauchspeicheldrüse und Darm lassen sich mit diesem Verfahren gut untersuchen.

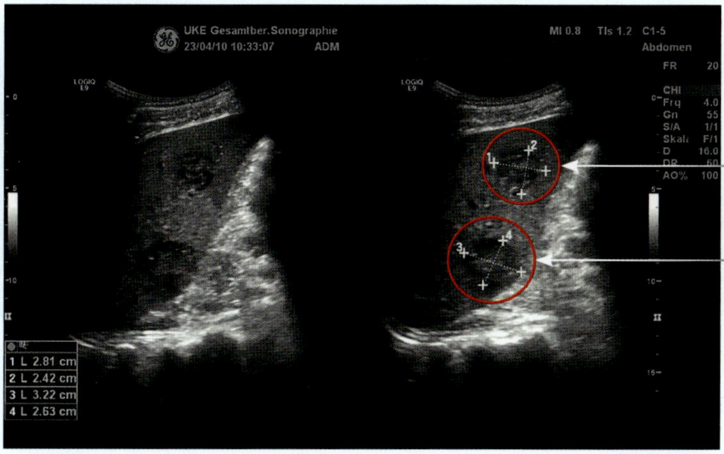

Ultraschallaufnahme einer Leber: Auf dieser Aufnahme sind die Lebermetastasen mit kleinen Kreuzen markiert – so kann der Arzt messen, ob sie gewachsen sind

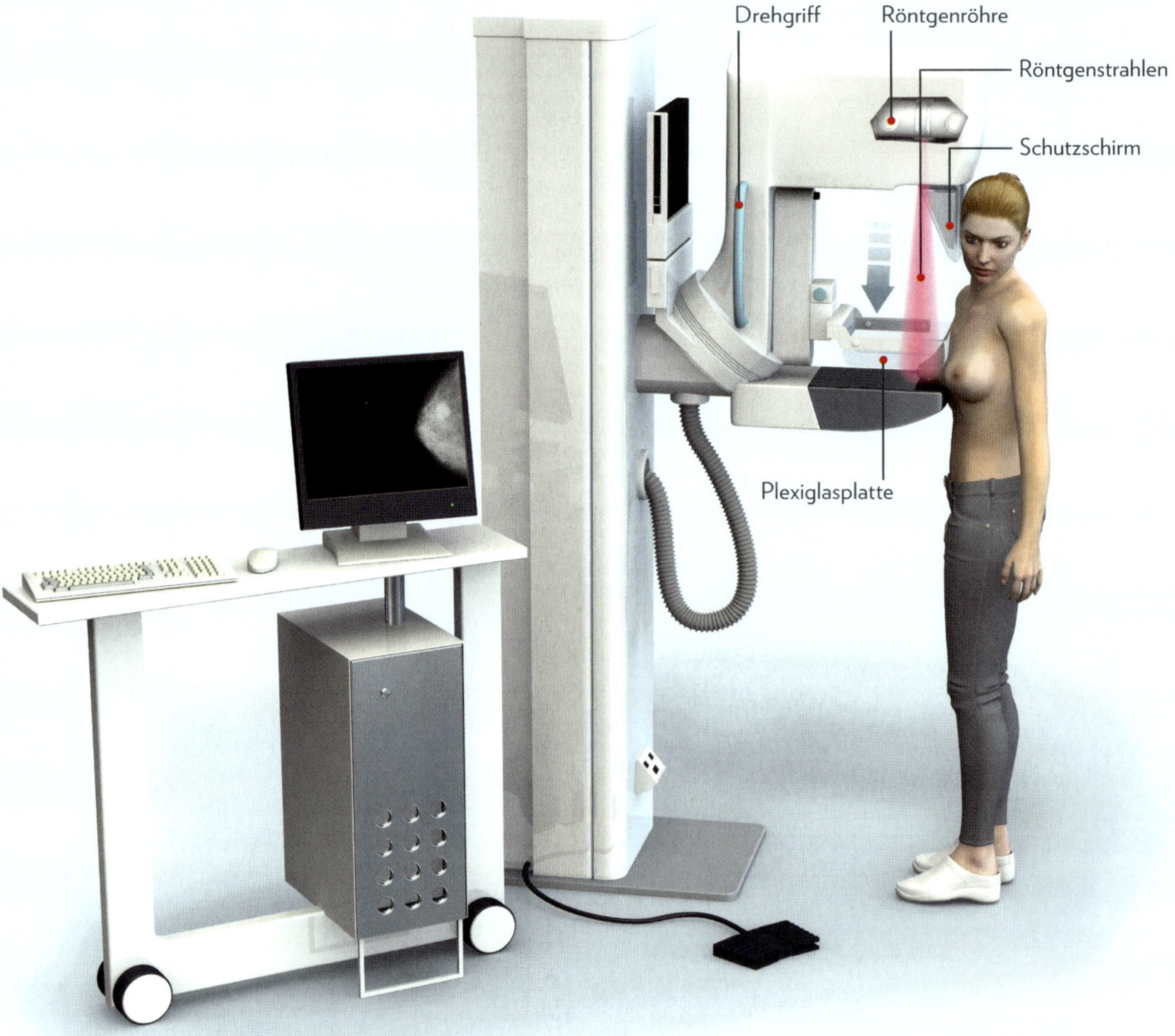
Drehgriff
Röntgenröhre
Röntgenstrahlen
Schutzschirm
Plexiglasplatte

MAMMOGRAFIE

Eine Sonderform des Röntgens, die zur Diagnosestellung von Brustkrebs, aber auch zur Früherkennung eingesetzt wird, ist die Mammografie. Es handelt sich dabei um eine Röntgenuntersuchung der Brust.

Von jeder Brust werden in der Regel zwei Röntgenaufnahmen gemacht – eine von oben und eine seitliche Profilaufnahme. Die Brust wird dafür zwischen zwei Plexiglasscheiben gelegt und eingeklemmt (bei der ersten Aufnahme wird sie von oben und unten, bei der zweiten von links und rechts zusammengedrückt und geröntgt). Das ist unangenehm, dauert aber jeweils nur wenige Sekunden.

Tumoren oder auch kleine Kalkablagerungen in der Brust sind im Mammografiebild gut erkennbar. Die Genauigkeit einer Diagnose anhand von Mammografieaufnahmen ist abhängig von zahlreichen Faktoren wie beispielsweise der Dichte des Brustgewebes oder dem Erkrankungsstadium. Besonders die Vorstadien einer Brustkrebserkrankung sind optisch häufig nur schwer zu erkennen. Aus jedem Knoten, der verdächtig ist, sollte daher eine Gewebeprobe (Biopsie) entnommen werden.

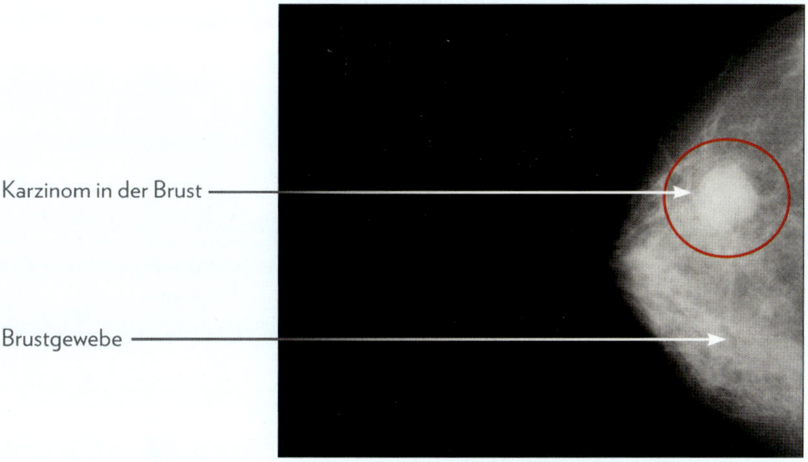

Bei der Mammografie wird die Brust zwischen Plexiglasscheiben gedrückt und geröntgt. Die Abbildung oben zeigt die Aufnahme eines Tumors im Brustgewebe – er erscheint hell

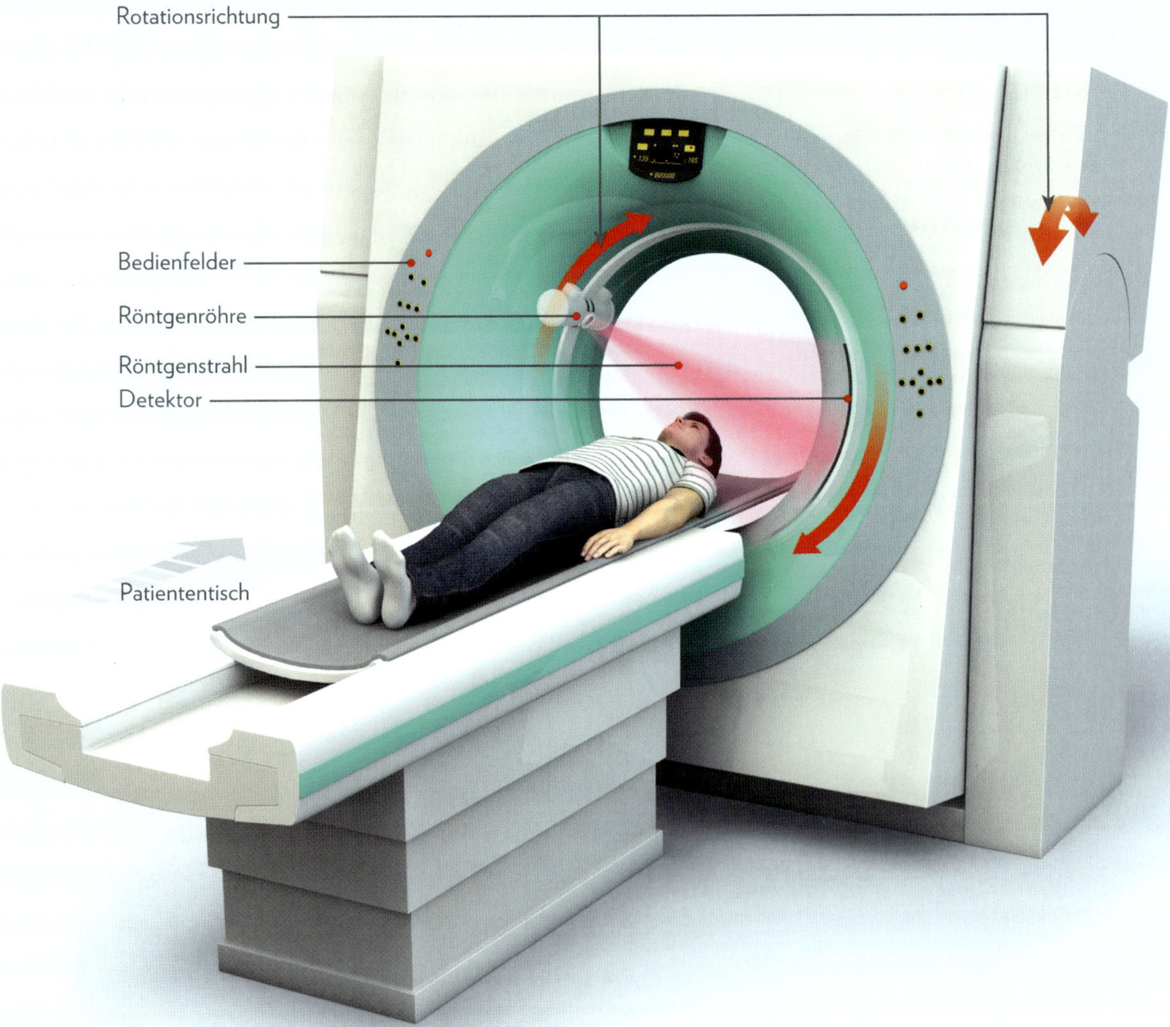
Rotationsrichtung
Bedienfelder
Röntgenröhre
Röntgenstrahl
Detektor
Patiententisch

COMPUTERTOMOGRAFIE (CT)

Die Computertomografie ist eine spezielle Röntgenaufnahme. Dabei kreist im Gegensatz zum herkömmlichen Röntgen die Strahlenquelle um den Körper. Die CT kann einen Körperbereich Schicht für Schicht abbilden, und daher ist die genaue Lage eines Tumors, seine Größe und sogar seine Blutversorgung mit diesem Verfahren gut zu sehen. Durch Zusammenrechnen vieler Schichtaufnahmen kann der Computer auch 3D-Aufnahmen des Tumors erstellen. Um den Kontrast zwischen den verschiedenen Gewebetypen noch zu erhöhen, wird dem Patienten vorab oft Kontrastmittel verabreicht – meist durch Injektion in die Vene. Für Menschen mit eingeschränkter Nierenfunktion kann das Kontrastmittel schädlich sein, in der Regel wird die Nierenfunktion zur Sicherheit vorher anhand der Blutwerte überprüft.

Eine CT ist schmerzlos, dauert etwa 10 bis 30 Minuten (je nachdem, was abgebildet werden muss). Die Strahlenbelastung ist höher als beim herkömmlichen Röntgen, weshalb die CT bei schwangeren Frauen nicht zum Einsatz kommt.

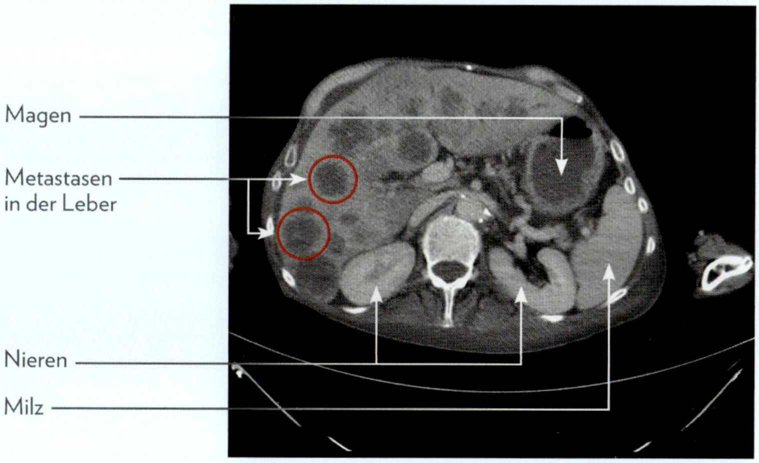

Durch das Schicht-für-Schicht-Scannen kann der Arzt mit der CT die genaue Lage eines Tumors, seine Größe und sogar seine Blutversorgung erkennen. Diese Aufnahme zeigt eine Ansammlung von Metastasen in der Leber als dunkle Flecken

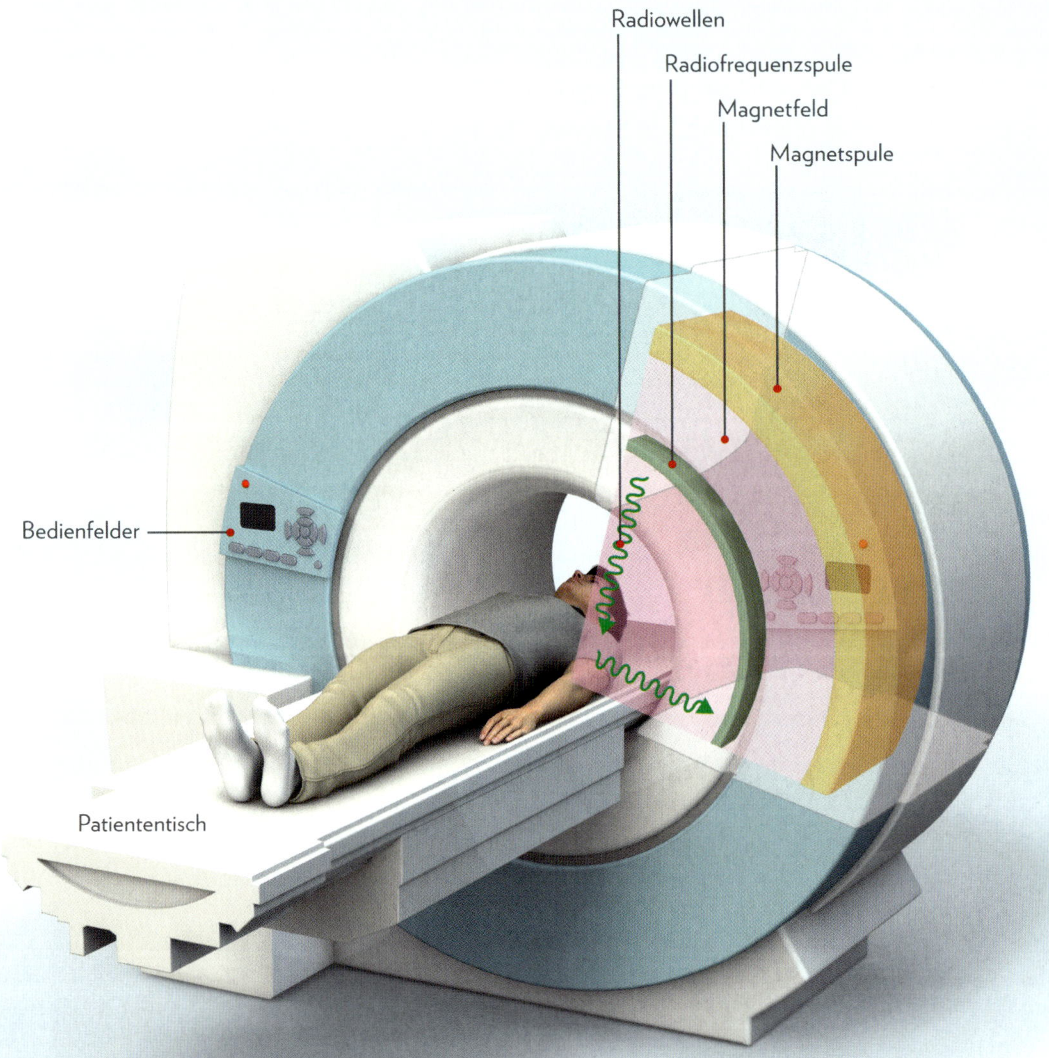
Radiowellen
Radiofrequenzspule
Magnetfeld
Magnetspule
Bedienfelder
Patiententisch

MAGNETRESONANZTOMOGRAFIE (MRT) ODER AUCH KERNSPINTOMOGRAFIE

Eine MRT ist keine Röntgenuntersuchung, sondern arbeitet auf Magnet- und Radiowellenbasis. Wie eine CT liefert sie Schnittbilder, aus denen sich eine dreidimensionale Darstellung des Tumors erzeugen lässt. Besonders Weichteilgewebe (Muskeln, Fett, Bindegewebe, Blutgefäße etc.) und ihre Veränderungen lassen sich mit einer MRT gut darstellen. Bei einer MRT-Untersuchung werden oft ebenso vorab Kontrastmittel gegeben. Vorsicht ist bei Patienten mit einer schweren Nierenschädigung, vor oder nach einer Lebertransplantation oder bei Dialysepatienten geboten. Sie vertragen möglicherweise das Kontrastmittel nicht.

Bei Menschen mit Herzschrittmachern, Insulinpumpen oder Nervenstimulationsgeräten darf wegen des Magnetfelds keine MRT durchgeführt werden. Metallimplantate wie Knochenschrauben stellen in den meisten Fällen aber kein Problem dar. Piercings und Schmuck müssen vor der Untersuchung abgelegt werden.

Die MRT-Untersuchung dauert in der Regel 30 bis 60 Minuten. Das MRT-Gerät macht laute Geräusche, weshalb ein Hörschutz notwendig ist. Der Patient liegt in einer Art Röhre (vom Raumgefühl ähnlich wie ein geschlossenes Solarium) und darf sich darin nicht bewegen. Diese Vorstellung kann viele ängstigen, insbesondere Menschen, die sich nicht gern in engen Räumen aufhalten. Sie sollten das radiologische Personal darüber informieren. Oft können mit bestimmten Entspannungsübungen oder mit beruhigender Musik solche Ängste gut überwunden werden. Gegebenenfalls werden zusätzlich beruhigende Medikamente verabreicht. Es gibt aber mittlerweile auch offene Geräte, die Menschen mit Platzangst die Untersuchung erleichtern.

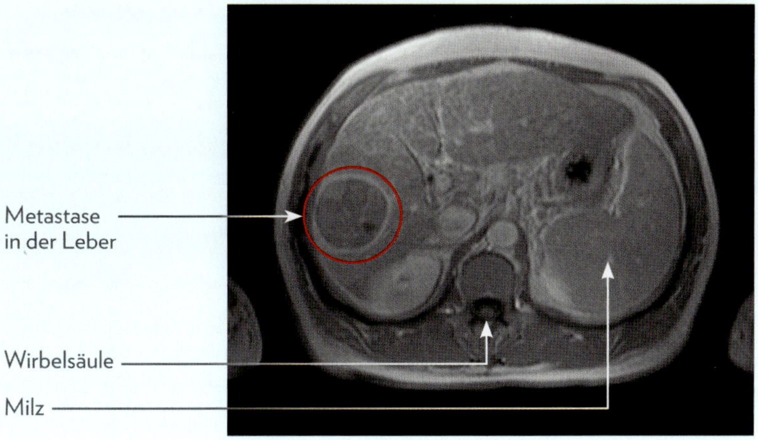

Eine MRT macht Weichteilgewebe, also Organe, Fett, Muskeln, Bindegewebe sowie Veränderungen daran besonders deutlich sichtbar. Diese Aufnahme zeigt eine Metastase in der Leber

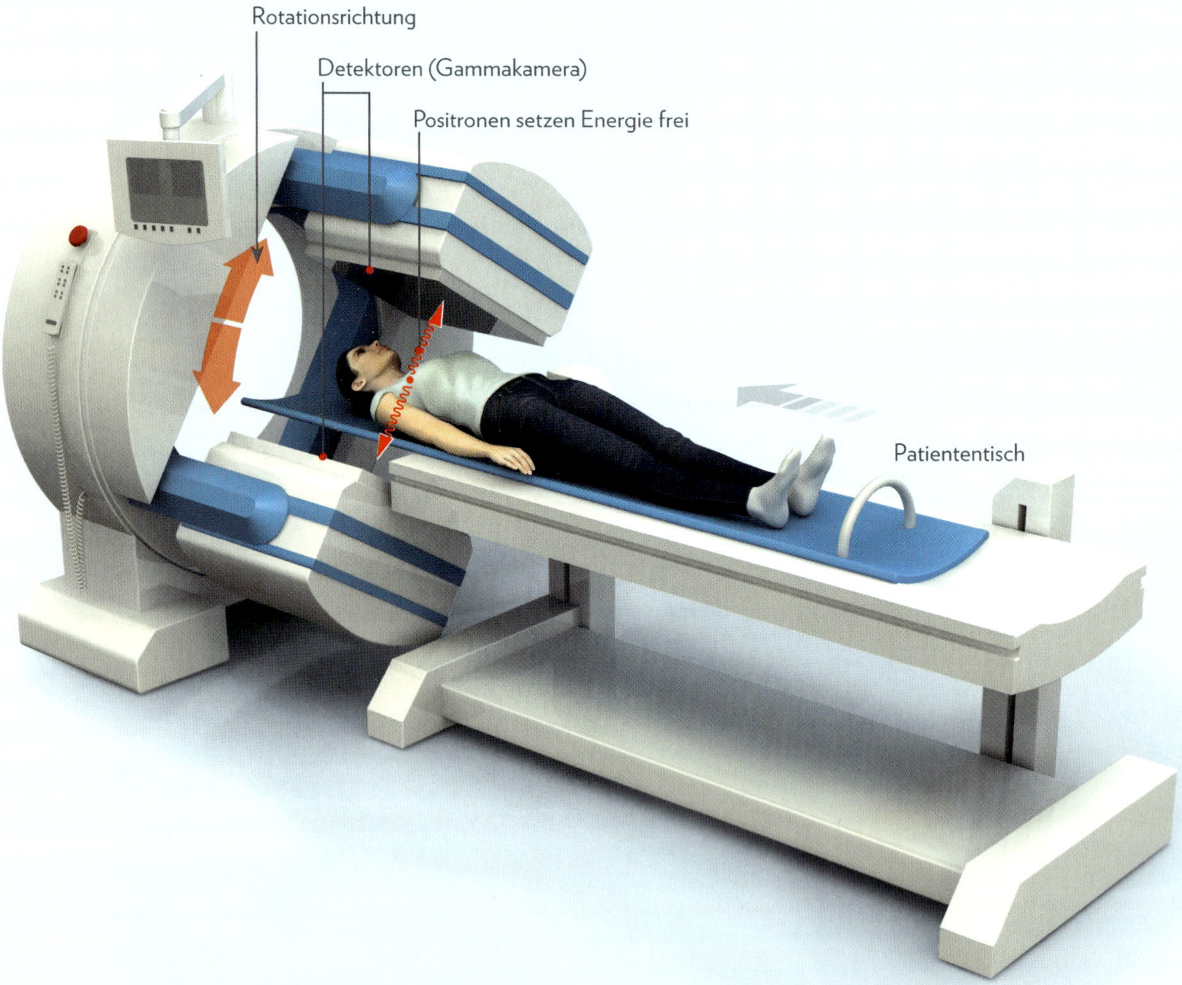
Rotationsrichtung
Detektoren (Gammakamera)
Positronen setzen Energie frei
Patiententisch

SZINTIGRAFIE

Die Szintigrafie ist ein nuklearmedizinisches Verfahren. Dem Körper werden dabei radioaktiv markierte Substanzen verabreicht, die sich bevorzugt in bestimmten Geweben oder Organen ansammeln. Jod beispielsweise wird in erster Linie von der Schilddrüse aufgenommen. Verabreicht man radioaktives Jod und erfasst die Strahlung, die die Substanz abgibt mit einer speziellen Kamera (Gammakamera), lässt sich erkennen, wo genau in der Schilddrüse das radioaktiv markierte Jod aufgenommen wurde. Eine Aufnahme mit der Gammakamera (Szintigramm) macht die Stoffwechselaktivitäten sichtbar – und die sind in Tumorzellen höher als in gesunden Zellen. Bei Verdacht auf Schilddrüsenkrebs wird daher in der Regel eine Schilddrüsenszintigrafie mit radioaktiv angereichertem Jod durchgeführt.

Das Verfahren kommt aber auch zum Einsatz, um Knochentumoren und -metastasen aufzuspüren oder auszuschließen. Das Prinzip ist gleich, allerdings werden bei der Knochenszintigrafie anstelle von Jod radioaktiv markierte Stoffe verabreicht, die sich bevorzugt in den Knochen einlagern. Die Konzentration dieser radioaktiv markierten Stoffe ist in Knochentumoren höher als in gesundem Knochengewebe.

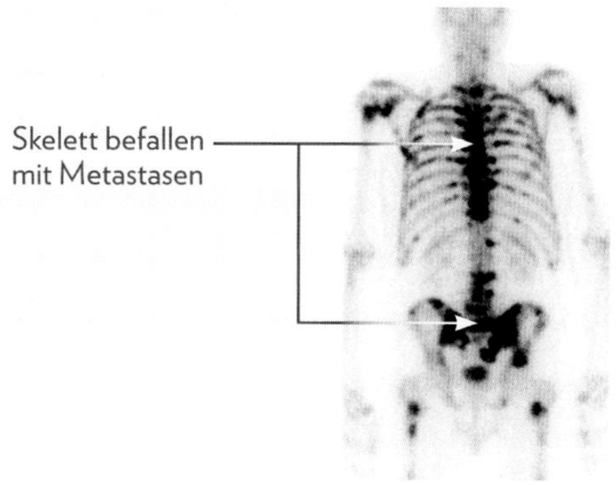

Grafik und Aufnahme zeigen eine Knochenszintigrafie. Metastasen verdrängen Knochengewebe, der Knochen versucht sich zu reparieren, deshalb verstärkt sich sein Stoffwechsel – diese erhöhte, krankhafte Stoffwechselaktivität erscheint schwarz

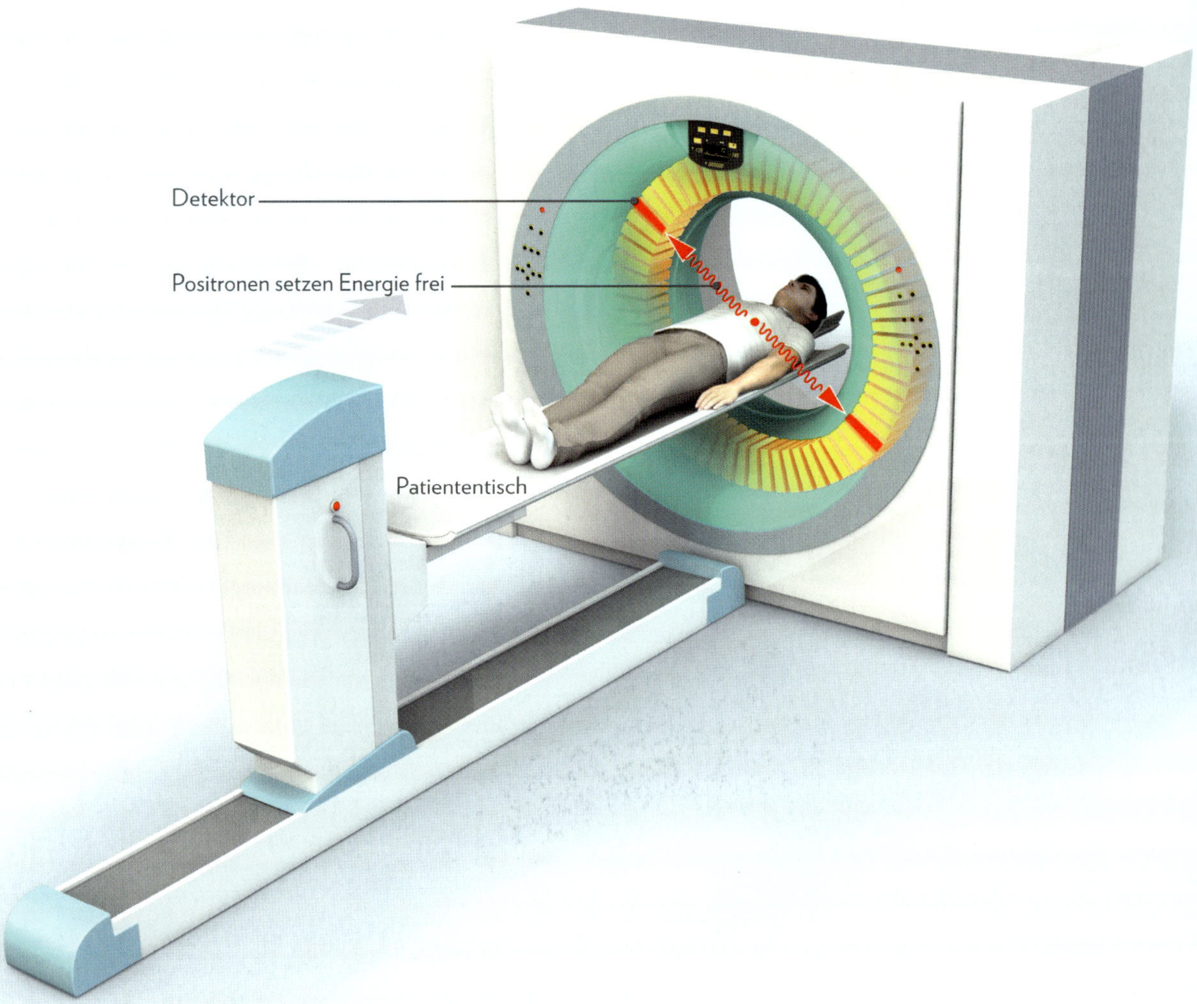
Detektor
Positronen setzen Energie frei
Patiententisch

POSITRONEN-EMISSIONS-TOMOGRAFIE (PET)

Ähnlich wie die Szintigrafie funktioniert die PET. Mit ihr können sogar kleinste Tumorzellanhäufungen, die weder auf einem Röntgen- noch CT-Bild zu erkennen sind, sichtbar gemacht werden.

Die PET macht sich zunutze, dass Krebszellen stoffwechselaktiver sind als gesunde Zellen. Man verabreicht den Patienten dabei eine schwach radioaktive, zuckerähnliche Substanz, die sich in stoffwechselaktiven Zellen anreichert und beim Zerfall Gammastrahlen erzeugt, die dann im Bild festgehalten werden. Die PET ist allerdings nur dann sinnvoll, wenn der Tumor eine hohe Stoffwechselaktivität besitzt und die radioaktive Substanz auch anreichert. Das ist nicht bei allen Tumoren der Fall. Eine weitere Einschränkung ist, dass es zu positiven Befunden kommen kann, obwohl kein Krebs vorliegt. Das kann z.B. passieren, wenn ein Entzündungsherd vorliegt.

Die PET-Untersuchung dauert nur etwa 30 bis 60 Minuten, allerdings muss das radioaktive Material mindestens zwei bis drei Stunden vorher verabreicht werden. Nach der Untersuchung sollte viel Wasser getrunken werden, um die radioaktive Substanz auszuspülen.

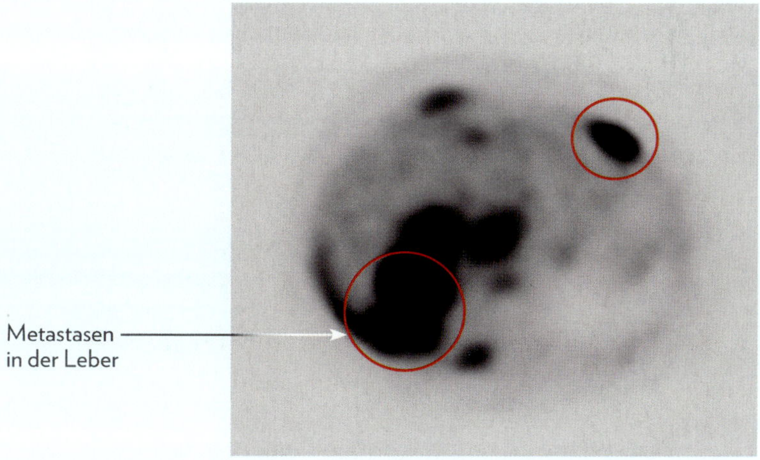

Die Positronen-Emissions-Tomografie macht sich zunutze, dass Krebszellen mehr Zucker verbrauchen als gesunde Zellen. Dieser erhöhte Zuckerverbrauch macht auch sehr kleine Tumoren in der PET sichtbar. In der Aufnahme erscheinen die Metastasen als dunkle Flecken

WAS GENAU IST ES, DAS GESEHEN WURDE?

GEWEBEENTNAHME UND -UNTERSUCHUNG

Für die gesicherte Diagnose eines festen (soliden) Tumors, das heißt für die Unterscheidung, ob es sich um einen gut- oder bösartigen Tumor handelt, ist zunächst die feingewebliche Untersuchung des verdächtigen Gewebes notwendig. Dafür muss eine Gewebeprobe (Biopsie) entnommen werden. Um sicherzustellen, dass der Tumor in seiner Beschaffenheit vollständig erfasst wird, sind es meist sogar mehrere Proben aus verschiedenen Bereichen des verdächtigen Gewebes. Gewebespezialisten (Pathologen) haben bei der Untersuchung der entnommenen Proben eine Schlüsselrolle. Sie färben die Probe an, begutachten sie unter dem Mikroskop und können mithilfe äußerst empfindlicher Methoden sogar nach bestimmten tumorspezifischen Molekülen oder genetischen Veränderungen suchen. Das kann für die Therapieentscheidung wichtig sein.

▶ **Feinnadelbiopsie:** Manchmal reichen bereits wenige Zellen, sodass eine Feinnadelbiopsie durchgeführt werden kann: Mit einer hauchdünnen Hohlnadel sticht der Arzt in den Tumor, oftmals geleitet über bildgebende Verfahren wie Ultraschall und CT, und entnimmt Gewebe.

▶ **Stanzbiopsie:** Ist eine größere Gewebemenge notwendig, kann eine Stanzbiopsie durchgeführt werden. Das Verfahren funktioniert genauso wie die Feinnadelbiopsie, allerdings hat nun die Nadel einen etwas größeren Durchmesser, sodass ein »Gewebezylinder« aus dem verdächtigen Gewebe herausgestanzt werden kann. Der Eingriff erfolgt unter lokaler Betäubung, gilt aber trotzdem als ein minimal in den Körper eingreifendes (minimalinvasives) Verfahren.

▶ **Knipsbiopsie:** Bei Geweben, die der Arzt direkt erreicht, muss die Biopsie nicht über eine Nadel erfolgen. Der Gynäkologe entnimmt z. B. verdächtiges Gewebe am Gebärmutterhals mit einer kleinen Zange (Knipsbiopsie).

▶ **Vakuumbiopsie:** Bei Tumoren in der Brust oder in der Prostata wird auch die sogenannte Vakuumbiopsie durchgeführt. Dabei wird computergestützt eine Hohlnadel mit Seitenfenster eingeführt, in der ein Vakuum erzeugt wird. Der Sog bewirkt, dass Gewebe durch das Fenster in die Nadel gezogen wird, das dann in der Nadel abgetrennt wird. Das Verfahren garantiert eine größere Gewebeprobe, ist aber auch ein minimalinvasives Verfahren.

▶ **Offene Biopsie:** In einigen Fällen bietet sich eine offene Biopsie an, etwa wenn der Tumor leicht zugänglich liegt. So werden beispielsweise Darmgeschwüre (Polypen) während der Darmspiegelung gleich ganz entfernt oder ein Lymphknoten bei Verdacht auf

Lymphknotenkrebs (malignes Lymphom) herausgenommen. Bei Verdacht auf Hautkrebs können Hautareale entnommen werden, aber in vielen Fällen wird die verdächtige Hautstelle (z.B. ein Muttermal) komplett unter örtlicher Betäubung entfernt. Eine offene Biopsie kann aber auch notwendig sein, wenn die Feinnadel- oder Stanzbiopsie kein eindeutiges Ergebnis brachte oder der Tumor schlecht zu erreichen ist. Dann ist eine kleine Operation erforderlich, um eine Gewebeprobe entnehmen zu können. Danach wird das Gewebe (Bioptat) im Labor analysiert. Es erfolgt die feingewebliche (histologische) Analyse.

BIOLOGISCHE WERTIGKEIT (DIGNITÄT) – BÖSARTIG ODER GUTARTIG?

Unter dem Mikroskop erkennt der Pathologe, wie das Gewebe aufgebaut ist und wie es wächst. Ein in gesundes Gewebe eindringendes, infiltrierendes Wachstum ist unter anderen auch ein Zeichen der Bösartigkeit.

TUMORTYP

Der Pathologe erkennt, welcher grundlegende Tumortyp (Karzinom, Sarkom oder Lymphom) vorliegt, da diese Tumoren aus ganz unterschiedlichen Gewebetypen entstehen (siehe Kapitel 1).

MUTTERTUMOR ODER METASTASEN?

Der Pathologe kann auch zwischen einem Muttertumor (Primärtumor) und einer Absiedlung (Metastase) unterscheiden. Er erkennt das an der Herkunft der Zellen: Wenn z.B. Tumorzellen aus dem Bauchfell entnommen werden, diese aber keine Ähnlichkeit mit Bauchfellzellen haben, sondern mit Eierstockzellen, handelt es sich nicht um einen Bauchfelltumor, sondern um eine Metastase eines Eierstocktumors.

GRAD DER BÖSARTIGKEIT (GRADING)

Die Einstufung des Bösartigkeitsgrads eines Tumors erfolgt unter anderem durch die Beschreibung des so genanten Differenzierungsgrads. Gesunde Zellen sind stark differenziert, also ausgereift und somit auf verschiedene Aufgaben festgelegt – eine Nervenzelle hat beispielsweise die besonders ausgereifte Fähigkeit, Reize weiterzuleiten. Das einzige Ziel von Krebszellen

GEWEBE-CHECK WÄHREND DER OPERATION

Manchmal kann die Gewebeentnahme und -untersuchung erst während der Tumoroperation erfolgen. Dann wird der Tumor entfernt und geweblich im Rahmen einer Schnellschnittuntersuchung analysiert. Die Analyse dauert nicht länger als 15 Minuten und klärt zunächst nur, ob das Gewebe gut- oder bösartig ist. Handelt es sich um Krebs, entnimmt der Chirurg mehr umliegendes Gewebe als bei einem gutartigen Tumor und entfernt gegebenenfalls auch benachbarte Lymphknoten, damit nach Möglichkeit keine Krebszelle im Körper verbleibt.

ist aber unaufhörliches und zerstörerisches Wachstum, deshalb sind diese Zellen nicht spezialisiert, also differenziert oder ausgereift. Je unreifer eine Krebszelle also ist, umso bösartiger ist sie, und je stärker sie differenziert ist, umso ähnlicher und somit weniger bösartig ist sie einer gesunden Zelle.

DIE EINTEILUNG IN STADIEN

Ärzte teilen Krebs mit der TNM-Klassifikation in verschiedene Stadien ein:

- Das T steht für die Größe des Muttertumors (Primärtumors). Die Tumorgröße wird in vier Gruppen von T1 (=kleiner Tumor) bis zu T4 (=sehr großer Tumor) klassifiziert. Je kleiner die Zahl nach dem T, desto kleiner der Tumor. Es gibt noch die Sonderformen T0 (=keine Anzeichen für einen Muttertumor) und Tis (Tumor in situ, eine Krebsvorstufe, noch kein eindringendes Wachstum in umliegendes Gewebe).
- Das N steht für den Befall der Lymphknoten (lat. nodi). Hier wird in drei Klassen unterteilt (N1 bis N3). Je höher die Zahl nach dem N, desto mehr Lymphknoten sind befallen. N0 heißt, dass kein Lymphknoten befallen ist.
- Das M steht für Fernmetastasen (Absiedlungen, weit vom Muttertumor entfernt). Hier wird lediglich unterschieden, ob es Metastasen gibt oder nicht (M0=keine Metastasen, M1 =Metastasen).

STADIENEINTEILUNG NACH UICC

Stadium 0	Tis	N0	M0
Stadium I a	T1	N0	M0
Stadium I b	T2	N0	M0
Stadium II a	T3	N0	M0
Stadium II b	T4	N0	M0
Stadium III a	Jedes T	N1	M0
Stadium III b	Jedes T	N2	M0
Stadium IV	Jedes T	Jedes N	M1

Experten erkennen das im Labor: Gewebespezialisten färben Zellen, um Differenzierungen besser sehen zu können. Bösartige Zellen haben meist einen vergrößerten Zellkern – und der nimmt mehr Farbstoff auf, was eine Unterscheidung leichter macht. Weiteres Merkmal: Gesunde Zellen des gleichen Typs (also beispielsweise Zellen des Brustgewebes) sind meist auch gleich geformt. Das ist bei bösartigen Zellen anders, sie fallen quasi aus der Form. Je nachdem, wie stark diese Unterschiede sind, gibt das Rückschlüsse auf die Bösartigkeit der Krebszelle.

Ist z.B. eine Lungenkrebszelle in Funktion und Aussehen ähnlich ausgereift (differenziert) wie eine normale Lungenzelle, dann liegt, wie oben beschrieben, eine geringe Bösartigkeit vor. Lungentumorzellen, die viele der speziellen Eigenschaften der Lungenzelle verloren haben, also unter dem Mikroskop unreif oder undifferenziert erscheinen, sind entsprechend bösartiger, weil sie noch stärker auf Wachstum ausgerichtet sind.

Experten teilen die Bösartigkeit von vielen Tumoren in die Stadien G1 bis G3 ein, bei einigen Krebsarten wird auch bis G4 eingestuft. Dabei gilt G1 als gut ausdifferenziert und somit noch weitgehend normal und wenig bösartig. In den Stufen G2 und G3 nehmen Differenzierung und Reife weiter ab, die Krebszellen werden also bösartiger. Bei G4 gelten die Tumoren dann als wenig differenziert und hoch bösartig.

TUMOREIGENSCHAFTEN: HORMONABHÄNGIGKEIT UND GENMUTATIONEN

Durch spezielle mikrobiologische oder molekularbiologische Verfahren können besondere Eigenschaften des Tumors erfasst werden. Es wird untersucht, ob und welche Proteine die Tumorzellen produzieren, ob sie bestimmte »Andockstellen« für Hormone (Hormonrezeptoren) besitzen und somit unter Einwirkung von Hormonen wachsen oder ob und welche bedeutsamen Mutationen im Erbmaterial eine Tumorerkrankung aufweist. Das sind wertvolle Informationen für die Therapieplanung, denn es kann dadurch vorhergesagt werden, ob z.B. eine Antikörpertherapie oder Anti-Hormontherapie Erfolg versprechend ist oder der Tumor auf eine Chemotherapie anspricht.

Die feingewebliche Routineuntersuchung (Feststellung der Gut- oder Bösartigkeit und des Tumortyps) dauert meist nur ein bis zwei Tage. Weiterführende Untersuchungen auf spezielle Eigenschaften der Tumorzelle können mehr Zeit beanspruchen. Der Befund kann sich auch verzögern, wenn das Ergebnis nicht eindeutig ist und der Pathologe noch einen weiteren Experten zurate zieht.

KREBS IST NICHT GLEICH KREBS: STADIENEINTEILUNG

Mit dem Ergebnis der Gewebeuntersuchung erhalten Sie Gewissheit darüber, ob Sie Krebs haben. Bestätigt sich der Krebsverdacht, muss abgeklärt werden, ob es sich um eine Krebserkrankung im Früh- oder in einem fortgeschrittenen Stadium handelt. Diese Unterscheidung ist für die Behandlung wichtig und hat auch einen Einfluss auf die Prognose. So wird etwa ein Darmtumor im Frühstadium ganz anders behandelt als in späteren Stadien. Erst mit den Ergebnissen der Gewebeanalyse und den Informationen aus den bildgebenden Verfahren kann der Krebsspezialist (Onkologe) die Einteilung treffen.

Zur Klassifizierung einer Krebserkrankung wurde ein System entwickelt, die sogenannte TNM-Klassifikation (T = Tumor, N = Nodus, lateinisch für Lymphknoten, M = Metastase), die genau erfasst, in welchem Erkrankungsstadium man sich befindet.

Die Internationale Vereinigung gegen Krebs (UICC) trifft aufgrund dieser Kriterien für manche Krebsarten eine Unterteilung in fünf Stadien (von Stadium 0 = Tumor in situ/ Krebsvorstufe über Stadium I = Frühstadium, bis Stadium IV = fortgeschrittenes Stadium). Wenn Fernmetastasen (M1) gefunden wurden, handelt es sich immer um eine Krebserkrankung im fortgeschrittenen Stadium.

Die Unterteilung in Stadien ist wichtig für die Therapie der Tumorerkrankung. In welcher Reihenfolge die Therapien eingesetzt werden, hängt von der individuellen Situation des Patienten ab. Je niedriger das Stadium, desto höher die Heilungschance.

WAS BEDEUTEN DIE BUCHSTABEN G UND R?

Oftmals enthalten Krankenberichte den Buchstaben G. Damit wird die Bösartigkeit (Grading) beschrieben (von G1 bis G4) – je bösartiger der Tumor, desto höher die Ziffer.

Wurde der Muttertumor operativ entfernt, vermerkt der Onkologe mit dem Buchstaben R die Vollständigkeit, mit der der Tumor entfernt wurde. R0 bezeichnet die erfolgreiche, tumorrestfreie Operation. Bei R1 kann der Gewebespezialist (Pathologe) noch Tumorreste nachweisen, bei R2 sind Tumorreste auch ohne Mikroskop sichtbar.

DIAGNOSE KREBS – WAS NUN?

Wenn alle notwendigen Tests und Untersuchungen gemacht wurden, bespricht die Ärztin oder der Arzt mit dem Patienten die Diagnose und die anstehenden Therapieschritte.

In diesem Gespräch erhalten Patienten endgültig Gewissheit darüber, dass sie an Krebs erkrankt sind. Auch wenn die Möglichkeit bereits vorher im Raum stand, ist die definitive Diagnose für viele ein großer emotionaler Schock. Es ist daher ratsam, den Partner, einen Verwandten oder Freund zu bitten, an diesem Gespräch teilzunehmen. Das gibt Halt und hat auch einen ganz praktischen Vorteil: Häufig lähmt die Diagnose, sodass der Betroffene den ärztlichen Ausführungen nicht folgen kann. Das Einzige, was Patienten oftmals nach dem Gespräch noch wissen, ist, dass sie Krebs haben. Ob sie jedoch in einem Früh- oder Spätstadium der Erkrankung sind, welche Therapien anstehen und wie der Arzt die Heilungschancen einschätzt, konnten sie im Schock nicht aufnehmen. Es ist also gut, wenn jemand dabei ist, der auch diese wichtigen Informationen mitnimmt.

Möglicherweise ist es sinnvoll einen zweiten Gesprächstermin zu vereinbaren, um die Therapieschritte zu besprechen. Lassen Sie sich genau erklären, welche Behandlungen nun anstehen und warum. Wichtig: Haben Sie keine Hemmungen und fragen Sie nach, wenn Ihnen etwas unklar ist!

AKTIV WERDEN – WAS SIE SELBST TUN KÖNNEN

Manche Patienten informieren sich sehr ausführlich über ihre Krankheit, andere fallen nach der Diagnose in eine Art Schock, weil sie denken, man könne nun ohnehin nichts mehr machen. Das ist falsch: Krebskranke haben heute eine viel bessere Prognose als noch vor wenigen Jahren.

Generell gilt: Es lohnt sich immer, Informationen einzuholen und sich nach einer spezialisierten Klinik oder Praxis zu erkundigen, die fachlich kompetent und erfahren im Umgang mit Ihrer Krebserkrankung ist.

INFORMATION IM INTERNET

Das Internet bietet zahlreiche Informationen, sodass es für den Nutzer zum Problem werden kann, zwischen seriösen Informationsanbietern und weniger objektiven, mitunter sogar dubiosen Quellen zu unterscheiden. Wichtig ist daher, zunächst zu prüfen, wer die Informationen anbietet. Gute Adressen sind die medizinischen Fachgesellschaften (das sind die Vereinigungen der Ärztinnen und Ärzte einer speziellen Fachrichtung, so ist die Deutsche Krebsgesellschaft die Vereinigung der Krebsärzte), bekannte Organisationen

GUT INFORMIERT

Im Internet:
www.infonetz-krebs.de
www.krebsgesellschaft.de
www.krebshilfe.de
www.krebsinformationsdienst.de

Am Telefon:
Kostenlose Beratungshotline der Deutschen Krebshilfe und der Deutschen Krebsgesellschaft »infonetz-krebs«: 0800 80708877

wie die Deutsche Krebshilfe mit ihrem Informations- und Beratungsdienst infonetz-krebs, der Krebsinformationsdienst des Deutschen Krebsforschungszentrums und Stiftungen wie die José Carreras Leukämie-Stiftung.

Vorsichtig sollten Sie mit Informationen sein, die Einzelmeinungen darstellen oder einen gewerblichen Zweck verfolgen. Sehr offensiv vermarktete Mittel gegen Krebs stammen häufig aus unseriöser Quelle. Auch selbst ernannte Ernährungsgurus oder Wunderheiler tummeln sich im Netz – Vorsicht! Deren Ziel ist es nicht, Ihnen zu helfen, sondern an Ihnen zu verdienen.

ZERTIFIZIERTE KREBSZENTREN AUFSUCHEN

Es gibt zahlreiche Organkrebszentren, also Kliniken und Praxen, die sich auf Krebserkrankungen eines Organs (z.B. Darmzentren, Brustzentren oder Lungenkrebszentren) spezialisiert haben Diese Zentren werden von der Deutschen Krebsgesellschaft zertifiziert und jährlich überprüft. Sie garantieren:

- eine interdisziplinäre Behandlung, das heißt, die verschiedenen Fachärzte wie Onkologen, Chirurgen, Strahlentherapeuten, Pathologen, Fachpflegekräfte und Psychologen arbeiten Hand in Hand und besprechen jeden Fall gemeinsam und zwar auf regelmäßig stattfindenden Tumorkonferenzen.
- eine Behandlung auf Basis der medizinischen Leitlinien, also nach den höchsten wissenschaftlichen Standards.
- eine umfassende Betreuung der Patienten in allen Erkrankungsphasen.

Eine Übersicht der zertifizierten Organkrebszentren finden Sie im Internet unter: www.oncomap.de.

Schließen sich mehrere Organkrebszentren zusammen, können also verschiedene Tumorarten unter einem Dach behandelt werden, so spricht man von einem Onkologischen Zentrum. Darüber hinaus gibt es noch die von der Deutschen Krebshilfe ausgezeichneten und geförderten Onkologischen Spitzenzentren oder auch Comprehensive Cancer Center. Das sind Onkologische Zentren, die an Universitätskliniken angesiedelt sind. Neben der engen fachübergreifenden Zusammenarbeit der Mediziner und der Patientenversorgung nach den höchsten wissenschaftlichen Standards steht hier vor allem die Forschung, wie beispielsweise die Durchführung von klinischen Studien (siehe Kapitel 12), im Vordergrund.

ZWEITMEINUNG EINHOLEN

Bei einer schwerwiegenden Therapieentscheidung kann das Einholen einer zweiten Expertenmeinung sinnvoll sein. Das ist nichts Ungewöhnliches, Sie müssen keine Sorge haben, Ihren behandelnden Arzt damit zu verletzen oder zu verärgern. Im Gegenteil: Fragen Sie ihn danach, er wird Ihnen weiterhelfen. Damit Sie den »Untersuchungsmarathon« nicht ein zweites Mal durchlaufen müssen, wird Ihnen Ihr Arzt alle notwendigen Befunde in Kopie mitgeben (oft fällt dafür eine kleine Kopiergebühr an). Für eine Zweitmeinung sollten Sie sich an einen Fachspezialisten wenden. Ihr behandelnder Arzt kann Ihnen einen Spezialisten in Ihrer Nähe empfehlen. Auch Krankenkassen halten Listen mit Fachexperten für jede Erkrankung vor.

NOCH MEHR UNTERSUCHUNGEN – WARUM DAS?

Sie kennen Ihre Diagnose, Sie haben möglicherweise eine Zweitmeinung eingeholt und Sie wissen, welche Therapieschritte geplant sind. Sie wollen nur noch eins: Den Tumor so schnell wie möglich loswerden – doch stattdessen stehen weitere Untersuchungen auf dem Plan. Viele Patienten fragen sich: Warum?

Zunächst muss sichergestellt werden, dass es keine körperlichen Gründe gibt, die gegen die Durchführung der geplanten Therapie sprechen. Vor einer anstehenden Operation muss z.B. geprüft werden, ob Sie die Narkose vertragen und keine organischen Gründe gegen den Eingriff vorliegen (z.B. eine Herz- oder Lungenschwäche). Dafür werden in der Regel folgende Untersuchungen durchgeführt:

- eine umfassende körperliche Untersuchung
- eine Erfassung der Krankengeschichte besonders im Hinblick auf bisherige Operationen (gab es Probleme/Unverträglichkeiten bei der Narkose?)
- EKG
- gegebenenfalls Röntgen der Lunge
- Blutuntersuchung

Die Abklärung kann einen oder mehrere Tage dauern.

Sie müssen nicht befürchten, dass sich das Erkrankungsstadium binnen weniger Tage ändert und sich durch diese notwendigen Untersuchungen Ihre Prognose verschlechtert. Der Beginn einer Krebstherapie ist in der Regel keine Frage von Stunden oder wenigen Tagen.

DER UMGANG MIT PROGNOSEN

Eine häufige Frage, die sich Patienten stellen, ist die nach ihrer Heilungschance. In der Regel können die Ärzte diese Frage nur mit Hinweis auf allgemeine Statistiken beantworten, was jedoch der Einzelfall bringt, kann niemand vorhersehen. Es gibt Patienten, die trotz schlechter Prognose lange mit der Erkrankung leben, aber auch einige, bei denen es umgekehrt ist.

Experten unterscheiden die absolute und die relative Überlebensrate. Die absolute Überlebensrate beschreibt die Anzahl der Menschen, die zu einem bestimmten Zeitpunkt nach der Diagnose noch leben. So bedeutet ein absolutes 5-Jahres-Überleben von 80 Prozent aller Patienten, dass 80 von 100 Patienten, die an einer bestimmtem Krebsart erkrankt sind, die ersten fünf Jahre nach der Diagnose überlebt haben. Bei der relativen Überlebensrate wird berücksichtigt, dass nicht jeder Krebspatient auch an Krebs stirbt, weil eine gewisse Zahl von Menschen gleichen Alters und Geschlechts auch ohne eine Krebserkranung verstirbt, beispielsweise an einer Herz-Kreislauf-Erkrankung. Ein relatives 5-Jahres-Überleben von 80 Prozent bedeutet also, dass der Anteil der überlebenden Krebspatienten fünf Jahre nach Diagnose 80 Prozent des erwarteten Anteils der Überlebenden der Gesamtbevölkerung gleichen Alters und Geschlechtes entspricht. Das relative Überleben ist immer höher als das entsprechende absolute Überleben.

Jeder Krebspatient sollte sich darüber im Klaren sein, dass Prognosen wie das 5-Jahres-Überleben, unabhängig davon, ob vom relativen oder absoluten Überleben ausgegangen wird, immer nur statistische Mittelwerte sind. Gerade bei Neuerkrankung können die Ärzte nur schwer einschätzen, wie im Einzelfall der Verlauf sein wird, ob eine Operation ohne Tumorrückstände gelingt, ob die Krebszellen auf die Chemotherapie oder andere Medikamente ansprechen, etc.

Hinzu kommt, dass durch die Forschung neue Therapien entwickelt werden und sich dadurch auch die Prognosen ändern können. So hat beispielsweise die Einführung des Antikörpers Imatinib die Prognose der zuvor meist tödlich verlaufenden chronischen myeloischen Leukämie (CML) erheblich verbessert.

4. WAS PASSIERT MIT MIR?

Krebs ist eine komplexe Erkrankung, für die Behandlung ist oft ein ganzes Spektrum an Therapien nötig. Gerade diese lösen wegen der häufigen Nebenwirkungen jedoch viele Ängste aus. Die Medizin hält mittlerweile viele Möglichkeiten vor, diesen Beschwerden entgegenzuwirken. Sie werden im folgenden Kapitel erläutert. Schwimmweltmeisterin Janine Pietsch erkrankte vor sechs Jahren an Brustkrebs, sie musste OP, Chemotherapie, Bestrahlung und Anti-Hormontherapie über sich ergehen lassen. Sie beschreibt, wie sie mit den Nebenwirkungen all dieser Therapien umgeht.

ICH KAM MIT ENDE 20 VOLL IN DIE WECHSELJAHRE *von Janine Pietsch*

Ich saß in einem Kreis von Ärzten, die diskutierten, wie sie mein Leben retten konnten: Welche OP-Methode die beste sei, wie lange bestrahlt werden solle, was an Chemo-Medikamenten passen könnte und ob eine Anti-Hormontherapie sinnvoll sei. Als ich am Ende fragte, welche Behandlungen ich denn bekommen solle, war die erschreckende Antwort: »Alle«. Gerade bei einer so jungen Patientin sei wichtig, jede Möglichkeit auszuschöpfen.

Ich war sechsundzwanzig Jahre alt, als ich 2008 die Diagnose Brustkrebs bekam – das war vor sechs Jahren. Beim Duschen nach dem Schwimmtraining hatte ich einen Knoten in der linken Brust getastet. Er saß genau dort, wo die Naht des Badeanzugs war, deshalb dachte ich zuerst, das sei nur eine Reibung. Dann ging ich aber doch zum Frauenarzt. Der machte einen Ultraschall, fand einen kleinen Knoten, meinte aber, ich sei so jung und sportlich, das könne nichts Gefährliches sein, wir sollten einfach erst einmal abwarten.

Sechs Wochen später fuhr ich ins Trainingslager, und merkte dort, dass ich müde und kraftlos war. Der Arzt am Stützpunkt überredete mich, zur Mammografie zu gehen. Morgens war ich noch im Wasser, ging dann zum Röntgentermin, wollte abends wieder trainieren. Doch plötzlich saß eine Ärztin vor mir und sagte knallhart: »Sie haben Krebs, wir müssen jetzt schnell handeln.« Wenig später saß ich weinend auf dem Klinikflur und fragte mich: Wen rufst du jetzt an? Ich wollte niemanden mit dieser schrecklichen Nachricht konfrontieren, meldete mich schießlich bei einer befreundeten Schwimmtrainerin, die oft mit meinem Vater, der ja auch trainiert, am Beckenrand steht. Sie organisierte, dass mich ein Kollege abholte und brachte alles schonend meinem Vater bei. Papa rief

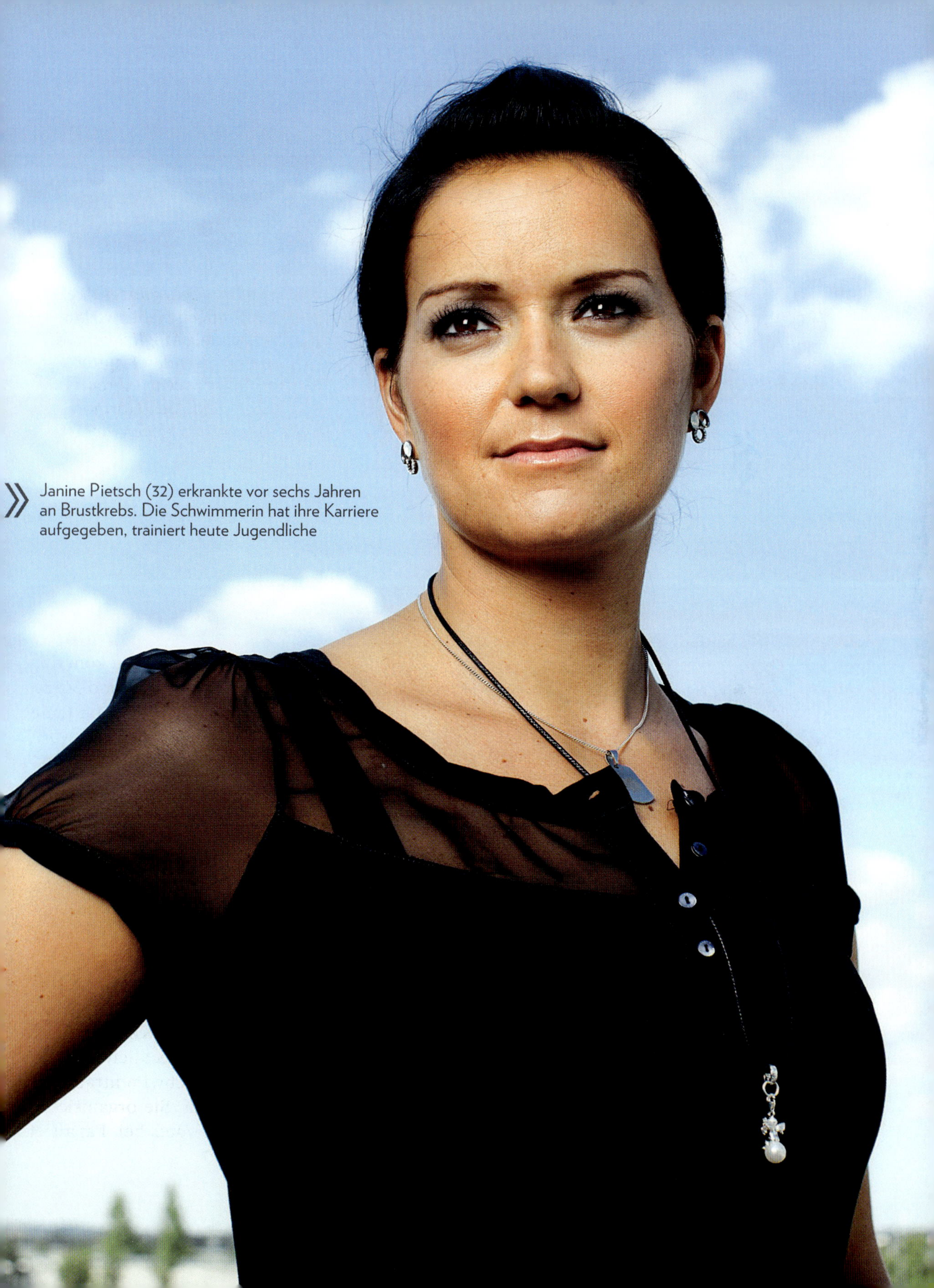

» Janine Pietsch (32) erkrankte vor sechs Jahren an Brustkrebs. Die Schwimmerin hat ihre Karriere aufgegeben, trainiert heute Jugendliche

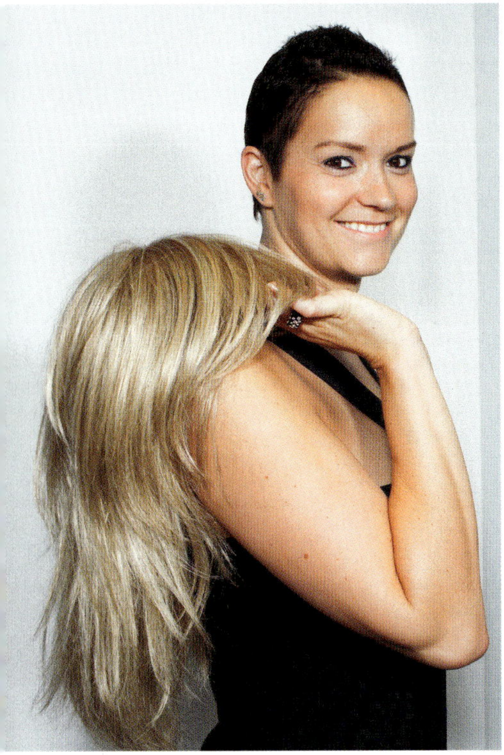

Vor der Chemo war Janine blond wie ihre Perücke. Die neu wachsenden Haare hat sie jetzt schwarz gefärbt – als Zeichen eines Neuanfangs

sofort an, war zum Glück sehr pragmatisch. Er sagte: »Wir müssen da jetzt durch.«

Es Mama zu sagen war schwieriger. Sie selbst hatte erst vor einem Jahr die Diagnose Gebärmutterhalskrebs bekommen, wir hatten die ganzen Therapien, Nebenwirkungen, Ängste gerade erst überstanden. Mama war zum Glück zu Besuch bei meinem Bruder in Stuttgart, der Vater von Zwillingen geworden war. Drei Tage habe ich überlegt, wie ich es ihr sage, dann habe ich sie vom Bahnhof abgeholt. Sie hat mir sofort angesehen, was los war. Wir haben am Bahnsteig gestanden und geheult.

Ich ging zu dem Professor, der auch meine Mutter behandelt hatte. Sofort wurde eine Gewebeprobe entnommen. Drei Tage später saß ich mit den Experten zusammen, die mit mir die Therapieoptionen durchgingen. Wenn wir alle Behandlungswaffen anwenden würden, lag die Wahrscheinlichkeit, dass ich die nächsten fünf Jahre überlebe, bei 83 Prozent. Weiter gehen solche Statistiken nicht. Wie groß die Wahrscheinlichkeit ist, dass der Krebs ganz verschwindet und nie wieder auftritt, kann einem keiner sagen.

Zwei weitere Tage später kam ich unters Messer. Kirschkerngroß war der Tumor, aber wie viel Gewebe drumherum weggenommen werden musste, war unklar. Im Grunde wollte ich jedoch gar nicht wissen, was mit meiner Brust passierte, ich wollte nur, dass dieser Tumor verschwindet.

Nach der Operation dauerte es fünf Tage, bis ich die Ergebnisse der Gewebeuntersuchungen erhielt – eine gefühlte Ewigkeit. Dann wusste ich endlich: Der Krebs hatte nicht gestreut, der Lymphknoten, der am nächsten an der Brust saß, der sogenannte Wächterlymphknoten, war tumorfrei. Drei Zentimeter Fettgewebe waren um den Tumor entfernt worden, ich hatte also eine ziemliche Beule in der Brust, aber das interessierte mich anfangs überhaupt nicht. Wozu gibt es Polster in BHs? Ich wollte nur gesund werden – und bleiben. Damit der Krebs nicht wiederkehrte, begann ich nun eine Reihe weiterer Therapien. Vier Wochen nach der OP startete ich mit der Chemo. Viel über Nebenwirkungen wurde mir nicht gesagt, eigentlich nur, dass das bei jedem Patienten anders sei und ich mir keine Sorgen machen solle, weil man heute alles gut behandeln könne. Und dass ich ein Chemo-Medikament bekäme, bei dem die Haare zu 80 Prozent nicht ausfallen würden. Während der Therapie begleitete mich eine sogenannte Breast Care Nurse, die sich um alle auftretenden Probleme kümmerte – und meine beste Freundin wurde.

Als das erste Mal die Infusion mit dem Medikament in meinen Arm lief, wartete ich minütlich auf die Übelkeit, die ich von Mama kannte. Und die trat dann auch ein, übergeben musste ich mich aber zum Glück nicht. Die erste Nacht nach der Chemo sollte ich im

Krankenhaus bleiben. Ich habe mich hin und her gewälzt, obwohl ich echt matt war. Ich fühlte mich wie ein rohes Ei, irgendwie unsicher und zerbrechlich im eigenen Körper. Diese erste Chemo bekam ich Mitte Dezember, und die zweite kurz nach Weihnachten. Ich weiß noch ganz genau, wie ich am 23. Dezember 2008 abends meinen Haarreif absetzte und ein ganzes Büschel blonde Strähnen in der Hand hatte. Ich war fassungslos. Die Ärzte hatten doch gesagt, dass sie zu 80 Prozent nicht ausfallen würden. Jetzt hielt ich die übrigen 20 Prozent in der Hand und versuchte, nicht in Panik zu verfallen. Nicht weil ich den Haarausfall so schlimm fand, sondern weil die Ärzte doch auch gesagt hatten, zu 80 Prozent würde ich die nächsten fünf Jahre überleben. Ich beschloss in diesem Moment, mehr denn je zu kämpfen. Am nächsten Morgen versteckte ich meinen Kopf unter einem Tuch, ich sah aus wie ein gerupftes Huhn. Als meine Mutter spazieren ging, rief ich eine Freundin an. Sie kam mit einem Rasierer vorbei. Ich wusste, die Sache mit den Haaren würde für meine Mutter schwierig, da erschien plötzlich wieder das Gesicht des Krebses, vor dem sie selber solche Angst hatte. Meine Freundin weinte, während sie meine Mähne abrasierte. Ich war ganz ruhig. Ich sah schnell, dass meine Kopfform schön war, und war diesen Anblick durch die Badekappe ja auch irgendwie gewöhnt.

Für meine Mutter war es das Beste, dass ich sie vor vollendete Tatsachen stellte. Zusammen suchten wir eine Perücke, allerdings wegen der Feiertage erst fast zwei Wochen später. Weihnachten und Silvester lief ich mit Tüchern herum. Wimpern und Augenbrauen fielen zum Glück erst nach der fünften Chemo aus. Ich verlor nicht alle Haare, aber viele meiner langen Wimpern gingen aus, und in den Brauen hatte ich richtige Löcher. Ehrlich gesagt ist das aber alles halb so wild. Dafür bin ich heute quasi Schminkexpertin und kann mich super zurechtmachen, meine Breast Care Nurse hat mir alle Tricks gezeigt. Ja, der Krebs bekommt durch diesen Haarverlust ein Gesicht, aber eines, das man überdecken kann, sodass man es nicht jeden Tag im Spiegel betrachten muss.

»Der Tumor in meiner Brust war kirschkerngroß«

Die Chemotherapie teilte mein Leben in drei Phasen ein: In der ersten Woche, in der ich das Medikament erhielt, ging es mir meist richtig mies. Mir war dauernd übel, ich hatte Knochenschmerzen, meine Glieder taten weh wie bei einer Grippe, alles schmeckte metallisch, sogar Wasser. Dadurch trank ich zu wenig, und der Kreislauf ging in die Knie. In dieser Woche habe ich meist nur im Bett gelegen. In der zweiten Woche wurden langsam alle Nebenwirkungen besser, ich telefonierte mal mit Freunden, aß mit meinen Eltern, guckte Fernsehen. Woche drei war meist richtig gut, da habe ich mir immer kleine Highlights eingebaut, um mich zu belohnen: Ich ging mit Freunden ins Kino oder zu Konzerten, einmal war ich sogar Skifahren. Allerdings traten bei mir schon nach dem dritten Chemo-Block Komplikationen auf, sodass die nächsten Infusionen ein- oder zwei Wochen nach hinten verschoben werden mussten: Einmal fing ich mir einen Virus ein und musste mit Antibiotika auf einer Isolierstation liegen. Ein anderes Mal bekam ich einen Tinnitus, hörte plötzlich kaum noch was außer Rauschen. Ein bisschen von der Hörschwäche ist bis heute geblieben. Wenn irgendwo im Raum ein Telefon klingelt, kann ich z.B. nicht mehr genau lokalisieren, ob es sich rechts oder links von mir befindet. Das war aber lange noch nicht alles: Meine Nägel wurden brüchig, ich litt unter Nagelpilz, meine Füße entzündeten sich, ich konnte manchmal kaum laufen. Ich hatte neurologische Ausfälle, mir fiel manchmal ein Glas runter, weil ich es plötzlich nicht mehr halten konnte. Oder mein ganzer Fuß schlief ein, obwohl ich normal saß. Das war alles nicht schön, und ich gebe zu, ich habe richtig gelitten. Aber ich wusste die ganze Zeit: Dieser Kampf lohnt sich, ich gewinne dafür mein Leben. Das kann ich nur jedem sagen, der durch solche Therapien durchmuss: Das ist kein Spaß, das ist harte Arbeit, aber die ist nötig. Redet mit euren Ärzten darüber, was passiert, schämt euch nicht, für die meisten Beschwerden gibt es Behandlungen. Und gebt nicht auf!

»Meine Nägel wurden brüchig, meine Füße entzündeten sich«

Natürlich hatte auch ich schwierige Momente, in denen ich an Fenstern stand und mich fragte, was wohl passiert, wenn ich springe. Nach der vierten und fünften Chemo ging es mir richtig dreckig. Mein Vater hat mir damals sehr geholfen. Er machte lange, langsame Spaziergänge mit mir, egal wie schlecht ich mich fühlte, er hörte mir zu. Er schob meine Verzweiflung dabei aber nicht zur Seite, sondern ließ sie zu.

Für meine letzte Chemo habe ich mich richtig aufgebrezelt: Minirock, schönes Shirt, Schminke. So etwas hatten die in der Klinik noch nie gesehen. Aber ich wollte zeigen: Ich bin jetzt fertig, der Krebs schafft mich nicht. Vier Wochen später standen die Bestrahlungen an: vierunddreißig Stück, jeden Tag zehn Minuten, nur am Wochenende Pause. Mir wurde vorher erzählt, dass das Bestrahlungsfeld sich verfärben und wund werden könnte. Sonst glich die Aufklärung der vor der Chemo: Alle Nebenwirkungen sind individuell und nicht vorhersehbar. In dieser Phase entschied ich mich, auf manche Empfehlungen zu verzichten und das zu machen, was sich für mich richtig anfühlte. Ich duschte z.B. jeden Morgen, obwohl die Ärzte sagten, das sei für die Haut nicht gut und die für die Bestrahlung markierten Felder könnten verwischen. Ich zeichnete die Stellen mit einem Edding nach, wenn sie blasser wurden. Ich war in dieser Zeit störrisch.

Doch genau das tat mir gut, weil es mir ein Stück Selbstbestimmtheit zurückgab. Jeder Patient hat das Recht, selbst zu entscheiden, welche Therapie er macht, welche Nebenwirkungen er in Kauf nimmt, welche Ratschläge er annimmt – oder eben auch nicht. Ich sollte während der Bestrahlung nicht in die Sonne gehen, lag aber teilweise im Bikini im Garten. Die bestrahlte Stelle deckte ich mit einem Tuch ab. Ich brauchte Sonne fürs Gemüt. Zum Glück hat sich die Bestrahlungsstelle nicht verfärbt.

Der nächste Schritt war die Anti-Hormontherapie. Mein Tumor wuchs durch weibliche Hormone, also bekam mein Körper Stoffe, damit nicht zu viele Hormone produziert werden. Dadurch bin ich allerdings, mit Ende zwanzig, in die Wechseljahre versetzt worden. Auch an diese Nebenwirkungen musste ich mich erst gewöhnen: Ich habe Hitzewallungen, vom Bauch ab schießt plötzlich Wärme durch den Körper bis in den Kopf, mir läuft der Schweiß in Strähnen übers Gesicht. Am Anfang hatte ich das alle zwanzig Minuten! Jetzt gibt es Tage, an denen mich die Hitze nur drei- oder viermal überfällt, und Tage, an denen sie zwanzigmal zuschlägt. Mittlerweile weiß ich, dass ich mich am besten nach dem Zwiebelprinzip anziehe. Außerdem habe ich Migräneattacken und Gelenkschmerzen bekommen. Morgens muss ich manchmal fünf Minuten Arme und Beine vorsichtig bewegen, bevor ich aufstehen kann. Ringe kann ich nicht jeden Tag über die Finger streifen.

Die Hormontabletten habe ich jetzt insgesamt 5 Jahre genommen und diesen Sommer abgesetzt. So lange war Kinderkriegen kein Thema – jetzt wird es langsam eines. Eigentlich sollten jetzt meine Eierstöcke wieder anspringen. Ganz sicher kann mir das aber niemand sagen und auch nicht, wie lange es dauert. Meine Eierstöcke wurden während der Chemo durch ein Bauchimplantat geschützt, man gab mir alle drei Monate eine stecknadeldicke Spritze in die Bauchdecke. Normalerweise tut das nicht weh, weil ich durch den Sport aber zu viele Bauchmuskeln und zu wenig Fett hatte, rutschte das Implantat immer wieder heraus – das war schon sehr schmerzhaft. Ich hätte vor der Chemo Eizellen entnehmen lassen können, um ganz sicher zu sein, dass ich noch Mutter werden kann. Aber das hätte Zeit gekostet, und ich wollte keine Zeit verlieren. Auch wenn ich mir jetzt Kinder wünsche, sehe ich das immer noch als richtige Entscheidung an.

Vor zwei Jahren habe ich den Mann kennengelernt, mit dem ich jetzt verheiratet bin. Dass Kinderkriegen für mich ein Problem werden könnte, habe ich ihm direkt in den ersten Monaten erzählt, er ist da aber zum Glück sehr locker und unterstützend. Wir wollen es gemeinsam probieren, wenn es klappt, ist es sicher besonders schön; wenn es noch ein paar Jahre dauert, ist das auch okay und wenn es gar nicht klappen sollte, dann werden wir neu nachdenken – ob z.B. eine Adoption infrage kommt.

Dass ich meine Sportlerkarriere nicht fortsetzen kann, war mir sofort nach der Diagnose klar. Zwei Jahre konnte ich nicht trainieren, dadurch und durch die Chemo haben sich viele Muskeln abgebaut, das holt man im Profisport nicht mehr auf. Irgendwie hat mir der Krebs so aber auch eine Last genommen. Im Moment mache ich ein Fernstudium zur Fitnesstrainerin. Bald werde ich einen Job in einem Studio anfangen, mich nebenbei weiterbilden und eine Lizenz zur Personal Trainerin machen. Sport war schon immer mein Leben, das hat sich nicht verändert.

Darüber, was passiert, wenn der Krebs wiederkehren sollte, habe ich mit meinen Ärzten absichtlich nie gesprochen. Alle sechs Monate gehen meine Mama und ich zur Nachsorge, gemeinsam zur selben Frauenärztin. Immer wenn ein paar Tage später das Ergebnis der Untersuchungen kommt, stoßen Mama und ich mit Prosecco auf das Leben an. Und immer wenn die Flasche leer ist, stellen wir eine neue in den Kühlschrank.

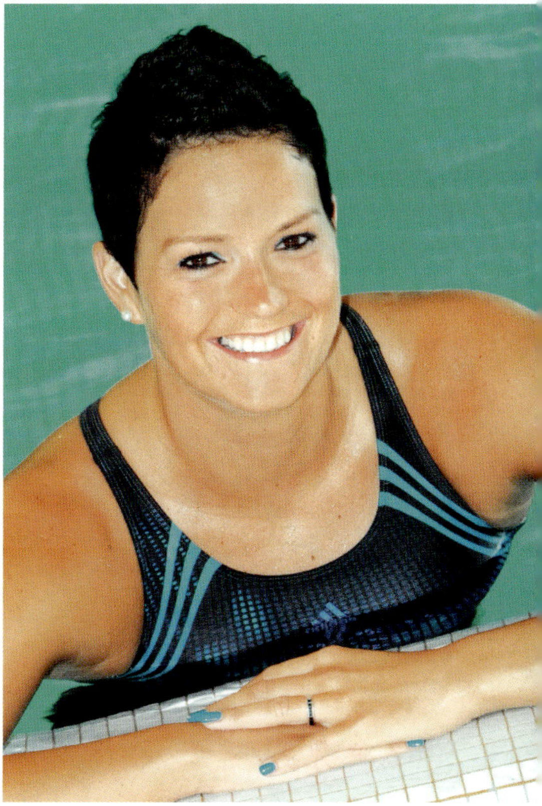

Heute kann Janine Pietsch wieder Sport treiben, allerdings nicht auf Profi-Niveau, dafür fiel sie zu lange beim Training aus

BEGLEIT- UND FOLGEERSCHEINUNGEN DER VERSCHIEDENEN KREBSTHERAPIEN

Für viele Krebserkrankungen gibt es mittlerweile hochwirksame Therapien. Doch jede Therapie kann auch unerwünschte Begleit- oder Folgeerscheinungen mit sich bringen. Ob sie auftreten und wie stark sie sind, hängt von der Therapie und der individuellen Situation des Patienten ab. Die meisten Nebenwirkungen verschwinden nach Therapieende, oft lassen sie sich bereits während der Therapie durch Medikamente »managen«, manchen kann man sogar vorbeugen. Sprechen Sie mit dem behandelnden Arzt über mögliche Nebenwirkungen und was man dagegen tun kann, – das macht es leichter, die Therapie verträglich zu gestalten. Zu weiteren Informationen zur Wirkweise der einzelnen Krebstherapien siehe auch Kapitel 9.

WAS KANN DURCH DIE CHEMOTHERAPIE BEEINTRÄCHTIGT WERDEN?

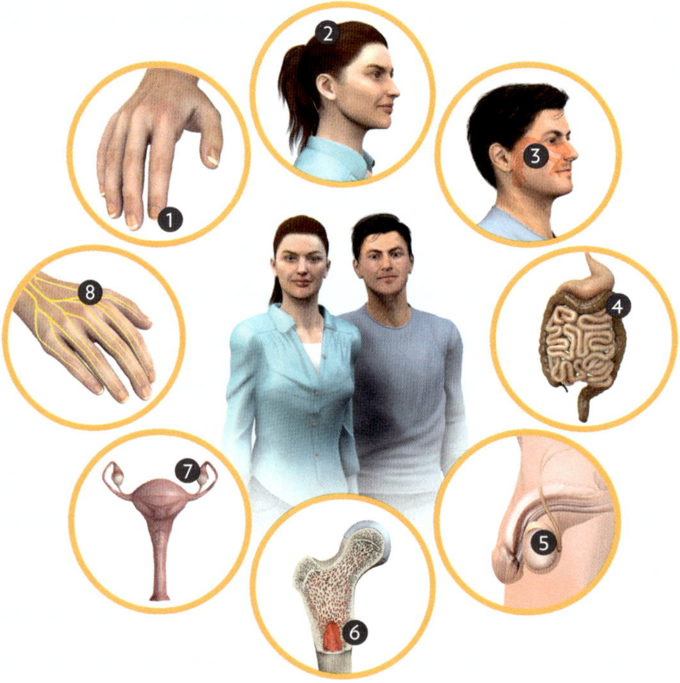

1. Finger- und Fußnägel
2. Haare
3. Schleimhäute im Mundraum
4. Schleimhäute in Magen und Darm
5. Keimzellen bei Männern
6. Blutbildung
7. Keimzellen bei Frauen
8. Nerven

Die Grafik zeigt, an welchen Geweben durch die Chemotherapie Nebenwirkungen auftreten können

NEBENWIRKUNGEN DER CHEMOTHERAPIE UND WAS MAN DAGEGEN TUN KANN

Krebszellen teilen sich rasch und unkontrolliert; genau an dieser Stelle setzen Chemotherapeutika an. Aber auch normale Körperzellen, z.B. Haar- oder Schleimhautzellen, teilen sich häufig und werden deshalb bei der Therapie in Mitleidenschaft gezogen.

▶ **Haarausfall:** Haarausfall ist eine typische Begleiterscheinung, denn die Haarzellen gehören zu den schnell wachsenden Zellen, die ebenfalls auf das Chemotherapiemedikament ansprechen. Viele Betroffene leiden besonders unter dem Haarausfall, da er die Krankheit äußerlich sichtbar macht. Etwa vier Wochen nach Abschluss der Therapie beginnen die Haare wieder zu wachsen. Manchmal ändert sich dann allerdings die Farbe oder Struktur der Haare.

Ob das Haar bei einer Chemotherapie ausfällt, so bleibt wie immer oder vielleicht nur etwas dünner wird, hängt von den verabreichten Medikamenten ab. Wenn die Haare ausfallen, kann das nicht nur das Kopfhaar, sondern auch die Körper- und Gesichtshaare betreffen. Die Kosten für eine Perücke werden von den gesetzlichen Krankenkassen zumindest teilweise erstattet, der Anteil variiert allerdings von Kasse zu Kasse, weshalb sich jede Patientin direkt bei ihrem Versicherer erkundigen sollte. Der Verlust von Wimpern und Augenbrauen kann mit Schminke gut kaschiert werden.

▶ **Übelkeit:** Übelkeit und Erbrechen sind typische Nebenwirkungen der Chemotherapien, sie sind aber heute gut beherrschbar. Einige Chemotherapien, etwa mit Cisplatinhaltigen Substanzen, sind häufiger mit Übelkeit verbunden als andere, zudem spielt natürlich auch die verabreichte Dosis eine Rolle.

Gegen die Übelkeit und das Erbrechen werden in der Regel vor Beginn einer Chemotherapie vorbeugend Medikamente verabreicht, sodass beides entweder gar nicht auftritt oder abgeschwächt wird. Wichtig sind außerdem Medikamente gegen die Übelkeit zu Hause, die der Patient entweder nach einem bestimmten Schema und/oder nach Bedarf nehmen kann. Treten diese Nebenwirkungen trotz aller vorbeugenden Maßnahmen auf, sollten Patienten mit ihrem Arzt sprechen, damit er die Gegenmaßnahmen verstärken kann. Zu den Medikamenten gegen die Übelkeit zählen die sogenannten Serotonin-Rezeptor-Antagonisten, eine Wirkstoffgruppe, die die Andockstellen (Rezeptoren) im Brechzentrum des Gehirns manipuliert. Ebenfalls hilfreich können Medikamente aus der Klasse der Steroidhormone sein. Auch die sogenannten Neurokinin-1-Rezeptor-Antagonisten, wie z.B. Aprepitant, helfen bei stark übelkeitserregenden Chemotherapien.

SCHMINKKURSE FÜR KREBSKRANKE FRAUEN

Wie betone ich meine wimpernlosen Augen? Wie bekomme ich einen frischen Teint? Wie binde ich ein Kopftuch geschickt? Diese Fragen werden in speziellen Workshops für krebskranke Frauen beantwortet, die unter anderem der Verein DKMS LIFE anbietet. Termine sowie Onlineschulungen finden Sie unter: www.dkms-life.de.

RATSCHLÄGE GEGEN ÜBELKEIT

Längst nicht jeder Krebspatient reagiert mit Übelkeit auf die Therapie. Das Auftreten dieser Nebenwirkung hängt von der Art der Behandlung, der Verabreichungsform und individuellen Faktoren ab. In einigen Fällen helfen vorbeugende Medikamente. Diese Maßnahmen unterstützen:

- Generell viel trinken (Wasser und Tee), zu den Mahlzeiten auf Getränke verzichten (erzeugt Völlegefühl)
- Viele kleine Mahlzeiten am Tag essen
- Schwere und fettreiche Kost vermeiden
- Nach den Mahlzeiten ruhen und dabei den Oberkörper hochlagern
- Für frische Luft in den Räumen sorgen, gut lüften
- Sich ablenken mit einem guten Buch, einem spannenden Hörspiel oder einem schönen Film
- Spezielle Entspannungsübungen erlernen

▶ **Schleimhautentzündungen im Mund- und Rachenbereich:** Besonders Schleimhautschäden in Mund- und Rachenbereich können sehr unangenehm sein und zu Schluckbeschwerden führen. Daher ist eine besondere Pflege notwendig. Gut sind antibakterielle, milde und alkoholfreie Mundspülungen, um Infekte zu vermeiden. Zur Reinigung der Zähne sollten nur sehr weiche Zahnbürsten verwendet werden. In schweren Fällen können Schmerzmedikamente eingenommen werden. Um eine Reizung der Mundschleimhaut zu vermeiden, sollten Betroffene den Genuss scharfer, stark salzhaltiger und saurer Speisen und Getränke meiden und weiche Nahrung eher lauwarm als zu heiß zu sich nehmen.

▶ **Magen-Darm-Beschwerden:** Da Magen und Darm ebenfalls mit Schleimhäuten ausgekleidet sind, kann es hier infolge einer Chemotherapie zu Beschwerden kommen. Häufig leiden die Betroffenen an Durchfällen. Auch dagegen gibt es Medikamente, die der Arzt verordnen kann. Bei schweren, anhaltenden Durchfällen sollte der Arzt informiert werden, damit der Verlust von Flüssigkeit und Elektrolyten ausgeglichen werden kann (üblicherweise über einen Tropf). Sie können dem vorbeugen: viel trinken und leichte Schonkost essen, stark gewürzte und sehr fettreiche Gerichte vermeiden.

▶ **Veränderte Blutwerte:** Die blutproduzierenden Zellen im Knochenmark werden ebenso durch eine Chemotherapie geschädigt und stellen einige Tage nach Verabreichung der Medikamente ihre Produktion ein, bis sie sich wieder erholt haben. Meist sinkt die Konzentration von weißen und roten Blutkörperchen sowie der Blutplättchen in den folgenden Tagen. Das hat verschiedene Auswirkungen auf den Organismus:

▶ Bei einer geringen Anzahl roter Blutkörperchen, die für die Sauerstoffversorgung verantwortlich sind, fühlt sich der Patient abgeschlagen und müde. Wird ein bestimmter Wert unterschritten, spricht man auch von Blutarmut (Anämie). Da oft auch ein Eisenmangel die Blutarmut auslöst, erhalten viele Patienten eine Eisentherapie, die direkt über eine Vene verabreicht werden kann. Bei einigen Patienten sind auch Bluttransfusionen nötig. Die Bildung der roten Blutkörperchen kann auch durch den Wachstumsfaktor Erythropoietin, kurz auch Epo genannt, gefördert werden. Er kurbelt die Produktion roter Blutkörperchen an, allerdings ist man bei Krebspatienten zunehmend vorsichtiger geworden, da Epo auch Nebenwirkungen hat.

- Eine sehr geringe Anzahl an Blutplättchen bewirkt eine erhöhte Blutungsneigung, Wunden heilen schlechter. Die betreffenden Chemo-Patienten sollten Verletzungen vermeiden. In extremen Fällen erhalten sie zusätzlich eine Transfusion von Blutplättchen, die aus Spenderblut gewonnen werden.
- Der Mangel an weißen Blutkörperchen – wichtigen Helfern des Immunsystems – kann zu einer höheren Infektanfälligkeit führen. Zum Schutz erhalten die Betroffenen vorbeugend Medikamente. Um die Zahl der weißen Blutkörperchen zu erhöhen, gibt es Wachstumsfaktoren (G-CSF, Granulozyten-Koloniestimulierender Faktor), die als Medikamente eingesetzt werden und die Phase der Infektanfälligkeit auf wenige Tage beschränken.

▶ **Chronische Erschöpfung (Fatigue):** Patienten, die eine Chemotherapie erhalten, fühlen sich oft permanent müde, schwach und energielos, auch nach ausreichend Schlaf stellt sich keine Erholung ein. Manchmal kann eine Blutarmut dahinterstecken, in solchen Fällen hilft eine Bluttransfusion oder die Behandlung mit Medikamenten, die die Blutbildung anregen.

Oft tritt das Phänomen Fatigue (= franz. für »Müdigkeit«) aber auch unabhängig von den Blutwerten auf. Noch gibt es keine Medikamente gegen diese Art der Erschöpfung ohne erkennbare organische Ursache. Nachweislich helfen aber Bewegung und körperliche Aktivität, auch wenn dies anfangs sehr schwerfällt. Kleine Spaziergänge, Treppen statt den Fahrstuhl nehmen, sanfte Gymnastik oder leichtes Ausdauertraining auf dem Heimtrainer wirken positiv. Patienten sollten mit kleinen Trainingseinheiten

EFFEKT DER CHEMOTHERAPIE AUF DIE WEISSEN BLUTKÖRPERCHEN (IMMUNTIEF)

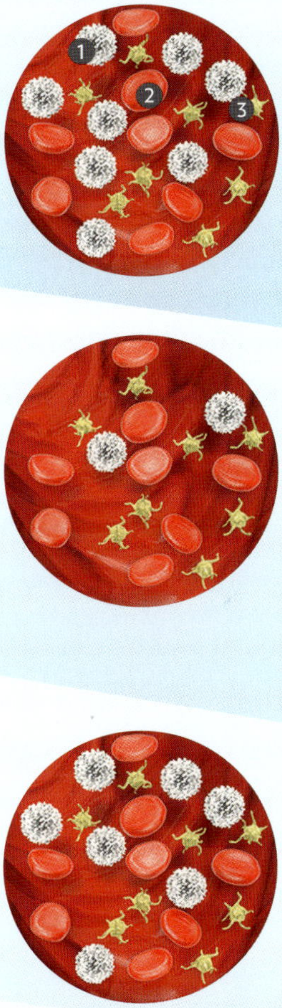

Chemotherapie wird verabreicht

Blutbild normal, ausreichende Menge an weißen Blutkörperchen

»Immuntief«

Abfall der Konzentration von weißen Blutkörperchen im Blut, was zur Schwächung der körperlichen Abwehr führt

Erholung der weißen Blutkörperchen

Anzahl der weißen Blutkörperchen steigt wieder an

Die körpereigene Abwehr wird durch die Chemotherapie zeitweilig geschwächt

❶ weiße Blutkörperchen
❷ rote Blutkörperchen
❸ Blutplättchen

(ein paar Minuten reichen) anfangen und sich langsam steigern. Ruhephasen sind natürlich auch wichtig.

- **Nervenschädigungen (Polyneuropathie):** Einige Chemotherapien schädigen die Nerven. Erste Symptome sind ein Kribbeln oder ein Taubheitsgefühl in den Fingern/Händen oder in den Zehen/Füßen. Sie sollten solche Missempfindungen dem Arzt mitteilen. Denn um dauerhafte Schäden zu vermeiden, kann es nötig sein, die Dosis der Chemotherapie zu reduzieren oder die Zusammensetzung der einzelnen Medikamente zu verändern.

- **Geschmacksveränderungen:** Während der Chemotherapie kann es zu Änderungen des Geschmacksempfindens kommen, da die Nerven an den Geschmacksknospen angegriffen werden. Viele Patienten berichten, alles, was sie zu sich nehmen, schmecke irgendwie metallisch. Bittere Getränke (Tonic Water, Bitter Lemon, ungesüßter schwarzer Tee) und Getränke mit Zitronenaroma sowie Bonbons oder Kaugummi regen den Speichelfluss an und können deshalb gegen einen schlechten Geschmack im Mund helfen. Die gute Nachricht: Nach der Therapie normalisiert sich das Geschmacksempfinden meist innerhalb weniger Wochen wieder.

- **Appetitlosigkeit:** Viele Betroffene leiden unter Appetitlosigkeit und müssen sich zum Essen zwingen. Um bei Kräften zu bleiben, sollte jeder Betroffene ausreichend und gesund essen. Helfen kann:
  - in Gesellschaft essen
  - auf leckere Snacks und Zwischenmahlzeiten achten

  Patienten, die sehr dünn sind, sollten ihren Arzt auf kalorien- und eiweißhaltige Zusatzkost (Trinknahrung) ansprechen.

NEBENWIRKUNGEN DER STRAHLENTHERAPIE UND WAS MAN DAGEGEN TUN KANN

Die Strahlentherapie kann zu ähnlichen Nebenwirkungen wie die Chemotherapie führen. So leiden häufig auch Patienten, die bestrahlt werden, unter einer Fatigue (chronische Müdigkeit), fühlen sich entsprechend matt und erschöpft. Bei Bestrahlungen des Bauchraums oder des Gehirns können außerdem Übelkeit und Erbrechen auftreten. Bei Bestrahlung des Bauchraums sind darüber hinaus auch Durchfälle möglich. Selbst Haarausfall kann bei Strahlentherapiepatienten auftreten, allerdings sind bei ihnen nur die bestrahlten Stellen betroffen, nicht der gesamte Körper.

Um diese Nebenwirkungen in den Griff zu bekommen, gelten grundsätzlich die gleichen Ratschläge wie für Chemotherapiepatienten mit denselben Beschwerden. Hinweise zum Umgang damit finden Sie also etwas weiter vorn in diesem Kapitel. Bei Strahlentherapiepatienten treten manchmal Hautreizungen an der bestrahlten Körperregion auf. Die

Strahlen beschädigen die Hautzellen, und der kurze Zeitraum zwischen den Bestrahlungen reicht meist nicht aus, als dass die Haut sich vollständig erholen kann. Mögliche Probleme sind dann Hautrötungen, Schwellungen, Juckreiz oder eine extrem trockene Haut, die Schuppen bildet oder sich sogar pellt. In seltenen Fällen können sogar auch Stellen (Ulcera) entstehen. Wichtig ist es, den Körper während der Strahlentherapie genau zu beobachten und den Radiologen frühzeitig auf Hautveränderungen hinzuweisen. Er kann entsprechende Pflegeprodukte und Salben verschreiben.

HAUT-MARKIERUNGEN

Achten Sie darauf, dass Markierungen die der Strahlenexperte (Radiologe) auf der Haut anbringt, nicht abgewaschen werden. Sie dienen zur Bestimmung des Strahlenfeldes.

Überhaupt ist eine besonders intensive vorbeugende Hautpflege für Strahlentherapiepatienten wichtig. Alles, was die Haut reizen könnte, etwa Sonnenbäder, oder Solarienbesuche, sollten möglichst vermieden werden, ebenso alkoholhaltige Produkte wie Parfum, Deos oder Rasierwasser. Laugenhaltige Seifen, Dusch- oder Badezusätze sollten durch Produkte für sensible Haut mit einem neutralen pH-Wert ersetzt werden. Auch auf Peelings und Hautmassagen sollte verzichtet werden, da sie die Haut oft zusätzlich reizen. Die meisten Patienten fühlen sich außerdem in weicher und locker fallender Kleidung während des Bestrahlungszeitraums wohl.

Unter der Strahlentherapie kann es zu einem Abfall der weißen Blutkörperchen kommen und so zur Schwächung des Immunsystems. Diese Nebenwirkung ist aber meist nur gering, sodass kein gesteigertes Infektionsrisiko besteht.

Bei der Bestrahlung können gesunde Organe, z.B. das Herz oder die Lunge, im Strahlenfeld geschädigt werden. Beschwerden wie Luftnot können sofort oder auch erst nach Monaten und Jahren auftreten. Achten Sie darauf und besprechen Sie eventuelle Probleme mit Ihrem Arzt. Durch möglichst genaue moderne Bestrahlungsplanungen versucht man heute, die gesunden Organe zu schonen. Wenn der Kopf-Hals-Bereich bestrahlt wird, kann sich, ähnlich wie bei einer Chemotherapie, die Mundschleimhaut entzünden. Deshalb ist auch hier die Mundpflege sehr wichtig. Langfristig kann es zu einer Verminderung der Speichelproduktion kommen, was das Essen und Reden erschweren kann. Auch hierüber sollten Sie Ihren Arzt gegebenenfalls informieren.

Krebspatienten tut es gut, wenn sie während einer Strahlentherapie auch auf eine reichhaltige Ernährung achten. Gerade während solcher Therapien ist es wichtig, bei Kräften zu bleiben. Viele kleine Mahlzeiten sowie eiweiß- und kalorienhaltige Snacks sind gut, außerdem sollten die Patienten darauf achten, ausreichend zu trinken.

NEBENWIRKUNGEN DER ANTI-HORMONTHERAPIE UND WAS MAN DAGEGEN TUN KANN

Bei Tumoren, deren Wachstum durch Geschlechtshormone angeregt wird, erhalten die Betroffenen eine Anti-Hormontherapie. Sie sorgt entweder dafür, dass die körpereigene Produktion dieser Hormone unterdrückt wird oder dass sie ihre Wirkung als Botenstoffe nicht mehr entfalten können. Frauen mit Brustkrebs und Männer, die an Prostatakrebs erkrankt sind, werden durch die Anti-Hormontherapie künstlich in die Wechseljahre versetzt, weshalb es zu den typischen Wechseljahresbeschwerden kommt: Hitzewallungen, Stimmungsschwankungen, depressive Verstimmungen. Auch das sexuelle Verlangen ist häufig vermindert. Bei Männern kommt es längerfristig außerdem zu Gewichtszunahme und damit verbunden zu einem erhöhten Risiko für Herz-Kreislauf-Erkrankungen, möglicherweise ist auch die Erektionsfähigkeit eingeschränkt. Frauen leiden unter Umständen unter einer Trockenheit der Schleimhäute, die Beschwerden beim Geschlechtsverkehr verursachen kann. Viele Patienten klagen auch über Muskel-, Knochen- und Gelenkbeschwerden. Es kann sich eine Osteoporose, also ein Knochenschwund entwickeln.

Es lohnt sich, mit dem Arzt über die Beschwerden zu sprechen, denn vielem kann man gezielt entgegenwirken. Eine Hormonersatztherapie ist allerdings nicht erlaubt, um das Krebswachstum nicht zu fördern. Aber manchmal verbessert allein eine Umstellung der Anti-Hormontherapie die Lebensqualität, denn nicht alle Anti-Hormonmedikamente haben die gleichen Nebenwirkungen. So ist beispielsweise bekannt, dass Tamoxifen bei Brustkrebspatientinnen öfter zu Hitzewallungen führt als die sogenannten Aromatasehemmer (zu den einzelnen Medikamenten und ihren Wirkweisen siehe Kapitel 9).

Eine gute psychologische Begleitung der Patienten ist für viele eine wesentliche Stütze im Umgang mit diesen Folgeerscheinungen. An zertifizierten Krebszentren können Sie professionelle Unterstützung von auf Krebspatienten spezialisierten Psychologen bekommen (siehe Kapitel 10).

Außerdem gibt es Medikamente gegen bestimmte Nebenwirkungen, wie z.B. Hitzewallungen oder Schmerzen im Bewegungsapparat. Auch ausgeprägte depressive Verstimmungen können, wenn nötig, medikamentös behandelt werden. Für die meisten Patienten ist es jedoch wichtig zu wissen, dass sie selber etwas tun können: Regelmäßige Bewegung wie Spazieren an der frischen Luft oder Sport, Yoga, Tai-Chi oder Qigong helfen gegen viele der genannten Beschwerden.

KNOCHENSCHWUND ALS WECHSELJAHRSPROBLEM

Der Knochenschwund (Osteoporose) ist hormonbedingt und tritt daher bei vielen Frauen während oder nach den Wechseljahren (Menopause) auf. Krebskranke Frauen, die eine Anti-Hormontherapie mit einem sogenannten Aromatasehemmer (nicht jedoch mit Tamoxifen) erhalten, sind ebenfalls häufig betroffen. Auch Männer unter einer antihormonellen Therapie haben ein Risiko einer Osteoporose. Vorbeugend helfen:

- Bewegung, Sport – vor allem bei Tageslicht, nicht aber ohne Schutz in der vollen Sonne
- Eine Kost, die reich an Kalzium und Vitamin D (in Hering, Makrele, Lachs, Heilbutt, Thunfisch, Leber und Eigelb) ist. Eine Tagesration Kalzium (1.000 mg) ist beispielsweise enthalten in 150 g Joghurt, 200 ml Milch, 40 g Emmentaler, 150 g Eiscreme
- Eine ausreichende Vitamin-D-Zufuhr – evtl. auch in Form eines Medikaments

Zur medikamentösen Therapie gegen den Knochenschwund kommen sogenannte Bisphosphonate oder Antikörper gegen den Knochenabbau zum Einsatz. Sie stabilisieren die Knochendichte.

NEBENWIRKUNGEN DER ZIELGERICHTETEN THERAPIE UND WAS MAN DAGEGEN TUN KANN

Unter zielgerichteten Therapien versteht man Substanzen, die sich gegen bestimmte Zielmoleküle auf den Tumorzellen richten. Allerdings sind diese Zielmoleküle nicht ausschließlich auf den Krebs-, sondern auch auf gesunden Zellen zu finden, weshalb auch die zielgerichteten Therapien deutliche Nebenwirkungen haben können. Sie sind aber teilweise anders als die der Chemotherapie.

Eine typische Folge zielgerichteter Therapien sind Hautprobleme. So verursachen einige der Substanzen einen akneähnlichen Hautausschlag, der besonders für jüngere Patienten belastend ist. Er entsteht meistens in den ersten vier bis sechs Wochen nach Therapiebeginn. Oft bleibt er während der Dauer der Behandlung unverändert, nach Therapieende verschwindet er aber komplett. Das kann man tun, um den Ausschlag zu lindern:

- Die Haut vor direkter Sonneneinstrahlung schützen.
- Zur Reinigung der Haut am besten nur lauwarmes Wasser und milde, pH-neutrale rückfettende Waschlotionen verwenden.
- Pflegeprodukte und Lotionen mit dem Arzt absprechen.
- Die Haut zweimal am Tag mit einer Feuchtigkeit spendenden Creme, die weder Alkohol noch Parfum enthält, eincremen.
- Die Haut nicht unnötig waschen.
- Beim Make-up nur spezielle medizinische Kosmetikprodukte (ohne Konservierungsstoffe) auftragen, die den Ausschlag nicht verschlimmern.
- Bei schweren Hautausschlägen können Antibiotika verschrieben werden. In diesem Fall sollten Sie einen Arzt aufsuchen, der sich mit diesen Hautproblemen auskennt.

Weitere Nebenwirkungen der zielgerichteten Therapien können Kopfschmerzen, Durchfall, Übelkeit, Müdigkeit (Fatigue), Kurzatmigkeit oder auch hoher Blutdruck sein. Sie sind in der Regel gut behandelbar.

MÖGLICHE LANGZEITFOLGEN NACH EINER KREBSTHERAPIE

Die bisher aufgeführten Therapienebenwirkungen klingen nach Ende der Therapie ab und beeinträchtigen das Leben der Patienten nur während des Behandlungszeitraums. Krebstherapien können aber auch bleibende Folgeerscheinungen nach sich ziehen, auf die sich der Patient dauerhaft einstellen muss. Solche Behandlungsfolgen variieren je nach Krebserkrankung, es gibt aber auch allgemeine Langzeitfolgen, die bei mehreren Krebsarten auftreten.

▶ **Therapiebedingte Zweittumoren:** Manche Chemotherapiemedikamente erhöhen nach Jahren und Jahrzehnten das Risiko für eine Leukämie; dies ist allerdings eine sehr seltene Folge. Nach Bestrahlungen, insbesondere in Kombination mit bestimmten Chemotherapien, ist das Risiko, dass sich im Bestrahlungsgebiet ein zweiter Tumor bildet, ebenfalls etwas erhöht.

▶ **Chronische Erschöpfung (Fatigue):** Das chronische Müdigkeitssyndrom tritt oft als unmittelbare Nebenwirkung einer Krebsbehandlung auf; es kann sich aber auch erst später, nach Abschluss der Behandlung, einstellen. Die Fatigue ist eine komplexe Erkrankung, bei der lindernde Maßnahmen individuell auf jeden einzelnen Betroffenen zugeschnitten sein müssen. In vielen Fällen hilft ein Bewegungstraining und eine Tagesplanung, die sich der eigenen Leistungsfähigkeit anpasst, also weder unter- noch überfordert.

▶ **Organschäden:** Manche Bestrahlungen oder Krebsmedikamente können die Herzmuskelzellen schädigen. Um Herzschäden abzuwenden, wird die Herztätigkeit der Patienten während einer solchen Therapie streng überwacht; der Arzt stoppt die Behandlung, falls sich die Herzleistung verändert. Trotzdem lassen sich Herz-Kreislauf-Erkrankungen als Folge einer Krebstherapie nicht immer vermeiden.

Unter den möglichen Spätfolgen einer Krebstherapie finden sich außerdem Nervenschädigungen in Form von Missempfindungen an Armen oder Beinen, Hör- oder Sehstörungen. Solche Nervenschäden lassen sich bisher nicht ursächlich behandeln. Aber man kann versuchen, die Symptome zu lindern, z.B. durch Physio-, Elektro- oder Ergotherapie oder mithilfe von entsprechenden Medikamenten.

Therapiebedingte Gewebeschäden können außerdem zu Erkrankungen an der Lunge oder den Nieren führen. Zur Vorbeugung von Nierenschäden existieren eine Reihe schützender Medikamente, die die Patienten zusätzlich zur Chemotherapie erhalten.

▶ **Eingeschränkte Fruchtbarkeit nach einer Chemo- oder Strahlentherapie:** Nach einer intensiven Bestrahlung des Beckenbereichs oder nach einer hoch dosierten oder langen Chemotherapie kann es zu Unfruchtbarkeit kommen. Davon sind Frauen wie Männer betroffen. Eine solche Unfruchtbarkeit kann unter Umständen nur zeitweilig sein, manchmal bleibt sie aber ein Leben lang bestehen.

Junge Patienten, die noch Kinder haben möchten, sollten darüber vor Beginn der Therapie mit ihrem Arzt sprechen, um Vorkehrungen zu treffen. So gibt es beispielsweise die Möglichkeit, die Eierstöcke operativ zu verlegen, damit sie nicht im Bestrahlungsfeld liegen. Nach der Strahlentherapie kann man sie dann wieder zurückverlegen.

Eine unkomplizierte Möglichkeit ist die Gabe von künstlichen Hormonen, sogenannten GnRH-Analoga. Diese Behandlung versetzt die Eierstöcke in einen

INFORMATIONEN ZUR ERNÄHRUNG FÜR PATIENTEN

Eine qualifizierte Ernährungsberatung kann Ihnen helfen, sich nach einer überstandenen Krebserkrankung besser zurechtzufinden. Viele Krankenkassen übernehmen einen großen Teil der Kosten für die Ernährungsberatung. Erkundigen Sie sich bei Ihrer Kasse danach.

Der Titel Ernährungsberater ist gesetzlich nicht geschützt. Deshalb verlangen die Kassen für eine Kostenübernahme die Beratung durch einen staatlich anerkannten Berater mit Zusatzqualifikation. Fragen Sie bei Ihrer Kasse nach Listen mit den anerkannten Ernährungsberatern in Ihrer Nähe.

Informationen erhalten Sie auch in der Broschüre »Ernährung bei Krebs« der Deutschen Krebshilfe (www.krebshilfe.de) und der Deutschen Krebsgesellschaft.

Ruhezustand, in dem sie unempfindlicher gegenüber Strahlen und der Chemotherapie werden. Nach Ende der Krebstherapie werden die GnRH-Analoga abgesetzt; danach können die Eierstöcke ihre Funktion wieder aufnehmen.

Männer haben die Möglichkeit, Spermien einfrieren zu lassen, mit denen später eine künstliche Befruchtung vorgenommen werden kann. Bei Frauen ist dazu aber in der Regel eine Hormonbehandlung nötig, um mehrere reife Eizellen entnehmen zu können; das nimmt mehrere Wochen Zeit in Anspruch. Außerdem sind Eizellen empfindlicher als Spermien und überstehen das Einfrieren nicht immer. Zudem besteht die Möglichkeit, Eierstockgewebe zu entnehmen und einzufrieren, in der Hoffnung, dass nach Wiedereinsetzen des Gewebes Eizellen heranreifen und die Frauen schwanger werden können. Die Erfahrungen mit dieser speziellen Methode sind allerdings noch begrenzt.

SEXUALITÄT UND KREBS

Die Sexualität ist ein wichtiger Teil im Leben, auch viele Krebspatienten wollen nicht auf ein erfülltes Sexualleben verzichten. Verhindern körperliche Begleiterscheinungen sexuelle Aktivitäten, sprechen Sie mit Ihrem Arzt – häufig können beeinträchtigende Nebenwirkungen gelindert werden. Es gibt beispielsweise Cremes gegen Scheidentrockenheit oder Medikamente gegen Erektionsstörungen. In solchen Situationen kann es helfen, sich darauf zu besinnen, dass Sexualität viele Formen hat und sich nicht nur auf den Geschlechtsverkehr bezieht.

Die Sorge um die Zukunft oder die körperlichen Nebenwirkungen der Therapie können zu einer Abnahme des sexuellen Interesses führen. Darüber sollten Sie mit Ihrem Partner offen sprechen. Oft hat der ein viel größeres Verständnis dafür, dass während der Zeit der Therapie die Sexualität in den Hintergrund tritt, als viele Betroffene meinen.

Außerdem haben viele Patienten die Befürchtung, aufgrund körperlicher Veränderungen (wie z.B. Haarausfall) für den Partner nicht mehr attraktiv zu sein. Meistens sind diese Bedenken vollkommen unbegründet und können im Gespräch schnell ausgeräumt werden. Plagen den Betroffenen jedoch Selbstzweifel, sollte er über eine psychoonkologische Therapie nachdenken.

Was Krebspatienten beim Sex beachten sollten:

- Denken Sie an die Verhütung. Während der Therapie sollten Frauen nicht schwanger werden und Männer keine Kinder zeugen. Ab wann dies wieder möglich ist, muss im Einzelfall mit dem Arzt besprochen werden.
- Patienten sind während der Chemotherapie sehr infektanfällig. Durch den Gebrauch von Kondomen lassen sich Infektionen im Genitalbereich vermeiden.
- Bei Scheidentrockenheit helfen Vaginalcremes und -lotionen.

PSYCHISCHE BEGLEITERSCHEINUNGEN DER KREBSTHERAPIE

Die Diagnose Krebs, aber auch die Begleit- und Folgeerscheinungen der Krebstherapie können bei den Betroffenen seelische Probleme auslösen. Denn die Diagnose stellt einen tiefen Einschnitt im Leben des Erkrankten und der Angehörigen dar. Die Krankheit unterbricht das normale Leben, sie wirft die bisherige Lebensplanung über den Haufen. Außerdem bewirkt sie bei den meisten Menschen eine Auseinandersetzung mit dem Tod, selbst bei guter Heilungsaussicht. Eine solche Auseinandersetzung kann belastend sein, möglicherweise entstehen daraus aber auch sehr positive Kräfte, weil das Leben plötzlich eine ganz andere, neue Bedeutung bekommt.

Körperliche Probleme wie Übelkeit, Schmerz oder die ständige Abgeschlagenheit (Fatigue) können den Stress durch eine Krebsdiagnose deutlich erhöhen. Für viele Patienten ist es wichtig, dass sie Unterstützung in der Familie, im Freundeskreis oder in einer Selbsthilfegruppe finden. Eine psychoonkologische Beratung trägt dazu bei, dass seelische Erkrankungen, die auf der Basis solcher Belastungen entstehen, rechtzeitig erkannt und behandelt werden.

HÄUFIGE PSYCHISCHE FOLGESTÖRUNGEN: ANGST UND NIEDERGESCHLAGENHEIT

Viele Patienten haben im Laufe der Krebstherapie Zweifel an der Behandlung und empfinden Mutlosigkeit. Manche sehen sogar den Sinn im Leben nicht mehr. Diese Phase ist meist vorübergehend. Man spricht auch von einer depressiven Episode. Sie kann sich aber auch zu einer dauerhaften Erkrankung ausweiten. Daher sollte man rechtzeitig eingreifen, wenn über längere Zeit hinweg folgende Symptome beobachtet werden:

- Andauernde Traurigkeit/Niedergeschlagenheit.
- Teilnahmslosigkeit – man kann sich für nichts mehr begeistern.
- Man fühlt sich wertlos, glaubt, dass man selbst Schuld an der Erkrankung hat.
- Schlafstörungen – man findet kaum Schlaf, ist abgeschlagen und müde.
- Hoffnungslosigkeit, Selbstmordgedanken.

Leidet ein Patient über längere Zeit an einem oder mehreren dieser Symptome, kann eine psychoonkologische Begleitung hilfreich sein.

Bei Krebspatienten können außerdem Angststörungen vorkommen: Sie fürchten sich vor dem nächsten Therapieschritt, vor der nächsten Kontrolluntersuchung, vor einem Wiederauftreten der Krebserkrankung oder vor dem Tod. Diese Ängste können das Leben der Betroffenen beherrschen und sich sogar körperlich äußern: in Panikattacken, Herzrasen, Kurzatmigkeit, Schwitzen und Ohnmachtsgefühl. Nicht selten leiden auch die Angehörigen unter Ängsten. Dann kann versucht werden, den Betroffenen von professioneller Seite zu helfen.

SEELISCH IM GLEICHGEWICHT BLEIBEN – WAS MAN SELBST TUN KANN

Es ist schwer, mit einer Krebsdiagnose umzugehen, die Krebstherapie durchzustehen und in dieser Situation im seelischen Gleichgewicht zu bleiben. Dafür, wie das gelingen kann, gibt es keine Patentrezepte. Es gibt aber zumindest einige Dinge, die erfahrungsgemäß vielen Betroffenen gut tun.

Vielen Krebspatienten hilft es, Menschen um sich zu haben, mit denen man reden kann und die die Problematik verstehen. Neben dem Partner und der Familie können das auch Personen sein, die sich in einer ähnlichen Situation befinden. Vielen Patienten nützt es daher, sich einer Selbsthilfegruppe anzuschließen. Hier erhalten Ratsuchende patientenorientierte Informationen und Hilfe zur Selbsthilfe – von Betroffenen für Betroffene.

Zudem kann es hilfreich sein, ein Krankheitstagebuch zu führen, in dem man beispielsweise notiert, wie die Therapie verläuft und wie man sich an den jeweiligen Tagen fühlt, und sich so Kummer, Frust und Sorgen von der Seele zu schreiben. Entspannungsübungen können dazu beitragen, zur Ruhe zu kommen. Die meisten Techniken lassen sich leicht erlernen. Manche Kurse bezahlt auch die Krankenkasse.

Darüber hinaus kann es hilfreich sein, weiterhin so weit wie möglich am Leben teilzunehmen und sich nicht zu isolieren. Treffen mit Freunden, ein kleiner Spaziergang, ein Friseur- oder Massagetermin (viele Dienstleister kommen zu den Patienten nach Hause) oder Gespräche in der Familie, mit Freunden, Kollegen und Bekannten, können die Betroffenen auf andere Gedanken bringen. Aktivitäten wie Spaziergänge, Essengehen, Kino- oder Konzertbesuche oder selbst musizieren, schreiben, malen oder tanzen helfen, die Krankheit zu verarbeiten und Schönes im Leben wahrzunehmen.

Auch mit körperlicher Aktivität können Sie depressiven Verstimmungen vorbeugen und seelische Tiefs überwinden. In Deutschland gibt es über 1.000 spezielle Sportgruppen und -programme für Krebspatienten. Der behandelnde Arzt oder das Pflegepersonal eines Krebszentrums hat darüber Informationen. Die gesetzlichen Krankenversicherungen beteiligen sich an den Kosten für Reha-Sport. Sport in der Krebsnachsorge ist also auch auf Rezept möglich.

Wichtig für das seelische Gleichgewicht ist es, die Schuld für die Erkrankung nicht bei sich zu suchen – Theorien, die eine bestimmte Persönlichkeitsstruktur oder emotionale Zustände für die Erkrankung verantwortlich machen, sind wissenschaftlich nicht haltbar.

RECHTZEITIG UNTERSTÜTZUNG SUCHEN

Die Psychoonkologie ist eine Richtung der Psychologie, die sich auf die Probleme von Krebspatienten spezialisiert hat. Einigen Patienten hilft eine psychoonkologische Beratung, um von Beginn an, also wenn der Verdacht einer Krebserkrankung sich im Zuge der Diagnose erhärtet, mit der Situation zurechtzukommen. Eine solche Unterstützung kann in allen Phasen der Erkrankung sinnvoll sein und die Lebensqualität der Betroffenen verbessern. Fragen Sie Ihren Arzt nach einem Psychoonkologen, wenn Sie Unterstützung brauchen. Auch das »infonetz-krebs« von Krebshilfe und Krebsgesellschaft kann geeignete Ansprechpartner vermitteln (siehe Kapitel 10).

NACHSORGE

Ist nach Abschluss der Therapie und Rehabilitation wieder der Alltag eingekehrt, beginnt die »Nachsorge«. Durch regelmäßige Untersuchungen soll eine erneute Krebserkrankung rechtzeitig entdeckt und behandelt werden. Auch mögliche Spätfolgen der Behandlung können auf diese Weise festgestellt und therapiert werden.

Welche Untersuchungen sinnvoll sind und in welchen Abständen sie durchgeführt werden sollten, wird für jeden Patienten individuell nach Krebsart und Rückfallrisiko festgelegt. Das Rückfallrisiko ist wiederum von verschiedenen Faktoren abhängig. Unter anderem wird es durch die Zeitspanne, die nach der letzten Krebsbehandlung vergangen ist, beeinflusst: Je weiter die Erkrankung zurückliegt, desto länger können die Abstände zwischen den Nachsorgeuntersuchungen sein. Nach Abschluss der Erstbehandlung bespricht der Arzt mit jedem Patienten ein auf ihn persönlich abgestimmtes Nachsorgeschema. Es legt fest, welche Untersuchungen sinnvoll sind und in welchen Intervallen sie durchgeführt werden.

GESUNDE LEBENSFÜHRUNG REDUZIERT DAS RÜCKFALLRISIKO

Gerade für Patienten, die eine Krebsbehandlung überstanden haben, ist es wichtig, ihr Risiko für einen Rückfall nicht durch eine ungesunde Lebensführung zu erhöhen. Grundsätzlich entsprechen die Empfehlungen für einen gesunden Lebensstil denen der Prävention vor einer Erkrankung (siehe Seite 30 ff.): Vor allem sollten man das Rauchen aufgeben. Eine Studie an Brustkrebspatientinnen zeigte, dass rauchende Patientinnen ein höheres Rückfallrisiko haben als Patientinnen, die nie geraucht hatten oder das Rauchen aufgegeben haben.

Viele Krebskranke möchten aktiv dazu beitragen, dass sich ihr Gesundheitszustand bessert. Die Ernährung bietet dafür einen guten Ansatzpunkt. Eine abwechslungsreiche vollwertige Kost ist auch nach der Erkrankung empfehlenswert.

Nach allem, was die Wissenschaft heute weiß, existiert keine Ernährungsform, mit der sich eine Krebserkrankung gezielt heilen lässt. Trotzdem vermitteln Anbieter bestimmter Krebsdiäten immer wieder den Eindruck, dass genau ihr Angebot dies kann. So wird unter anderem behauptet, man könne Tumoren aushungern, sie durch eine kohlehydratarme Ernährung zum Absterben bringen oder der Saft aus Rote Bete führe zum Absterben von Krebszellen. Für all diese Empfehlungen gilt: Es gibt keine wissenschaftlichen Studien, die die günstige Wirkung solcher Diäten bei Krebspatienten bestätigen. Im Gegenteil: Wer ohnehin

DER NACHSORGEPASS

Einzelne Kliniken oder Berufsverbände geben Nachsorgepässe heraus. Sie enthalten Angaben über

- den Verlauf der Erkrankung,
- Termine der Untersuchungen,
- die einzelnen Behandlungen.

In Deutschland existiert jedoch keine einheitliche Regelung für die Gestaltung und Vergabe von Nachsorgepässen für Tumorpatienten. Vorgeschrieben oder zwingend notwendig sind sie nicht.

durch die Erkrankung an Gewicht verloren hat, der läuft durch eine einseitige Ernährung Gefahr, noch schwächer zu werden.

SPORT UND BEWEGUNG

Sport tut gut – auch Patienten in der Krebsnachsorge! Körperliche Aktivität wirkt sich positiv auf den Krankheitsverlauf aus. Je ausdauernder und leistungsfähiger die Patienten sind, desto mehr Abwehrzellen bleiben im Blut und stehen somit dem Organismus für die Tumorzellabwehr zur Verfügung. Neben diesen körperlichen Vorteilen hat Sport positive Auswirkungen auf das seelische Wohlbefinden: Die Stimmung hebt sich, Depressionen kann vorgebeugt werden. Hinzu kommt ein nicht unwesentlicher Begleiteffekt: Körperliche Aktivitäten sorgen für soziale Kontakte, was gerade für die Menschen, die aufgrund einer Krebserkrankung für längere Zeit aus dem Arbeits- oder gesellschaftlichen Leben ausgeschieden waren, wichtig sein kann. So gibt es Sportangebote für Tumorpatienten (Krebssportgruppen), in denen unter Anleitung speziell ausgebildeter Sporttherapeuten trainiert wird.

5. ICH UND DIE ANDEREN

Eine Krebserkrankung verändert nicht nur den Patienten, sondern auch sein Umfeld. Wie sagt man seiner Familie, dass man betroffen ist? Welche Ängste gibt man preis? Wie ehrlich ist man zum Arbeitgeber? Bei all diesen Fragen gibt dieses Kapitel Hilfestellung. Die Handball-Nationalspieler Uli und Michael Roth erkrankten 2009 beide an Prostatakrebs. Uli Roth erzählt, wie Familie und Freunde die Diagnosen aufgenommen haben und wie sein Bruder und er mit der Krankheit umgehen, bei der jeder sofort an eines denkt: Impotenz.

AM 14. GEBURTSTAG SEINER TOCHTER ERFUHR MICHAEL, DASS ER KREBS HAT

von Uli Roth

Mein Bruder sagte nur einen Satz, aber bei mir brachen in diesem Moment alle Dämme: »Die OP ist gut gelaufen.« Ich stand auf dem Flur eines Medienunternehmens kurz vor einem Pressegespräch – und bekam einen Weinkrampf. Ich wusste nun, dass mein Bruder den entscheidenden Schritt im Kampf gegen seinen Prostatakrebs überstanden hatte. Ich wusste aber auch, dass mir derselbe Kampf bevorstand. Wenige Stunden zuvor hatte mein Arzt angerufen. Mit hoher Wahrscheinlichkeit war ich ebenfalls Krebspatient.

Zwei Männer im besten Alter, siebenundvierzig, durchtrainierte Sportler, erfolgreich als Handballtrainer und Musikmanager – und plötzlich Patienten. Plötzlich schwach, verletzlich, krank und voller bohrender Fragen: Wie sage ich meinen Kindern, dass ich Krebs habe? Wie viele meiner Sorgen und Ängste gebe ich preis? Informiere ich den Arbeitgeber und damit in unserem Fall auch die Öffentlichkeit?

Mein Bruder und ich sind mit diesen Fragen zuerst unterschiedlich umgegangen. Nur eins lief gleich: Wir riefen einander an, als beim Arzt zum ersten Mal das Wort Krebs fiel.

Meinen Bruder traf es bei einer normalen Vorsorgeuntersuchung. Als Sportler ist man gewohnt, auf seinen Körper aufzupassen. Außerdem litt Michaels Schwiegervater an Prostatakrebs, deshalb sind wir ab vierzig einmal im Jahr zum Urologen gegangen. Steigt beim Früherkennungstest für Prostatakrebs der sogenannte PSA-Wert im Blut, kann das ein Zeichen für einen Tumor sein.

Im Frühjahr 2009 blickte der Arzt meines Bruders plötzlich sorgenvoll auf, als er die Werte sah, und sprach von einer Biopsie, der Entnahme einer Gewebeprobe. Ich erlebte

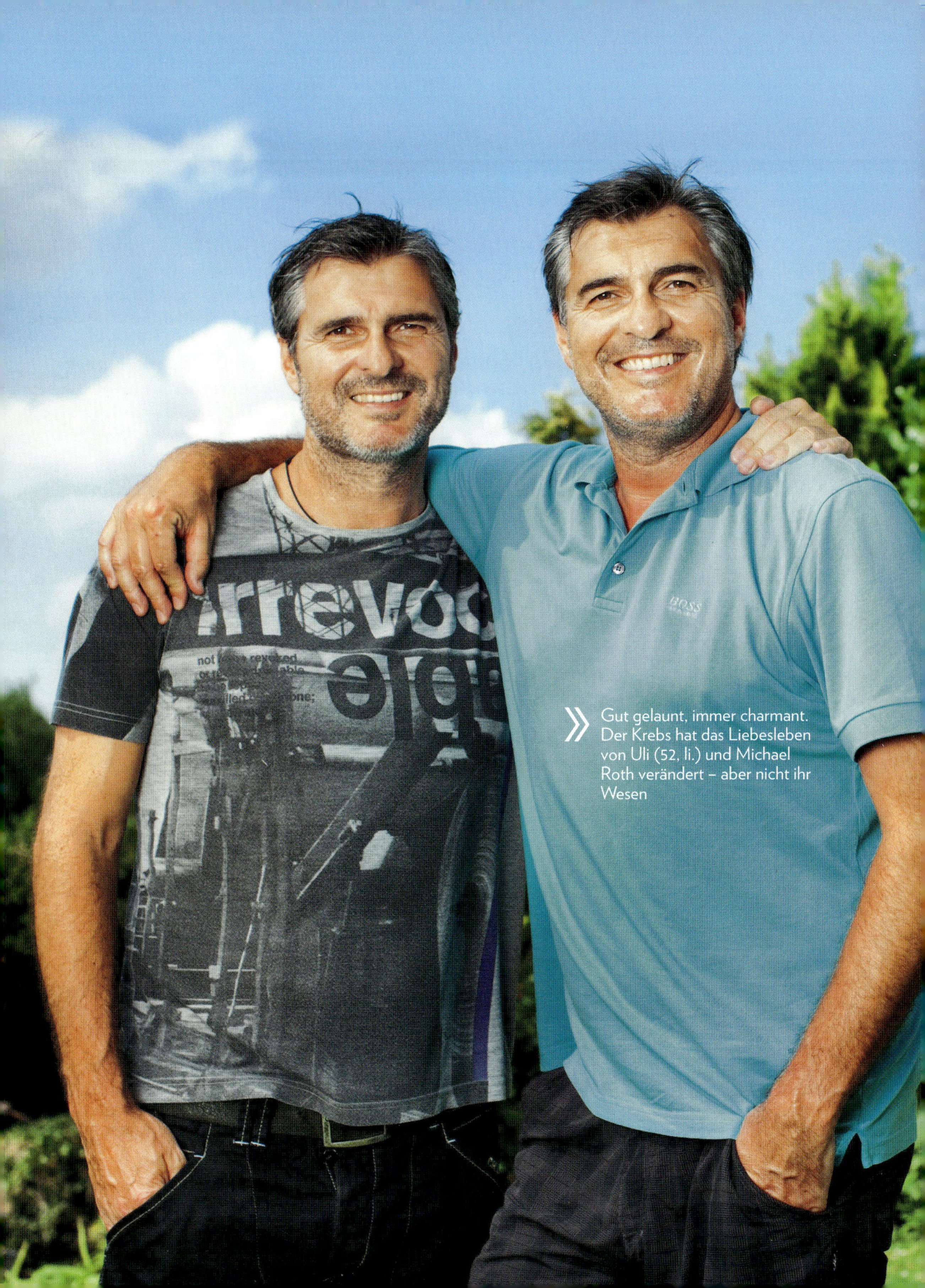

Gut gelaunt, immer charmant. Der Krebs hat das Liebesleben von Uli (52, li.) und Michael Roth verändert – aber nicht ihr Wesen am Telefon zum ersten Mal, dass mein fünf Minuten älterer Zwillingsbruder Angst hatte. Und mich packte dieselbe Angst. Wir hatten schon immer alles geteilt.

Bei der Biopsie liegst du auf einem Stuhl wie beim Frauenarzt, Beine breit, zwei Ärzte und eine Schwester vor dir. Du musst deine Hoden hochhalten, damit der Arzt durch den After über ein kleines Röhrchen eine Probe entnehmen kann. Das ist peinlich intim, aber nicht schmerzhaft. Ein ebenso eigenartiges Gefühl begleitet das Onanieren, das man nach der Biopsie quasi verordnet bekommt. Da ist das Sperma plötzlich blutrot, weil die Gewebeentnahme natürlich kleine Verletzungen verursacht. Bis dahin hat man den Krebs weder gesehen noch gespürt. Das ist das erste Mal, dass du spürst, dass du krank bist.

»Die Welt gerät ins Wanken, Trost und Mitgefühl helfen enorm«

An dem Tag, an dem der Arzt meinem Bruder das Ergebnis der Gewebeprobe mitteilte, wurde seine Tochter Nastassja vierzehn Jahre alt. Michael fuhr vom Arzt heim und platzte mitten in die Geburtstagsparty. Zuerst wollte er die Feier nicht versauen, aber dann konnte er doch nicht anders und erzählte von seiner Diagnose. So etwas ist Realität, das kann man schwer verschieben – und sollte es auch nicht. Nastassja und ihr Bruder Niklas umarmten ihren Papa Michael lange, wir haben alle gemeinsam geweint.

Mein Bruder stand auf einmal im Mittelpunkt – und da steht er nicht gerade gerne. Bei einer solchen Diagnose ist es aber gut und richtig, alle Aufmerksamkeit auf sich zu ziehen. Die Welt gerät ins Wanken, und Trost hilft enorm. Kein Mitleid, sondern Mitgefühl.

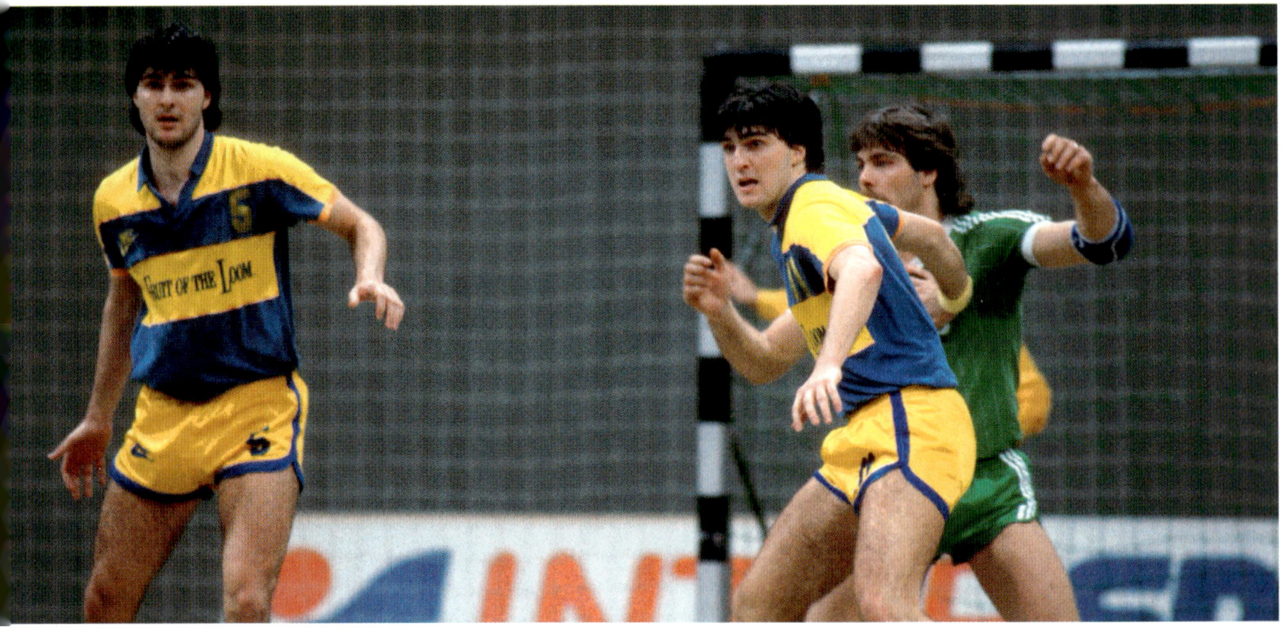

Die Handball-Brüder Uli und Michael Roth haben beim MTSV Schwabing gemeinsam das Tor verteidigt. Sport gehört von Kindheit an zu ihrem Leben

Michael meldete sich nur wenige Tage später als Trainer bei seiner Handballmannschaft ab. Offiziell hieß es, er müsse sich einem Eingriff an den Harnwegen unterziehen und würde daher bis zum Ende der Saison ausfallen. Gott sei Dank stellte niemand genauere Fragen. Schlappschwanz, Windelträger, Schwächling – das sind Worte, die einem im Kopf herumspuken, wenn man an Prostatakrebs denkt. Wer will als Mann schon ein Schlappschwanz sein? Vor allem, wenn man bisher als jemand durchs Leben lief, der es meist leicht bei den Frauen hatte?

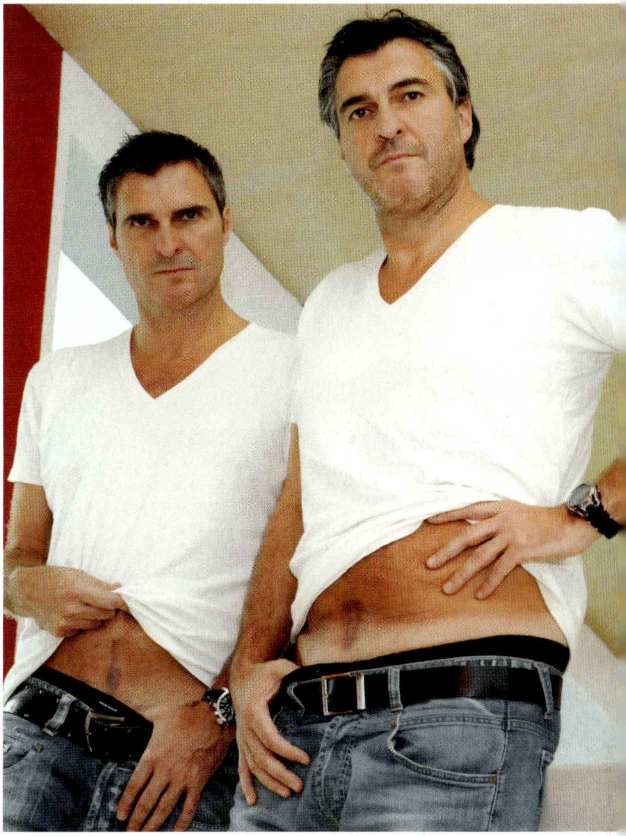

Die Handball-Brüder zeigen nach der Prostata-OP ihre Narben am Unterbauch

Die nächsten Wochen verbrachte mein Bruder damit, eine passende Klinik zu suchen. Er wägte ab zwischen der Atmosphäre vor Ort, dem Ruf der Ärzte – und den Wünschen seiner Familie, denn die wollte ihm möglichst nah sein. Die Wahl des Krankenhauses ist aber einer der Punkte, über den man zwar viel mit anderen reden, die Entscheidung aber letztlich alleine treffen sollte. Michael fuhr für die OP in die 500 Kilometer entfernte Hamburger Martini-Klinik. Er wollte diesen Teil des Kampfes mit sich selbst ausmachen.

Der Tumor meines Bruders war noch eingekapselt, hatte die äußere Hülle der Prostata also nicht durchbrochen. Es war sehr gut, dass der Krebs so früh erkannt wurde, denn so bestand eine große Chance, die Nerven neben der Prostata zu erhalten. Die Nerven, die das »beste Stück« funktionsfähig machen.

Impotenz und Inkontinenz – diese zwei Schlagwörter sind in den meisten Köpfen untrennbar mit Prostatakrebs verbunden. Dabei muss beides heute nicht sein. Je besser und erfahrener der Arzt, desto höher die Chancen, dass einem das erspart bleiben kann.

Nach der OP herrschten bei Michael aber tatsächlich erst einmal Windelpflicht und Schlappheit. Zehn Tage behielt er einen Katheter im Penis, über den der Urin in einen kleinen, am Bein befestigten Beutel lief. Man geht als Herkules in die Klinik und kommt als kranker Mann wieder heraus – dieser Beutel lässt einen das deutlich spüren. Vier Tage nach der OP wachte Michael mit einem erigierten Penis auf – trotz Katheter in der Harnröhre. Das war irgendwie peinlich, aber auch toll. Denn alles schien offensichtlich noch zu funktionieren. Begeistert rief er mich sofort an. Zwei weitere Tage später ließ sich mein Bruder den Katheter ziehen. Das erste Mal wieder vor einer hochgeklappten Klobrille zu stehen ist ein wahnsinnig erhebendes Gefühl. Als er das geschafft hatte, begann er sofort mit Potenzübungen, die ihm ärztlich verordnet worden waren, nach dem

Motto: »Wer rastet, der rostet.« Er bekam Lustpillen und sollte dann Hand anlegen, damit die Schwellkörper sich wieder an ihre Funktion gewöhnen. Michael hatte sofort Erfolg, er bekam sogar einen Orgasmus – und war dennoch erschrocken. Denn bei den Gesprächen über Therapien und Nebenwirkungen hatte er überhört, dass seine Orgasmen fortan »trocken« sein würden, also ohne Samenflüssigkeit. Die Samenbläschen waren mit entfernt worden, das war bei einer solchen OP üblich. Mein Bruder taufte »sein bestes Stück« daraufhin »Föhn«. Er sagte: »Da kommt eben nur heiße Luft raus.« Als Nächstes trainierte mein Bruder, seinen Urin zu halten. Das fiel ihm nach der OP anfangs schwer. Wenn man aufs Klo muss, kann man das in einem solchen Fall nicht aufschieben.

»Die ersten Wochen nach dem Eingriff schläft man mit einer Windel«

Und da man auch nicht sofort alles wieder halten kann, gehen schon einige Tropfen ab. Die ersten Wochen nach dem Eingriff schläft man deshalb mit einer Windel.

Michaels Arzt empfahl ihm, nach dem Aufenthalt im Krankenhaus Urlaub zu machen. Eine Badehose, in die der eine oder andere Tropfen geht, fühle sich wesentlich besser an als eine Anzughose mit Einlage. Außerdem würden dem Körper Erholung, Sonne und Ruhe guttun. Mein Bruder fuhr nach Fuerteventura. 3.000 Kilometer weit weg.

Bei fast jedem Gespräch, das Michael und ich in dieser Zeit führten, erzählte er mir, dass die Ärzte jedes Mal zusammenzuckten, wenn sie hörten, er habe einen Zwillingsbruder. Schließlich suchte ich einen Urologen auf. Erst wenige Monate zuvor hatte ich meinen PSA-Wert kontrollieren lassen, und damals war er in Ordnung – doch plötzlich bekam ich ein anderes Ergebnis: Er war seitdem auffällig in die Höhe geschossen. Das erfuhr ich an dem Morgen, als Michael operiert wurde.

Ich hatte geahnt, dass auch mich die Krankheit treffen würde. Mein Bruder und ich hatten schon immer alles geteilt. Aber dass ich so schnell dran war, hatte ich nicht erwartet.

Ich verhielt mich ganz anders als mein Bruder, erzählte niemandem von der Verdachtsdiagnose, nur Michael – und den verpflichtete ich zum Schweigen. Unsere Eltern sollten bald goldene Hochzeit feiern, und meine Mutter hatte wenige Wochen zuvor erfahren, dass sie an Nierenkrebs leidet. Nur mit Mühe hatten wir sie überreden können, den Festtag dennoch zu begehen. Wenn ich jetzt gesagt hätte: »Mama, ich habe wie Michael Krebs«, wäre sie zusammengebrochen.

Die Operation wollte ich so weit wie möglich hinausschieben. Ich managte die Band PUR, und es stand gerade eine Tour durch Deutschland bevor – die wollte ich unbedingt zuerst noch begleiten. Mein Bruder war aus dem Alltag ausgestiegen, als er die Diagnose Krebs bekam. Er hatte alles hinter seine Gesundheit gestellt, ich dagegen verdrängte meine Krankheit. Der Urologe überzeugte mich aber: Warten sei keine gute Idee, zumindest nicht, wenn ich nach der OP wieder meinen Mann stehen wolle.

Im Nachhinein muss ich sagen: Mein Schweigen war bescheuert. Ich war alleine mit meinen Ängsten, was alles nur schlimmer machte. Zudem sprachen mich alle auf die Krankheit meines Bruders an und drückten Anteilnahme aus. Ich presste immer nur ein »wird schon wieder« durch die Zähne und wünschte, auch ich könnte mich mehr öffnen.

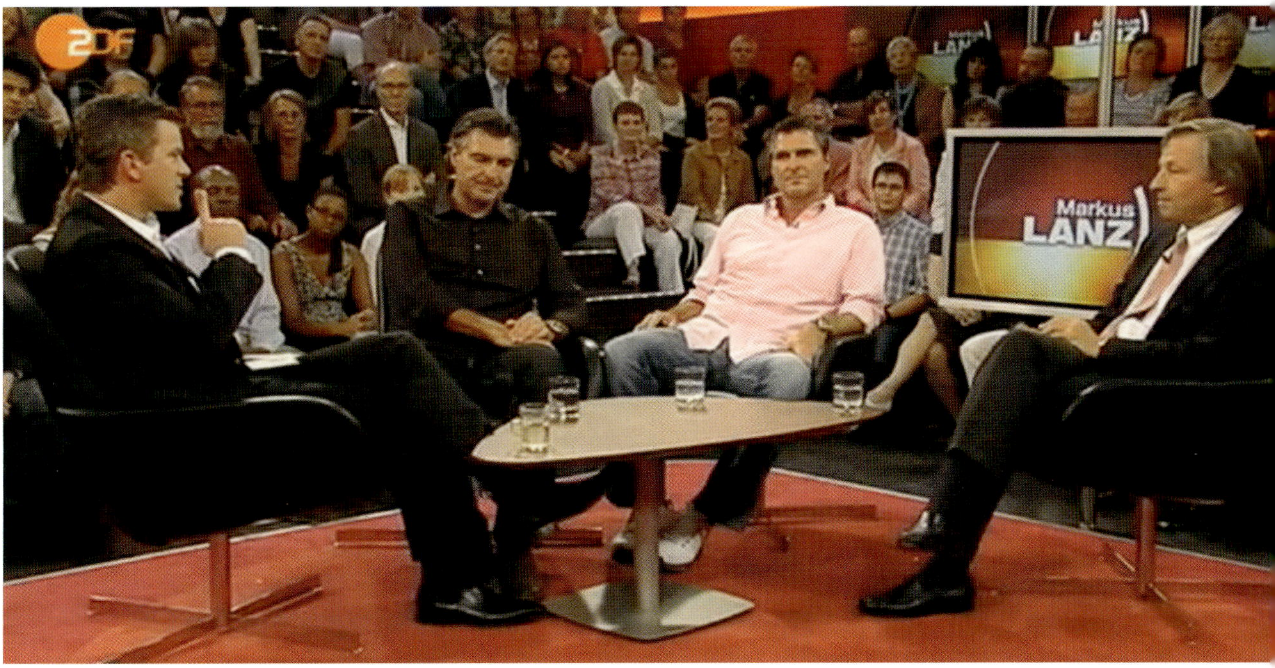

In der Talkshow Markus Lanz sprechen die Roth-Brüder im Oktober 2009 zusammen mit ihrem Operateur Prof. Hartwig Huland offen über ihre Krebserkrankungen

Meine krebskranke Mutter und ich gerieten zufällig an denselben Urologen. An dem Tag, an dem sie mit ihm ihre Therapie besprechen wollte, sollte ich die Auswertung der Ultraschallaufnahmen bekommen.

Dem Arzt hatte ich verboten, meine Mutter in meinen Befund einzuweihen – aber auf der Fahrt dorthin habe ich es ihr doch erzählt. In diesem Moment waren wir so seltsam miteinander verbunden. Natürlich war die Nachricht schlimm für sie, aber sie nahm ihr auch ein Stück ihrer eigenen Sorgen. Denn nun stand ich plötzlich im Mittelpunkt meiner Mutter und nicht ihr eigener Tumor. Mir tat das sehr gut, denn das Gefühl, etwas gemeinsam durchzustehen, half in diesem Augenblick enorm.

»Mein Bruder und ich hatten schon immer alles geteilt«

Als ich meinen Bruder anrief und ihm sagte, dass auch ich nun dran sei, erholte er sich am Strand. Direkt neben ihm sonnte sich ein Medienberater, den er von früher kannte und jetzt im Urlaub zufällig getroffen hatte. Michael hatte ihm im Vertrauen von seiner gerade erst überstandenen OP erzählt. Jetzt, da auch ich Krebs hatte, sprach mein Bruder mit mir darüber, ob wir unsere Krankheit nicht öffentlich machen sollten. Zuerst hielt ich das für keine gute Idee, aber dann wurde mir klar: Viele Betroffene sind mit ihren Sorgen und Ängsten allein, trauen sich nicht, darüber zu sprechen. Und: Viele junge Männer lassen die Vorsorge schleifen, denken, sie sind unbesiegbar – so wie wir es auch von uns dachten. Aber nur ein früh erkannter Krebs kann geheilt werden.

Michael und ich entschieden uns dann, offen über unseren Krebs zu sprechen. Wir wollten anderen Mut machen. Am Tag vor meiner OP erschien ein Zeitungsartikel, abends traten wir beide noch in einer Talkshow auf, zu der uns unser Operateur begleitete. Es war eine Aufzeichnung, ein paar Stunden später sollte der Eingriff stattfinden.

Rückblickend muss ich sagen: Es war richtig, mit dem Thema so offen umzugehen. Das Wort »Krebs« löst immer noch merkwürdige Assoziationen aus, vor allem Prostatakrebs. Aber wer darüber und über die Nebenwirkungen spricht, nimmt den anderen Menschen die Grundlage für wilde Spekulationen. Und das ist ein gutes Gefühl.

Am Tag meiner Operation lief abends die TV-Sendung, mein Bruder und ich waren völlig überwältigt von den Reaktionen. Ich lag in meinem Krankenzimmer und bekam über 300 SMS-Nachrichten, E-Mails und Briefe – alle positiv! Es war Dank von Menschen, die dasselbe erlebt hatten wie wir, sich aber bislang nicht getraut hatten, über ihre Probleme zu sprechen, nicht einmal mit ihrem Arzt. Es gab auch Mitgefühl und Hilfsbereitschaft von Freunden und Bekannten. Und sogar Liebesbriefe.

Unser Liebesleben hat sich nach der Krebs-OP übrigens verändert. Normalerweise ist die Partnerin eine der wichtigsten Bezugspersonen. Im besten Fall hilft sie, die Therapie mit all ihren Folgen zu überstehen. Micha und ich lebten zum Zeitpunkt der Diagnose aber beide in Trennung von unseren Ehefrauen. Das erste Mal wieder Sex nach der OP hatten wir jeweils mit einer Frau, mit der wir eng befreundet waren und auch schon mal etwas hatten. Gemeinsam tasteten wir uns ran an ein Gefühl, das man eigentlich kennt, aber doch neu entdecken muss.

»Sex findet nicht mehr nebenbei statt, sondern mit mehr Konzentration«

Der erste Sex nach so einer OP ist gut, leidenschaftlich, sogar irgendwie inniger als sonst – weil er nicht mehr nebenbei stattfindet, sondern mit mehr Konzentration. Wir beide waren beim ersten Mal richtig nervös. Früher haben Micha und ich zugegeben wenig Gelegenheiten ausgelassen, die sich boten, heute nimmt man nicht mehr so einfach einen One-Night-Stand mit nach Hause. Dem müsste man schließlich erst mal erklären, warum die Nacht trocken wird statt spritzig.

Wir leben jetzt beide in festen Partnerschaften. Wir sind beide sehr glücklich, denn wir haben sehr verständnisvolle, tolle, einfühlsame Frauen. Gemeinsam haben wir gelernt, mit der Krankheit und ihren Folgen umzugehen. Gerade mit Partnern ist es sehr wichtig, zu reden, denn Sex ist nicht mehr so spontan wie früher. Der Hauptgrund dafür ist, dass die Blase leer sein muss, damit beim Verkehr nicht plötzlich etwas danebengeht. Im Alltag haben mein Bruder und ich inzwischen aber kein Kontinenzproblem mehr. Nur wenn Michael am Spielfeldrand steht und plötzlich laut losschreit, können sich schon mal ein paar Tropfen verabschieden. In solchen Situationen muss man sich mehr auf die Beckenbodenmuskulatur konzentrieren. Es gibt entsprechende Übungen, die helfen. Sprechen sollte man mit der Partnerin aber auch darüber, dass ein eventueller Kinderwunsch unerfüllt bleibt. Nach der OP kommt beim Orgasmus ja kein Samen mehr. Zeugungsunfähig ist man trotzdem nicht ganz: Zum einen gibt es die Möglichkeit, Samen auch nach einer Krebsbehandlung operativ zu entnehmen – er wird in den Nebenhoden weiter produziert, nur beim trockenen Orgasmus eben nicht mehr herausgeschleudert. Zum anderen kann man Sperma vor der Krebs-OP einfrieren lassen und später für eine künstliche Befruchtung verwenden.

Michael war damals aber zu sehr auf den Kampf gegen seine Krankheit fixiert, sorgte nicht vor. Ich habe meinen Samen einfrieren lassen.

Mittlerweile fängt mein Bruder an, mir im Scherz hohe Summen für eine Samen-Spende zu bieten. Steckt eh quasi dasselbe drin – und wir teilen im Leben ja alles.

UNTERSTÜTZUNG DURCH ANGEHÖRIGE, FREUNDE UND KOLLEGEN

Krebs hat einen erheblichen Einfluss auf die Lebenssituation der Betroffenen und ihr soziales Umfeld. Nicht nur die Patienten durchleben die Erkrankung, sondern auch ihr Partner, die Kinder, die Familie, manchmal ebenso Bekannte, Nachbarn und Arbeitskollegen.

Eine Krebserkrankung lässt sich häufig nicht verheimlichen, dennoch sollte sich jeder Betroffene überlegen, wem er von seiner Diagnose erzählen möchte, zu welchem Zeitpunkt und auf welche Weise. Einigen Menschen tut es gut, wenn sie sich anderen mitteilen, andere wiederum bevorzugen es, die Situation allein zu bewältigen.

FAMILIE UND KINDER: WIE SAGE ICH IHNEN, DASS ICH KREBS HABE?

Mit der Diagnose Krebs können sich die sozialen Beziehungen verändern. Viele Betroffene erleben eine neue Tiefe und Innigkeit in Freundschafts-, Familien- oder Partnerschaftsbeziehungen, ein Gefühl tiefer Verbundenheit, weil man gemeinsam diesen Schicksalsschlag durchleidet und durchlebt. Es gibt aber ebenso Beziehungen, die wegen des emotionalen Drucks, den die Krankheit beim Betroffenen, aber auch beim Partner auslöst, in eine schwierige Phase geraten.

MIT DEM PARTNER UND MIT VERWANDTEN REDEN

Angehörige sollten in jedem Fall über die Erkrankung und die einzelnen Therapieschritte Bescheid wissen. Sie sind oft eine wichtige seelische Stütze in der schweren Zeit, übernehmen die Aufgaben des Erkrankten in der Familie oder helfen bei der Pflege. Das heißt, auch die Angehörigen werden zusätzlichen Stress erleben und verarbeiten müssen. In dieser Phase ist es besonders wichtig, mit seinem Partner, den Angehörigen und Freunden über die Erkrankung und die eigenen Gefühle, Wünsche und gegenseitigen Erwartungen zu reden, sonst kann es schnell zu Missverständnissen kommen.

Einige Verwandte und Freunde möchten dem Betroffenen alles abnehmen. Das wird dann manchen Patienten zu viel, sie fühlen sich von der Fürsorge und Nähe erdrückt und sich ihrer eigenen Selbstständigkeit beraubt. Darüber hinaus kann es eine Beziehung belasten, wenn der Partner zu stark in die Rolle des aufopfernden Pflegenden fällt und der Erkrankte das Gefühl hat, ausschließlich als Patient wahrgenommen zu werden – das kann dazu führen, dass er in dem Versuch, selber zu entscheiden und zu handeln, die Menschen verletzt, die ihm helfen wollen. Auch kann es zum Problem werden, wenn Patient oder Angehörige denken, sie müssten stark sein, Fröhlichkeit verbreiten und aus falscher Rücksichtnahme Gespräche über Krebs oder Tod vermeiden. Viele kranke Menschen und ihre Angehörigen beschäftigen diese Themen und sie würden gerne darüber reden, wissen aber nicht, wie sie das Gespräch beginnen sollen und ahnen oft nicht, dass es dem anderen genauso geht. Klare Signale, wenn gut gemeinte Hilfe einengt und ein ehrlicher offener Umgang miteinander sind in diesen Fällen wichtig.

DIE EIGENEN KINDER EINBEZIEHEN

Für viele krebskranke Menschen stellt es eine große Hürde dar, mit den eigenen Kindern über die Erkrankung zu sprechen, insbesondere wenn diese noch im Kindes- oder Jugendalter sind. Dennoch ist das ratsam. Zieht man sie nicht ins Vertrauen, fühlen sie sich möglicherweise ausgegrenzt oder reagieren mit großer Verunsicherung, im Extremfall sogar mit Angst- oder Entwicklungsstörungen. Bieten Sie das Gespräch an, aber drängen Sie es nicht auf. Antworten Sie kindgerecht und behutsam auf die Fragen des Kindes und fragen Sie nach, ob es die Informationen verstanden hat. Statt eines langen Gesprächs ist es besser, mehrmals kurz mit dem Kind über die Krankheit zu reden und es nicht mit Details und zu vielen Informationen zu überfordern. Dabei stehen praktische Aspekte im Vordergrund: Ein Kind sollte darauf vorbereitet werden, wenn sich das gewohnte Familienleben ändert, wenn die Mutter z.B. für längere Zeit ins Krankenhaus kommt oder das Kind statt mittags jetzt erst nachmittags vom Kindergarten abgeholt werden kann.

Kinder übertragen Familienprobleme häufig auf sich. Im Fall der Erkrankung eines Elternteils kann es passieren, dass sich ein Kind die Schuld zuschreibt und still unter dieser schweren emotionalen Last leidet. Eltern sollten daher deutlich machen, dass es an der Situation keine Schuld trägt. Es ist auch wichtig, die Erkrankung nicht als Drohung einzusetzen (»Wenn du jetzt nicht lieb bist, wird der Papa nie gesund«). Stattdessen braucht es in dieser belastenden Situation viel Nähe und Liebe, das Kind muss wissen, dass es mit seinen Problemen und Ängsten nicht allein ist.

Die Erkrankung eines Elternteils geht nie spurlos an dem Kind vorüber, da es sich sorgt und Angst um den Vater oder die Mutter hat. Dass es sich daher verändert, vielleicht etwas ernster oder stiller wird, kann normal sein. Treten aber deutliche Verhaltensauffälligkeiten oder Persönlichkeitsveränderungen auf, sollte man kinderpsychologische Hilfe in Anspruch nehmen. Einige Krebskliniken bieten speziell für die Kinder krebskranker Eltern kostenlose Beratungsgespräche an. Einige Krebsberatungsstellen haben Familiensprechstunden, bei denen man sich Rat holen kann.

KREBSKRANKE ELTERN: LEHRER DER KINDER INFORMIEREN

Oft ist es ratsam, Klassenlehrer oder Hortleiter über die Erkrankung eines Elternteils zu informieren. Zum einen kann dann besser eingeordnet werden, wenn das Kind in einer speziellen Situation anders als andere Kinder reagiert. Zum anderen haben die Verantwortlichen einen geschulten Blick und können bei auffälligen Verhaltensänderungen Ihres Kindes einschätzen, ob eine kinderpsychologische Unterstützung erforderlich ist. Ratsam ist auch, den besten Freund/die beste Freundin des Kindes (und deren Eltern) einzubinden. Sie verstehen dann bestimmte Reaktionen besser und können Halt geben.

ARBEITSWELT UND SOZIALRECHTLICHE ASPEKTE

Menschen, die krankgeschrieben sind, haben keine Verpflichtung, ihrem Arbeitgeber oder den Kollegen die genaue Diagnose mitzuteilen. Jeder kann selbst entscheiden, wen er ins Vertrauen zieht.

Bei einer Krebserkrankung ist meistens eine längere Krankschreibung notwendig, was für das Berufsleben und die Karriereplanung Folgen haben kann, aber auch für die soziale und finanzielle Situation: Es reduzieren sich die Kontakte zur Arbeitswelt, zu Kollegen, Kunden oder Geschäftspartnern, und in vielen Fällen liegt das Krankengeld unter dem Nettolohn. Neben der Sorge um ihre Gesundheit haben viele Betroffene daher auch Zukunftsängste. Patienten sollten sich rechtzeitig mit der Frage auseinandersetzen, was ihnen zusteht und wie sie finanzielle Hilfen beantragen können.

LOHNFORTZAHLUNG, KRANKENGELD, BERUFSUNFÄHIGKEITSRENTE – WAS SICHERT DIE EXISTENZ?

Menschen in Festanstellung, die gesetzlich krankenversichert sind, haben folgende Grundsicherung im Krankheitsfall:

- In den ersten sechs Wochen erhalten sie eine Lohnfortzahlung vom Arbeitgeber. Das bedeutet, dass ihr Gehalt trotz Krankschreibung in voller Höhe gezahlt wird.
- Ab der siebten Woche zahlen die Krankenkassen ein Krankentagegeld, wenn der Betroffene wegen der Erkrankung nicht arbeiten kann. Es entspricht 70 Prozent des Bruttolohns bzw. höchstens 90 Prozent des Nettolohns. Da auch vom Krankengeld Abzüge (Renten-, Arbeitslosen- und Pflegeversicherung) abgehen, erhalten die meisten Patienten etwa 75 Prozent des letzten Nettolohns. Viele Krankenkassen

Was sichert die Existenz im Krankheitsfall?

1. bis 6. Woche	*ab 7. Woche*	*ab 78. Woche*
Lohnfortzahlung vom Arbeitgeber	Krankengeld	Erwerbsminderungsrente teilweise oder voll erwerbsunfähig
100 % vom Nettolohn	ca. 75 % vom **Nettolohn**	**individuelle Höhe**
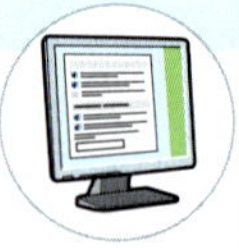	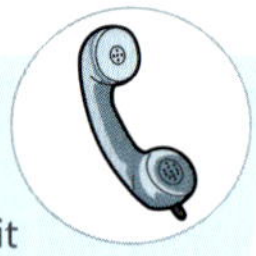	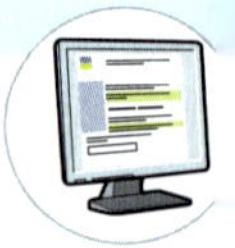
Krankengeldrechner auf den Websites der Krankenkassen	Bürgertelefon des Bundesministeriums für Arbeit und Soziales: 01805 6767-10	Beratungsstellen der Rentenversicherung: www.deutsche-rentenversicherung-bund.de

bieten auf ihren Internetseiten einen Krankengeldrechner an, der genau kalkuliert, wie viel Krankengeld gezahlt wird. Arbeitslose erhalten ein Krankengeld in Höhe ihres Arbeitslosengelds. Private Krankenkassen haben keinen allgemeinen Satz, sondern vereinbaren die Höhe des Krankentagegelds individuell mit ihren Versicherten. Was ihnen zusteht, können Privatpatienten ihrer Krankenkassenpolice entnehmen. Krankengeld wird maximal achtundsiebzig Wochen gezahlt. Wer über sechs Wochen eine Lohnfortzahlung vom Arbeitgeber erhalten hat, bekommt zweiundsiebzig Wochen Krankengeld. Bei Fragen sollte sich jeder Patient direkt an seine Krankenkasse wenden. Patienten, die im Krankenhaus sind, sollten den Kliniksozialdienst des Hauses kontaktieren, er hilft bei Fragen zur Krankenversicherung und beim Beantragen von Rehabilitationsmaßnahmen.

WO FINDE ICH BERATUNG ZUR ERWERBSMINDERUNGSRENTE?

Die örtlichen Beratungsstellen der Rentenversicherungsträger informieren umfassend. Man findet sie per Suchmaske auf der Internetseite der Deutschen Rentenversicherung: www.deutsche-rentenversicherung-bund.de. Das Bundesministerium für Arbeit und Soziales hat ein Bürgertelefon eingerichtet: montags bis donnerstags von 8 bis 20 Uhr: 030 22191101.

- Ist der Betroffene nach Ablauf der achtundsiebzig Wochen noch immer arbeitsunfähig, muss eine Erwerbsminderungsrente beantragt werden. Kann der Patient in absehbarer Zeit keine drei Stunden am Tag arbeiten, ist er voll erwerbsunfähig. Er kann aber auch als teilweise erwerbsunfähig eingestuft werden und erhält dann eine anteilige Erwerbsminderungsrente. In diesem Fall muss er für sein Auskommen einer Teilzeitarbeit nachgehen, auch wenn er in seinem eigentlichen Beruf nicht mehr arbeiten kann. Er muss dann in Kauf nehmen, eine andere Tätigkeit auszuüben. Die Einschätzung, ob der Betroffene ganz oder teilweise erwerbsunfähig ist, nimmt ein Arzt der Rentenversicherungsträger vor. Wie hoch die Rente ausfällt, richtet sich wie bei der Altersrente nach der Anzahl der Jahre, in denen eingezahlt wurde, und nach der Höhe der eingezahlten Beiträge. Insbesondere bei Patienten, die in jungen Jahren erkrankt sind, reicht die Erwerbsminderungsrente häufig kaum aus, sodass zusätzliche Leistungen beim Sozialamt beantragt werden müssen, wenn keine private Berufsunfähigkeitsversicherung abgeschlossen wurde.

REHABILITATIONSMASSNAHMEN, PFLEGELEISTUNGEN, FAHRTKOSTEN, BEHINDERTENAUSWEIS: WAS STEHT MIR ZU?

Krebspatienten können verschiedene Leistungen beantragen, in vielen Fällen haben sie sogar einen Rechtsanspruch darauf:

- **Fahrtkosten:** Bei Patienten, die ambulant eine Chemo- oder Strahlentherapie erhalten, werden die Fahrtkosten weitgehend übernommen. Die Betroffenen müssen sich allerdings die Fahrten von ihrer Krankenkasse im Vorfeld genehmigen lassen und sich auch mit zehn Prozent an den Kosten beteiligen (die Mindestbeteiligung beträgt fünf Euro, die Höchstbeteiligung zehn Euro pro Fahrt).

▶ **Rehabilitationsmaßnahme:** Nach einer Operation oder einem längeren Krankenhausaufenthalt kann eine sogenannte Anschlussheilbehandlung sinnvoll sein; dabei werden gezielte Rehabilitationsmaßnahmen durchgeführt, um seelische und körperliche Folgen der Tumorerkrankung zu mildern oder zu beseitigen. So geht es z. B. nach einem Eingriff oder der Bestrahlung der Brust darum, einem Lymphstau im Arm vorzubeugen und für die Beweglichkeit des Arms zu sorgen, nach einer Entfernung des Kehlkopfes steht die Sprachschulung im Vordergrund. Sprechen Sie mit Ihrem Arzt. Befürwortet er die Maßnahme, sollten Sie sich noch während Ihres Krankenhausaufenthalts an den Kliniksozialdienst wenden, denn der Antrag muss vor der Entlassung aus dem Krankenhaus eingereicht werden. Aber auch nach einer Chemo- oder Strahlentherapie, die ambulant, also nicht im Krankenhaus stattgefunden hat, kann noch eine onkologische Rehabilitation beantragt werden. Hilfe bei der Beantragung erhalten Sie bei sogenannten Reha-Beratungsstellen. Die Adressen sind im Internet unter www.reha-servicestellen.de abrufbar.

▶ **Pflegeleistungen:** Pflegebedürftige können bei ihrer Pflegekasse Pflegeleistungen beantragen, wenn sie sich selbst nicht oder nur eingeschränkt versorgen können. Bei gesetzlich krankenversicherten Patienten stellt der Medizinische Dienst der Krankenversicherung (MDK) fest, ob eine Pflegebedürftigkeit vorliegt und ordnet in eine der drei Pflegestufen ein (Informationen unter www.mdk.de). Bei privat Versicherten ist das Gutachten von Medicproof, dem medizinischen Dienst der privaten Kranken- und Pflegeversicherungen, entscheidend.

▶ **Haushaltshilfe:** Gesetzlich versicherte Patienten, die nicht in der Lage sind, den Haushalt zu führen, oder über eine längere Zeit in die Klinik müssen, können bei ihrer Kasse eine Haushaltshilfe beantragen. Allerdings müssen sich die Patienten mit zehn Prozent (mindestens fünf Euro, höchstens zehn Euro am Tag) an den Kosten beteiligen. Voraussetzung für die Bewilligung ist, dass ein Kind unter zwölf Jahren im Haushalt lebt und kein anderes Familienmitglied in der Lage ist, diesen zu führen, oder dass der/die Betroffene alleinstehend ist. Manche Krankenkassen erstatten eine Haushaltshilfe aber auch in anderen Fällen. Es lohnt sich also, nachzufragen.

▶ **Schwerbehindertenausweis:** Er gibt den Grad der körperlichen Beeinträchtigung durch die Erkrankung an.

HÄRTEFONDS

Die Deutsche Krebshilfe hat einen Härtefonds für Patienten eingerichtet, die durch die Erkrankung in eine finanzielle Notlage geraten. Informationen und Anträge finden Sie unter: www.krebshilfe.de/haertefonds.html. Auch einige Landeskrebsgesellschaften der Krebsgesellschaft, wie z.B. die Berliner Krebsgesellschaft, haben solche Härtefonds. Eine Liste der Beratungsstellen der Landeskrebsgesellschaften gibt es unter: www.krebsgesellschaft.de.

Ab einer Beeinträchtigung von 50 Prozent stehen Ihnen jährlich mehr Urlaubstage zu und Sie haben einen erhöhten Kündigungsschutz am Arbeitsplatz. Außerdem gehen mit diesem Ausweis Steuervergünstigungen, eine Befreiung von Rundfunkgebühren, Parkerleichterungen sowie Vergünstigungen im öffentlichen Personenverkehr einher. Weitere Informationen sowie Antragsformulare finden Sie auf den Internetseiten Ihres Versorgungsamts.

WELCHE ZUSÄTZLICHEN AUSGABEN KOMMEN AUF MICH ALS PATIENT ZU?

Bei vielen Leistungen ist eine Selbstbeteiligung gefordert. Das gilt für Fahrtkosten, die Haushaltshilfe, aber auch für Arznei- und Verbandmittel sowie für sogenannte Heilmittel wie Krankengymnastik, Ergotherapie oder Ähnliches. Der Patient trägt zehn Prozent der Kosten, mindestens jedoch fünf Euro, höchstens zehn Euro.

Bei schwerkranken Patienten, die viele Leistungen in Anspruch nehmen müssen, kann das zu einer finanziellen Belastung werden, weshalb eine Belastungsgrenze eingeführt wurde. So müssen derzeit nicht mehr als zwei Prozent des Jahresbruttoeinkommens der Familie für Zuzahlungen aufgewendet werden (bei chronisch Schwerkranken liegt die Belastungsgrenze nur bei einem Prozent). Ist diese Belastungsgrenze erreicht – die meisten Krankenkassen bieten auf ihren Internetseiten einen Zuzahlungsrechner an –, werden die Patienten von weiteren Zuzahlungen befreit. Bei Fragen oder für eine individuelle Beratung sollte man sich direkt an die Krankenkasse wenden.

SELBSTHILFEGRUPPEN: FÜR VIELE KREBSPATIENTEN EINE WERTVOLLE ANLAUFSTELLE

Die Selbsthilfe bietet Betroffenen bei sozialrechtlichen Fragen wertvolle Unterstützung und Beratung an. Selbsthilfegruppen halten eigenes Material für Patienten bereit oder arbeiten, aus der eigenen Betroffenheit oder Erfahrung heraus, bei der Erstellung von Patientenmaterial mit. Dort erfährt vieles aus erster Hand und bekommt nützliche Tipps zur Bewältigung von Therapienebenwirkungen oder den Umgang mit Ängsten. Manche Selbsthilfegruppen bieten sogar Rechtsberatungen an.

Darüber hinaus hat man die Möglichkeit, neue soziale Kontakte zu knüpfen. Hier finden Menschen zusammen, die an der gleichen Krankheit leiden und Ähnliches durchgemacht haben. Das verbindet und schafft eine gemeinsame Interessenlage. Oft haben Patienten das Ge-

SELBSTHILFEGRUPPEN FINDEN

Selbsthilfegruppen sind Ärzten und Pflegepersonal bekannt, machen häufig in Krankenhäusern mit Aushängen oder Faltblättern auf sich aufmerksam.

Das neue »infonetz-krebs« hilft, Anlaufstellen zu finden: www.infonetz-krebs.de oder 0800 80708877.

Auch der Krebsinformationsdienst des Deutschen Krebsforschungszentrums bietet eine Liste der Selbsthilfegruppen und Patientenverbände im Internet an unter: www.krebsinformationsdienst.de.

fühl, dort Personen zu begegnen, die sie wirklich verstehen und die ihre Sorgen und Ängste teilen. Ein Gespräch kann daher auch auf emotionaler Ebene sehr bereichernd sein. Man findet Halt und weiß, dass man mit der Erkrankung nicht allein dasteht.

Manche Patienten möchten jedoch keiner Selbsthilfegruppe beitreten. Sie haben die Befürchtung, dass sich ihr Leben dann nur um die Krebserkrankung dreht und dass sie der Kontakt mit Mitpatienten eher deprimiert. Sie suchen Ablenkung. Auch das kann ein Weg sein. Jeder muss für sich entscheiden, was ihm guttut und wie er die Situation der eigenen Erkrankung am besten bewältigt.

ARZT, FACH- UND PFLEGEPERSONAL – ERSTE ANSPRECHPARTNER IN MEDIZINISCHEN FRAGEN

Während der gesamten Dauer der Therapie werden der behandelnde Arzt und sein Pflegeteam zu wichtigen Bezugspersonen eines an Krebs erkrankten Menschen.

Wenn es um Fragen der Pflege, Ernährung oder des Umgangs mit Nebenwirkungen geht, sind Fachpfleger oder -pflegeschwestern gute Ansprechpartner. Sie verfügen über einen großen Erfahrungsschatz und geben oft wertvolle alltagstaugliche Tipps und Zusatzinformationen.

Dem Arzt kommt eine Schlüsselrolle zu: Er teilt dem Patienten die Diagnose mit, macht ihm Therapievorschläge, erklärt Laborbefunde und Zwischenergebnisse und bespricht mit ihm seine persönliche Heilungschance und Prognose.

Auf den Patienten stürmen dabei viele Informationen und Fachbegriffe ein, die nicht immer auf Anhieb verständlich sind. Manchmal entsteht dadurch das Gefühl, dass Therapieentscheidungen über den Kopf des Patienten hinweg gefällt werden. Weil der Betroffene den Faden verloren hat oder sich keine Blöße geben will, traut er sich nicht nachzufragen. Ziel eines jeden Arzt-Patienten-Gesprächs sollte es aber sein, die Fragen des Betroffenen so zu beantworten, dass er versteht, was die Behandlungsvorschläge des Arztes bedeuten, um sich so besser für oder gegen eine Therapie entscheiden zu können.

Sollte es Fragen zur Reha geben, sind die Sozialdienste der Krankenhäuser die erste Anlaufstelle.

Bei psychischen Belastungen kann man eine psychoonkologische Beratung in Anspruch nehmen; an den von der Deutschen Krebsgesellschaft und der

DARAUF SOLLTEN SIE BEIM ARZT-GESPRÄCH ACHTEN

- Sich über die Erkrankung, Therapiemöglichkeiten, häufige Komplikationen informieren
- Im Vorfeld die Fragen aufschreiben, die man beantwortet wissen möchte.
- Im Gespräch nachfragen, wenn man etwas nicht verstanden hat
- Während des Gesprächs Notizen machen: Oft ist es schwierig, alles zu behalten
- Darauf achten, dass alle Fragen gestellt werden, die unklar sind
- Der Arzt sollte alle wichtigen Probleme kennen und über einen möglichen Kinderwunsch informiert sein
- Bei einer Therapieentscheidung eine Bedenkzeit erbitten und gegebenenfalls auch die Meinung eines zweiten Arztes dazu einholen

Deutschen Krebshilfe zertifizierten Krebszentren sind Psychoonkologen in die Betreuung der Patienten eingebunden.

Weitere Informationen findet man z.B. im Internet auf den Seiten der Deutschen Krebsgesellschaft und der Deutschen Krebshilfe sowie beim von diesen beiden Gesellschaften neu gegründeten Beratungsdienst »infonetz-krebs« (siehe Kapitel 10) und beim Krebsinformationsdienst des Deutschen Krebsforschungszentrums.

Die Deutsche Krebshilfe und die Deutsche Krebsgesellschaft geben außerdem Broschüren heraus zur Diagnostik, Therapie, Rehabilitation bei einzelnen Krebserkrankungen sowie einen Wegweiser zu den Sozialleistungen im Krebsfall. Wer ein persönliches Gespräch bevorzugt, kann den Informations- und Beratungsdienst der Deutschen Krebshilfe unter der Nummer 0800 80708877 oder eine der zahlreichen psychosozialen Beratungsstellen anrufen. Hilfestellungen erhalten Patienten zudem bei Selbsthilfegruppen, da die Mitglieder dieser Gruppen bereits Ähnliches erlebt haben und vieles verständlich erklären können. Darüber hinaus können sie persönliche Erfahrungen weitergeben, was viele Betroffene als hilfreich empfinden.

6. DER KREBS IST ZURÜCK

Wenn Krebs zurückkommt, erschüttert das die Betroffenen oft noch mehr als die erste Diagnose. Die Mühen der Therapie scheinen umsonst, der Feind übermächtig. Mut machen kann: dass Untersuchungen und Abläufe nun bekannt sind, nicht mehr angsteinflößend, dass die Behandlung von Nebenwirkungen quasi Routine ist. Dieses Kapitel beschreibt, in welchen Formen Krebs zurückkommen kann und wie man ihn dann behandelt. Der ehemalige Verkehrsminister Manfred Stolpe erkrankte 2004 an Darmkrebs. Er schildert, wie er den Rückfall vor sechs Jahren erlebte und heute mit dem Krebs umgeht.

BEI EINER ROUTINE-KONTROLLE FAND DER ARZT METASTASEN *von Manfred Stolpe*

Als bei mir Metastasen gefunden wurden, überkam mich ein gewisser Grundfatalismus. Ich hatte den Krebs in meinem Darm besiegt geglaubt, hatte die Operation und die Chemotherapie mit all ihren Nebenwirkungen überstanden, war wieder auf den Beinen, fit und gesund. Dachte ich.

Nach einer Routine-Kontrolle räusperte sich mein Arzt, bevor er anfing zu sprechen, da wusste ich: Jetzt wird es ernst. Ein Krebs, der in Form von Metastasen zurückkommt, ist meist noch bösartiger als der Grundtumor. Meine Frau ist Ärztin, behandelte selbst jahrelang Krebspatienten. An dieser Wahrheit kam ich nicht vorbei. Ich wollte wissen, wie lange ich noch habe, ich wollte mein Leben so organisieren, dass alles geregelt ist. Vielleicht noch drei Jahre sagte man mir damals. Ich hatte Lebermetastasen. Ich versuchte mich daran zu gewöhnen, dass meine Krankheit nun behandelbar war, aber nicht mehr heilbar.

Vor der Therapie hatte ich keine Scheu. Ich wusste, was sie meinem Körper antun würde, ich hatte denselben Wirkstoff ja schon einmal bekommen, aber ich wusste auch, dass ich die Behandlung schon einmal überstanden hatte. Ich hatte auch keine Beklemmung mehr vor den ganzen Röhren, durch die man für die Untersuchungen geschoben wird, denn ich kannte ja nun die verschiedenen Arten, wie sie summen, piepen, rattern. Ich war einerseits also gelassener, aber andererseits auch aufgewühlter, denn die erste Therapie hatte den Krebs nicht aufhalten können. Warum sollte die zweite Behandlung das nun schaffen?

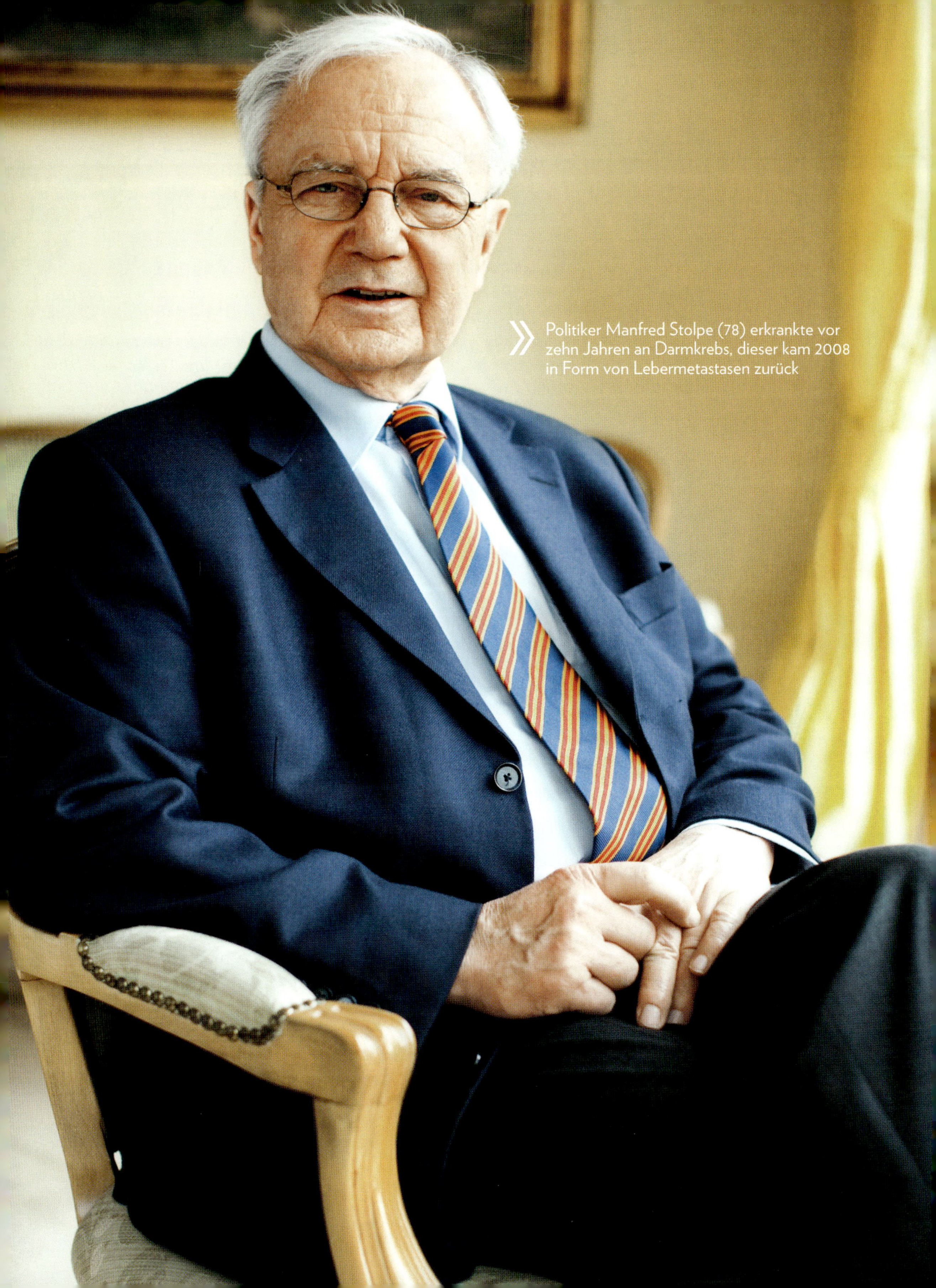

» Politiker Manfred Stolpe (78) erkrankte vor zehn Jahren an Darmkrebs, dieser kam 2008 in Form von Lebermetastasen zurück

Noch etwas war anders während dieser zweiten Behandlung: Ich hatte keine Ablenkung mehr. 2005 kämpfte ich nicht nur gegen den Tumor, sondern auch als Verkehrsminister für die Lkw-Maut. Schwäche zeigen kam für mich nicht infrage. Ich ließ mich im Urlaub operieren, machte die Chemo neben der Arbeit, versteckte die Nebenwirkungen. Ich trug beim Studieren von Akten z.B. immer weiße Zwirnhandschuhe, weil die Medikamente die Haut an meinen Händen ablösten, ich mich mit Papier sehr leicht verletzte. Niemand merkte es, niemand sprach mich drauf an. Jetzt, bei der zweiten Therapie, war ich im Ruhestand. Ich hatte Zeit, mich auf mich und meinen Körper zu konzentrieren, hatte wenig Ablenkung. Das war beruhigend und erschreckend zugleich.

»Ich wollte mein Leben so organisieren, dass alles geregelt ist«

Es passierte aber noch etwas, das die Situation dramatisch veränderte: Meine Frau, meine persönliche Hausärztin, die immer jede kleinste Therapienebenwirkung sofort erkannt und ungefragt behandelt hatte, wurde nun plötzlich selbst zur Patientin. Etwa ein halbes Jahr, nachdem der Arzt bei mir die Lebermetastasen gefunden hatte, fand man bei ihr einen bösartigen Tumor in der Brust. Zum Glück hatte er noch nicht gestreut.

Ab diesem Moment begann unser gemeinsames Leben mit dem Krebs. Wir haben alles rund um die Krankheit organisiert. Alle drei Wochen mussten wir beide für eine Nacht ins Krankenhaus, um über eine Infusion unser Chemo-Medikament zu bekommen. Eine Woche später bekam ich noch einen zweiten Wirkstoff in Tablettenform. Weil ich wusste, dass durch die Medikamente der Appetit abnimmt und die Schleimhäute in Mund und Darm oft gereizt sind, haben wir uns immer vor den Krankenhaus-Terminen mit Suppen, Grießbei und Reis eingedeckt. Alles Schonkost – Kinderessen, sagte meine Frau. Manche Dinge werden leichter, wenn man sich darauf einstellen kann.

Worauf ich mich nicht vorbereiten konnte, war, dass die Nebenwirkungen bei mir noch stärker ausfielen als bei der ersten Therapie. Dass ich nur noch wenig Gefühl in den Händen hatte, die Haut sich löste, kannte ich schon, aber jetzt hatte ich auch starke Schmerzen in den Füßen. Ich konnte die Fußsohlen nicht mehr abrollen, normale Lederschuhe gar nicht mehr tragen. Die Therapie dauerte fast neun Monate und in dieser Zeit überlegte ich vor jedem Schritt, ob er wirklich nötig sei. Ich kaufte mehrfach neue Schuhe, weil ich irgendwo las, dass es besonders bequeme Modelle geben soll. Schnürschuhe waren viel zu anstrengend, ich gewöhnte mich an Klettverschlüsse, um sie zu schließen braucht man nicht so viel Gefühl in den Fingern.

Hunger hatten wir beide selten, aber wir zwangen uns gemeinsam, zu essen, um bei Kräften zu bleiben, außerdem presste meine Frau jeden Morgen frische Orangen aus, das gab uns das Gefühl, dem Körper etwas Gutes zu tun.

Meine Frau bekam mit jeder Chemo auch Cortison, sie lagerte dadurch aber Flüssigkeit ein, nahm trotz der wenigen Nahrung zu, was sie sehr störte. Zusätzlich machte sie eine Anti-Östrogentherapie, weil ihr Tumor durch Hormone wuchs. Dadurch bekam sie Beschwerden wie in den Wechseljahren, sie litt unter aufsteigender Hitze und stand wie in Flammen. Gelitten hat sie auch unter den Stoppeln auf ihrem Kopf. Sie hatte ihre Haare verloren, zwar eine Perücke gekauft, sie aber nur ein einziges Mal getragen, weil sie sich damit furchtbar fühlte, wie eine Puppe.

Wir lebten in dieser Zeit zurückgezogen wie Einsiedler, sagten fast alle Einladungen ab und blieben am liebsten zu Hause. Wir waren ja auch nicht gerade sehr unterhaltend. Irgendwann fingen wir in den Wartezimmern Gespräche mit anderen Betroffenen an und wir merkten, dass es viele Menschen gab, denen es guttat, wenn man mit ihnen über ihre Probleme sprach, wenn jemand dasselbe durchmachte. Und uns tat diese Offenheit auch gut.

Das war auch der Grund, weshalb wir mit unserer Krebserkrankung in einer Fernsehsendung aufgetreten sind. Danach erhielten wir unendlich viele Zuschriften von Betroffenen aus ganz Deutschland und aus Österreich. Wir mussten feststellen: Krebskranke Menschen suchen den Erfahrungsaustausch, ihnen reicht nicht das Mitleid der Gesunden und die Ratschläge der Fachleute. Deshalb haben wir uns entschieden, unsere Bekanntheit dafür zu nutzen, anderen eine Stütze zu sein und aufzuklären – über die Therapie, vor allem aber über die Vorsorge, die einen vor Krebs schützt. Ich habe in meinem politischen Leben viele Gespräche geführt, aber sie waren nie so intensiv wie die, die ich jetzt über meine Krankenhauszeit und das Leid anderer führte. Sogar beim Einkaufen in der Nachbarschaft sprachen mich Menschen an, eine Frau hätte meiner Ingrid beinahe mal auf offener Straße die Narbe an ihrer Brust gezeigt. Uns selbst half dieser Schritt in die Öffentlichkeit auch, denn wir mussten uns und die Schwächen unserer Krankheit nicht mehr verstecken.

Nach neun Monaten hatten meine Frau und ich die schlimmsten Therapieschritte überstanden. Bei mir waren die Lebermetastasen so weit eingedämmt, dass sie in einer Leberoperation entfernt werden konnten. Ein kleines medizinisches Wunder. Meine Frau und ich bekamen damals ähnliche Prognosen: Bei ihr stand es gut, dass der Krebs innerhalb der nächsten fünf Jahre nicht zurückkommt, bei mir lag die Chance, die nächsten fünf Jahre zu überleben, bei immerhin 70 Prozent.

Uns geht es mittlerweile beiden wieder ganz gut. Wir sind nicht mehr so fit wie vor der Krankheit, aber ich kann wieder besser laufen, meine Frau hat mühsam gelernt, mit ihren Hitzewallungen zu leben, wir fahren sogar wieder in den Urlaub. Allerdings hat meine Frau dann immer einen kompletten Aktenordner mit den wichtigsten Arztbriefen dabei, falls mal irgendwo etwas passiert. Damit die Ärzte, die einen dann sehen, wissen, was man alles genommen hat. Einmal hat uns das tatsächlich schon geholfen, da waren wir in der Slowakei und ich bekam einen Trigeminus-Zoster, eine sogenannte Gesichtsrose, mit hohem Fieber – was bei Tumorpatienten, die ein schwaches Immunsystem haben, nicht selten ist. Wir schafften es noch bis ins Uniklinikum Dresden, und ich wurde dort drei Wochen lang alle acht Stunden mit Infusionen behandelt. Meine mitgebrachten Arztberichte waren dabei sehr hilfreich, weil mein Krankheitszustand und die nötigen Medikamente sofort erkannt wurden. Meine Frau und ich haben uns daran gewöhnt, dass es in unserem Leben nun etwas gibt, das den

»Der Krebs gibt unseren Terminkalender vor«

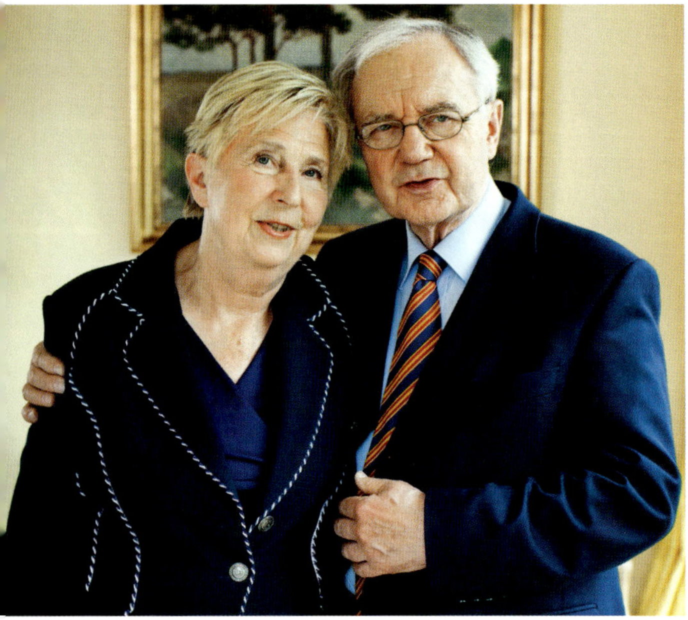

Manfred Stolpe mit seiner Frau Ingrid (76). Sie ist selber Krebsärztin und -patientin, bekam 2008 die Diagnose Brustkrebs

Takt angibt: Der Krebs bestimmt unseren Terminkalender vor. Bei mir wird alle drei Monate Blut abgenommen, um die Tumormarker zu kontrollieren, alle sechs Monate fahre ich durch CT oder PET/CT, um zu kontrollieren, ob irgendwo eine Metastase auftaucht, einmal jährlich muss ich zur Darmspiegelung. Meine Füße schmerzen immer noch, ich gehe jede Woche eine Stunde spazieren, um dagegenzuwirken, fahre Fahrrad und schwimme, um fit zu bleiben. Alle vier Wochen treffe ich Freunde zum Skatspielen. Auch da kommt der Krebs mit, denn das Kartenmischen fällt mir schwer, und auch das Verteilen, weil die Fingerspitzen weiterhin wenig Gefühl haben. Ich will das aber unbedingt selber machen, jemand anderen mischen zu lassen geht gegen die Spieler-Ehre.

Meine Frau hat fast noch mehr Krebs-Termine. Sie muss auch alle drei Monate zur Blutkontrolle, alle sechs Monate zur Mammografie. Zudem bekommt sie einmal in der Woche Lymphdrainage, eine Massage, die die Lymphbahnen aktiviert, denn sie hat durch Flüssigkeitsstau in den Lymphknoten Schmerzen in der operierten Brust. Meine Frau hatte schon vor der OP durch Knochenschwund einen Wirbelsäulenschaden, dieser hat sich nach der Krebsbehandlung verschlechtert, deshalb bekommt sie ein Medikament zum Knochenaufbau und geht zweimal wöchentlich zum Reha-Sport, einmal wöchentlich zur Physio-Osteopathie, einer speziellen Bewegungstherapie. Zudem hat sie einmal im Monat Herceptin-Stammtisch. So nennt sie die Runde von Frauen, die drei Stunden in einem Raum am Tropf hängen, um ein Medikament zu bekommen, das sogenannte Wachstumsfaktoren bindet und so verhindern soll, dass der Krebs zurückkommt.

Trotz alledem geht es uns aber gut, und es passen noch viele Termine in den Kalender, die uns Freude bereiten. Wir kochen z.B. gerne für unsere Enkel und spielen mit ihnen nach Schule und Kindergarten, wenn unsere Tochter noch arbeitet. Der ältere ist mittlerweile 13 Jahre alt und er versteht schon ein bisschen was von unserem Behandlungsrhythmus, nimmt Rücksicht. Als meine Frau z.B. nach einer Herceptin-Infusion etwas wackelig auf den Beinen war, fragte er vorsichtig: »Oma, wenn du noch kannst, kann ich dann Nudeln haben?«

Meine Frau und ich genießen jeden dieser Momente, vielleicht noch mehr jetzt, wo wir nie wissen, wann wir den letzten erleben dürfen. Ich habe seit meinem Rückfall ein neues Verhältnis zum Thema Planung. Mein Berufsleben war immer bis in die letzte Minute ausgefeilt – und das gewöhnt man sich auch im Ruhestand nicht ganz ab. In der ersten

Zeit nach der Rückfall-Diagnose habe ich nur von einen auf den anderen Tag geplant: ob meine Tochter zu Besuch kommt, ob es lohnt, dass sie eine Zeitung mitbringt, oder ob ich eh zu schwach bin, mich darauf zu konzentrieren.Je länger die Therapie dauerte, desto mehr Planung traute ich mir zu. Ich bekomme auch im Ruhestand noch viele Anfragen für Vorträge und Gesprächsrunden zu politischen Themen. Zuerst machte ich weder beruflich noch privat Zusagen für Dinge, die länger als einen Monat weit weg waren. Als die Metastasen operativ entfernt worden waren, traute ich mich auch Termine in drei Monaten Entfernung zuzusagen, schrieb aber immer einen Bibelsatz dazu, Jacobus 4, Vers 15: »Wenn der Herr will, werden wir leben und dies oder das tun.«

»Seit dem Rückfall habe ich ein neues Verhältnis zum Thema Planung«

Mittlerweile traue ich mich in Zeiträumen von fünf bis sieben Monaten zu denken, und wenn ich Dinge zusage, z. B. eine Rede zum Tag der Deutschen Einheit, schreibe ich auch nicht mehr dazu, dass es sein kann, dass ich den Termin nicht wahrnehmen kann. Ich denke jetzt: Sollte dem so sein, dann bleibt mir noch genug Zeit, vorher höflich und mit guter Begründung abzusagen. Und dann wird man schon Ersatz finden.

Für dieses »Wenn« haben meine Frau und ich eine schwarze Mappe angelegt. Unsere Unterlagen der Sterbeversicherung sind darin, die Patientenverfügungen, das Testament und ein paar Trauerkarten, die wir über die Jahre von Angehörigen verstorbener Freunde bekommen haben und die uns gut gefielen. Quasi als Muster.

WENN ES ZUM RÜCKFALL KOMMT

Das Wiederauftreten (Rezidiv) der Krebserkrankung kann auf zwei unterschiedliche Arten erfolgen: Wächst ein neuer Tumor an derselben Stelle wie beim ersten Mal, spricht man von einem Lokalrezidiv, da der Rückfall auf den Ursprungsort begrenzt ist. Bei einigen Patienten finden sich Absiedelungen des Ersttumors jedoch an anderen Stellen im Körper, man spricht dann von Fernmetastasen. Solche Fernmetastasen können z.B. nach einer Darmkrebserkrankung in der Leber auftreten, selbst wenn im Darm kein Tumor mehr vorhanden ist. Es handelt sich dann aber nach wie vor um Darmkrebs, nicht um Leberkrebs, denn die Metastase ist dem ursprünglichen Tumor im Darm sehr ähnlich.

Mit dem Verdacht auf einen Rückfall beginnt für den Betroffenen erneut eine Phase der genauen Diagnosestellung: Verschiedene bildgebende Verfahren (Röntgen, Sonografie, CT oder MRT, gegebenenfalls auch PET) kommen ebenso zum Einsatz wie Laboruntersuchungen. Manchmal wird erneut eine Gewebeentnahme (Biopsie) durchgeführt, um den neuen Tumor feingeweblich zu untersuchen. Die Untersuchungen unterscheiden sich in der Regel nicht so sehr von denen, die zur Erstdiagnose einer Krebserkrankung notwendig sind (siehe Kapitel 3).

Erst nach genauer Diagnose kann eine Rezidiv-Therapie festgelegt werden. Wie schon bei der Behandlung der Ersterkrankung besteht auch jetzt prinzipiell die Möglichkeit zu operieren, eine Chemo- und Strahlentherapie oder eine der neuen zielgerichteten Therapien anzuwenden (siehe Kapitel 9). Die Wahl der Therapie bei einem Rückfall wird durch die Krankengeschichte, das Stadium, die Ausbreitung des Tumors und den Allgemeinzustand des Patienten bestimmt. Eine zweite Operation macht dann Sinn, wenn der Tumor dadurch komplett entfernt werden kann. Bei der Anwendung medikamentöser Therapien werden Medikamente eingesetzt, die bei der ersten Behandlung nicht zur Anwendung kamen. Der Grund: Tumorzellen, die die erste Behandlung überlebt haben, sprechen auf eine erneute Behandlung mit demselben Medikament nicht gut an. Viele neue Wirkstoffe gegen Krebs (siehe Kapitel 9) bieten Therapiemöglichkeiten auch bei Rückfällen.

UNTERSCHIEDLICHE THERAPIEZIELE: VOLLSTÄNDIGE HEILUNG ODER AUFHALTEN DES TUMORWACHSTUMS

Jeder Patient wünscht sich verständlicherweise eine vollständige Heilung (Kuration) als Therapieziel. Erscheint sie möglich, dann kommen auch aggressive Therapien infrage, selbst wenn die Behandlungen reich an Nebenwirkungen sind. Der Patient kann und muss selbst entscheiden, ob er die Beschwerden und Folgen einer solchen Therapie zugunsten der Chance auf eine Heilung akzeptieren möchte. Damit er diese Entscheidung treffen kann, sollte er genau bei seinen Ärzten erfragen, wie hoch die Heilungschancen sind, welche Nebenwirkungen und Langzeitfolgen bei den angedachten Therapien auftreten können.

DER RÜCKFALL: TUMOR AN GLEICHER STELLE ODER METASTASEN

Ein Erkrankungsrückfall kann auf unterschiedliche Arten erfolgen: Es kann ein neuer Tumor an der Stelle entstehen, wo der Ersttumor war (Lokalrezidiv), es können sich aber auch an anderer Stelle des Körpers Metastasen bilden (Fernmetastasen)

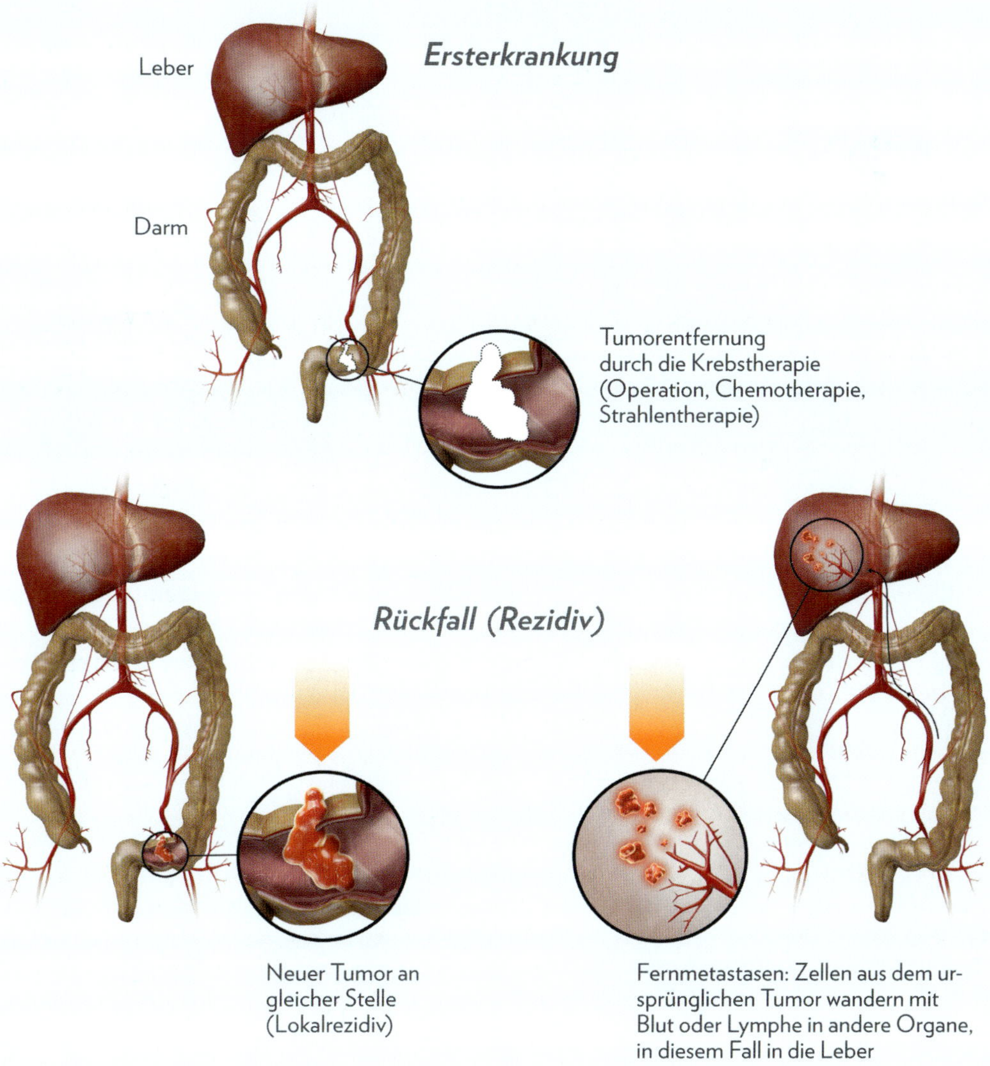

Es gibt aber auch Situationen, in denen ein vollständiger Rückgang des Tumors nicht mehr im Bereich des Möglichen liegt. Dann geht es darum, das Tumorwachstum zum Stillstand zu bringen oder zumindest zu verlangsamen. Dafür reichen oft auch weniger aggressive Therapien aus. Mit ihnen gewinnen die Betroffenen möglicherweise mehr Lebensqualität als bei einer Therapie, die eine Lebensverlängerung um jeden Preis anstrebt.

Bei einigen Patienten ist die Krebserkrankung so weit fortgeschritten, dass sie sich nicht mehr aufhalten lässt. Ziel der Behandlung ist dann in erster Linie die Linderung von Schmerzen und anderer Krankheitsbeschwerden. Dies ist die Aufgabe der Palliativmedizin (Palliation = Linderung; siehe Kapitel 7); sie strebt an, dass sich das Erleben des Patienten nicht auf das Leiden beschränkt, sondern wieder andere Gedanken und Tätigkeiten möglich sind und die verbleibende Lebenszeit als lebenswert empfunden wird.

LEBENSQUALITÄT VERSUS LEBENSZEIT – OFT MUSS MAN ABWÄGEN

Die Entscheidung über die Therapie bei einer fortgeschrittenen Krebserkrankung ist für die Betroffenen oft schwierig und komplex, vor allem dann, wenn sie zwischen Lebenszeit und Lebensqualität abwägen müssen. Das ausführliche Gespräch mit dem Arzt über die Heilungschancen und die zur Verfügung stehenden Behandlungsoptionen hilft bei der Entscheidung. Fragen Sie ganz konkret nach den nächsten möglichen Therapieschritten und den eventuellen Therapiefolgen oder den Beschwerden während oder nach der Therapie.

Ereignisse wie die eigene goldene Hochzeit, die Abiturfeier des Kindes oder die bevorstehende Geburt eines Enkelkinds können für diese Entscheidung von Bedeutung sein – sie motivieren unter Umständen dazu, auch anstrengende lebensverlängernde Therapien durchzustehen. Andere Patienten nehmen eine kürzere Lebensspanne zugunsten einer möglichst hohen Lebensqualität in Kauf – beispielsweise um noch einen gemeinsamen Urlaub mit dem Partner zu erleben. Welche Prioritäten dabei gesetzt werden, hängt maßgeblich von den eigenen Wünschen und Wertvorstellungen ab. Im Vordergrund einer Therapieentscheidung stehen die Ziele des Patienten; im Zusammenhang mit dem Erkrankungsstadium ergeben sich daraus die zur Verfügung stehenden Therapiemöglichkeiten und das Therapieziel. Im weiteren Verlauf der Erkrankung können sich diese Ziele auch ändern; deshalb ist es wichtig, sie nach einer gewissen Zeit zu überprüfen und die Behandlung anzupassen.

THERAPIEABFOLGE: ERSTLINIE, ZWEITLINIE, DRITTLINIE

Ärzte unterscheiden drei Therapiearten:
Als Erstlinientherapie wird die bevorzugte Behandlungsoption bezeichnet, die der Patient nach Diagnosestellung erhält. Die Erstlinientherapie kann aus mehreren Therapieschritten bestehen (z.B. Operation und Chemotherapie).
Die Zweitlinientherapie ist die Therapie, die nach einem Rückfall (Rezidiv) oder direkt im Anschluss an die Erstlinientherapie erfolgt, wenn die nicht angeschlagen hat. Der Patient ist dann bereits vorbehandelt. Von einer Drittlinientherapie spricht man bei der Therapie des zweiten Rückfalls oder bei einem weiteren Therapieversuch, wenn die Zweitlinientherapie nicht angeschlagen hat.

HILFE BEI HOFFNUNGSLOSIGKEIT

Krebspatienten, die einen Rückfall erleiden, brauchen oftmals Unterstützung, um ihre Situation zu überdenken und Therapieentscheidungen zu treffen. Der Rückfall kann den Stress durch die Erkrankung verstärken, manche fühlen sich dem Krebs ausgeliefert; Angst oder Hoffnungslosigkeit breiten sich aus. Der gut gemeinte Rat von Angehörigen oder Kollegen, man solle sich vom Tumor nicht unterkriegen lassen, ist dabei nicht hilfreich und erzeugt beim Betroffenen möglicherweise zusätzlichen Druck. Klar ist: Die Heilung einer Krebserkrankung lässt sich weder kämpferisch erzwingen noch ist eine Verschlechterung der Erkrankung das Resultat eines Mangels an »positivem Denken«. Ein aktiver Umgang mit der Erkrankung kann aber das Gefühl des Ausgeliefertseins verringern.

SELBSTBESTIMMT BIS ZUM SCHLUSS: DIE RICHTIGEN VORSORGEMASSNAHMEN

Patientenverfügung

Damit kann jeder für sich festlegen, ob in den letzten Tages des Lebens lebenserhaltende Maßnahmen (künstliche Beatmung, künstliche Ernährung) angewendet werden, ob bewusstseinsdämpfende Mittel verabreicht oder Wiederbelebungsversuche unternommen werden sollen.

Vorsorgevollmacht

Damit ermächtigen Sie eine oder mehrere Personen Ihres Vertrauens, Ihre finanziellen und rechtsgeschäftlichen Angelegenheiten zu regeln.

Zu beachten: Viele Banken und Sparkassen haben eigene Vollmachtformulare, die Sie zusätzlich anfordern und ausfüllen sollten! Und: Für die Vollmacht bei medizinischen Fragen (auch für die Aufenthaltsentscheidung, z.B., ob Sie in ein Pflegeheim kommen) ist eine ergänzende Gesundheitsvollmacht notwendig. Das ist entscheidend, da entgegen der weitverbreiteten Annahme enge Verwandte (Ehepartner, Kinder) nicht automatisch eine Vorsorgevollmacht besitzen.

Betreuungsverfügung

Für all diejenigen, die einer Betreuung bedürfen, aber keine Person ihres Vertrauens haben, denen sie eine Vorsorgevollmacht erteilen möchten, bestellt das Vormundschaftsgericht einen Betreuer. In der Betreuungsverfügung können Sie vorab festlegen, wer (auch welche Institution) Ihr Betreuer sein soll oder den Betreuer stellen soll – auch können Sie Personen explizit ausschließen. Da bestellte Betreuer in der Regel kein enges Verhältnis zu dem Erkrankten haben, ist es ratsam, in der Verfügung alles möglichst klar zu regeln (z.B. die Wahl eines Pflegeheims).

Hilfestellung bei der Krankheitsverarbeitung bietet die Psychoonkologie. Mit der Entwicklung von Verarbeitungsstrategien, aber auch der Stärkung des Selbstwertgefühls des Betroffenen lassen sich Ängste und der emotionale Stress abbauen, den die Patienten in dieser Situation erleben. Eine psychoonkologische Begleittherapie kann sowohl in Einzelgesprächen als auch in Gruppensitzungen erfolgen.

Grundsätzlich wird psychoonkologische Unterstützung in Krankenhäusern, auf Palliativstationen, in Rehabilitationskliniken, in ambulanten Rehabilitations-Einrichtungen, psychotherapeutischen Praxen und in Hospizen angeboten. Ob allerdings ein bestimmtes Krankenhaus eine psychoonkologische Betreuung anbietet, hängt von der Ausrichtung des jeweiligen Hauses ab – an von der Deutschen Krebsgesellschaft und der Deutschen Krebshilfe zertifizierten Krebszentren sind psychoonkologische Beratungsangebote Pflicht. Darüber hinaus findet man auch in den Krebsberatungsstellen der Deutschen Krebsgesellschaft psychoonkologische Hilfe oder erhält dort Adressen von niedergelassenen Psychoonkologen. Außerdem fördert die Deutsche Krebshilfe ambulante Krebsberatungsstellen, auch über diese können Sie Adressen erfragen.

WAS SOLLTE ICH MEINEN ARZT BEI EINEM RÜCKFALL FRAGEN?

- Wie sieht der genaue Befund aus? Handelt es sich um einen Tumor an der gleichen Stelle im Körper wie zuvor (Lokalrezidiv) oder liegen Fernmetastasen vor?
- Welches Therapieziel (Heilung oder Anhalten/Verlangsamung des Fortschreitens der Erkrankung oder Schmerzlinderung) ist realistisch?
- Welche Behandlungsoptionen stehen dafür zur Verfügung?
- Welche Therapieschritte sind notwendig?
- Wie lange werde ich im Krankenhaus sein?
- Mit welchen Beschwerden und Therapiefolgen muss ich rechnen ?
- Wo erhalte ich psychoonkologische Unterstützung, um mit dieser Situation zurechtzukommen?

VORBEREITUNG AUF EINE LÄNGERE ZEIT DER ERKRANKUNG

Für viele Krebspatienten, die einen Rückfall erlitten haben, steht erneut eine Phase der Behandlung an. Oft kommen Chemo- oder Strahlentherapien, eventuell auch größere operative Eingriffe auf sie zu.

Die Betroffenen, denen eine längere Therapie bevorsteht, müssen sich darauf nicht nur emotional und körperlich einstellen, sondern auch ganz praktisch: Patienten mit kleineren Kindern benötigen beispielsweise eine zuverlässige Kinderbetreuung. Möglicherweise kann der Partner in der Zeit der Behandlung Urlaub nehmen, um für die Kinder da zu sein, oder die Familie springt ein. Wo Partner oder Familie fehlen, leistet das Jugendamt Hilfe.

Niemand kann sicher sein, dass er nicht durch Krankheit oder Unfall in eine Lage kommt, in der er selbst keine Entscheidungen mehr treffen kann. Spätestens jetzt sollten Sie an eine Patientenverfügung, eine Betreuungsverfügung und an eine Vorsorgevollmacht denken. Das Verfassen solche Verfügungen wird grundsätzlich auch jedem gesunden Menschen empfohlen. Denn enge Verwandte haben nicht automatisch das Recht, die Angelegenheiten des Patienten zu regeln, wie beispielsweise Banküberweisungen zu tätigen oder Therapieentscheidungen zu fällen, wenn der Betroffene dazu nicht mehr in der Lage ist.

Eine Vorsorgevollmacht legt fest, wer den Willen des Betroffenen vertreten soll, wenn er selbst nicht mehr entscheidungsfähig ist; auch die Befugnisse des Bevollmächtigten können dann geregelt werden. Hat der Patient niemanden ermächtigt, wird ein gesetzlicher Betreuer eingesetzt. Mit der Betreuungsverfügung kann der Patient Einfluss auf diese gerichtlich bestellte Betreuung nehmen; z.B., indem er Betreuungspersonen nennt und Wünsche hinsichtlich seiner Lebensgestaltung äußert. Mit der Patientenverfügung bestimmt der Patient, was medizinisch unternommen werden soll, wenn er selbst nicht mehr entscheiden kann. Damit die Wünsche des Betroffenen erfüllt werden und alles in seinem Sinne läuft, sollte er sich rechtzeitig mit diesen Themen auseinandersetzen und die entsprechenden Verfügungen und Vollmachten ausstellen. Weitere Informationen und Vordrucke für Musterverfügungen bietet die Bundeszentralstelle Patientenverfügung auf ihrer Internetseite www.patientenverfuegung.de an.

7. UNHEILBAR KRANK

Die Medizin hat heute viele Waffen gegen Krebs, aber es gibt noch immer Ausprägungen, denen niemand gewachsen ist. Wenn eine Krankheit unheilbar ist, stellen sich Betroffene und Angehörige andere Fragen. Es geht jetzt darum, abzuwägen, welche Therapien man noch ertragen möchte, um bestimmte Ziele zu erreichen. Dieses Kapitel soll dabei unterstützen, die Selbstbestimmtheit in der letzten Lebensphase zu bewahren und Entscheidungshilfe sein bei Fragen wie: Wo möchte ich sterben? Regisseur Leander Haußmann (55) schildert, wie er seinen Vater auf dem letzten Weg begleitete. Der Filmemacher Ezard Haußmann verstarb im November 2010 im Alter von 75 Jahren an einem Hirntumor.

WIR HABEN MEINEN VATER ZUM STERBEN NACH HAUSE GEHOLT

Leander Haußmann über seinen Vater Ezard Haußmann

Manche Ärzte können es gar nicht erwarten, eine Prognose loszuwerden. »Ihr Herr Vater wird nicht mehr länger als sechs Monate leben, Herr Haußmann.« Diesen Satz bekam ich ungefragt zu hören. Der Arzt blickte mich dabei an, als würde ihm diese Nachricht eine Art Erhabenheit verleihen. Ich wollte seine Erklärung, es könne ja sein, dass man noch etwas Wichtiges in den letzten Monaten des Lebens erledigen wolle, nicht hören. Und ich wollte schon gar nicht, dass mein Vater sie hört. Wenn der liebe Gott gewollt hätte, dass wir unseren Todestag kennen, dann hätte er dafür gesorgt.

Bei meinem Vater kamen die ersten Anzeichen seiner Krebserkrankung im Juli 2009. Wir drehten unter Palmen in der Dominikanischen Republik unseren Film »Dinosaurier« – in dem es über die Probleme des Alterns geht. Mein Vater war dreiundsiebzig Jahre alt, sollte für seine Rolle als Schauspieler Wellen reiten und wirkte dabei erstaunlich fit. Aber trotz der Sonnenkulisse umgab ihn ein dunkler Schatten, den wir spürten, aber nicht wahrhaben wollten, Papa wurde grantig und ungesellig. Am letzten Drehtag trat er plötzlich neben den Bordstein und stolperte. Das nahmen wir aber noch nicht ernst. Erst als er zurück in Deutschland beim Autofahren den Spiegel eines parkenden Wagens streifte, als wir alle mit im Auto saßen, brachte meine Mutter ihn zum Arzt.

Papas Kopf wurde untersucht. Er hätte etwas Harmloses, hieß es, einen gutartigen Tumor. Es sei eine Routineoperation nötig. Papa bat darum, erst zwei Wochen später ope-

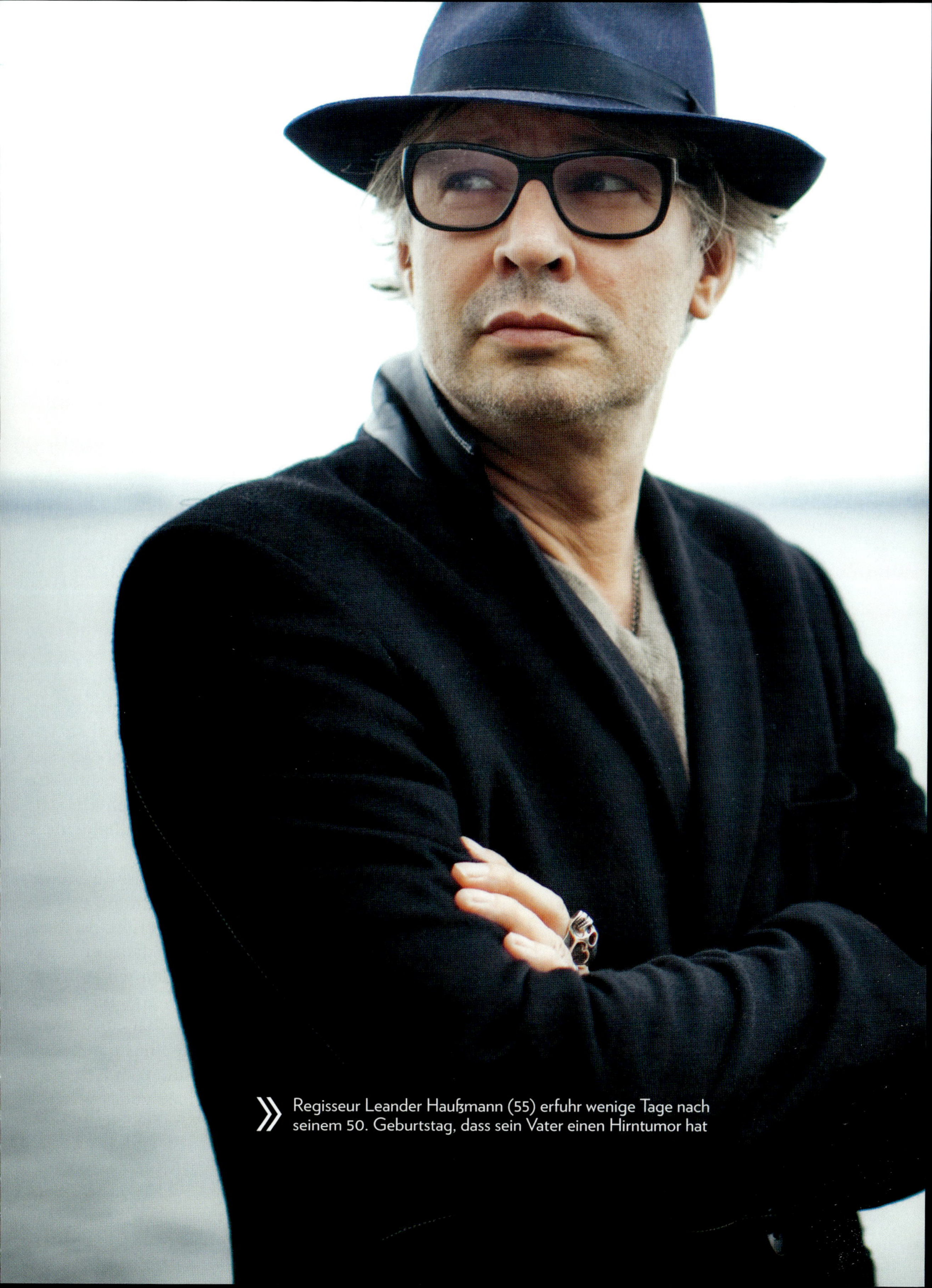

» Regisseur Leander Haußmann (55) erfuhr wenige Tage nach seinem 50. Geburtstag, dass sein Vater einen Hirntumor hat

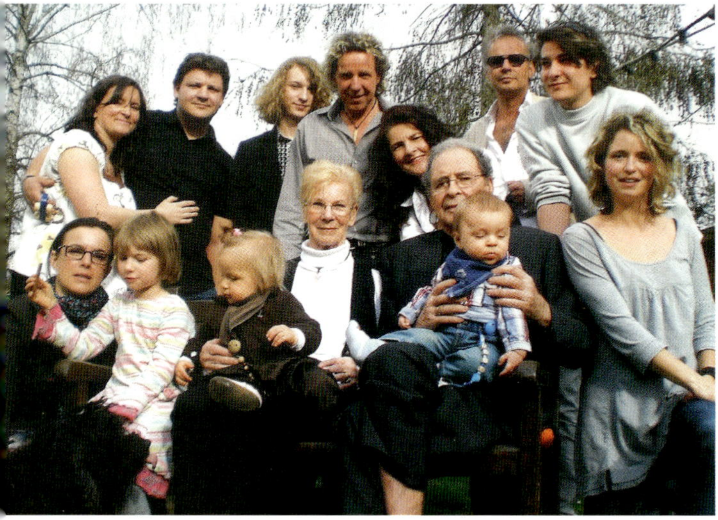

Ezard Haußmann (75, Mitte) sieben Monate vor seinem Tod im engsten Familienkreis mit Frau Doris (79), den Kindern Leander (52) und Iris (54), seinen fünf Enkeln und zwei Urenkeln – der jüngste, Bela-Ezard (1), sitzt auf seinem Schoß

riert zu werden, damit er meinen 50. Geburtstag noch mitfeiern konnte. Nach der Feier flog meine Schwester nach Mallorca, ihr erster Urlaub nach vielen Jahren. Sie wollte nicht fliegen, aber wir überredeten sie dazu. Der Tumor war doch schließlich gutartig, die OP kein Problem. Dachten wir.

Zwei Tage später standen meine Mutter und ich im Aufwachraum des Krankenhauses einem jungen Assistenzarzt gegenüber, der uns mit verschreckten Augen ansah und stammelte: »Es sieht nicht gut aus.« In diesem Moment überfiel mich pure Angst, alles um mich herum verwischte, was wann passierte, kann ich gar nicht mehr genau sagen.

Nach einer gefühlten Ewigkeit wurde Papa in ein Zimmer gebracht, es kamen weitere Ärzte, aber so richtig konnte mir immer noch niemand sagen, was los war. Irgendwann rastete ich aus, wollte den Arzt sprechen, der operiert hatte, aber der war nicht mehr da. Im Krankenhaus arbeiten Menschen in Schichten, jeder kennt nur genau seinen Aufgabenbereich, keiner ist wirklich dafür da, einen Patienten bei so einer schweren Diagnose zu betreuen. Ärzte kommen und gehen, und Patienten und Angehörige stehen alleine da. Dafür kann der einzelne Arzt nichts, das ist ein Fehler im System. Ausgerechnet dort, wo es um Leben und Tod geht, ist Menschlichkeit schlicht nicht eingeplant.

Wir hätten in dieser Situation eine Hand gebraucht, die uns führt – hin zu dem, was mir erst Tage später von einem der Ärzte gesagt wurde: »Ihr Vater hat einen bösartigen Hirntumor, eine sehr aggressive, sehr schnell wachsende Form von Krebs.«

»Zuerst konnte mir keiner so richtig sagen, was los war«

Obwohl uns allen damals noch nicht wirklich klar war, dass diese Krankheit unheilbar war, sagte meine Mutter nur einen Satz, als sie das Wort bösartig hörte: »Jetzt beginnt das Sterben.« Mein Vater antwortete trocken: »Reicht doch auch.« Die Männer in unserer Familie hatten schon immer einen schwarzen Humor. Wir waren mit diesem Moment alle überfordert. Was soll man auch sagen, wenn der Tod plötzlich ein Teil des Lebens wird?

Meine Schwester brach sofort ihren Urlaub ab und kam zurück. Gemeinsam brachten wir meinen Vater direkt nach der OP in eine Reha-Klinik. Uns war wichtig, dass er aus dieser trüben, dunklen Krankenhausatmosphäre rauskam. Meinem Vater war klar, dass er nach dem Eingriff erst einmal alles neu lernen musste, weil bei der OP einige Hirnareale verletzt worden waren – aber als er dann in seinem Bett lag und nichts mehr konnte, nicht aufstehen, nicht essen, nicht mal aufs Klo gehen, da überwältigte ihn zuerst eine schlimme Depression.

Ein Mensch, der sich immer für stark gehalten hat, ist plötzlich wahnsinnig schwach und bei allem auf Hilfe angewiesen. Das war weder für ihn noch für uns leicht.

»Das Einzige, was einen weiterbringt, sind Ziele«

Ein Arzt sagte mir in dieser Reha sehr deutlich, dass meinem Vater nicht mehr viel Zeit bleibe. Das sagte ich meinem Vater aber nicht. Eine befreundete Ärztin hatte mir von Patienten mit demselben Hirntumor erzählt, die überlebt hatten. Davon erzählte ich meinem Vater – und nicht von den Prognosen der Ärzte, die ich mittlerweile auch von meiner Mutter fernhalten musste, weil sie ihr sagten, die Bestrahlung sei sinnlos, sie solle ihren Mann doch in Ruhe sterben lassen.

Der Versuch, diese Dinge von meinem Vater fernzuhalten, hatte nichts mit Verdrängung des Todes zu tun, sondern damit, wie man das Leben sieht. Was bringt es, an einem Tag aufzuwachen, von dem man ahnt, dass er zu den letzten des Lebens gehört? Das Einzige, was einen weiterbringt, ist, sich an solchen Tagen auf etwas zu freuen. Dafür braucht man Ziele – und die haben wir meinem Vater gegeben.

Ich habe an der Wand gegenüber von seinem Bett ein Poster unseres Films aufgehängt, und ich habe Papa gesagt, dass bald die Premierenfeier steigt und dass ich ihn da sehen will. Und zwar auf den Beinen, weil er über den roten Teppich laufen muss.

Mein Vater hat genau dafür gekämpft, und wir sind am 16. Dezember 2009, vier Monate nach der angeblich tödlichen Diagnose »Hirntumor«, gemeinsam über diesen Teppich gegangen. Papa hat am Ende sogar seine Krücke weggeschmissen.

Sieben Tage später saß ich wieder im Krankenhaus. Und wieder saß mir ein Arzt gegenüber, der von Zeit sprach. »Da ist wieder etwas«, sagte er. Ohne eine zweite OP, so erfuhr ich weiter, blieben meinem Vater höchstens noch drei Wochen. Wir entschieden uns für den Eingriff.

Dieses Hin und Her, das Schwanken zwischen Hoffnung und Angst, macht den Krebs so grausam – und zerstört die Menschen um einen Krebspatienten herum fast genauso wie den Betroffenen selbst.

Wir organisierten mit der ganzen Familie alles generalstabsmäßig um meinen Vater herum, sodass er möglichst wenig alleine in der Klinik blieb. Unsere Familie rückte während dieser Zeit noch enger zusammen. Jeder war immer erreichbar und sofort da, wenn er gebraucht wurde, jeder trug im Rahmen seiner Möglichkeiten bei, was er konnte: Meine Schwester, gelernte Altenpflegerin, kümmerte sich um Papas Versorgung, meine Neffen begleiteten ihn zu Untersuchungen und saßen Stunden an seinem Bett, um ihn abzulenken, meine Frau verbrachte viel Zeit mit meiner Mutter. Wir waren wie ein Ring, der sich um meinen Vater schloss. Er stand im Zentrum, wie er es eigentlich schon immer getan hatte. Papa überstand auch die zweite OP, aber danach ging es ihm schlechter als vor der ersten. Weil im Hirn noch mehr Gewebe als bei dem vorherigen Eingriff entfernt

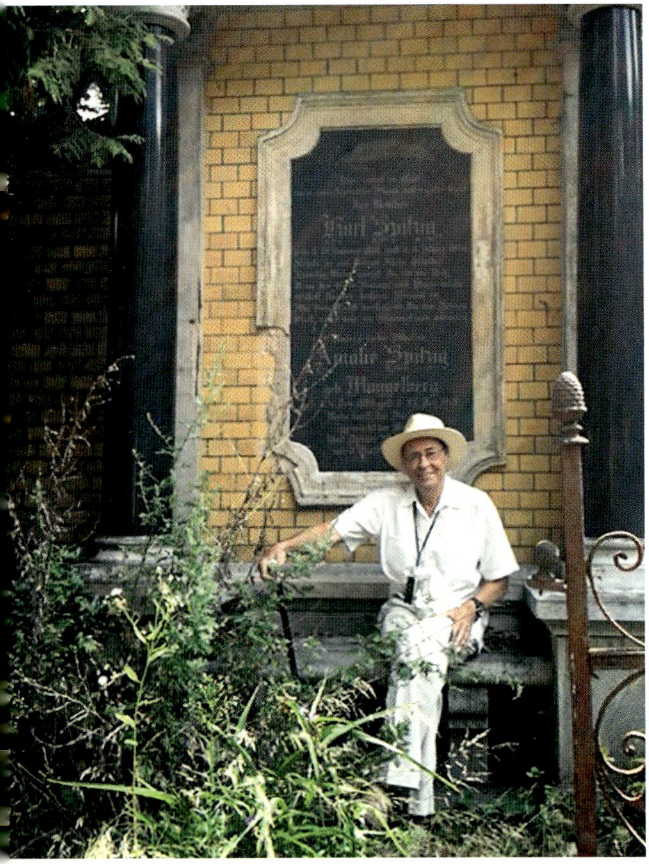

Ezard Haußmann sitzt mit Sonnenhut vor einer Gruft, die ihm gefiel – seiner Frau war sie aber zu protzig

wurde, waren seine Beine gelähmt, seinen rechten Arm konnte er zwar bewegen, er spürte ihn aber nicht mehr. »Hand, Papa« mussten wir oft sagen, weil er einfach vergaß, dass sie z.B. noch zur Faust geballt war.

Mein Vater war durch diesen Eingriff um Jahre gealtert. Er war blass und müde, und sein früher so unerschrockenes Wesen veränderte sich. Plötzlich machten ihm schon schnelle Bewegungen Angst. Wenn die Schwester zu flott an ihm vorbeilief, wimmerte er wie ein kleines Kind. Meine Mutter hielt dann seine Hand, streichelte behutsam über sein Gesicht.

An diesem Punkt habe ich dasselbe getan wie vorher: ein Ziel gesucht. Mein Vater sollte einen Preis für seine Rolle in dem Film »Dinosaurier« erhalten, und ich wollte, dass er ihn auch selbst entgegennimmt. Zwei Monate hatte er, um für die Party wieder fit zu werden. Einige Tage nach der OP bekam mein Vater aber hohes Fieber. Das war der Punkt, an dem ich zum ersten Mal dachte, dass er stirbt. Es ist schwer, einen Rat dazu zu geben, was man dann tun soll, denn lindern kann man weder die Angst des Kranken noch seine eigene. Mir hat es geholfen, praktische Dinge anzugehen, nicht dazusitzen, sondern etwas zu erledigen. Ich habe mich nach Unterlagen für eine Patientenverfügung erkundigt und einige Tage später mit einem Anwalt telefoniert, um alles vorbereiten zu lassen. Ich wollte sicher sein, dass mein Vater in seinen letzten Stunden nicht leidet, dass er nicht künstlich am Leben gehalten wird.

Als ich nach diesem Gespräch mit dem Anwalt wieder ans Krankenbett meines Vaters kam, verabschiedete er gerade eine Schwester mit den Worten: »Danke für Ihren sinnlosen Besuch.« Da war er wieder, der schwarze Humor, da war mein Vater wieder!

Papa quälte sich nun durch eine Strahlentherapie. Nach den Berechnungen der Ärzte hätte er schon fast ein Jahr tot sein sollen, als er acht Wochen später wieder über einen roten Teppich lief, um seinen Preis entgegenzunehmen. Es ging bergauf.

»Wir gingen zusammen auf den Friedhof, suchten ein Zuhause für unsere Familie«

An diesem Punkt taten wir etwas, das vielleicht makaber klingt, uns aber sehr geholfen hat: Wir gingen zusammen auf den Friedhof, der nur wenige Hundert

Meter von unserem Haus entfernt ist. Wir wollten kein Grab aussuchen, sondern eine Gruft, keinen Abschiedsort, sondern ein Zuhause für unsere Familie. Wir sind das angegangen wie den Erwerb einer Immobilie. Mein Vater ließ sich lächelnd mit weißem Strohhut auf dem Kopf vor einer Gruft mit Marmorsäulen fotografieren, die ihm gefiel. Meine Mutter fand die aber zu protzig – und zu teuer. Da war sie pragmatisch. Wir entschieden uns für eine schlichtere Backsteingruft, drei Hecken weiter rechts.

»Es ist ein gutes Gefühl, dass es nichts gibt, das unerledigt blieb«

Mein Vater ging mittlerweile wieder jeden Tag im Garten spazieren, genoss die Sonne, las Zeitung, lebte. Er fühlte sich so gut, dass er sich einen Traum erfüllte: Er fuhr eine Woche mit meiner Mutter nach Ischia. Krebs ist aber eine Krankheit, die man leicht unterschätzt. Weil sie zurückkommt, ohne dass man es bemerkt.

Die Reise strengte meinen Vater sehr an. Temperatur- und Luftunterschiede machten ihm keine Freude, sondern zehrten an seinen Kräften. Sein Körper zeigte ihm seine Grenzen. Noch weigerte sich mein Vater aber, sie zu akzeptieren. Bis er einige Wochen später im Tonstudio saß und das für ihn Schlimmste hinnehmen musste: Seine Stimme versagte am Mikrofon.

Früher, als er als Regisseur in der DDR Arbeitsverbot bekam, verdiente mein Vater sein Geld mit dem Sprechen. Jetzt klang seine schöne Erzählstimme, die er noch einmal für eine Sprechrolle einsetzen wollte, fahl und kratzend. Das war der Punkt, an dem er aufgab.

Eine weitere Operation war nicht mehr möglich. Die Ärzte konnten kein Hirngewebe mehr entfernen. Dass mein Vater anfing, sich mit dem Ende abzufinden, merkte ich daran, dass er immer häufiger fragte, wie es meiner Mutter gehe, ob wir auch für sie sorgen. Für ihn wurde es immer wichtiger, solche Dinge zu regeln.

Wir hatten mittlerweile ein Krankenbett im Wohnzimmer meiner Eltern aufgestellt. Dort war es hell, und irgendjemand aus der Familie lief immer bei meinen Vater herum. Fast jeden Abend saßen wir alle bei Mama zu Hause, wie schon die gesamte

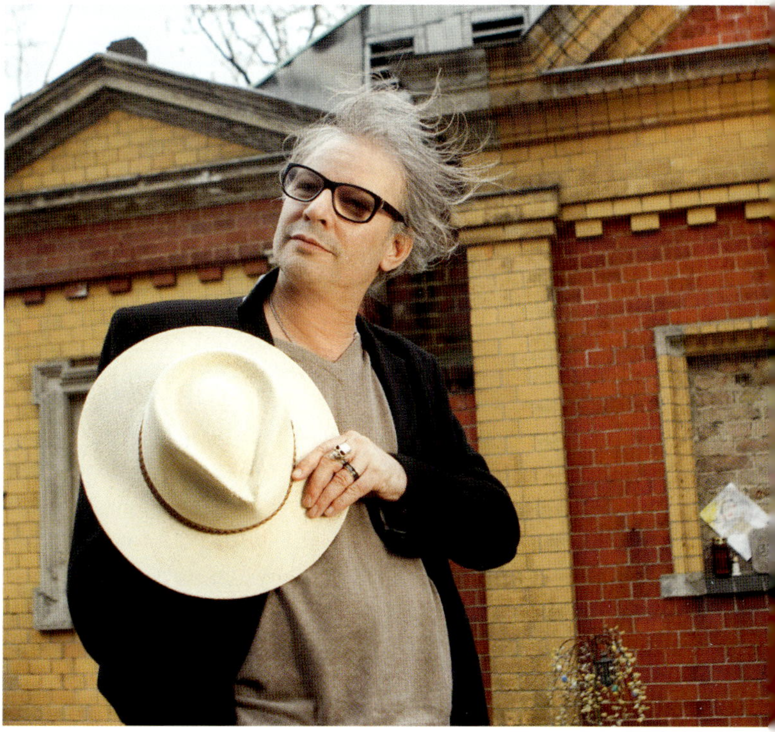

Dieses Grab wurde stattdessen die Familien-Gruft der Haußmanns, den Sonnenhut von Ezard Haußmann trägt jetzt sein Sohn Leander

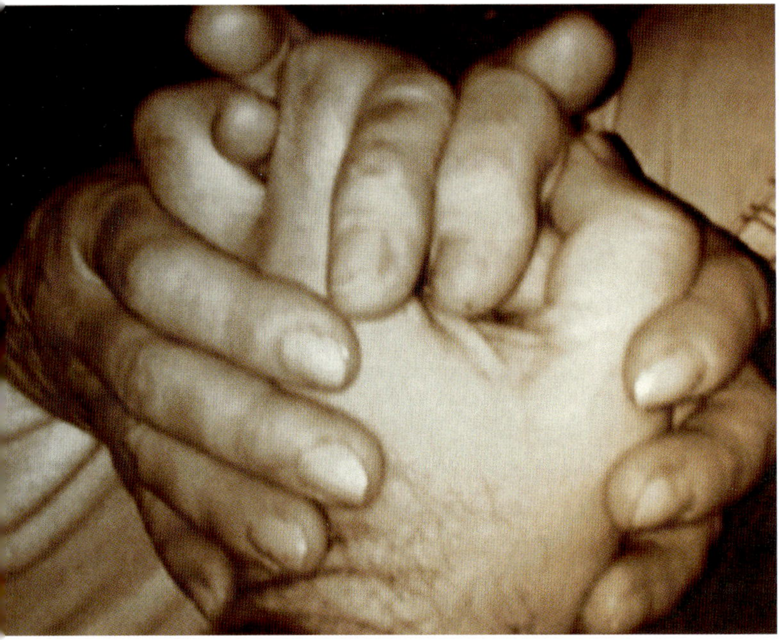

Hände, die sich Kraft und Halt geben: Leander, Iris und Ezard Haußmann wenige Stunden vor dem Tod des Familienoberhaupts

Krankheitszeit, tranken Schnaps und waren einfach zusammen. Wir wollten, dass mein Vater diese Bilder mitnimmt und keine von kahlen Krankenhauswänden. Man kann so etwas entscheiden, und es gibt Palliativärzte, die nach Hause kommen und die Schmerzen des Sterbenden lindern.

Drei Wochen lag er so im Wohnzimmer und wartete auf das Ende. Jeden Tag kam ein Arzt, der ihm Medikamente gab. Heute muss kein Krebspatient am Schluss mehr leiden, es gibt für alle Schmerzen Medikamente. Ich steckte mitten im Dreh eines neuen Films, fuhr jeden Abend zu Papa. Ich hatte den Produzenten gebeten, ihm den Film widmen zu dürfen. »Ich bin jetzt schon stolz drauf«, sagte Papa. Und er sagte, ich solle bloß weitermachen, das sei ihm wichtig. Sein Vater sei auch gestorben, während er drehte, und er hätte damals darauf bestanden, nicht mit der Arbeit aufzuhören. Die Show muss weitergehen.

In diesen letzten Wochen hat mein Vater immer mehr abgebaut. Es gab Momente, in denen wir uns noch gut unterhalten haben, er nach dem Film fragte und wissen wollte, wie es am Set läuft. Und dann gab es Augenblicke, in denen er schon in einer anderen Welt war. Er bat mich mehrmals, ihm sein blaues Buch aus dem Regal zu holen und zu geben, das Buch, was so wertvoll sei. Ich suche dieses Buch bis heute ...

Gestorben ist mein Vater an einem Sonntag, ich drehte nicht und konnte bei ihm sein – er selbst hätte diesen Zeitpunkt wohl als »kollegial« beschrieben. Ich habe die letzte Nacht neben ihm im Krankenbett gelegen und auf seinen Atem gehört. Als er wach wurde, hatten wir noch drei gemeinsame Stunden. Wir redeten nicht mehr, aber ich hielt seine Hand. Ich hielt sie, als sein Atem flacher wurde, und er ging.

Danach bin ich in eine eigenartige Geschäftigkeit verfallen. Ich habe versucht, seine Augen und seinen Mund zu schließen, habe leise Musik angestellt und Kerzen angezündet. Erst nach einer Stunde wurde es ruhig in mir, ich setzte mich neben meine Mutter. In diesem Moment bekam der Tod durch die Erlösung, die er gegeben hatte, etwas Leichtes, Vaters Wesen erfüllte noch den Raum.

Schwer wurde erst die Zeit nach dem unmittelbaren Abschied. Was einem bei Krebs keiner sagt, ist, dass die Krankheit und der Abschied nicht das Schlimmste sind. In dieser

Zeit dreht sich alles um den Patienten, darum, zu helfen, etwas zu tun, füreinander da zu sein, die richtigen Medikamente zur richtigen Zeit zu nehmen. In den ersten Stunden danach gibt es plötzlich nichts mehr zu tun, nichts mehr, was sinnvoll erscheint.

Ich ging am Montag wieder zum Dreh, arbeitete weiter, das hat mir geholfen. Vorher rief ich nur den Produktionsleiter an und bat ihn, allen zu sagen, dass sie mich bitte nicht umarmen sollten. Ich wusste, dass es den Kollegen unangenehm ist, einem Trauernden gegenüberzustehen und nicht helfen zu können. Das Gefühl wollte ich ihnen ersparen. Und mir wollte ich die Uferlosigkeit ersparen, die jede Umarmung ausgelöst hätte.

»Ich habe in seiner letzten Nacht bei meinem Vater im Krankenbett gelegen«

Mein Vater ist jetzt dreieinhalb Jahre tot und ich vermisse seinen schwarzen Humor beinahe jeden Tag. Ich weiß aber, dass Trauer etwas ist, das man nicht überwinden kann, sondern in den Alltag einbauen muss. Mittlerweile kann ich mich über das Foto vor seiner Gruft freuen, kann über ihn sprechen und dabei lachen.

So schwer es ist, mitzuerleben, wie ein Mensch immer mehr von einer Krankheit wie Krebs zerfressen wird, so dankbar bin ich jetzt dafür, dass wir diese Zeit zusammen hatten. Wenn ein naher Verwandter plötzlich bei einem Unfall stirbt, gibt es keine Möglichkeit, Abschied zu nehmen. Ich konnte mit meinem Vater noch über alles reden, was uns wichtig war. Es ist ein gutes Gefühl, dass es nichts gibt, das unerledigt blieb.

WENN EINE HEILUNG NICHT MEHR MÖGLICH IST

Menschen, bei denen keine Aussicht auf Heilung mehr besteht, haben oft verschiedene, mitunter sehr anstrengende Therapien durchgemacht, Fortschritte und Rückschläge erlebt. Zu den körperlichen Beschwerden kommen emotionale Belastungen und die Auseinandersetzung mit dem Tod. Daraus ergeben sich viele Fragen und Unsicherheiten: »Werde ich Schmerzen haben?«, »Wie viel Zeit bleibt mir noch und was ist mir jetzt wichtig?« oder »Wer wird sich um mich kümmern?«. In dieser schwierigen Situation ist es wichtig, dass die Betroffenen spüren, sie sind sich nicht selbst überlassen. Die Palliativmedizin vertritt einen ganzheitlichen Behandlungsansatz, sie kümmert sich nicht nur um die körperlichen, sondern auch um die geistigen und seelischen Beeinträchtigungen in dieser Phase der Erkrankung. Sie begleitet den Patienten sowohl medizinisch und pflegerisch sowie psychosozial und seelsorgerisch. Je nach Situation des Erkrankten können Krankengymnasten, Ernährungsberater, Psychoonkologen und andere Berufsgruppen dazukommen. Die Mitarbeiter einer Palliativeinrichtung sind außerdem wichtige Anlaufstellen für die Angehörigen.

PALLIATIVMEDIZIN: UMSORGEN, BEGLEITEN, LINDERN

Viele schwerkranke Patienten sorgen sich um den möglichen Verlust der Selbstbestimmung, ihrer Autonomie. Ein wichtiges Therapieziel der Palliativmedizin besteht deshalb darin, dass die Patienten möglichst lange körperlich handlungs- und entscheidungsfähig bleiben. Es geht in dieser Phase vor allem um eine möglichst hohe Lebensqualität und um eine wirksame Kontrolle von Krankheitssymptomen. Im Mittelpunkt steht das, was dem Patienten wichtig erscheint.

Durch Patienten- und Betreuungsverfügungen, Vorsorge- und Betreuungsvollmachten lassen sich rechtzeitig die entsprechenden Festlegungen für den Fall treffen, dass der eigene Wille nicht mehr erklärt werden kann (siehe Kapitel 6). Darüber hinaus ist es gut, mit den Angehörigen über die eigenen Wünsche zu sprechen, auch den Tod betreffend. Wenn klar ist, dass der Kranke seine letzten Lebenstage lieber zu Hause verbringen möchte als im Krankenhaus, können die Angehörigen gemeinsam mit dem behandelnden Arzt nach Möglichkeiten suchen, um diesen Wunsch zu erfüllen.

Viele Ängste der Patienten hängen mit der Furcht vor dem Verlust der eigenen Würde zusammen. Manche Ängste beziehen sich z. B. auf den Verlust von körperlichen Funktionen: Menschen, die unter einer erschwerten Atmung leiden, kann die Vorstellung ängstigen, am Ende des Lebens ersticken zu müssen. Diese Angst bessert sich meist, wenn der Patient weiß, dass es gegen seine Beschwerden Hilfe gibt.

In anderen Fällen stehen die existenzielle Angst und die Suche nach dem Sinn des eigenen Lebens im Vordergrund. Lebensziele und persönliche Werte sind etwas sehr Individuelles, deshalb hat jeder Mensch seinen eigenen Weg, auf dem er sich diesen Fragen nähert. In vielen Fällen geben religiöse Werte eine Orientierung; manchmal hilft es, die eigene Lebensgeschichte aufzuschreiben oder jemandem zu erzählen.

SCHMERZEN UND ATEMNOT MÜSSEN NICHT SEIN

Grundlegend für das Wohlbefinden des Patienten ist die medizinische Versorgung der Begleit- und Folgeerscheinungen von Krebserkrankungen. Dank moderner Medikamente sind diese Folgen einer sehr weit fortgeschrittenen Krebserkrankung mittlerweile gut beherrschbar.

MODERNE SCHMERZTHERAPIE

Nicht jede Krebserkrankung führt automatisch zu Schmerzen. Bei vielen Menschen, die an der Krankheit leiden, treten dennoch häufig dauerhafte Schmerzen auf. Sie können sich unter Belastungen oder auch ohne erkennbaren Auslöser akut verstärken. Auch diagnostische Eingriffe oder eine Therapie können Schmerzen bereiten.

Schmerz hat zwar meist körperliche Ursachen, aber jeder Mensch empfindet Schmerz anders; außerdem gibt es Umstände, die den Schmerzverlauf positiv oder negativ beein-

BESSER ALS IHR RUF: OPIOIDE ZUR SCHMERZLINDERUNG

Gegen Opioide, wie z.B. Morphin, bestehen zahlreiche Vorurteile. Aus der modernen Schmerztherapie sind sie aber nicht wegzudenken.

Erstes Vorurteil: Abhängigkeit

Viele befürchten eine lebenslange Abhängigkeit. Diese Sorge ist unbegründet. Wenn die Opioid-Einnahme nicht mehr erforderlich ist, wird die Dosis langsam reduziert und der Körper sanft »entwöhnt«. Eine psychische Abhängigkeit ist unwahrscheinlich, weil man das Medikament nicht einnimmt, um sich in eine euphorische Stimmung zu versetzen, sondern um Schmerzen zu lindern.

Zweites Vorurteil: Dämmerzustand

Viele glauben, dass man bei einer Opioid-Therapie vor sich hin dämmert. Das ist falsch: Opioide können zwar besonders in den ersten Tagen zu Müdigkeit führen, bei korrekter Dosierung ist der Patient aber ansprechbar und bei Bewusstsein. Er kann dann ohne Schmerzen am Leben teilnehmen.

Drittes Vorurteil: Gefährliche Nebenwirkungen, schlechte Verträglichkeit

Opioide sind meist besser verträglich als viele andere Schmerzmedikamente. Gegen die Verstopfung, die häufig als Nebenwirkung auftritt, erhalten die Patienten Abführmittel. Außerdem kann es zur Übelkeit kommen – auch dagegen helfen Medikamente (Antiemetika).

flussen. Um sich ein Bild zu machen, misst der Arzt den Schmerz, indem er den Patienten bittet, die subjektiv empfundene Schmerzstärke auf einer Skala einzuordnen oder den Schmerz möglichst genau zu beschreiben.

Schmerzmittel sind ein wichtiges Instrument zur Behandlung der Symptome. Die sogenannten peripheren Mittel, wie Paracetamol, Metamizol, Ibuprofen oder Acetylsalicylsäure hemmen die Weiterleitung des Schmerzreizes vom Entstehungsort im Körper ans Gehirn. Sie kommen meist bei leichten bis mäßigen chronischen Schmerzen zum Einsatz. Darüber hinaus gibt es Mittel, die direkt im Gehirn ansetzen und dort das Schmerzempfinden unterdrücken. Diese Medikamente gehören zu den sogenannten Opioiden; für ihre Verschreibung ist ein besonderes Rezeptformular erforderlich (Betäubungsmittelrezept).

Opioide werden in der modernen Schmerztherapie meist frühzeitig gegen die durch den Krebs verursachten Schmerzen eingesetzt. Sie blockieren das Schmerzempfinden, indem sie spezielle Andockstellen (Opioid-Rezeptoren) besetzen, von denen es besonders viele im Rückenmark und im Gehirn gibt. Um die richtige Dosis zu finden, beginnt man die Behandlung zunächst mit einer niedrigen Dosis und steigert sie so lange, bis die Schmerzen zurückgehen.

Für die erfolgreiche Schmerzbehandlung von Tumorpatienten werden oft periphere und zentrale Schmerzmittel miteinander kombiniert. Jeder Patient erhält in der Regel eine Behandlung mit länger wirkenden Mitteln, bei akuten Schmerzattacken kann er zusätzlich schnell wirkende Medikamente nach Bedarf einnehmen. Natürlich haben auch diese Medikamente Nebenwirkungen wie Verstopfung oder Müdigkeit; diese lassen sich aber ebenfalls behandeln. Außerdem gibt es Medikamente, die eigentlich gegen Krampfanfälle oder Depressionen eingesetzt werden. In der Schmerztherapie verstärken sie die Wirkung der Schmerzmittel.

Zur Behandlung akuter Schmerzattacken eignen sich vor allem Tabletten, die man schluckt, unter der Zunge zergehen lässt oder lutscht, oder auch Nasensprays. Außerdem gibt es Schmerzmittelpflaster, die kontinuierlich ihren Wirkstoff über die Haut ins Körperinnere abgeben und für den Langzeiteinsatz gedacht sind. Einige Schmerzmedikamente werden gespritzt oder über einen Tropf zugeführt. In einigen Fällen hat sich auch eine Schmerzpumpe bewährt, die permanent Schmerzmittel abgibt. Es handelt sich dabei um ein kleines Gerät, das mit einer Vene verbunden ist. Oft wird es auch an einen Port angeschlossen, einen dauerhaften Zugang zum Blutkreislauf, der benutzt wird, um eine Chemotherapie sicher zu verabreichen (siehe Seite 147). Der Vorteil ist, dass sich der Patient bei Bedarf selbst zusätzliche Mengen des Schmerzmittels verabreichen kann. Eine automatische Sperre im Gerät sorgt dafür, dass es nicht zu lebensgefährlichen Überdosierungen kommt.

Mit einer umfassenden Schmerztherapie sind auch stärkere Tumorschmerzen gut kontrollierbar. Zu ihr gehören auch ergänzende Maßnahmen wie Wärme- oder Kälteanwendungen, Massagen, Krankengymnastik und Lagerungen und Unterstützungen wie Gehhilfen und Korsetts. Auch Bestrahlungen können zur Schmerztherapie eingesetzt werden,

DIE ANSATZPUNKTE DER SCHMERZTHERAPIE

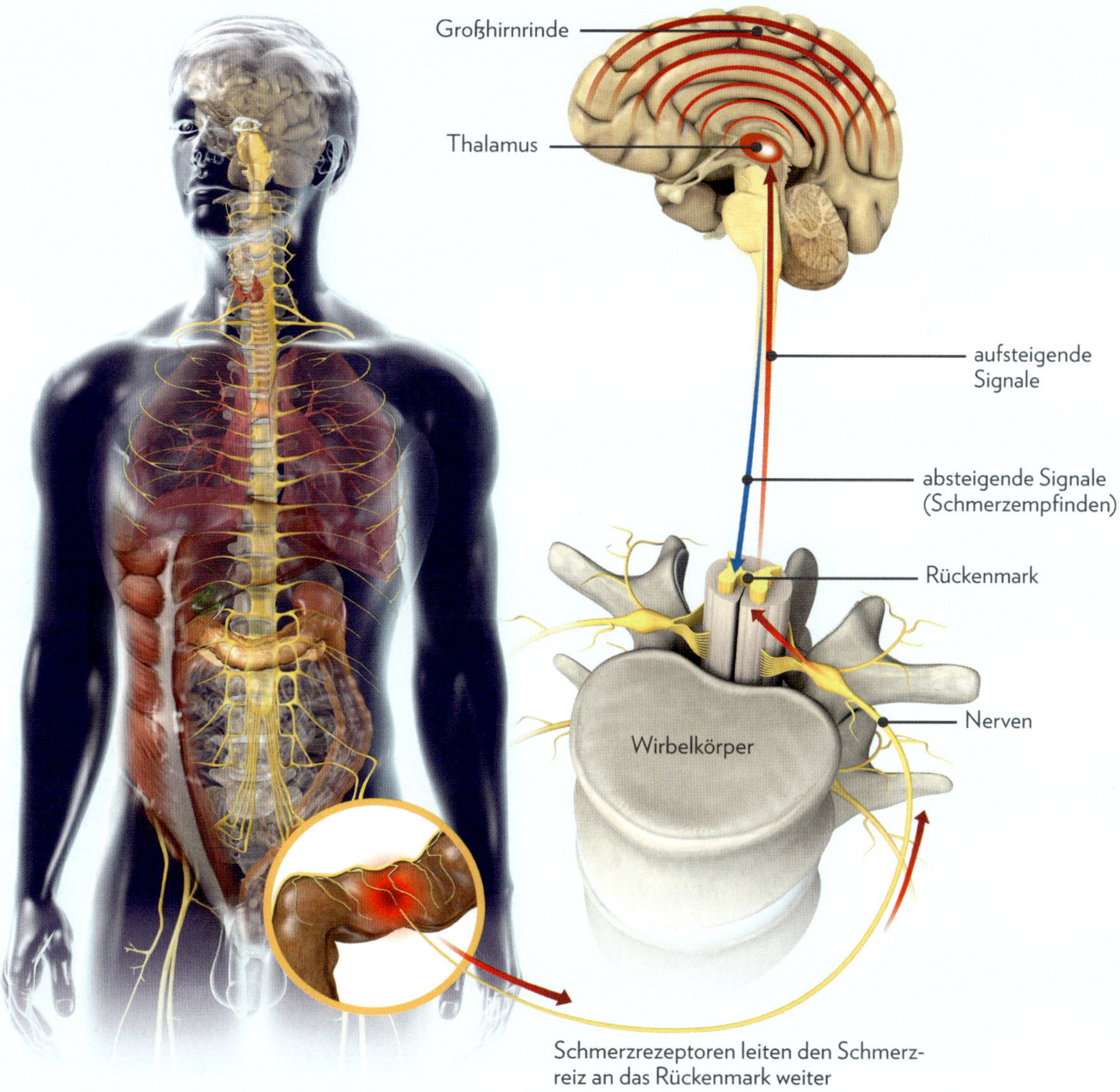

Schmerzrezeptoren an den Nervenenden leiten den Schmerz weiter an das Rückenmark, das wiederum das Schmerzsignal an das Gehirn weitergibt. Eine Schmerztherapie greift störend in diese Signalkette ein besonders wenn es sich um Schmerzen handelt, die durch Knochenmetastasen oder Metastasen im Gehirn verursacht werden. Für die seltenen Fälle, in denen diese Therapie versagt, stehen weitere Möglichkeiten zur Verfügung: Zum einen können Opioide wie Morphium auch direkt in die Nähe des Rückenmarks gegeben werden. Dadurch lassen sich sehr starke Schmerzen, die durch ein Tumorwachstum im Bauchbereich ausgelöst werden, sehr gut behandeln. Außerdem können Ärzte die Schmerzleitungen, die zum Gehirn führen, unterbrechen. Diese Maßnahme erfordert allerdings einen kleinen chirurgischen Eingriff.

Wenn die bisherige Schmerztherapie nicht mehr ausreicht, um schmerzfrei zu leben, sollte jeder Betroffene mit dem Arzt sprechen, damit er die Dosis erhöht, die Medikamentenzusammensetzung verändert oder weitere schmerztherapeutische Maßnahmen einleitet. Das Gespräch mit dem Arzt ist auch wichtig, damit der Patient über die Nebenwirkung der Schmerzmedikamente, z. B. die Müdigkeit, informiert ist.

WAS HILFT BEI ATEMNOT?

Ähnlich gefürchtet wie Schmerzen ist die Atemnot – zur medikamentösen Behandlung werden heute vor allem Medikamente aus der Gruppe der Opioide eingesetzt. Diese Medikamente haben nicht nur eine schmerzstillende Wirkung, sondern unterdrücken auch das Gefühl, nach Luft ringen zu müssen.

Wenn diese Medikamente allein nicht ausreichen, können auch die sogenannten Benzodiazepine hilfreich sein, besonders bei Patienten, die durch die Atemnot Angst und Beklemmung verspüren. Sowohl Opioide als auch Benzodiazepinen wirken rasch, sodass sich auch eine akute Atemnot gut behandeln lässt. Die Einnahme oder Anwendung erfolgt nach den Angaben des behandelnden Arztes, um Nebenwirkungen, wie eine Dämpfung der Atmung, zu vermeiden.

Effektiv sind außerdem Atemübungen und Entspannungstechniken, die die Betroffenen im Rahmen der Physiotherapie erlernen.

Darüber hinaus kann man durch zusätzliche Kissen, die richtige Einstellung der Sessellehne oder des Bettes dem Patienten helfen, eine Position zu finden, in der er leichter atmen kann.

Die Ursache für die Atemnot ist meist nicht eine zu geringe Sauerstoffaufnahme, sondern ein Problem beim Ausatmen des Kohlendioxids, einem Abfallprodukt der normalen Atmung. Die Gabe von Sauerstoff, z.B. über einen kleinen Plastikschlauch in der Nase, hat für viele Patienten und Angehörigen einen beruhigenden Effekt. Untersuchungen zeigen jedoch, dass es nur bei einer kleinen Gruppe von Patienten mit einer Einschränkung der Funktion der Lunge zu einer Besserung der Sauerstoffversorgung kommt. In allen anderen Fällen führt der Sauerstoff nur zu einer Austrocknung der Schleimhäute. Für das Empfinden dieser Patienten ist die Zufuhr von kühler normaler Atemluft genauso angenehm und effektiver. Angehörige können den Patienten auch helfen, indem sie regelmäßig für eine Befeuchtung der Schleimhäute sorgen.

BETREUUNG AM LEBENSENDE: PALLIATIVSTATION, ZU HAUSE, PFLEGEEINRICHTUNG ODER HOSPIZ

Jeder sollte die letzten Wochen und Tage des Lebens gut umsorgt und dort, wo er möchte, verbringen können. Für die Patienten ist entscheidend, dass sie eine respektvolle Betreuung erfahren, die nicht nur die körperliche Versorgung, sondern auch die psychische und seelsorgerische Begleitung umfasst.

Kliniken haben spezielle Stationen für schwerkranke Patienten, sogenannte Palliativstationen. Dort werden schwerwiegende medizinische Probleme und Komplikationen behandelt. Wenn die akuten Leiden medizinisch so weit behandelt wurden, dass eine intensive medizinische Betreuung nicht mehr erforderlich ist, kann der Patient auch wieder nach Hause entlassen, in eine Pflegeeinrichtung oder ein Hospiz überwiesen werden.

VERSORGUNG ZU HAUSE

Viele Patienten wünschen sich, ihre letzten Lebenstage zu Hause zu verbringen. Grundsätzlich ist das möglich, allerdings müssen dafür einige Voraussetzungen erfüllt sein. Zum einen sollten Bad und Toilette vom Kranken gut erreicht werden können und genügend Platz für Hilfsmittel (Gehhilfe, Rollstuhl) vorhanden sein.

Pflegehilfsmittel wie das Krankenbett oder ein Toilettenstuhl werden vom Arzt verschrieben. Die Pflege kann von ambulanten Pflegediensten übernommen werden. Werden medizinische und pflegerische Leistungen notwendig, die über die normale Versorgung hinausgehen, gibt es die spezialisierte ambulante Palliativversorgung. Das sind Ärzte- und Pflegeteams, die eine medizinische Betreuung und Pflege der schwerkranken Patienten leisten und rund um die Uhr erreichbar sind. Sie unterstützen auch Angehörige, die die Pflege übernehmen. Diese besondere Versorgung muss von einem Arzt verordnet werden. In Zusammenarbeit mit dem Hausarzt, der den Patienten kennt, können Palliativpatienten auf diese Weise gut zu Hause betreut werden.

Die Versorgung durch den Pflegedienst, auch die spezialisierte ambulante Palliativversorgung, ist durch die Pflegeversicherung und die Krankenkasse abgedeckt. Wird die Pflege von einem Angehörigen geleistet, erhält der Erkrankte je nach Pflegestufe ein monatliches Pflegegeld. Berufstätige Menschen, die einen Verwandten pflegen möchten, haben seit 2008 einen gesetzlichen Anspruch auf eine unbezahlte sozialversicherte Freistellung von der Arbeit für die Dauer von bis zu einem halben Jahr (Pflegezeit). Pflegekassen bieten häufig Kurse zur häuslichen Pflege an.

HÄUSLICHE PFLEGE IN DEN LETZTEN LEBENSTAGEN

Professionelle Pflege und die Betreuung durch den Hausarzt bzw. eine Palliativkraft/Palliativmediziner sollten gewährleistet sein. Angehörige und Helfer sollten über die Krankheitssymptome aufgeklärt sein und wissen, was zu tun ist, auch in Notfällen. Besonders belastende Aufgaben sind, wenn möglich, auf mehr als zwei helfende Schultern verteilt.

VERSORGUNG IM PFLEGEHEIM

Wer nicht zu Hause gepflegt werden kann oder möchte, hat die Alternative, in einem Pflegeheim untergebracht zu werden. Diese Einrichtungen sind nicht nur alten Menschen vorbehalten, sondern allen, die der Pflege bedürfen und sich nicht mehr selbst versorgen können. Die Patienten erhalten dort die notwendige Versorgung. Ein Vorteil: Der Kranke ist nie ganz allein und auf sich gestellt – rund um die Uhr ist jemand vom Pflegepersonal da. Ein Teil der Kosten wird von der Pflegekasse übernommen; sie erstattet eine Pflegepauschale, die sich nach der Pflegestufe des Patienten richtet. Der Rest muss vom Kranken selbst getragen werden. Reicht das eigene Einkommen nicht aus und können direkte Verwandte nicht genug beisteuern, übernehmen die Sozialhilfeträger die Kosten.

Jeder krankenversicherte Mensch hat das Recht auf eine individuelle Pflegeberatung und kann sich dafür an seine Pflegekasse wenden. Fragen rund um dieses Thema beantwortet auch das Bürgertelefon des Bundesministeriums für Gesundheit unter der Nummer 030 34606602.

ANGEHÖRIGE: WICHTIGE STÜTZE FÜR KREBSKRANKE PATIENTEN

Angehörige, die einen Krebspatienten zu Hause versorgen, können sowohl körperlich als auch psychisch stark belastet sein. Einige Hinweise können dazu beitragen, das veränderte Leben zu bewältigen:

- Beteiligen Sie den Kranken soweit möglich an der Alltagsroutine, z.B. an gemeinsamen Mahlzeiten.
- Schaffen Sie für sich und den Kranken gemeinsame positive Erlebnisse. Setzen Sie sich dabei Ziele, die sich auch erreichen lassen.
- Krebskranke berichten immer wieder, dass es für sie schlimmer war, die (Verlust-)Angst ihrer Angehörigen zu erleben, als mit ihrer eigenen Angst vor der Krankheit oder dem Tod fertigzuwerden. Trotzdem dürfen Angehörige ihre Sorgen offen ansprechen; das Gespräch kann helfen, Ängste abzubauen.
- Schätzen Sie Ihre Kräfte realistisch ein und lassen Sie Hilfe zu – vielen Menschen tut es gut, wenn sie Ihnen helfen können. Genießen Sie auch einmal eine freie Stunde, einen Spaziergang, einen Besuch bei Freunden.
- Erkundigen Sie sich auch danach, welche Unterstützung Sie von der Krankenkasse bekommen können. In vielen Orten gibt es außerdem Unterstützung durch die Kirchengemeinden, oft auch, wenn man selber nicht Mitglied ist. Neben dem stationären Hospiz gibt es in vielen Orten Hospizvereine. In ihnen arbeiten ehrenamtliche Mitbürger, die Familien bei der Begleitung eines Sterbenden unterstützen, für Gespräche da sind, einfache Hilfeleistungen übernehmen oder in der Wohnung bleiben, wenn Sie eine kurze Pause und Auszeit nehmen.

VERSORGUNG IM HOSPIZ

Hospize haben sich auf die Pflege und Betreuung von Schwerkranken in den letzten Lebenswochen spezialisiert. Der Kranke wird mit seinen Ängsten nicht allein gelassen, und die Angehörigen werden bei der Sterbebegleitung mit einbezogen. Einige Hospize bieten den Angehörigen auch Hilfe zur Trauerbewältigung an.

Jeder gesetzlich Krankenversicherte, der an einer nicht heilbaren Krankheit leidet, hat Anspruch auf Hospizleistungen. Die Krankenkassen übernehmen die Kosten für einen stationären Hospizaufenthalt, wenn die Krankheit weit fortgeschritten und die Lebenserwartung auf wenige Wochen oder Monate begrenzt ist, aber gleichzeitig keine Krankenhausbehandlung erforderlich ist und Angehörige nicht in der Lage sind, die Pflege zu Hause zu übernehmen. Außerdem muss ein Arzt den stationären Hospizaufenthalt verordnen.

EINE GANZ PERSÖNLICHE ENTSCHEIDUNG

Wo man die letzten Lebenstage verbringt, wen man beim Sterben an seiner Seite hat, ob man seelsorgerische Begleitung wünscht oder nicht, das sind letztlich Entscheidungen, die jeder für sich persönlich treffen muss.

Wichtig ist allerdings, sich rechtzeitig den Menschen im eigenen Umfeld (Verwandte, Freunde, Arzt, pflegerisches Personal) mitzuteilen. Nur wenn Angehörige und Freunde die Wünsche des Patienten erkennen, können sie versuchen, sie zu erfüllen, damit bis zum Schluss ein würdevolles, selbstbestimmtes Leben möglich ist.

III. DAS THERAPIE-HANDBUCH

Die Behandlung von Krebs hat große Fortschritte gemacht: Welche Therapien wirken wie? Was ist bei welcher Krebsart zu tun? Wie sinnvoll ist die Teilnahme an Studien? Wo steht die Forschung?

8. KREBSTHERAPIEN IM ÜBERBLICK

Um die Krebsbehandlung nach heutigen, modernen Standards zu verstehen, hilft es nachzuvollziehen, wie die einzelnen Säulen vor teils sehr langer Zeit entdeckt wurden – und wohin sie sich nun weiterentwickeln.

Die Geschichte der Krebsmedizin lässt sich weit zurückverfolgen. Bereits in der Antike hielten Ärzte ihre Behandlungsmethoden schriftlich fest und Geschichtsschreiber schilderten prominente Einzelschicksale. Der griechische Gelehrte Herodot berichtete z. B. im 5. Jahrhundert v. Chr., dass die schöne persische Königin Atossa an einem Knoten in der Brust litt, der 520 v. Chr. von dem griechischen Arzt Demokedes aus Kroton behandelt wurde. Das Wort »Krebs« prägte im 2. Jahrhundert v. Chr. der griechische Arzt Galen: »... an der Brust sahen wir häufig Tumoren, die der Gestalt eines Krebses sehr ähnlich waren. So wie die Beine des Tieres an beiden Seiten des Körpers liegen, so verlassen die Venen den Tumor ...«

Nach und nach entwickelten Mediziner immer neue Methoden, um der Krankheit Herr zu werden.

DIE ERSTEN KREBS-OPERATIONEN

Geschichtlicher Hintergrund: Bereits im Altertum haben Heilkundige oberflächliche Geschwüre, beispielsweise in der Brust, chirurgisch entfernt, manchmal auch mit glühenden Eisen ausgebrannt. Tiefer liegende Tumoren wurden in der Regel nicht operiert, weil die Patienten solche Eingriffe damals kaum überlebten. Das lag daran, dass man zu dieser Zeit noch nicht genug über Hygiene wusste.

Ab dem frühen 18. Jahrhundert lassen sich in medizinischen Lehrbüchern Anleitungen für umfangreiche Operationen wie Brustamputationen finden. Schon früh wurde nämlich erkannt, dass ein Tumor komplett entfernt werden muss, um die Krebserkrankung besiegen zu können: »Kein Krebs heilt, es sei denn, er wäre ganz und gar radikal herausgeschnitten; wenn nämlich etwas zurückbleibt, steigert die Bösartigkeit sich von der Wurzel aus.« Dies schrieb bereits Anfang des 14. Jahrhunderts der französische Arzt Henri de Mondeville in seiner Schrift »Cyrurgia«.

Nachdem operative Eingriffe Anfang des 19. Jahrhunderts durch die Entdeckung von Narkosemitteln einfacher und durch eine verbesserte Hygiene verträglicher und auch sicherer wurden, entwickelte sich die Operation zur Standardtherapie bei Tumorerkrankungen. Auch heute noch stellt sie in Kombination mit anderen Behandlungsmethoden eine sehr wichtige Säule der Krebstherapie dar.

OP-METHODEN HEUTE: ABHÄNGIG VON GRÖSSE UND LAGE DES TUMORS

Bei fast allen festen (soliden) Tumoren wird operiert. Ziel ist die vollständige Entfernung des Tumors, die sogenannte tumorrestfreie Resektion (abgekürzt mit »R0«, siehe Grafik Seite 142). Manchmal liegt der Tumor aber so ungünstig, beispielsweise sehr nah an lebenswichtigen Organen, dass er nicht komplett und mit dem nötigen Sicherheitsrand entfernt werden kann, ohne dass schwere Gesundheitsschäden entstehen. Dann wird zwar so viel wie möglich vom Tumor entfernt, aber es bleibt ein Rest der Krebszellen im Körper.

Die verbliebenen Zellen werden dann mit anderen, anschließenden Therapien behandelt. Wenn absehbar ist, dass bei einer Operation der Tumor nicht mit ausreichendem Sicherheitsabstand entfernt werden kann, wird häufig vorbereitend behandelt, beispielsweise mit einer vor der OP stattfindenden (neoadjuvanten) Strahlen- oder Chemotherapie.

Je nach Größe und Lage des Tumors kommen verschiedene OP-Techniken zum Einsatz. Schlüssellochoperationen erfordern z.B. nur einen kleinen, oft nicht einmal einen Zentimeter langen Schnitt, durch den speziell für diese Technik entwickelte chirurgische Geräte mit einer kleinen Kamera eingeführt werden. Auf diese Weise lassen sich z.B. Krebsvorstufen entfernen. Der Chirurg sieht das Operationsgebiet am Monitor und kann die Instrumente von außen steuern.

In fortgeschrittenen Krankheitsstadien muss häufig eine ausgedehntere Operation durchgeführt werden, um den Tumor möglichst vollständig zu entfernen. Bei diesen Eingriffen wird es oft nötig, größere Organteile oder auch ganze Organe zu entfernen – sofern sie nicht dringend für das Überleben erforderlich sind. Das kann für das Leben danach kleine, aber auch größere Einschnitte mit sich bringen. Schon vor der Operation sollten Sie sich vom Arzt deshalb genau erklären lassen, was Sie als Patient danach erwartet.

MIT HIPPOKRATES AUF DEM HOLZWEG

Mit Hippokrates von Kos (460–370 v. Chr.), dem wohl berühmtesten Arzt der Geschichte (noch heute leistet jeder Mediziner den Hippokratischen Eid), geriet die Krebstherapie auf einen Holzweg. Er gilt als Begründer der sogenannten Viersäftelehre (Humoralpathologie), die besonders die Medizin des Mittelalters prägte: Dieser Lehre zufolge würden körperliche Leiden, auch Krebs, durch ein Ungleichgewicht der vier Körpersäfte Blut, Schleim, schwarze und gelbe Galle hervorgerufen.

Die Mediziner konzentrierten sich darauf, das Gleichgewicht wiederherzustellen, was man durch den Aderlass zu erreichen glaubte: man schnitt eine Ader ein und ließ den Patienten bluten. Zusätzlich wurden Brech- oder Abführmitteln verabreicht. So wurden über viele Jahrhunderte auch Krebspatienten zur Ader gelassen, obwohl der mitunter erhebliche Blutverlust nur zu einer Schwächung der Patienten geführt haben kann.

Erste Zweifel an der Therapie kamen auf, als der flämische Anatom und Mediziner Andreas Vesalius (1514–1564) in Paris Anfang des 16. Jahrhunderts Leichen stahl, sie sezierte und vergeblich nach der schwarzen Galle suchte. Ein Übermaß dieses Saftes wurde für die Melancholie, aber auch für Krebs verantwortlich gemacht.

OPERATION OHNE TUMORREST

Nicht immer kann der Tumor komplett entfernt werden (R0), manchmal bleibt ein mikroskopisch kleiner (R1) oder mit bloßem Auge erkennbarer Rest (R2).

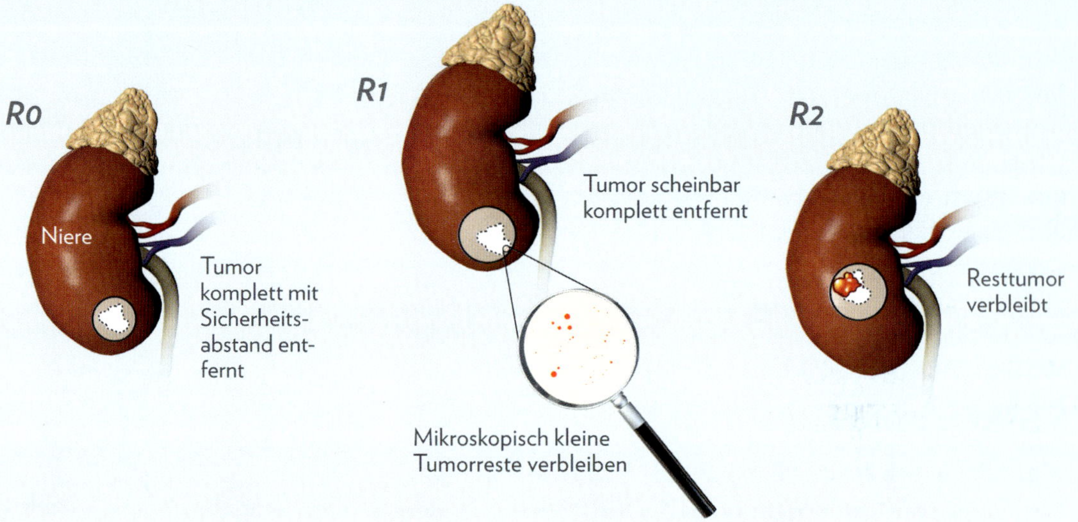

Viele Detailfragen, z.B. zum Umgang mit einem künstlichen Darmausgang (Stoma), der in bestimmten Situationen notwendig werden kann, treten aber erst nach der Operation auf. Dann ist es wichtig, erneut mit dem Arzt über diese Probleme zu reden. Auch die Rehabilitation ist eine gute Möglichkeit, Fragen zu stellen. Patienten und Angehörige können dort langsam lernen, wie sie am besten mit den verschiedenen Folgen und Problemen nach der Operation umgehen.

INNOVATIVE OP-VERFAHREN

Dank verfeinerter Techniken sind Operationen heute oft schonender als noch vor einigen Jahren. Beispiel Brustkrebs: Statt einer Abnahme der Brust, einer Mastektomie, werden viele Frauen schon lange brusterhaltend operiert. Entnommen wird dabei nur der Tumor selbst, samt einem Randsaum von gesundem Gewebe. Stellt der Pathologe bei der nachfolgenden Untersuchung des entnommenen Tumorgewebes fest, dass dieser Randsaum sehr klein ist oder dass Tumorzellen direkt an der Schnittgrenze gewachsen sind, empfehlen die Ärzte eine Nachoperation.

DEN KREBS MIT STRAHLEN HEILEN – DIE ANFÄNGE

Geschichtlicher Hintergrund: Die Entdeckung der Röntgenstrahlen im Jahr 1895 war ein großer Schritt vorwärts für die Krebsmedizin. Für diese Entdeckung erhielt Wilhelm Conrad Röntgen bereits sechs Jahre später den Nobelpreis. Der Würzburger Physiker hatte in seinem Labor mit Elektronen in einer Vakuumröhre experimentiert und dabei die unsichtbare Strahlung entdeckt. In Chicago kam der Medizinstudent Emil Grubbe auf die Idee, sie zur Behandlung von Krebstumoren einzusetzen. So wurde bereits zwei Monate nach Entdeckung der Röntgenstrahlung die erste Strahlentherapie an einer Brustkrebspatientin durchgeführt.

Zwei Jahre nach Röntgen wurde auch die französische Physikerin Marie Curie mit ihrem ersten von zwei Nobelpreisen geehrt. Sie und ihr Ehemann Pierre zeigten, dass radioaktive Elemente elektromagnetische Strahlen abgeben können, die lebende Zellen zerstören. Heute nutzt man diese sogenannte Gammastrahlung z.B. für die Brachytherapie, bei der eine radioaktive Strahlenquelle nahe am Tumor platziert wird.

WIRKUNGSWEISE DER STRAHLENTHERAPIE

Viele Krebspatienten müssen sich im Laufe der Behandlung einer Strahlentherapie unterziehen, oft in Kombination mit anderen Behandlungsmethoden. Wichtigster Angriffsort der Strahlentherapie ist die Erbsubstanz, sie wird bei der Bestrahlung so geschädigt, dass die Zellteilung verhindert wird und die bestrahlte Zelle abstirbt. Dieser Prozess läuft aber nicht nur in den Krebszellen, sondern auch in umliegenden gesunden Zellen ab, weshalb es zu Nebenwirkungen kommen kann. Dank zahlreicher technischer Weiterentwicklungen können die Strahlen heute jedoch sehr genau auf das gewünschte Zielgebiet gelenkt werden. Das erlaubt eine Bestrahlung des Tumors mit einer hohen Strahlendosis, während das umliegende, gesunde Gewebe geschont wird.

Oft wird die Bestrahlung nach einer Operation (adjuvant) durchgeführt. In einigen Fällen erfolgt sie aber auch vorher (neoadjuvant), z.B., um einen großen Tumor zu verkleinern und ihn so operierbar zu machen. Seit mehreren Jahren bestrahlt man bei einigen Krebsarten, etwa bei Brustkrebs, auch während des Eingriffs (intraoperativ). Den Patientinnen bleibt dadurch eine

WAS SIE VOR DER OPERATION MIT IHREM ARZT BESPRECHEN SOLLTEN

- Was genau wird operiert – und warum?
- Bin ich den Strapazen des Eingriffs körperlich gewachsen?
- Mit welchen Folgen ist zu rechnen, worauf muss ich mich nach der Operation einstellen?
- Sind diese Folgen vorübergehend oder dauerhaft?
- Welche Hilfsmittel/Ausgleichsmöglichkeiten stehen bei einer dauerhaften Folge zur Verfügung, damit ich ein möglichst normales Leben führen kann?
- Was passiert, wenn ich mich dieser Operation nicht unterziehe?
- Verfügt das Krankenhaus, in dem ich mich befinde, über genügend Routine bei diesem Eingriff oder ist es ratsam, ein auf die Erkrankung spezialisiertes Krebszentrum aufzusuchen?

längere Strahlentherapie nach der Operation erspart oder die Dosis kann zumindest deutlich reduziert werden. Manchmal kombiniert der Arzt die Bestrahlung mit einer Chemotherapie. Bei einer gleichzeitigen Anwendung von Chemo- und Strahlentherapie spricht man von einer Radiochemotherapie – die Chemotherapie macht die Krebszellen noch empfindlicher für die Bestrahlung.

Im Gegensatz zur medikamentösen Therapie ist die Strahlentherapie eine rein örtliche Maßnahme, das heißt, sie wirkt nur im Bereich des Bestrahlungsfelds. Die Forschung arbeitet aber auch an neuen Kombinationsverfahren, bei denen die Strahlenquelle durch zielgerichtete Medikamente hauptsächlich an Krebszellen andockt und dort wachstumshemmend wirken kann. So gelangen diese strahlenden Medikamente direkt an die Krebszellen – ganz egal, wo im Körper sie sich befinden.

ZIELGENAUE BESTRAHLUNG SCHONT DAS UMLIEGENDE GEWEBE

Um das gesunde Gewebe bei der Bestrahlung zu schonen und die Nebenwirkungen gering zu halten, berechnet der Strahlenmediziner (Radioonkologe) ein exaktes Strahlenfeld, sodass die Strahlen gebündelt am Tumor ankommen und möglichst wenig streuen. Früher brauchte der Arzt viel Erfahrung, um das Bestrahlungsfeld mithilfe von Röntgenbildern festzulegen. Heute erstellt ein Rechenprogramm anhand einer Computertomografie oder anderer bildgebender Verfahren ein dreidimensionales Modell des Tumors, das für die Bestrahlungsplanung genutzt werden kann. So entsteht für jeden Patienten ein individueller Plan, in dem das Bestrahlungsfeld, die Strahlendosis und ihre Verteilung (Fraktionierung) festgelegt werden. Außerdem bestimmt der Arzt, wie die Gesamtdosis auf verschiedene Sitzungen aufgeteilt werden soll. Üblich sind fünf Bestrahlungen pro Woche, es gibt aber auch Behandlungsabläufe, bei denen der Patient zweimal am Tag bestrahlt wird. Die Behandlung kann, je nach Art und Größe des Tumors, mehrere Wochen dauern.

Die eigentliche Bestrahlung wird zunächst in einer ersten Sitzung simuliert, um das Bestrahlungsfeld genau abzustecken. Markierungen auf der Haut des Patienten garantieren, dass millimetergenau immer die gleiche Region bestrahlt wird. Die Bestrahlung selbst schmerzt nicht, allerdings kann es im Nachgang zu Beschwerden wie Hautreizungen oder Müdigkeit und Abgeschlagenheit (Fatigue) kommen (siehe Kapitel 4).

SPEZIELLE VERFAHREN: BRACHYTHERAPIE, AFTERLOADING UND RADIOJOD-BEHANDLUNG

Anstatt einer Bestrahlung, die durch die Haut ins Körperinnere an den Tumor dringt, gibt es auch die Möglichkeit, die Strahlenquelle im Körper zu platzieren. Ein Beispiel ist die Brachytherapie, bei der kleine, radioaktive Metallkapseln, sogenannte Seeds, über eine hohle Nadel in den Tumor eingepflanzt werden. Die Strahlung muss dann nur einen kurzen Weg bis zu ihrem Ziel, den Krebszellen, zurücklegen (brachy = griech. für »kurz«). Oft verbleiben die Seeds danach einfach im Körper. Sie sind völlig harmlos, da die Strahlung nach einiger Zeit abgeklungen ist.

Bei einem anderen Brachytherapieverfahren, dem sogenannten Afterloading, wird eine radioaktive Strahlenquelle für kurze Zeit nahe an den Tumor gebracht und dann wieder entfernt. Die Methode eignet sich für alle Tumoren, die nahe an Körperöffnungen liegen. Ein typisches Beispiel ist Gebärmutterhalskrebs. Hier wird die Strahlenquelle für eine kurze Zeit in die weibliche Scheide gebracht. Das Einbringen der Strahlenquellen wird mehrmals wiederholt (daher die Bezeichnung »afterloading« = übersetzt »Nachladen«).

Eine Tumortherapie mit radioaktivem Jod kommt dagegen beim Schilddrüsenkrebs zum Einsatz, Der Patient nimmt dabei eine Kapsel mit radioaktivem Jod zu sich. Das Jod sammelt sich im Körper hauptsächlich in den Schilddrüsenzellen. Auf diese Weise gelangt die Strahlenquelle direkt in die Zielzellen.

WAS SIE VOR DER STRAHLENTHERAPIE MIT IHREM ARZT BESPRECHEN SOLLTEN

- Was genau wird bestrahlt – und warum wird bestrahlt?
- Welches Strahlenverfahren wird angewendet?
- Wie lange wird die Therapie dauern?
- Mit welchen Nebenwirkungen muss ich während der Therapie rechnen?
- Mit welchen Maßnahmen kann ich die Nebenwirkungen lindern (Ernährung, Hautpflege etc.)?
- Zu welchen längerfristigen Folgeerscheinungen kann die Therapie führen?

NEUE ANSÄTZE IN DER STRAHLENTHERAPIE

Der jüngste Meilenstein auf diesem Gebiet ist die Bestrahlung von Tumoren mit kleinen geladenen Teilchen (Protonen oder Schwerionen). Sie richten sich überwiegend auf den Tumor und verlieren außerhalb des Zielgebiets schnell ihre Wirkung. Dadurch wird gesundes Gewebe in der Nachbarschaft eines Tumors noch besser geschont. Die Protonentherapie wird z. B. bei schwer zugänglichen Tumoren am Auge oder der Schädelbasis eingesetzt.

DIE ENTDECKUNG DER CHEMOTHERAPIE

Geschichtlicher Hintergrund: Die Entwicklung der Chemotherapie geht auf eine zufällige Entdeckung zurück: Am 2. Dezember 1943 explodierte nach einer Bombardierung im Hafen von Bari (Italien) ein Schiff, das mit giftigem Senfgas beladen war. Bei den Untersuchungen der Opfer stellte sich später heraus, dass die Zahl der Lymphozyten – sie gehören zu den weißen Blutkörperchen – stark zurückgegangen war, vor allem im Knochenmark und in den Lymphknoten.

Diese Beobachtung brachte amerikanische Wissenschaftler auf die Idee, Senfgas als Waffe gegen Tumorzellen einzusetzen. Kurz nach dem Unfall im italienischen Bari wurde ein Patient, der am Non-Hodgkin-Lymphom, einer Form von Lymphdrüsenkrebs, litt, mit einem synthetisch hergestellten Wirkstoff auf der Basis von Senfgas behandelt. Seine Tumoren schrumpften! Der Beweis für die Wirksamkeit der ersten Chemotherapie war erbracht.

Ein anderer Meilenstein in der Entwicklung der Chemotherapie wurde in den Dreißigerjahren gelegt. Die englische Wissenschaftlerin Lucy Wills fand bei Forschungen in Indien heraus, dass Folsäure – eine vitaminähnliche Substanz – im Zellstoffwechsel eine wichtige Rolle spielt und für die Zellteilung gebraucht wird. Auf der Grundlage dieser Erkenntnisse entwickelte der Mediziner Sidney Farber von der amerikanischen Harvard Medical School einen Folsäure-Gegenspieler, den synthetischen Wirkstoff Aminopterin. Dieser Gegenspieler sorgt dafür, dass keine Folsäure mehr zur Verfügung steht und verhindert dadurch die vermehrte Zellteilung, die das Krebswachstum ermöglicht. Die ersten Anwendungen im Jahr 1948 bestätigten: Das unkontrollierte Wachstum von Krebszellen ließ sich durch das neue Medikament auf Basis dieser Erkenntisse aufhalten.

WAS SIE VOR DER CHEMOTHERAPIE MIT IHREM ARZT BESPRECHEN SOLLTEN

- Warum bekomme ich eine Chemotherapie und mit welchem Ziel (Heilung, Stillstand der Erkrankung oder um Beschwerden zu lindern)?
- Wie aggressiv ist die Therapie, die ich erhalte?
- Wie viele Therapiezyklen sind angedacht?
- Erfolgt die Chemotherapie über einen Tropf oder in Tablettenform?
- Darf ich Tabletten, die ich wegen anderer Erkrankungen verschrieben bekommen habe, weiter einnehmen, wie beispielsweise Blutdruckmedikamente oder blutverdünnende Medikamente?
- Auf welche Nebenwirkungen muss ich mich einstellen? Und wie können die gemildert werden?
- Bei welchen Nebenwirkungen muss ich sofort meinen Arzt informieren, weil sie gefährlich sein könnten?
- Zu welchen längerfristigen Folgeerscheinungen kann die Therapie führen?
- Kann ich nach der Chemotherapie noch Kinder bekommen?

WIRKUNGSWEISE DER CHEMOTHERAPIE

Die Chemotherapie ist bis heute eine wichtige Form der Krebstherapie. Im Gegensatz zur Strahlentherapie oder Operation wirkt sie nicht nur lokal, also an einer Stelle des Körpers, sondern im ganzen Organismus. So kann die Chemotherapie auch verstreute Metastasen angreifen. Experten sprechen deshalb von einer »systemischen Therapie«.

Das zugrunde liegende Wirkprinzip ist eigentlich sehr einfach: Krebszellen teilen sich rasch und reagieren sehr empfindlich auf Wirkstoffe, die die Zellteilung hemmen, sogenannte Zytostatika. Weil sich gesunde Zellen meist weniger häufig teilen, sind sie gegenüber der Chemotherapie unempfindlicher. Allerdings gilt das nicht für alle gesunden Körperzellen: Schnell wachsende Zellen wie Haar-, Schleimhaut- oder blutbildende Zellen des Knochenmarks werden durch die Therapie deshalb auch in Mitleidenschaft gezogen. So erklären sich die typischen Nebenwirkungen einer Chemotherapie (siehe Kapitel 4). Ein weiterer Vorteil, den die gesunden Zellen gegenüber den Tumorzellen haben ist, dass sie

Schäden in ihrem Inneren durch die Chemotherapie schneller reparieren können als die Tumorzellen.

Chemotherapiemedikamente können allein oder in Kombination mit anderen Krebsmedikamenten verabreicht werden. Durch eine Kombination intensivieren Experten die Therapie. Welche Medikamente kombiniert werden, wie häufig und über welchen Zeitraum sie verabreicht werden, hängt von der Art und Größe des jeweiligen Tumors ab. Wird die Chemotherapie im Nachgang zu einer Operation oder einer Strahlentherapie eingesetzt, spricht man von einer adjuvanten Form. Eine adjuvante Chemotherapie hilft dann, das Rückfallrisiko zu verringern. Bei einer neoadjuvanten Behandlung erfolgt die Chemotherapie vor der Operation, was bei sehr großen oder ungünstig gelegenen Tumoren notwendig sein kann. Man erhofft sich davon, dass der Tumor durch die vorgeschaltete Chemotherapie kleiner wird und dann besser operiert werden kann.

WIE WIRD EINE CHEMOTHERAPIE VERABREICHT?

Chemotherapien werden meist direkt als Infusion in die Blutbahn gegeben, oft per Tropf über einen Venenkatheter (also einen dünnen Kunststoffschlauch in den Armvenen), seltener über einem Zentralvenenkatheter am Hals. Bei Patienten, die mit einer längeren Therapie rechnen müssen, kann ein sogenannter Port-Katheter (kurz Port) sinnvoll sein, der dauerhaft unter die Haut im Brustbereich oder am Oberarm eingepflanzt wird. Der Port besteht aus einer kleinen Kammer aus sterilem Material, die an eine große Vene angeschlossen ist. Er hilft, die Gefäße zu schonen und erleichtert die Chemo-Gabe. Einige Chemotherapiemedikamente stehen auch in Tablettenform zur Verfügung.

Die Medikamentengabe erfolgt mit zeitlichen Abständen nach einem festen Schema, meistens an einem oder an mehreren Tagen hintereinander. Danach schließt sich eine Therapiepause an. Auf diese Weise hat der Körper Zeit, sich zu erholen, bevor der nächste Behandlungszyklus startet. Durch regelmäßige Befragung des Patienten und ergänzende Untersuchungen, z.B. das Anfertigen eines Blutbilds, kontrolliert der Arzt, wie es dem Patienten im Verlauf der Behandlung geht. Bei starken Nebenwirkungen kann er die Dosierung anpassen, Medikamente gegen die Nebenwirkungen geben oder die Behandlung unterbrechen.

DER PORT: DIREKTER VENENANSCHLUSS FÜR DIE CHEMOTHERAPIE

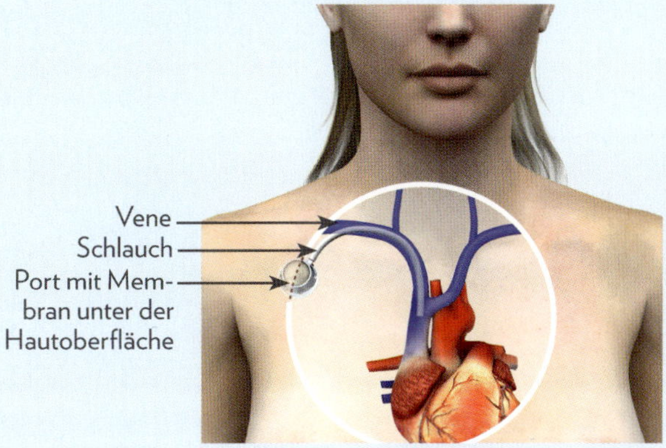

Ist eine längere Chemotherapie absehbar, kann dem Patienten vor der ersten Gabe ein spezieller Venenanschluss unter die Haut eingepflanzt werden.

HOCHDOSIS-CHEMOTHERAPIE MIT STAMMZELLTRANSPLANTATION

Mit dem Ziel der Heilung werden auch sehr hoch dosierte Chemotherapien verabreicht. Dabei werden die blutbildenden Zellen des Knochenmarks meist so geschädigt, dass sich das Blutbild danach nicht mehr normalisieren kann. Dann hilft eine Stammzelltherapie: Man entnimmt dem Patienten vor der Hochdosistherapie Blutstammzellen aus dem Blut oder dem Knochenmark, lagert sie und gibt sie ein bis zwei Tage nach Therapieabschluss über die Vene in den Körper zurück. Die eigenen Stammzellen werden in der Regel vom Körper ohne Schwierigkeiten akzeptiert und beginnen wieder mit der Blutbildung.

Manchmal ist die Gewinnung körpereigener Stammzellen nicht ratsam, weil das Knochenmark des Patienten Tumorzellen enthält oder sein blutbildendes System durch vorangegangene Therapien nachhaltig geschädigt wurde. In diesen Fällen können auch fremde Stammzellen transplantiert werden, was allerdings nur bei einer hohen Ähnlichkeit des Gewebes möglich ist. Die sogenannten HLA-Gewebemerkmale (HLA = Humane Leukozyten-Antigene) müssen möglichst genau übereinstimmen. Häufig ist das bei Geschwistern der Fall. Gibt es keinen geeigneten Spender in der Familie, wird über das Zentrale Knochenmarkspender-Register (ZKRD) nach einem geeigneten Spender gesucht. Die Transplantation fremder Stammzellen (allogene Stammzelltransplantation) hat deutlich mehr und auch langfristigere Nebenwirkungen als die Rückübertragung der eigenen Stammzellen. Auf der anderen Seite haben fremde Stammzellen auch einen zusätzlichen Behandlungseffekt Auf diese Weise erhält der Krebspatient ein neues Immunsystem. Das kann auf verbliebene Tumorzellen im Körper reagieren und sie angreifen (»Transplantat-gegen-Tumor-Reaktion«). Dabei wird meistens aber auch körpereigenes gesundes Gewebe, z.B. Organe, angegriffen, was zu Nebenwirkungen führen kann.

Nach einer Hochdosis-Chemotherapie ist der Körper zunächst sehr infektanfällig. Bis die Bildung der weißen Blutkörperchen wieder einsetzt und sich das Immunsystem erholt, müssen besondere Vorsichtsmaßnahmen getroffen werden: Der Patient ist die ganze Zeit in der Klinik. Besucher müssen einen Mundschutz tragen, oft auch Schutzkleidung, und die Hände gut desinfizieren. Außerdem erhält der Patient zur Vorbeugung Mittel gegen bakterielle Infektionen (Antibiotika) und gegen Pilze (Antimykotika). Bei der Transplantation eigener Stammzellen (autologe Stammzelltransplantation) dauert es

WAS SIE VOR EINER ZIELGERICHTETEN THERAPIE MIT IHREM ARZT BESPRECHEN SOLLTEN

- Wird mein Tumor von einem Gewebespezialisten auf bestimmte Eigenschaften und damit auf die Möglichkeit, zielgerichtete Therapien einsetzen zu können, untersucht?
- Was hat die Untersuchung ergeben? Bietet mein Tumor Angriffspunkte für eine zielgerichtete Therapie?
- Wenn ja, welche Substanz kann eingesetzt werden und wie wirkt sie?
- Müssen weitere Therapien erfolgen?
- Mit welchen Nebenwirkungen muss ich rechnen und was kann man dagegen tun?

in der Regel wenige Tage, bis sie sich regeneriert haben, nach ein bis zwei Monaten arbeitet das Immunsystem wieder normal. Bei der allogenen Transplantation benötigt der Körper mehr Zeit, sich zu regenerieren.

INNOVATIONEN IN DER CHEMOTHERAPIE

Noch immer werden neue Chemotherapien erforscht. Ziel ist es, ein Maximum an Wirkung bei einem Minimum von Nebenwirkungen zu erzielen. In den letzten Jahrzehnten wurden bereits gute Erfolge erzielt: Chemotherapien sind deutlich besser verträglich und nebenwirkungsärmer geworden.

ZIELGERICHTETE THERAPIEN

Dank des schnellen Fortschritts auf dem Gebiet der Genetik und der Tumorbiologie wächst das Verständnis darüber, wie Krebs entsteht und wie das unkontrollierte Zellwachstum zustande kommt. Auf diese Weise werden immer weitere Angriffsstellen für neue Krebsmedikamente entdeckt. Solche sogenannten zielgerichteten Therapien richten sich, anders als die Chemotherapie, nicht generell gegen Zellen, die sich rasch teilen, sondern gezielt gegen charakteristische Strukturen der Tumorzellen, beispielsweise gegen bestimmte Stellen, an denen Moleküle andocken und den Befehl zum Wachstum ins Innere der Zelle leiten. Blockiert ein zielgerichtetes Medikament genau diese Stelle, hemmt es das Tumorwachstum. Zu den zielgerichteten Wirkstoffen zählen vor allem neue Medikamente auf der Grundlage von Antikörpern, Zytokinen und kleinen Molekülen (small molecules).

IMMUNTHERAPIE: MIT ANTIKÖRPERN GEGEN DEN KREBS

Geschichtlicher Hintergrund: Zu den zielgerichteten Therapien gehört die Immuntherapie. In den 1970er-Jahren entwickelte ein internationales Forschertrio ein biotechnologisches Verfahren, das die Produktion menschlicher Antikörper im großen Maßstab ermöglichte. Sie schufen damit eine wesentliche Grundlage für eine bestimmte Form der Immuntherapie, bei der Antikörper als Medikamente eingesetzt werden.

Manche dieser Antikörper, wie z.B. Rituximab, aktivieren die Immunabwehr des Körpers, indem sie an die Oberfläche von Krebszellen andocken und diese damit dem Immunsystem als Feind markieren. Andere, wie Trastuzumab oder Cetuximab, besetzen

WAS SIE VOR DER ANTI-HORMONTHERAPIE FRAGEN SOLLTEN (SIEHE SEITE 152)

- Warum erhalte ich eine Hormontherapie?
- Bekomme ich sie nach einer anderen Therapie – oder als alleinige Behandlungsform?
- Welche Hormone werden blockiert – und wie?
- Mit welchen Nebenwirkungen muss ich rechnen?
- Zu welchen längerfristigen Folgeerscheinungen kann die Therapie führen?
- Kann ich nach der Hormontherapie noch Kinder bekommen bzw. zeugen?

die Andockstellen, an denen sonst Wachstumsfaktoren dafür sorgen, dass der Tumor unkontrolliert wächst. Wieder andere, z.B. Bevazizumab, blockieren die Fähigkeit des Tumors, die Entwicklung von Blutgefäßen anzuregen (Angiogenesehemmer) und vermindern dadurch die Nährstoff- und Sauerstoffzufuhr.

Zu den Immuntherapien zählt auch die Behandlung mit sogenannten Zytokinen, darunter versteht man spezielle Proteine, die die Immunantwort des Körpers regulieren. Sie

ZIELGERICHTETE THERAPIEN

Die Grafik zeigt verschiedene Gruppen moderner zielgerichteter Therapien, die an unterschiedlichen Stellen störend in den Wachstumsprozess der Tumorzellen eingreifen.

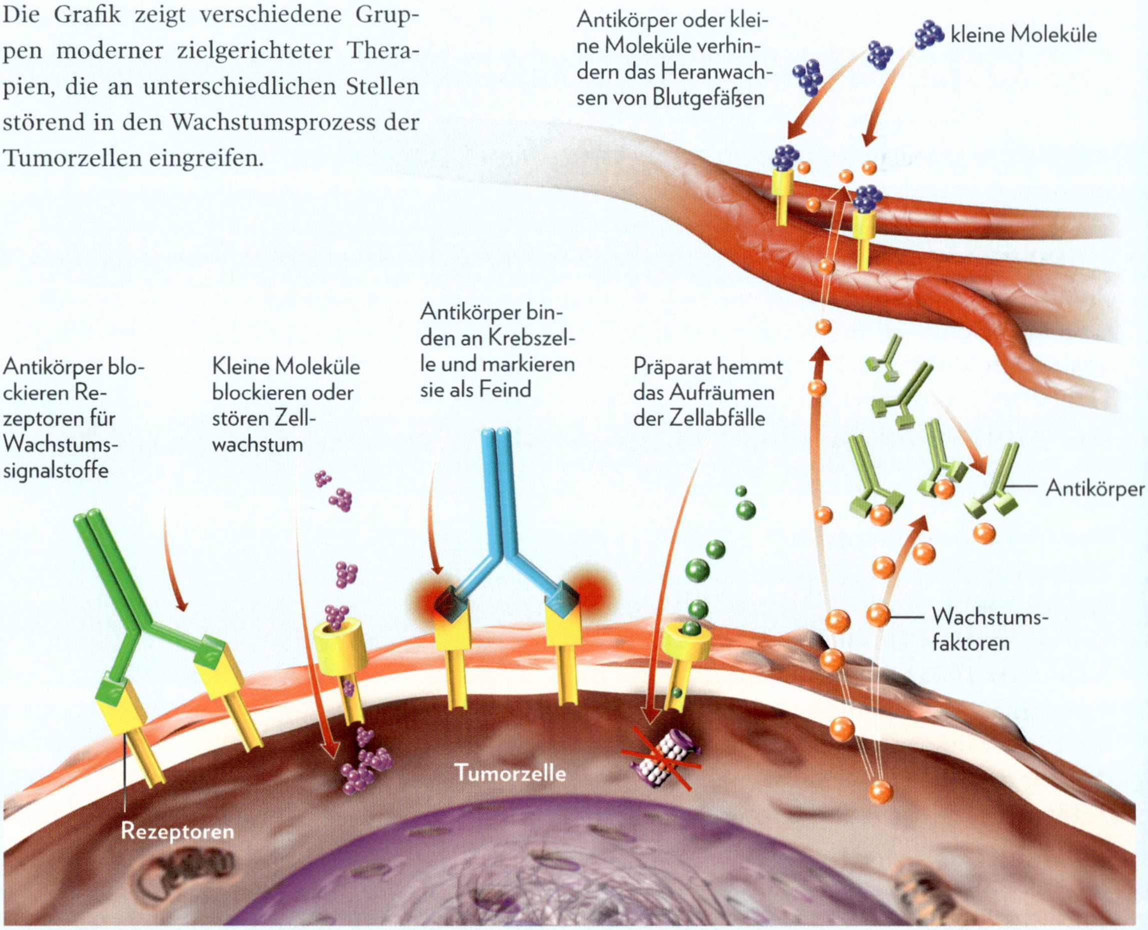

bringen das Immunsystem dazu, Krebszellen als Fremdkörper zu erkennen und zu zerstören. Die bekanntesten Zytokine sind die Interferone und Interleukine.

Eine weitere Form der Immuntherapie ist der gezielte Einsatz von Immunzellen, die gegen Tumorstrukturen gerichtet und in der Lage sind, Tumorzellen zu erkennen und zu zerstören. Solche Immunzellen kann man entweder durch Impfverfahren im Patienten selbst aktivieren oder man kann solche Zellen aus dem Blut des Patienten entnehmen, außerhalb des Körpers vervielfältigen und gegen Tumorbestandteile aktivieren oder sogar genetisch umprogrammieren, bevor diese Zellen dann dem Patienten in großer Zahl zurückgegeben werden.

Solche Therapieverfahren mit Krebsimpfstoffen oder spezifischen Immunzellen befinden sich im Stadium der frühen klinischen Entwicklung und sollten deshalb nur im Rahmen von klinischen Studien bei Patienten angewendet werden.

Inzwischen weiß man auch, dass Krebszellen verschiedene Tricks anwenden, um dem Immunsystem zu entkommen. Sie tun das, indem sie bestimmte Rezeptoren der Immunzelle besetzen und so die Kontrolle über ihre Abwehrfunktion übernehmen. Die Blockade dieser Rezeptoren durch Arzneimittel könnte sich als vielversprechende Strategie in der Entwicklung neuer Krebsimmuntherapien erweisen. Forscher hoffen, durch diese sogenannte Checkpoint-Blockade die Immunantwort gegen den Krebs wesentlich zu verbessern.

KLEINE MOLEKÜLE

Geschichtlicher Hintergrund: Seit den 1990er-Jahren weiß man, dass einige Tumoren deshalb unkontrolliert wachsen, weil sie bestimmte Eiweißmoleküle, sogenannte Tyrosinkinasen, enthalten, die ständig aktiv und nicht mehr regulierbar sind. Durch die Gabe von Tyrosinkinase-Hemmern lassen sich diese Eiweißmoleküle ausschalten. Eingesetzt werden solche Wirkstoffe beispielsweise bei der Behandlung von fortgeschrittenen Nierentumoren, beim nicht-kleinzelligen Lungenkarzinom oder auch von einer seltenen Tumorart im Bindegewebe von Magen und Darm. Vom Wirkmechanismus der Tyrosinkinase-Hemmer profitieren zudem viele Patienten mit chronischer myeloischer Leukämie (CML).

Eine weitere Gruppe an kleinen, wachstumshemmenden Molekülen sind die sogenannten mTOR-Inhibitoren, die einen anderen für das Wachstum der Tumorzellen wichtigen Signalübertragungsweg blockieren. Wirkstoffe aus dieser Klasse, wie Temsirolimus oder Everolimus, sind z.B. für die Behandlung des fortgeschrittenen Nierenkarzinoms und für die Therapie bei fortgeschrittenem Brustkrebs zugelassen.

Ein anderer Wirkstoff aus der Klasse der kleinen Moleküle blockiert unter anderem die Entsorgung von Stoffwechselabfällen der Krebszellen und hemmt so ihr Wachstum. Diese Hemmung ist besonders wirksam im Einsatz gegen eine besondere Krebserkrankung des Knochenmarks, dem multiplen Myelom.

ANTI-HORMONTHERAPIE

Hormone oder hormonell aktive Substanzen werden in der Krebstherapie zur Unterdrückung des Tumorwachstums verabreicht. Die Anti-Hormontherapie zählt ebenfalls zu den sogenannten zielgerichteten Behandlungsmaßnahmen, da sie sich exakt gegen die hormonabhängigen Krebszellen richtet. Sie ist aber nur sinnvoll, wenn der Tumor unter dem Einfluss von Hormonen wächst. Das trifft nur auf wenige Tumorarten zu, etwa auf Brustkrebs oder Prostatakrebs.

Für eine Anti-Hormontherapie stehen verschiedene Medikamentengruppen mit unterschiedlichen Wirkmechanismen zur Verfügung: In der Hirnanhangsdrüse (Hypophyse) gibt es Andockstellen, sogenannte Rezeptoren, für das Gonadotropin-Releasing-Hormon (GnRH). Besetzt das GnRH diese Andockstellen, werden zwei Vorläuferhormone (FSH und LH) produziert, die wiederum die Bildung des männlichen Geschlechtshormons Testosteron und des weiblichen Geschlechtshormons Östrogen anregen. Medikamente, die dem GnRH ähnlich sind, verdrängen die Gonadotropin-Releasing-Hormone von ihren Bindungsstellen, sodass nach einiger Zeit die Produktion der Geschlechtshormone aufhört. Damit entfällt auch das Wachstumssignal für Tumorzellen, die sich unter dem Einfluss von Geschlechtshormonen unkontrolliert teilen. Dieses Behandlungsprinzip kann sowohl bei Männern wie bei Frauen angewendet werden.

Ein anderes Behandlungsprinzip beruht auf dem Einsatz sogenannter selektiver Östrogenrezeptor-Modulatoren (SERM) und wird in der Brustkrebstherapie angewendet: SERM besetzen die Bindungsstellen für das weibliche Geschlechtshormon Östrogen in der Zielzelle und verhindern dadurch, dass das Hormon dort andockt und das Wachstum der Brustkrebszellen anregen kann.

Die sogenannten Aromatasehemmer greifen stattdessen in die Produktion des Hormons Östrogen ein. Sie blockieren ein Enzym, das für die Bildung des Östrogens notwendig ist und verhindern so seine weitere Produktion. Aromatasehemmer kommen meist bei Frauen zum Einsatz, die bereits die Wechseljahre hinter sich haben.

MODERNE THERAPIEKONZEPTE: DIE KOMBINATION IST ENTSCHEIDEND

Chemotherapie, Operation, Bestrahlung oder zielgerichtete Medikamente – oft ist es nicht eine einzige Maßnahme, die den Erfolg bringt. Vielmehr geht es um die bestmögliche Kombination der verfügbaren Behandlungsmethoden. Ist der Tumor z.B. sehr groß oder liegt er an einer schwer zugänglichen Stelle, so kann man versuchen, ihn vor der Operation durch eine Chemotherapie oder Bestrahlung zu verkleinern – in der Hoffnung, dass der Chirurg ihn danach besser entfernen kann. Solche sogenannten multimodalen Behandlungskonzepte erfordern die enge Zusammenarbeit zwischen Chirurgen, Strahlentherapeuten und Spezialisten für die medikamentöse Tumortherapie.

WIRKWEISE UNTERSCHIEDLICHER THERAPIEN

Operation

Tumorentfernung
mit Skalpell oder Laserstrahl

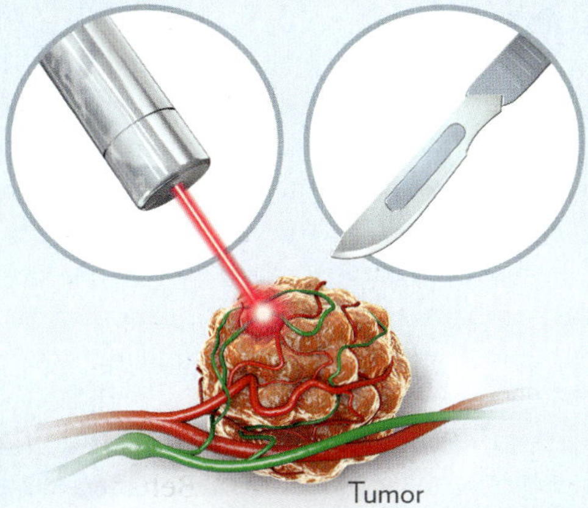

Chemotherapie

Über die Blutgefäße gelangen die Chemotherapeutika zu den Tumorzellen und hindern sie an der Zellteilung

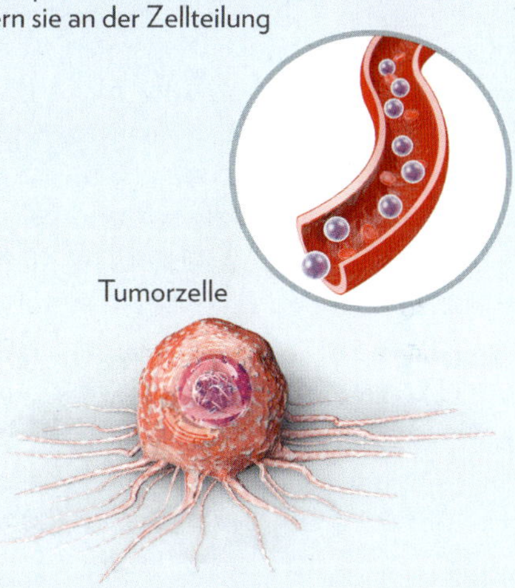

Bestrahlung

Zellschädigende Strahlung wird auf den Tumor gerichtet und vernichtet die Tumorzellen

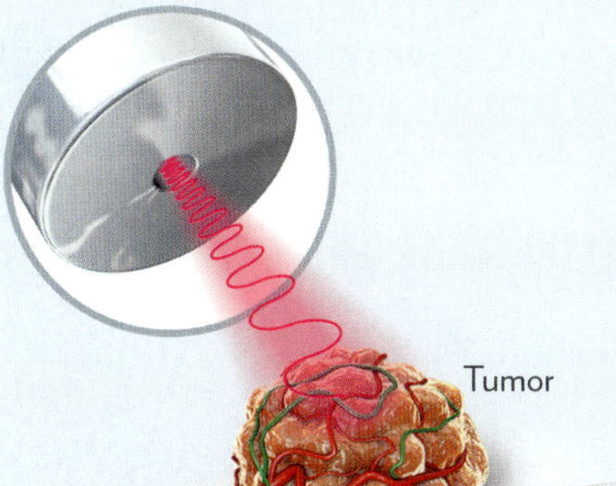

Anti-Hormontherapie

Stoppt die Hormonbildung bei Tumoren, die durch Hormone zum Wachstum angeregt werden

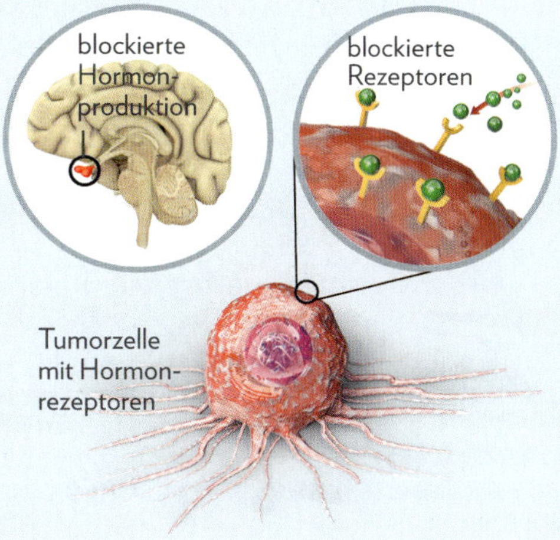

Während Operation und Strahlentherapie lokale Therapien darstellen, also direkt am Tumor eingreifen, wirken Chemo- und Anti-Hormontherapie überall im Körper.

Gemeinsam besprechen sie das nach ihrer Meinung beste Vorgehen. Ihre Empfehlung ist die Grundlage für das anschließende Gespräch, in dem Arzt und Patienten gemeinsam über die Therapie entscheiden

STRATEGIE FÜR DIE ZUKUNFT: DIE PERSONALISIERTE KREBSMEDIZIN

Vergleicht man die Behandlungsergebnisse bei verschiedenen Patienten mit der gleichen Diagnose, stellt man fest, dass sie auf die Behandlung mit dem gleichen Arzneimittel oft unterschiedlich ansprechen – bei manchen Patienten schlägt die Therapie sogar überhaupt nicht an. Der Grund liegt in krankheitsspezifischen Faktoren, wie der Größe des Tumors, Lage und Ausbreitung und den von Patient zu Patient unterschiedlichen Merkmalen des Tumors, z. B. seinen genetischen Veränderungen. Alle diese Faktoren entscheiden darüber, wie gut ein Medikament im Einzelfall wirkt. Die personalisierte Medizin verfolgt das Ziel einer maßgeschneiderten Therapie, die möglichst passgenau auf die Besonderheiten des Tumors abgestimmt ist. Dank genauer diagnostischer Methoden können mittlerweile für einzelne Patientengruppen mit bestimmten Krankheitsmarkern jeweils unterschiedliche Behandlungsstrategien festgelegt werden. Ärzte hoffen so für Patienten bestimmte Behandlungen zu finden, die voraussichtlich gut wirken. Solche Krankheitsmarker sind wegweisend für die Weiterentwicklung der personalisierten Medizin. Denn auf diese Weise kann man gezielter behandeln und vielen Patienten eine unnötige Behandlung ersparen. Experten erwarten deshalb auch, dass die »personalisierte Medizin« in Zukunft eine immer größere Rolle spielen wird. Dieser Trend hat inzwischen sogar zu Veränderungen in der Arzneimittelentwicklung geführt: Neue Medikamente werden oft zusammen mit den entsprechenden diagnostischen Tests entwickelt: So hofft man frühzeitig herauszufinden, welche Patienten gute Chancen auf eine erfolgreiche Behandlung durch ein neues Medikament haben.

DIAGNOSTISCHE TESTS IN DER PERSONALISIERTEN MEDIZIN

Bei manchen Krebsarten erfolgt die Therapieauswahl längst auf der Grundlage von Krankheitsmarkern.

Beispiel Darmkrebs: Darmkrebspatienten mit Metastasen haben einen deutlichen Überlebensvorteil, wenn ihre Tumorzellen das sogenannte RAS-Gen ohne genetische Veränderungen enthalten und sie zusätzlich zur Chemotherapie eine bestimmte Antikörpertherapie (Anti-EGFR-Therapie) bekommen. Ob das RAS-Gen verändert ist oder nicht, lässt sich mit einem sogenannten KRAS-Gen-Test herausfinden. Mit einem erweiterten sogenannten NRAS-Test lässt sich die Gruppe der Patienten, die von der Anti-EGFR-Therapie profitieren, sogar noch weiter eingrenzen.

Auch beim Brustkrebs lassen sich durch diagnostische Tests bestimmte Therapieoptionen auswählen oder ausschließen. So ist bei etwa 20 Prozent der Patientinnen die Anzahl der HER-2-Rezeptoren, spezielle Eiweiße auf der Oberfläche der Brustkrebszellen, massiv erhöht. Diese Erhöhung sorgt für einen aggressiven Krankheitsverlauf, weil sich die Tumorzellen unter dem Einfluss eines Wachstumsfaktors besonders rasch teilen. Durch einen Gewebetest können diejenigen Patientinnen identifiziert werden, die einen erhöhten HER-2-Status aufweisen und von der Behandlung mit einer eigens dafür entwickelten Antikörpertherapie profitieren.

Frauen mit einem hormonabhängig wachsenden Brustkrebs, deren Lymphknoten nicht befallen sind, erhalten im Anschluss an Operation und Strahlentherapie generell eine Anti-Hormontherapie. Zusätzlich kann eine Chemotherapie sinnvoll sein. Sie senkt zwar das Rückfallrisiko noch weiter, hat aber Nebenwirkungen. Sogenannte Genexpressions-Tests können das individuelle Rückfallrisiko genauer vorhersagen und helfen bei der Entscheidung für oder gegen eine Chemotherapie: Denn Patientinnen mit einem hohen Rückfallrisiko profitieren wahrscheinlich besonders von der Chemotherapie. Sind dagegen die Chancen für einen Rückfall ohnehin gering, dann kann der Test der betroffenen Frau die Nebenwirkung einer Chemotherapie ersparen. Allerdings sind die Testsysteme noch nicht für den flächendeckenden Einsatz empfohlen. Die Kosten werden in Deutschland von den gesetzlichen Krankenkassen bislang nur auf Antrag übernommen und nicht in jedem Fall.

Zusätzlich zu diesen oben genannten Beispielen lässt sich heute bereits die komplette Erbsubstanz eines Tumors teilweise oder sogar ganz lesen (sequenzieren) und Experten beginnen zu verstehen, wie sich Veränderungen des Erbguts (Mutationen) auf das Verhalten eines Tumors auswirken. Das eröffnet Strategien, die basierend auf individuellen Analysen des Erbguts eines Tumors möglicherweise vorhersagen können, welche Medikamente die beste Wirkung auf den Tumor zeigen werden.

9. THERAPIE-ÜBERSICHT NACH KREBSARTEN

Für die Behandlung von Krebserkrankungen stehen verschiedene Therapieoptionen zur Verfügung und aus der Forschung kommen ständig neue, innovative Medikamente hinzu. Die Mehrzahl der Krebsarten sind inzwischen gut beherrschbar. Die moderne Medizin bietet eine Bandbreite an Möglichkeiten, um Tumorerkrankungen zu begegnen. Krebs ist aber nicht gleich Krebs – es gibt über 230 verschiedene Tumorarten, teilweise mit zahlreichen Unterformen. Jede wird anders behandelt und die Therapie ist komplex, meistens werden verschiedene Verfahren und Medikamente kombiniert eingesetzt. Auch ist nicht jede Krebstherapie bei jeder Tumorart gleich wirksam.

WELCHE THERAPIE WIRD WANN ANGEWENDET?

Grundlegend für die Therapieentscheidung ist immer das Tumorstadium, also die Frage, wie weit der Krebs fortgeschritten ist, ob er schon Lymphknoten befallen oder Metastasen gebildet hat. Außerdem gewinnt die Bestimmung spezieller Tumoreigenschaften, wie z.B. eine mögliche Hormonabhängigkeit (der Tumor wird dann durch Hormone zum Wachsen angeregt) oder das Vorhandensein bestimmter Oberflächenmerkmale auf den Krebszellen an Bedeutung. Moderne, zielgerichtete Therapien können dort angreifen. Daher ist eine möglichst genaue Charakterisierung des Tumors vor Festlegung der Behandlungsstrategie erforderlich.

Wichtig für die Therapieplanung sind zudem das Alter des Patienten und mögliche Vor- oder Begleiterkrankungen, wie z.B. Diabetes. Die körperliche Verfassung ist ein wichtiges Kriterium dafür, wie therapiert wird, beispielsweise sieht man bei alten Menschen mit Begleiterkrankungen eher von einer aggressiveren Therapie ab als bei jüngeren.

VON DER DIAGNOSE BIS ZUR NACHSORGE: WAS SIE IN DEN STECKBRIEFEN ERFAHREN

Alles das bedeutet, dass jede Krebstherapie individuell auf jeden Patienten abgestimmt werden muss. Die medizinischen Leitlinien – Handlungsempfehlungen, die den aktuellen Wissensstand mit allen verfügbaren Studienergebnissen bündeln – geben einen Rahmen für die Therapieplanung vor. Im Einzelfall kann aber eine davon abweichende Behandlungsstrategie notwendig werden, beispielsweise weil der Allgemeinzustand des Patienten zu schlecht ist oder weil eine Medikamentenunverträglichkeit vorliegt.

Die folgenden Steckbriefe geben das Wissen der aktuellen Leitlinien und den neuesten Stand der Forschung für die Behandlung von insgesamt 35 Krebsarten wieder. Sie geben Ihnen einen Überblick, welche diagnostischen Untersuchungen und Therapieoptionen es im jeweiligen Stadium Ihrer Erkrankung gibt. Alle Diagnose-Verfahren sind noch einmal ausführlich in Kapitel 3 mit Grafiken erläutert. Die Steckbriefe, die Sie in diesem Kapitel finden, können lediglich einen Behandlungsrahmen abstecken, denn die Krebstherapie ist immer auf den individuellen Patienten ausgerichtet, Arzt und Patient müssen gemeinsam entscheiden, was wann richtig ist. Die Steckbriefe sollen helfen, sich zu orientieren. Sie geben für die in Deutschland häufigsten Krebsarten einen kompakten Überblick von der Diagnose über die Behandlung bis hin zur Nachsorge. Sie finden jeweils auf der ersten Doppelseite eine Grafik, die Sie durch die verschiedenen Phasen der Erkrankung und Behandlung führt. Auf den Folgeseiten erhalten Sie eine ausführliche Erklärung dazu.

Nicht alle der über 230 Krebsarten können in diesem Buch mit einem Steckbrief erläutert werden. Für die Behandlung seltener Krebsformen stehen aber grundsätzlich die gleichen Therapiemöglichkeiten wie für die häufig auftretenden Krebsarten zur Verfügung – und an einer seltenen Krebsform zu erkranken bedeutet nicht automatisch, eine schlechtere Prognose zu haben. Diese Patienten können sich an ein Krebszentrum wenden, das sich auf die Behandlung der Tumorgruppe spezialisiert hat, zu der Ihr Tumor gehört. Wer z.B. an einem seltenen Tumor im Mund- oder Rachenbereich leidet, findet die entsprechenden Experten an einem Onkologischen Zentrum mit einer Zertifizierung im Bereich der Kopf-Hals-Tumoren. Sollten Sie Ihre Krebserkrankung oder die eines Angehörigen in der folgenden Auflistung nicht finden, können Sie sich an das »infonetz-krebs« der Deutschen Krebshilfe und der Deutschen Krebsgesellschaft wenden (siehe Kapitel 10).

WO FINDE ICH WELCHEN STECKBRIEF?

Dieses Kapitel ist in zwei Teile untergliedert. Im ersten Teil finden Sie in alphabethischer Reihenfolge die Steckbriefe zu den festen (soliden) Tumoren, den Karzinomen (siehe Seite 158–299) und Sarkomen (siehe Seite 300–311). Fast 80 Prozent aller bösartigen Tumoren sind Karzinome, die aus dem Deckgewebe entstehen, das alle Organe und die Körperoberfläche ummantelt.

Sehr viel seltener sind die Sarkome, also Tumoren, die vom sogenannten Stützgewebe ausgehen, zu dem Binde-, Fett-, und Muskelgewebe sowie Knorpel und Knochen gehören. Pro Jahr wird bei etwa 1.000 bis 2.000 Menschen in Deutschland ein Sarkom diagnostiziert, während allein fast 250.000 Menschen neu an den vier häufigsten Karzinomarten (Darmkrebs, Prostatakrebs, Brustkrebs und Lungenkrebs) erkranken.

Im zweiten Teil dieses Kapitels finden Sie Steckbriefe zu den Krebserkrankungen des blutbildenden Systems: den Leukämien (siehe Seite 314–337) und Lymphomen (siehe Seite 338–347).

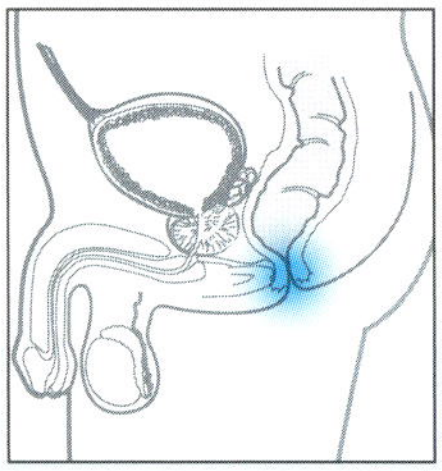

ANALKREBS (Analkarzinom)

Jährlich erkranken in Deutschland etwa 1.000 Menschen an Analkrebs.

Diagnosemöglichkeiten

ALLGEMEINE UNTERSUCHUNGEN

- Erfassung der Krankengeschichte (Anamnese), Tastuntersuchung

WEITERE UNTERSUCHUNGEN

- Spiegelung des Enddarms (Proktoskopie/Rektoskopie)
- Laboruntersuchungen:
  Blutbild, Leber- und Nierenwerte, Mineralstoffe, Tumormarker (CEA, SCC)
- Urologische oder gynäkologische Untersuchungen

BILDGEBENDE VERFAHREN

- Ultraschalluntersuchung (Sonografie)
- Röntgenuntersuchung, Computertomografie (CT) oder Magnetresonanztomografie (MRT), gelegentlich Positronen-Emissions-Tomografie (PET)

Therapiemöglichkeiten nach Erstdiagnose

LOKAL BEGRENZTER TUMOR

- Kombinierte Strahlen-Chemotherapie
- Operation

LOKAL FORTGESCHRITTENER TUMOR ODER LYMPHKNOTENBETEILIGUNG

- Kombinierte Strahlen-Chemotherapie
- Kombinierte Strahlen-Chemotherapie **plus** örtliche Bestrahlung
- Operation (sogenannte Salvage-Operation)

METASTASIERTER TUMOR

- (Strahlen-)Chemotherapie
- Palliative Therapiemaßnahmen:
  Bestmögliche unterstützende Therapie (»Best Supportive Care«)
  Ernährungstherapie
  Schmerztherapie
  Palliative Strahlen-Chemotherapie
  Laser- oder Kältechirurgie (Kryochirurgie)
  Anlage eines künstlichen Darmausgangs

Nachsorge

- Nach auf Heilung ausgerichteter Therapie:
  Kontrolluntersuchungen im 1. und 2. Jahr alle 3 Monate, ab dem 3. Jahr halbjährlich, ab dem 4. Jahr jährlich
  Erfassung der Krankengeschichte (Anamnese)
  Enddarmspiegelung
  Blutwerte
  Röntgenaufnahmen der Lunge
  Ultraschalluntersuchung (Sonografie) der Leber
- Weit fortgeschrittene Tumoren und palliative Therapie:
  Individuell abgestimmte Kontrolluntersuchungen

Therapiemöglichkeiten nach Rückfall

LOKAL BEGRENZTER RÜCKFALL

- Operation
- Strahlen-Chemotherapie oder Strahlentherapie von innen

RÜCKFALL MIT METASTASEN

- Operation bei Metastasen
- Palliative Therapiemaßnahmen:
  Bestmögliche unterstützende Therapie (»Best Supportive Care«)

ANALKREBS (Analkarzinom)

Bei Analkrebs handelt es sich um einen bösartigen Tumor am After (Analrandkarzinom) oder im Analkanal. Mögliche Frühzeichen sind Blutauflagerungen auf dem Stuhl, schmerzhafter Stuhlgang, Juckreiz oder Fremdkörpergefühl, Stuhlunregelmäßigkeiten (Verstopfung, leichte Stuhlinkontinenz oder eine auffällige Form wie der sogenannte Bleistiftstuhl). Jedes Jahr erkranken in Deutschland etwa 1.000 Patienten an dieser Tumorerkrankung.

DIAGNOSEMÖGLICHKEITEN

ALLGEMEINE UNTERSUCHUNGEN

▶ **Erfassung der Krankengeschichte (Anamnese):** Bei der allgemeinärztlichen Untersuchung wird die **Krankengeschichte** erfasst (Anamnese) und eine **Tastuntersuchung** von Anus und Analkanal und der Leistenlymphknoten durchgeführt.

WEITERE UNTERSUCHUNGEN

▶ **Spiegelung des Enddarms (Proktoskopie/Rektoskopie):** Meist erfolgt im nächsten Schritt beim Facharzt eine Spiegelung des Enddarms, bei der eine Gewebeprobe (Biopsie) entnommen wird. Das entnommene Gewebe wird dann auf Krebszellen hin untersucht.

▶ **Laboruntersuchungen:** Außerdem wird ein großes Blutbild erhoben, Leber- und Nierenwerte, Mineralstoffe und ggf. bestimmte Tumormarker wie das sogenannte Carcinoembryonale Antigen (CEA) und das Squamous Cell Carcinoma Antigen (SCC) werden bestimmt.

▶ **Urologische oder gynäkologische Untersuchungen:** Wenn der Verdacht auf Beteiligung angrenzender Gewebe (wie Harnröhre, Vagina) besteht, können urologische oder gynäkologische Untersuchungen erforderlich werden.

BILDGEBENDE VERFAHREN

▶ **Ultraschalluntersuchung:** Mit der Sonografie kann der Analkanal von innen untersucht werden (Endosonographie) sowie die Leistenregion und der gesamte Bauchraum auf auffällige Lymphknoten oder Lebermetastasen.

▶ **Röntgenuntersuchung, Computertomografie (CT) oder Magnetresonanztomografie (MRT), gelegentlich Positronen-Emissions-Tomografie (PET):** Bei bestehendem Tumorverdacht und zum Ausschluss von Metastasen werden eine Röntgenuntersuchung des Brustkorbs, Computertomografien (oder auch Magnetresonanztomografie) von Brustkorb, Bauch und Becken angefertig. Gelegentlich erfolgt auch eine sogenannte Positronen-Emissions-Tomografie (PET, siehe Seite 65). Bei bestimmten Fragestellungen wird eine Röntgenuntersuchung nach Kontrastmitteleinlauf durchgeführt.

THERAPIEMÖGLICHKEITEN NACH ERSTDIAGNOSE

Welche Therapie gewählt wird, hängt vom Tumorstadium (Ausbreitung des Tumors) und dem feingeweblichen Befund ab, also davon, wie aggressiv die Tumorzellen sind. Auch ist es entscheidend für die Wahl der Therapie, ob sich bereits Metastasen gebildet haben. Ein wichtiges Ziel bei der Behandlung ist, dass die Kontinenz erhalten werden kann, also die Betroffenen ihren Stuhl kontrollieren können.

LOKAL BEGRENZTER TUMOR

▶ **Kombinierte Strahlen-Chemotherapie:** Bei Tumoren im Analkanal erfolgt standardmäßig eine kombinierte Strahlen-Chemotherapie. Dabei wird eine Chemotherapie verabreicht und zusätzlich werden die Tumorregion und die Leisten- sowie Beckenlymphknoten bestrahlt.

▶ **Operation:** Nur bei sehr kleinen Tumoren am Rande des Afters kann eine Operation erfolgen, allerdings ist selbst bei diesen frühen Tumoren nach alleiniger Operation die Rückfallrate erhöht.

LOKAL FORTGESCHRITTENER TUMOR ODER LYMPHKNOTENBETEILIGUNG

▶ **Kombinierte Strahlen-Chemotherapie:** Bei fortgeschrittenen Analkanaltumoren mit Lymphknotenbeteiligung oder wenn eine Operation nicht möglich ist, ohne dass die Kontinenz beeinträchtigt würde, erfolgt standardmäßig eine kombinierte Strahlen-Chemotherapie. Dabei werden zusätzlich zur Chemotherapie die Tumorregion und die Leisten- sowie Beckenlymphknoten bestrahlt. Oft erfolgt die Bestrahlung als »intensitätsmodulierte« Strahlentherapie (siehe Infokasten). Wenn danach keine Tumorreste nachweisbar sind (Remission), wird der Patient in die Nachsorge entlassen. Sind auch nach 3 bis 6 Monaten noch Tumorreste nachweisbar, muss über eine radikale Operation nachgedacht werden (sogenannte Salvage-Operation). Dabei wird der Enddarm (Rektum) einschließlich Schließmuskel entfernt und ein künstlicher Darmausgang (Anus praeter) angelegt.

▶ **Kombinierte Strahlen-Chemotherapie plus örtliche Bestrahlung:** Anstelle einer Operation kann ein Tumorrest in bestimmten Situationen auch mit einer zusätzlichen Bestrahlung von innen mit der sogenannten Afterloading-Technik (auch: »interstitielle Brachytherapie«) behandelt werden. Dabei werden Quellen mit zellschädigender Strahlung über Hohlnadeln direkt an das Tumorgewebe herangebracht.

▶ **Operation:** Bei Patienten mit fortgeschrittenen Tumoren, die nicht auf die Strahlen-Chemotherapie ansprechen oder nach vorübergehendem Ansprechen wieder zu wachsen beginnen, erfolgt die operative Entfernung des

WAS IST EINE »INTENSITÄTSMODULIERTE« STRAHLENTHERAPIE?

Die »intensitätsmodulierte« Strahlentherapie (IMRT) ist eine an die Tumorform angepasste Bestrahlung. Dabei wird die Strahlendosisverteilung exakt auf das »Zielvolumen« des Tumors bemessen. Bei dieser Technik addieren sich im Tumor viele einzelne Bestrahlungsfelder, die aus verschiedenen Richtungen kommen. Dadurch kann der Tumor mit einer höheren Gesamt-Strahlendosis behandelt werden. Umgebendes Gewebe und Nachbarorgane (Dünndarm, Harnblase, Haut) werden bestmöglich geschont.

UMGANG MIT EINEM KÜNSTLICHEN DARMAUSGANG

Bei einem künstlichen Darmausgang (Anus praeter oder auch Stoma) wird der Darm durch die Bauchhaut ausgeleitet, also künstlich eine kleine Körperöffnung (meist am seitlichen Unterbauch) geschaffen. Dort kann der Kot austreten, er wird diskret in einen kleinen geruchsfesten Beutel geleitet, der mehrmals täglich gewechselt wird. Manchmal ist ein künstlicher Darmausgang nur vorübergehend notwendig, wenn beispielsweise eine operierte Schließmuskelregion erst einmal abheilen muss. In vielen Fällen ist er aber dauerhaft notwendig, wenn z.B. der Schließmuskel bei der Operation stark beschädigt wurde. Den Umgang mit einem künstlichen Darmausgang kann man während der Reha lernen und trainieren. Betroffene können auch eine psychoonkologische Beratung in Anspruch nehmen. Vielen hilft auch der Austausch mit anderen Patienten in einer Stoma-Selbsthilfegruppe.

Enddarms (Rektums) einschließlich Schließmuskel und Anlage eines künstlichen Darmausgangs (Anus praeter). Dieser Eingriff wird auch als »Salvage-Operation« (»salvage« = engl. Rettung) bezeichnet.

METASTASIERTER TUMOR

▶ **(Strahlen-)Chemotherapie:** Bei metastasieren Tumoren ist die Therapie nicht mehr auf Heilung, sondern auf eine Verlangsamung des Fortschreitens der Erkrankung ausgerichtet (palliatives Therapieziel). Je nach Allgemeinzustand des Patienten können Lymphknotenmetastasen und Metastasen im Becken mit einer Chemotherapie oder ggf. Strahlen-Chemotherapie behandelt werden.

▶ **Palliative Therapiemaßnahmen:** In einem unheilbar fortgeschrittenen, metastasierten Stadium können mit verschiedenen palliativen Therapiemaßnahmen, also bestmöglicher unterstützender Therapie (**»Best Supportive Care«**) Symptome und Beschwerden, die der Tumor oder die Metastasen verursachen, gelindert und die Lebensqualität verbessert werden. Die gesamte unterstützende Therapie wird mit Rücksicht auf die Gesamtsituation des Patienten gewählt. Eine **Ernährungstherapie** kann helfen, einen Gewichtsverlust aufzuhalten und eine individuell angepasste moderne **Schmerztherapie** sorgt dafür, dass Tumorpatienten möglichst wenig Schmerzen erleiden müssen. Auch eine **palliative Strahlen-Chemotherapie** kann bei tumorbedingten Schmerzzuständen Linderung bringen. Eine Anal-Verengung kann in einigen Fällen mit **Laser- oder Kältechirurgie** (Kryochirurgie) behandelt werden. Nicht selten wird jedoch in einem fortgeschrittenen Tumorstadium die **Anlage eines künstlichen Darmausgangs** notwendig (siehe Kasten links).

NACHSORGE

▶ **Nach auf Heilung ausgerichteter Therapie:** Es erfolgen im 1. und 2. Jahr alle 3 Monate Kontrolluntersuchungen. Ab dem 3. Jahr reichen meist halbjährliche, danach dann jährliche Untersuchungen aus. Die Kontrollen umfassen die aktuelle Krankengeschichte (Anamnese), eine Enddarmspiegelung, Blutwerte (Tumormarker) sowie zum Ausschluss von Metastasen eine Röntgenaufnahme der Lunge und Ultraschalluntersuchung (Sonografie) der Leber.

▶ **Bei weit fortgeschrittenen Tumoren und palliativer Therapie:** Bei weit fortgeschrittenen Tumoren und palliativer Therapie erfolgen individuell abgestimmte Kontrolluntersuchungen, um Komplikationen zu erkennen und auftretende Beschwerden zu lindern.

THERAPIEMÖGLICHKEITEN NACH RÜCKFALL

Bei der Therapie eines Rückfalls spielt eine Rolle, wie ausgedehnt die Erkrankung ist.

LOKAL BEGRENZTER RÜCKFALL

▶ **Operation:** Bei frühzeitig diagnostiziertem, örtlich begrenztem Rückfall erfolgt, wenn nach wie vor das Ziel der Heilung verfolgt wird (kurative Zielsetzung), die operative Entfernung des Enddarms (Rektums) einschließlich Schließmuskel und Anlage eines künstlichen Darmausgangs (Anus praeter).

▶ **Strahlen-Chemotherapie oder Strahlentherapie von innen:** Im Einzelfall kann über eine Strahlen-Chemotherapie oder eine Strahlentherapie von innen mit Afterloading-Technik entschieden werden (siehe Seite 144).

RÜCKFALL MIT METASTASEN

▶ **Operation bei Metastasen:** Bei einzelnen operablen Lungen- oder Lebermetastasen wird über die chirurgische Entfernung entschieden.

▶ **Palliative Therapiemaßnahmen:** Haben sich bereits viele Metastasen gebildet, erfolgt mit Rücksicht auf den Allgemeinzustand des Patienten eine palliative Therapie, die individuell angepasst wird (siehe links, »Metastasierter Tumor«).

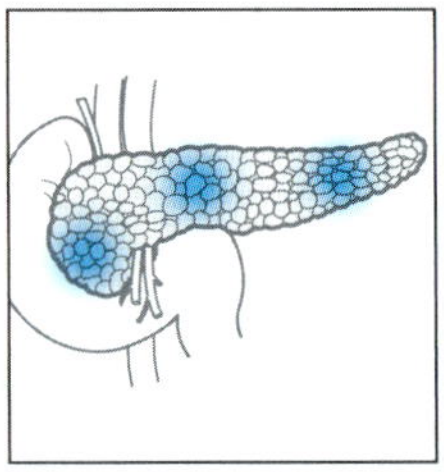

BAUCHSPEICHELDRÜSENKREBS

Pro Jahr werden in Deutschland etwa 17.000 Männer und Frauen mit Bauchspeicheldrüsenkrebs diagnostiziert.

Diagnosemöglichkeiten

ALLGEMEINE UNTERSUCHUNGEN

Erfassung der Krankengeschichte (Anamnese)

WEITERE UNTERSUCHUNGEN

Blut- und Urinuntersuchungen

BILDGEBENDE VERFAHREN

- Ultraschalluntersuchung (Sonografie)
- Konkreter Tumorverdacht:
  Ultraschalluntersuchung von innen
  Computertomografie (CT)
  Spezielle Magnetresonanztomografie (MRCP)
  Spezielle Röntgenuntersuchung (ERCP)
  Zur Stadienbestimmung: Röntgenaufnahme des Brustkorbs

Therapiemöglichkeiten nach Erstdiagnose

TUMOR IST AUF DIE BAUCHSPEICHELDRÜSE BEGRENZT

- Operation (**plus** Chemotherapie)

TUMOR HAT NACHBARORGANE ERREICHT ODER GEFÄSSE BEFALLEN

- Operation
- Chemotherapie

METASTASIERTER BAUCHSPEICHELDRÜSENKREBS

- Chemotherapie mit zielgerichteter Therapie
- Kombinations-Chemotherapie
- Palliative Therapiemaßnahmen:
  Bestmögliche unterstützende Therapie (»Best Supportive Care«)

(Pankreaskarzinom)

Nachsorge

Individuelle Nachsorge und Verlaufskontrolle mit bildgebenden Verfahren (Ultraschall, Computertomografie oder Magnetresonanztomografie)

Therapiemöglichkeiten nach Rückfall

- Chemotherapie mit zielgerichteter Therapie
  Kombinations-Chemotherapie
  Palliative Therapiemaßnahmen:
  Bestmögliche unterstützende Therapie (»Best Supportive Care«)

BAUCHSPEICHELDRÜSENKREBS (Pankreaskarzinom)

Bauchspeicheldrüsenkrebs wird häufig erst im fortgeschrittenen Stadium entdeckt und geht mit einer schlechten Prognose einher.

DIAGNOSEMÖGLICHKEITEN

ALLGEMEINE UNTERSUCHUNGEN

Bauchspeicheldrüsenkrebs wird häufig erst erkannt, wenn es zu Beschwerden wie Gewichtsverlust, Gelbsucht, Urinverfärbung, Juckreiz, Durchfall oder Schmerzen kommt. Dann erfolgt eine allgemeinmedizinische Untersuchung mit Erfassung der Krankengeschichte (Anamnese) und Tastuntersuchung des Bauchs.

WEITERE UNTERSUCHUNGEN

Es erfolgen immer auch labordiagnostische Untersuchungen von Blut und Urin.

BILDGEBENDE VERFAHREN

Zunächst wird eine Ultraschalluntersuchung des Oberbauchs durchgeführt. Bei konkretem Tumorverdacht schließen sich eine Ultraschalluntersuchung von innen (Endosonografie; Ultraschallgerät wird über die Speiseröhre eingeführt) sowie eine Computertomografie an. Häufig wird auch eine spezielle Magnetresonanztomografie zur Untersuchung der Gallenwege und des Ausführungsgangs der Bauchspeicheldrüse (MRCP) durchgeführt oder selten eine spezielle Röntgenuntersuchung dieser Organabschnitte (ERCP). Zur Stadienbestimmung ist darüber hinaus eine Röntgenaufnahme des Brustkorbs nötig.

THERAPIEMÖGLICHKEITEN NACH ERSTDIAGNOSE

TUMOR IST AUF DIE BAUCHSPEICHELDRÜSE BEGRENZT

▶ **Operation (plus Chemotherapie):** Tumoren, die mit einem Sicherheitsabstand im gesunden Gewebe entfernt werden können, werden ohne Vorbehandlung operiert. Je nach Größe und Lage des Tumors ist die Entfernung oder Teilentfernung der Bauchspeicheldrüse erforderlich. Bei Tumoren am Bauchspeicheldrüsenkopf wird zusätzlich der Zwölffingerdarm entfernt. Bei der Operation werden immer auch örtliche Lymphknoten entnommen und anschließend auf Tumorbefall hin untersucht. Vor allem bei Lymphknotenbefall wird bis zu 12 Wochen nach der Operation eine Chemotherapie eingeleitet, die über 6 Monate läuft.

TUMOR HAT NACHBARORGANE ERREICHT ODER GEFÄSSE BEFALLEN

▶ **Operation:** Die Operation sollte auch in dieser Situation nach Möglichkeit immer angestrebt werden. Bei großen Tumoren, die in die großen Oberbauchgefäße hineinwachsen, ist sie aber oft nicht möglich. In einigen Fällen kann dann ggf. eine vorgeschaltete (neoadjuvante) Strahlen-Chemotherapie erwogen werden, mit dem Ziel, den Tumor zu verkleinern, sodass er im Anschluss operiert werden kann.

▶ **Chemotherapie:** Bei nicht operablen Tumoren wird eine (palliative) Chemotherapie verabreicht. Ziel ist nicht die Heilung, sondern die Verlangsamung des Tumorwachstums.

METASTASIERTER BAUCHSPEICHELDRÜSENKREBS

▶ **Chemotherapie plus zielgerichtete Therapie:** Liegen Metastasen vor, wird eine Chemotherapie eingeleitet. Diese Chemotherapie kann auch mit einer zielgerichteten Therapie, einem sogenannten Tyrosinkinase-Hemmer, kombiniert werden.

▶ **Kombinations-Chemotherapie:** Patienten mit metastasiertem Bauchspeicheldrüsenkrebs profitieren von bestimmten Kombinationen aus zwei oder drei Chemotherapiesubstanzen mehr als von einer Therapie mit nur einem Chemotherapeutikum. Bei Einsatz einer Dreifachkombination sollten die Patienten allerdings aufgrund der höheren Nebenwirkungsrate der Therapie jünger als 75 Jahre und in einem guten Allgemeinzustand sein.

▶ **Palliative Therapiemaßnahmen:** In dieser Situation wird bestmöglich unterstützend behandelt (»**Best Supportive Care**«), um eine möglichst hohe Lebensqualität zu erhalten. Wenn erforderlich, werden Behinderungen des Gallenabflusses (Cholestase) sowie Verschlüsse (Stenosen) des Magenausgangs oder des Zwölffingerdarms behandelt. Durch Bestrahlung des Ursprungstumors lassen sich Schmerzen gut kontrollieren. Eine Ernährungstherapie kann helfen, mit der Appetitlosigkeit besser zurechtzukommen und Gewichtsverlust aufzuhalten. Palliative Therapien sollten frühzeitig eingesetzt werden, sie können schon während der Chemotherapie dazu beitragen, Beschwerden zu lindern und die Lebensqualität zu verbessern.

NACHSORGE

Die Nachsorge erfolgt individuell, es gibt kein vorgeschriebenes Schema. Für die Verlaufskontrolle werden bildgebende Verfahren (Ultraschall, Computertomografie, Magnetresonanztomografie) angewendet. Ein Rückfall tritt häufig innerhalb der ersten 12 Monate auf.

THERAPIEMÖGLICHKEITEN NACH RÜCKFALL

▶ **Chemotherapie mit zielgerichteter Therapie, Kombinations-Chemotherapie, Palliative Therapiemaßnahmen:** Die Therapien entsprechen denen bei metastasiertem Bauchspeicheldrüsenkrebs (siehe oben).

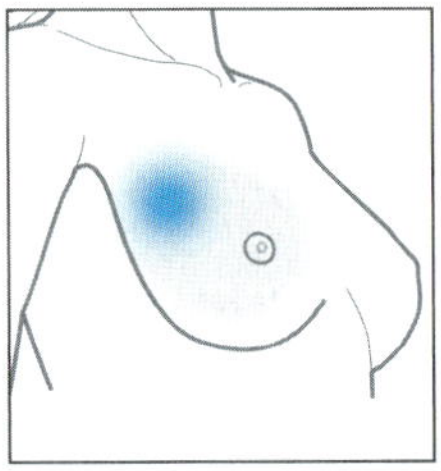

BRUSTKREBS (Mammakarzinom)

Pro Jahr erhalten in Deutschland etwa 75.000 Frauen die Diagnose Brustkrebs.

Diagnosemöglichkeiten

ALLGEMEINE UNTERSUCHUNGEN

- Erfassung der Krankengeschichte (Anamnese)
- Tastuntersuchung

WEITERE UNTERSUCHUNGEN

- Entnahme von Gewebeproben (Biopsie)

BILDGEBENDE VERFAHREN

- Ultraschalluntersuchung (Sonografie)
- Mammografie
- Evtl. Magnetresonanztomografie (MRT)

Therapiemöglichkeiten nach Erstdiagnose

TUMOR IST LOKAL BEGRENZT

- Brusterhaltende Operation (mit Lymphknotenentnahme aus der Achselhöhle) mit anschließender Strahlentherapie
- Operation (Brustentfernung, Lymphknotenentnahme aus der Achselhöhle)
- Chemotherapie
- Zielgerichtete Therapie
- Strahlentherapie
- Anti-Hormontherapie

LOKAL FORTGESCHRITTENE ODER »INFLAMMATORISCHE TUMOREN«

- Operation **plus** Folgetherapie:
  Brusterhaltende Operation oder Brustentfernung (beides mit Lymphknotenentnahme aus der Achselhöhle) **plus:**
  Chemotherapie
  Zielgerichtete Therapie
  Anti-Hormontherapie
  Strahlentherapie

METASTASIERTER BRUSTKREBS

- Anti-Hormontherapie
- Chemotherapie
- Zielgerichtete Therapien
- Palliative Therapiemaßnahmen:
  Bestmögliche unterstützende Therapie (»Best Supportive Care«)
  Bestrahlung von Hirrnmetastasen
  Operation bei Leber- und Lungenmetastasen
  Medikamentöse Therapie bei Knochenmetastasen
  Verkleben des Pleuraspalts (Spalt zwischen Lungen- und Rippenfell)
  Schmerztherapie

Nachsorge

Jährliche gynäkologische Untersuchung:

- 1. bis 3. Jahr:
  Körperliche Untersuchung (vierteljährlich)
  Mammografie / Ultraschall (halbjährlich bis jährlich)
- 4. bis 6. Jahr:
  Körperliche Untersuchung (halbjährlich)
  Mammografie / Ultraschall (jährlich)
- Ab 6. Jahr:
  Mammografie (jährlich)

Therapiemöglichkeiten nach Rückfall

RÜCKFALL AM GLEICHEN ORT OHNE METASTASEN

- Operation
- Strahlentherapie
- Chemotherapie
- Zielgerichtete Therapie
- Anti-Hormontherapie

▼

Erneuter Rückfall:

- Behandlungsoptionen wie beim ersten Rückfall

RÜCKFALL IN FORM VON METASTASEN

- Behandlung wie bei metastasiertem Brustkrebs nach Erstdiagnose

BRUSTKREBS (Mammakarzinom)

In Deutschland erkranken jährlich ca. 75.000 Frauen an Brustkrebs. Betroffen sind vor allem Frauen in der zweiten Lebenshälfte, am höchsten ist die Erkrankungsrate in der Altersgruppe zwischen 65 und 69. Brustkrebs ist häufig heilbar, grundsätzlich haben die Patientinnen heute eine deutlich bessere Prognose als noch vor wenigen Jahren.

DIAGNOSEMÖGLICHKEITEN

ALLGEMEINE UNTERSUCHUNGEN

▶ **Erfassung der Krankengeschichte (Anamnese):** Erhoben wird die Krankheitsgeschichte und das Auftreten von Krebserkrankungen in der Familie. Wichtig für die Therapieplanung ist auch die Frage, ob die Betroffene die Wechseljahre bereits durchlebt hat oder nicht.

▶ **Tastuntersuchung:** Wird ein Knoten in der Brust ertastet – sei es im Rahmen der Selbstuntersuchung oder der Früherkennungsuntersuchung beim Arzt –, sind weitere Untersuchungen zur Abklärung erforderlich.

WEITERE UNTERSUCHUNGEN

▶ **Entnahme von Gewebeproben (Biopsie):** Bei Verdacht auf Brustkrebs werden unter örtlicher Betäubung kleinste Gewebeproben aus dem verdächtigen Areal entnommen (Stanzbiopsie). Anschließend werden die Proben feingeweblich (histologisch) untersucht. Diese Untersuchung erlaubt es, den Tumor genauer zu charakterisieren: Wichtig ist die Untersuchung des Tumors auf Hormonrezeptoren, da dies Einfluss auf die Wahl der Therapie hat. Auch ist von entscheidender Bedeutung, ob die Brustkrebszellen über sogenannte HER-2-Rezeptoren verfügen. Ist das der Fall, können zielgerichtete Therapien (Antikörper, kleine Moleküle) zur Hemmung dieses Wachstumsfaktors zum Einsatz kommen.

BILDGEBENDE VERFAHREN

▶ **Ultraschalluntersuchung (Sonografie):** Erste Hinweise gibt die Ultraschalluntersuchung der Brust. Der Frauenarzt erkennt, ob es sich beim Knoten nur um eine Zyste oder einen Tumor handelt. Die Untersuchung gibt jedoch noch keinen Hinweis darauf, ob der Tumor gut- oder bösartig ist.

▶ **Mammografie:** Bei Tumorverdacht oder im Rahmen des Früherkennungsprogramms wird eine Röntgenuntersuchung der weiblichen Brust (Mammografie) durchgeführt, die zwischen Tumoren und gutartigen Mikrokalkansammlungen unterscheiden kann. Auch liefert die Untersuchung erste Hinweise über die Gut- oder Bösartigkeit des Tumors.

▶ **Magnetresonanztomografie (MRT):** Kommt häufig bei Frauen mit familiär bedingtem Brustkrebs (»BRCA-Mutation«, siehe Kapitel 2), die regelmäßig untersucht werden müssen, zum Einsatz, da sie gerade bei jüngeren Frauen zuverlässiger als die Mammografie ist. Manchmal wird sie bei unklarem Befund auch ergänzend zur Mammografie durchgeführt.

THERAPIEMÖGLICHKEITEN NACH ERSTDIAGNOSE

Welcher Therapieweg eingeschlagen wird, hängt von der Tumorgröße und -ausdehnung ab sowie davon, ob sich bereits Metastasen in anderen Organen oder Knochen gebildet haben.

TUMOR IST LOKAL BEGRENZT

▶ **Brusterhaltende Therapie (BET):** Heutzutage gilt die BET mit anschließender Bestrahlung als Standard, vor allem wenn sich der Tumor (oder die Tumoren) nur in einem Bereich der Brust befindet. Häufig wird vor der BET eine Chemotherapie verabreicht, um den Tumor zu verkleinern. Dann wird er mit einem Sicherheitsabstand operativ entfernt. Die Lymphknoten werden wie bei der Operation (siehe unten) je nach Befall entnommen.

▶ **Operation:** Die vollständige Entfernung der Brust (Mastektomie) ist notwendig, wenn sich Krebsherde in verschiedenen Bereichen der Brust befinden oder der Tumor sehr groß ist. Je nach weiterer Therapie kann auf Wunsch der Patientin ein Wiederaufbau gleichzeitig oder zu einem späteren Zeitpunkt durchgeführt werden. Sind die Achsellymphknoten unauffällig, so wird die Wächterlymphknotenentfernung gewählt – das heißt, nur der nächstgelegene Lymphknoten wird entnommen und auf Tumorzellen hin untersucht. Ansonsten erfolgt die Entfernung aller Achsellymphknoten.

▶ **Chemotherapie:** Im Anschluss an eine brusterhaltende Therapie (BET) oder Operation kann eine Chemotherapie erfolgen. Sie wird insbesondere bei sogenannten hormonrezeptor-negativen Tumoren empfohlen, deren Wachstum nicht durch Geschlechtshormone begünstigt wird, sowie bei Patientinnen unter 35 Jahren oder bei höherer Bösartigkeit des Tumors.

▶ **Zielgerichtete Therapie:** Nur bei Tumoren, die über sogenannte HER-2-Rezeptoren verfügen, kann die Gabe von zielgerichteten Therapien gegen HER-2 das Wachstum verlangsamen.

▶ **Strahlentherapie:** Diese erfolgt immer nach einer brusterhaltenden Operation, kann aber auch nach Operation der Brust (und evtl. Chemotherapie) erfolgen, da sie das Rückfallrisiko senkt.

▶ **Anti-Hormontherapie:** Patientinnen mit einem hormonabhängigen Tumor, dessen Wachstum durch die Geschlechtshormone begünstigt wird, erhalten immer auch eine Anti-Hormontherapie zur Senkung der Östrogenspiegel im Körper und an den Tumorzellen (Östrogene sind weibliche Geschlechtshormone). Diese wird aber erst nach Beendigung der Chemotherapie verabreicht.

SONDERFALL DCIS

Ein duktales Karzinom in situ (DCIS) ist zwar eine Krebsvorstufe, kann aber die Wände der Milchgänge durchbrechen und damit zu Krebs werden. Wenn eine Operation nötig ist, gilt als Therapiestandard die brusterhaltende Therapie (BET). DCIS sind fast immer heilbar.

LOKAL FORTGESCHRITTENE ODER »INFLAMMATORISCHE TUMOREN«

Bei mehreren Krebsherden und Befall der Lymphknoten spricht man von einer örtlich (lokal) fortgeschrittenen Tumorerkrankung. Auch sogenannte inflammatorische Tumoren zählen zu dieser Kategorie, da hier die Tumorzellen in die Lymphbahnen der Haut einbrechen.

▶ **Operation plus Folgetherapie:** Bei Tumoren dieses fortgeschrittenen Stadiums wird eine **brusterhaltende Operation** oder **Brustentfernung** (beides mit Lymphknotenentnahme aus der Achselhöhle) durchgeführt. Bei inflammatorischen Tumoren erfolgt immer eine Brustentfernung. Je nach Grad der Bösartigkeit oder anderer Merkmale des Tumors kann eine **Chemotherapie** vor oder nach der Operation (neoadjuvant oder adjuvant), eine **zielgerichtete Therapie** mit HER-2-Antikörpern oder eine **Anti-Hormontherapie** durchgeführt werden. Häufig ist zusätzlich eine **Strahlentherapie** erforderlich.

METASTASIERTER BRUSTKREBS

Liegen Metastasen vor, wird teilweise von einer Operation abgesehen und stattdessen eine sogenannte medikamentöse Systemtherapie, die sich gegen Krebszellen im gesamten Körper richtet, eingeleitet. Ziel dieser Therapien ist die Verkleinerung der Metastasen zur Kontrolle von Symptomen und das Aufhalten der Erkrankung.

▶ **Anti-Hormontherapie:** Bei Tumoren, deren Wachstum abhängig von Geschlechtshormonen ist, wird immer eine Anti-Hormontherapie eingeleitet, um das Tumorwachstum einzudämmen.

▶ **Chemotherapie:** Bei Hormonunabhängigkeit oder wenn die Anti-Hormontherapie nicht ausreicht, kommt meistens eine Chemotherapie zum Einsatz, häufig mit einem Medikament, manchmal auch mit einer Kombination aus zwei Chemotherapiemedikamenten. Sie kann in einigen Fällen mit einer zusätzlichen zielgerichteten Therapie kombiniert werden.

▶ **Zielgerichtete Therapie:** Zur Behandlung des metastasierten Brustkrebs können zwei unterschiedliche Substanzen je nach HER-2-Status eingesetzt werden: Bei Tumoren mit sogenannten HER-2-Rezeptoren verlangsamen gegen HER-2 zielgerichtete Therapien das Tumorwachstum. Grundsätzlich kann zur Chemotherapie eine zielgerichtete Therapie verabreicht werden, die die Blutversorgung der Tumoren unterbindet (Angiogenesehemmer) und sie so »aushungert«. Die Krebszellen müssen für diese Therapie keine bestimmte Voraussetzung erfüllen.

▶ **Palliative Therapiemaßnahmen:** In diesem fortgeschrittenen, metastasierten Stadium ist es ein wichtiges Therapieziel, bestmöglich unterstützend zu behandeln (**»Best supportive Care«**) und Beschwerden zu lindern, die häufig durch Metastasen verursacht werden.

- Um Hirnmetastasen zurückzudrängen, wird oft eine Strahlentherapie durchgeführt.
- Leber- und Lungenmetastasen können in seltenen Fällen operiert werden.
- Auch bei Knochenmetastasen kann eine Operation oder Strahlentherapie zur Schmerzreduktion und Stabilisierung erfolgen. Sie werden in der Regel zusätzlich medikamentös behandelt (Gabe von sogenannten Bisphosphonaten oder Rankligand-Inhibitoren).
- Bei Flüssigkeitsansammlungen im Spalt zwischen Lunge und Rippen (Pleuraspalt) wird oft ein operativer Eingriff vorgenommen, um den Spalt zu verkleben (Pleurodese).
- Die moderne Schmerztherapie behandelt Schmerzen sehr gezielt.

NACHSORGE

Bei allen Brustkrebspatientinnen erfolgt jährlich eine gynäkologische Untersuchung.

► **1. bis 3. Jahr:** Körperliche Untersuchung (vierteljährlich), Mammografie plus ggf. Ultraschall (halbjährlich bis jährlich). Weitere Untersuchungen nur bei Verdacht auf Rückfall/Metastasen.

► **4. bis 6. Jahr:** Körperliche Untersuchung (halbjährlich), Mammografie plus ggf. Ultraschall (jährlich). Weitere Untersuchungen nur bei Verdacht auf Rückfall/Metastasen.

► **Ab dem 6. Jahr:** Mammografie plus ggf. Ultraschall der Brust (jährlich). Weitere Untersuchungen nur bei Verdacht auf Rückfall/Metastasen.

THERAPIEMÖGLICHKEITEN NACH RÜCKFALL

RÜCKFALL AM GLEICHEN ORT OHNE METASTASEN

Auch wenn ein Brusttumor wiederkehrt, besteht Aussicht auf Heilung. Grundsätzlich können die gleichen Therapiemöglichkeiten wie nach Erstdiagnose zum Einsatz kommen:

► **Operation:** Den meisten Frauen, die vorher brusterhaltend operiert wurden, wird nun die vollständige Entfernung der Brust (Mastektomie) nahegelegt, nur in günstigen Fällen kann eine erneute brusterhaltende Operation durchgeführt werden.

► **Strahlentherapie:** Eine Strahlentherapie erfolgt immer dann, wenn der Tumor nicht vollständig operativ entfernt werden konnte, und wird häufig auch bei Patientinnen durchgeführt, die nach der Erst-Operation keine Strahlentherapie erhalten haben.

► **Chemotherapie, zielgerichtete Therapie oder Anti-Hormontherapie:** Diese Therapien kommen individuell zum Einsatz, je nachdem, welche Charakteristik der neue Tumor aufweist (Ist er hormonabhängig? Hat er sogenannte HER-2-Rezeptoren?) und mit welchem Erfolg diese Therapien nach Erstdiagnose bereits eingesetzt wurden.

Therapie nach erneutem Rückfall

► **Behandlungsoptionen wie beim ersten Rückfall:** Es gibt die gleichen Optionen wie beim ersten Rückfall ohne Metastasen. Das Vorgehen wird individuell entschieden, je nachdem, welche Therapien noch nicht zum Einsatz kamen oder bereits ausgeschöpft wurden.

RÜCKFALL IN FORM VON METASTASEN

► **Behandlung wie bei metastasiertem Brustkrebs nach Erstdiagnose:** Werden in der Nachsorge Metastasen gefunden, wird die Patientin behandelt wie Patientinnen mit metastasiertem Brustkrebs nach Erstdiagnose (siehe »Metastasierter Brustkrebs«).

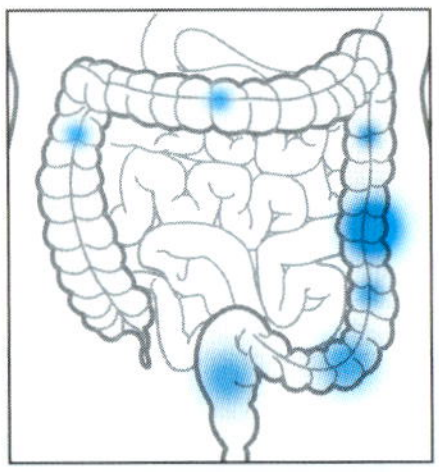

DARMKREBS (Kolonkarzinom)

Pro Jahr erhalten in Deutschland etwa 64.000 Menschen die Diagnose Darmkrebs.

Diagnosemöglichkeiten

ALLGEMEINE UNTERSUCHUNGEN

- Erfassung der Krankengeschichte (Anamnese), Tastuntersuchung

WEITERE UNTERSUCHUNGEN

- Stuhluntersuchung
- Darmspiegelung mit Entnahme einer Gewebeprobe (Biopsie)
- Bestimmung des sogenannten CEA-Tumormarkers

BILDGEBENDE VERFAHREN

- Ultraschalluntersuchung (Sonografie)
- Röntgenuntersuchung
- Computertomografie (CT)
- Magnetresonanztomografie (MRT):
  Insbesondere bei Enddarmtumoren

Therapiemöglichkeiten nach Erstdiagnose

LOKAL BEGRENZTER TUMOR

- Operation

LOKAL FORTGESCHRITTENER TUMOR

- Operation
- Chemotherapie
- Strahlen- oder Strahlen-Chemotherapie vor der Operation

METASTASIERTER TUMOR

- Operation
- Örtliche Behandlung von Metastasen:
  Operation
  Leitung von Hochfrequenzstrom in die Metastase (Radiofrequenzablation/RFA)
  Spezielles Verfahren der Strahlentherapie (SIRT-Verfahren)
- Chemotherapie
- Antikörpertherapie
- Palliative Therapiemaßnahmen:
  Bestmögliche unterstützende Therapie (»Best Supportive Care«)

Nachsorge

- Untersuchungen:
  Darmspiegelung
  Bestimmung des Tumormarkers CEA
  Ultraschalluntersuchung (Sonografie)
  Röntgenuntersuchung

Therapiemöglichkeiten nach Rückfall

RÜCKFALL AM GLEICHEN ORT OHNE METASTASEN

- Operation
- Chemotherapie

RÜCKFALL IN FORM VON METASTASEN

- Behandlung wie bei Erstdiagnose »Metastasierter Darmkrebs«

DARMKREBS (Kolonkarzinom)

Pro Jahr erkranken in Deutschland etwa 64.000 Menschen an Darmkrebs, zwei Drittel davon an Krebs des Dickdarms. Betroffen sind vor allem Menschen in der zweiten Lebenshälfte, das Risiko steigt mit den Lebensjahren.

DIAGNOSEMÖGLICHKEITEN

ALLGEMEINE UNTERSUCHUNGEN

▶ **Erfassung der Krankengeschichte und Tastuntersuchung:** Bei der ärztlichen Untersuchung wird die **Krankengeschichte** (Anamnese) erfasst und eine **Tastuntersuchung** des Darms über den Enddarm (digital-rektale Tastuntersuchung) durchgeführt.

WEITERE UNTERSUCHUNGEN

▶ **Stuhluntersuchung:** Blut im Stuhl kann ein Hinweis auf Darmkrebs sein, weshalb eine labordiagnostische Untersuchung des Stuhls auf verstecktes (okkultes) Blut im Rahmen der gesetzlich geregelten Krebsfrüherkennung zwischen dem 50. und 54. Lebensjahr jährlich und – alternativ zur Darmspiegelung – ab dem 55. Lebensjahr im Zweijahresrhythmus empfohlen wird. Dieser sogenannte Papierstreifentest kann zu Hause durchgeführt werden, der Hausarzt oder ein Labor wertet dann die Stuhlprobe aus.

▶ **Darmspiegelung mit Entnahme einer Gewebeprobe (Biopsie):** Die Darmspiegelung ist gleichermaßen eine Früherkennungsmaßnahme wie auch eine vorsorgliche Therapie. Denn während der Untersuchung werden verdächtige Darmpolypen, die sich im Laufe der Jahre zu Krebs entwickeln können, entfernt. Jeder der entnommenen Polypen wird feingeweblich (histologisch) auf Krebszellen und Krebsvorstufen hin untersucht. Wird während der Darmspiegelung ein Tumor gefunden, erfolgt die Entnahme einer Gewebeprobe (Biopsie) aus dem Tumor und eine feingewebliche Untersuchung des entnommenen Gewebes. So kann die Diagnose gesichert werden.

▶ **Bestimmung des sogenannten CEA-Tumormarkers:** Bei Patienten, bei denen Darmkrebs diagnostiziert wurde, erfolgt vor der Operation die Untersuchung des Bluts auf das sogenannte CEA (Carcinoembryonales Antigen). Dieser Tumormarker ist hilfreich für die Erfolgskontrolle der Therapie: Bei Patienten, bei denen alle Tumoren erfolgreich entfernt wurden, sinkt er wenige Wochen nach dem Eingriff ab – weshalb es wichtig ist, den Ausgangwert zu kennen.

BILDGEBENDE VERFAHREN

▶ **Ultraschalluntersuchung (Sonografie):** Es wird immer eine Ultraschalluntersuchung (Sonografie) des Bauchraums (Abdomens) durchgeführt, unter anderem, um zu überprüfen, ob der Tumor in die Leber gestreut hat.

▶ **Röntgenuntersuchung:** Darüber hinaus erfolgt auch immer eine Röntgenuntersuchung des Brustkorbs. Sie ist wichtig, um Metastasen in der Lunge auszuschließen.

▶ **Computertomografie (CT):** Diese Untersuchung wird bei Auffälligkeiten oder schlechter Beurteilbarkeit des Ultraschallbefunds oder auffälliger Röntgenuntersuchung sowie bei großen Tumoren durchgeführt. Weiterhin kann man bei Tumoren, die die Passage des Speisebreis durch den Darm unmöglich machen, mit einer speziellen Technik den Darm oberhalb der Engstelle beurteilen.

▶ **Magnetresonanztomografie (MRT):** Diese bildgebende Untersuchung wird insbesondere bei Enddarmtumoren (Rektumkarzinomen) eingesetzt, um zu erkennen, wie die Ausmaße des Tumors sind und ob bereits Lymphknotenmetastasen vorliegen.

THERAPIEMÖGLICHKEITEN NACH ERSTDIAGNOSE

LOKAL BEGRENZTER TUMOR

▶ **Operation:** Bei einem Tumor mit geringer Ausdehnung reicht oft die Operation als Therapie. Die vollständige Operation des Tumors ist die einzige Heilungsmöglichkeit. Daher wird möglichst immer die gesamte Tumormasse mit einem Sicherheitsabstand entfernt.

LOKAL FORTGESCHRITTENER TUMOR

Bei Krebsherden, die sich bereits ausgedehnt und die äußere Schicht der Darmwand durchbrochen haben, sowie bei Befall der Lymphknoten spricht man von einer örtlich (lokal) fortgeschrittenen Tumorerkrankung. In diesen Stadien hängt das Vorgehen vom Sitz des Tumors ab. Sitzt der Tumor oberhalb des Mastdarms (Rektum), stellt die Operation in der Regel den ersten Therapieschritt dar.

▶ **Operation:** Beim Dickdarmkrebs steht die Operation mit Entfernung des Darmtumors und aller Lymphknoten in dessen sogenannten Abstromgebiet an erster Stelle. Das trifft auch für den Mastdarmkrebs zu, sofern sein Wachstum auf die Darmwand begrenzt ist.

▶ **Chemotherapie:** Im Anschluss an die Operation wird häufig eine Chemotherapie, bei jüngeren Patienten in der Regel als Kombinationstherapie aus mehreren Chemotherapiesubstanzen durchgeführt. Notwendig ist eine solche nachgelagerte (adjuvante) Chemotherapie immer bei Befall der Lymphknoten. Hat die feingewebliche Untersuchung nach der Operation ergeben, dass der lokal fortgeschritte Tumor komplett entfernt worden ist (= R0, siehe Seite 142) und kein Befall von Lymphknoten vorliegt, muss

ERBLICHER DARMKREBS

Es gibt verschiedene Formen des erblich bedingten Darmkrebses. Bestimmte Genveränderungen, die von Generation zu Generation weitergegeben werden, können das Risiko, an Darmkrebs zu erkranken, erhöhen. Die häufigste Form wird nach ihrem Entdecker Henry T. Lynch »Lynch-Syndrom« benannt. Engmaschige Darmspiegelungen helfen dann, Polypen zu entfernen, bevor sie zu bösartigen Tumoren werden. Bei der sogenannten familiären adenomatösen Polyposis (FAP) besteht sogar ein fast 100 %iges Darmkrebsrisiko (siehe Seite 40). Diesen Patienten wird oft vorsorglich in jungen Jahren (spätestens nach der Pubertät) der Dickdarm komplett entfernt.

in den allermeisten Fällen keine Chemotherapie durchgeführt werden. Nur bei weit die Darmwand überschreitenden Tumoren und solchen mit Befall der Bauchfellauskleidung des Darms wird sie erwogen.

▶ **Strahlen- oder Strahlen-Chemotherapie vor der Operation:** Eine Besonderheit gibt es bei Tumoren des unteren Dickdarms, dem Mastdarm (Rektumkarzinom). Zeigt sich bei diesen Tumoren in der Diagnostik eine örtlich fortgeschrittene Erkrankung, erfolgt in der Regel vor der Operation eine Bestrahlung des Tumors. Bei der Bestrahlung wird der Tumorbereich von außen mit speziellen Strahlen behandelt. Diese Behandlung erfolgt über mehrere Wochen und wird üblicherweise mit einer Chemotherapie zusammen verabreicht. Nach der Bestrahlung erfolgt dann wie sonst auch die Operation. Ziel der Bestrahlung ist es, den Tumor zu verkleinern und die Chance auf Heilung zu erhöhen.

METASTASIERTER DARMKREBS

▶ **Operation:** Die Operation des Tumors erfolgt häufig auch im metastasierten Stadium, besonders, wenn der Tumor Beschwerden bereitet oder ein Darmverschluss droht.

▶ **Örtliche Behandlung von Metastasen:** Auch Lungen- oder Lebermetastasen, die noch örtlich begrenzt sind, werden durch eine **Operation** entfernt. Hierdurch kann in einigen Fällen noch eine Heilung erreicht werden. Sind die Metastasen nicht operierbar, kann zunächst eine vorgelagerte (neoadjuvante) **Chemotherapie** erfolgen, durch die die Metastasen verkleinert und dann möglicherweise operativ entfernt werden können. Ist die operative Entfernung von Lebermetastasen nicht möglich, kann in einigen Fällen eine **Radiofrequenzablation (RFA)** durchgeführt werden. Über eine dünne Nadel wird hochfrequenter Strom in die Metastase geleitet, der sie zerstört. Wenn weder Operation noch RFA bei Lebermetastasen infrage kommen, kann in seltenen Fällen auch ein spezielles Verfahren der Strahlentherapie erwogen werden, das sogenannte **SIRT-Verfahren** (Selektive interne Radiotherapie). Dabei werden über einen Leistenkatheter radioaktiv beladene Kügelchen in die Leberarterien gegeben, wo sie ihre Strahlung in der Nähe der Metastasen abgeben und sie schädigen.

▶ **Chemotherapie:** Besteht keine Möglichkeit, die Metastasen zu operieren, wird häufig eine Chemotherapie (in der Regel als Kombinationstherapie aus mehreren Chemotherapiesubstanzen) durchgeführt. Als sogenannte systemische Therapie richtet sie sich gegen Krebszellen im gesamten Körper. Ziel dieser Therapie ist nicht die Heilung, stattdessen soll durch die Behandlung das Fortschreiten der Krebserkrankung verlangsamt werden (palliativer Therapieansatz). Durch die zur Verfügung stehenden Substanzen kann heute in vielen Fällen ein Überleben von mehreren Jahren ermöglicht werden.

▶ **Antikörpertherapie:** Zusätzlich zur Chemotherapie kann eine zielgerichtete Therapie verabreicht werden, die den Krankheitsverlauf verlangsamen kann. Drei verschiedene Substanzen stehen zur Verfügung: Ein sogenannter Angiogenesehemmer unterbindet die Blutversorgung der Tumoren, sodass sie »aushungern«. Zwei weitere zielgerichtete Substanzen hemmen gezielt das Tumorwachstum, indem sie die sogenannten epidermalen Wachstums-Rezeptoren (EGFR) der Krebszellen blockieren. Ob und welche dieser drei zielgerichteten Therapien infrage kommt, hängt von der Krankheitssituation, den Eigenschaften der Tumorzellen, den Vorbehandlungen und Begleiterkrankungen des Patienten ab.

▶ Palliative Therapiemaßnahmen: In diesem fortgeschrittenen, metastasierten Stadium wird mit bestmöglicher unterstützender Therapie (**»Best Supportive Care«**) versucht, die Lebensqualität zu erhalten, denn oft verursachen Tumor und Metastasen Beschwerden. Häufige Komplikation bei Darmkrebspatienten ist eine verengte Darmpassage. Droht ein Darmverschluss, wird operiert. Häufig leiden die Patienten auch an Durchfällen, die medikamentös behandelt werden können. In vielen Fällen ist auch eine Ernährungstherapie ratsam, um einen Gewichtsverlust zu verlangsamen. Außerdem sorgt die moderne Schmerztherapie dafür, dass die Patienten möglichst wenig Schmerzen erleiden müssen.

NACHSORGE

Nach einer erfolgreich behandelten Darmkrebserkrankung werden regelmäßige Nachsorgeuntersuchungen empfohlen. Dazu gehören grundsätzlich ein ausführliches Gespräch mit Erfragen möglicher Symptome und eine körperliche Untersuchung.

▶ Untersuchungen: Eine **Darmspiegelung** sollte nach 1 Jahr und dann alle 5 Jahre durchgeführt werden. Auch sollte alle 6 Monate für mindestens 2 Jahre und dann jährlich die **Bestimmung des Tumormarkers CEA** im Blut erfolgen, da durch diesen Test mögliche Lebermetastasen frühzeitig erkannt werden können. Durch einen **Ultraschall der Leber** alle 6 Monate in den ersten beiden Jahren und dann jährlich können Lebermetastasen frühzeitig erkannt werden. Bei Patienten, die an einem Mastdarmkrebs erkrankt waren, besteht ein erhöhtes Risiko, dass Lungenmetastasen auftreten. Daher kann bei dieser Patientengruppe jährlich eine **Röntgenuntersuchung des Brustraums** erfolgen.

THERAPIEMÖGLICHKEITEN NACH RÜCKFALL

RÜCKFALL AM GLEICHEN ORT OHNE METASTASEN

Diese Form des Rückfalls ist selten – zum einen können Darmtumoren oft mit großem Sicherheitsabstand operativ entfernt werden, zum anderen trägt die nachfolgende (adjuvante) Chemotherapie dazu bei, das Rückfallrisiko zu senken.

▶ Operation: Wird wieder ein Tumor im Darm entdeckt, ist die erneute, möglichst vollständige Tumorentfernung per OP (am besten als sogenannte En-bloc-Entfernung des vom Krebs befallenen Darmabschnitts) Therapie der Wahl.

▶ Chemotherapie: Nach der Operation wird in der Regel eine Chemotherapie angeschlossen, vor allem, wenn zuvor noch keine verabreicht wurde.

RÜCKFALL IN FORM VON METASTASEN

▶ Behandlung wie bei metastasiertem Darmkrebs nach Erstdiagnose: Ein Rückfall in Form von Metastasen – oft in Leber oder Lunge – ist sehr viel häufiger als ein Rückfall am gleichen Ort. Werden Metastasen gefunden, wird der Patient genauso behandelt wie Patienten mit metastasiertem Darmkrebs nach Erstdiagnose (siehe »Metastasierter Darmkrebs«).

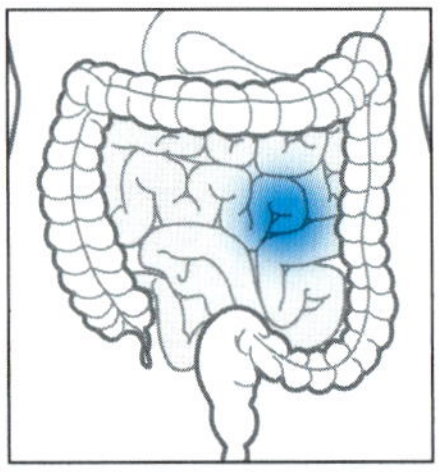

DÜNNDARMKREBS

Jedes Jahr erkranken in Deutschland weniger als 2.000 Menschen an Dünndarmkrebs.

Diagnosemöglichkeiten

ALLGEMEINE UNTERSUCHUNGEN

Erfassung der Krankengeschichte (Anamnese), Tastuntersuchung

WEITERE UNTERSUCHUNGEN

Entnahme einer Gewebeprobe (Biopsie)

Bauchspiegelung (Laparoskopie)

Laboruntersuchungen (Blutbild, Leber- und Nierenwerte, Tumormarker CEA)

BILDGEBENDE VERFAHREN

Ultraschalluntersuchung (Sonografie) des Bauchraums

Innere Ultraschalluntersuchung (Endosonografie)

Magen-Darm-Spiegelung

Kontrastmitteluntersuchungen (mit Röntgen, Magnetresonanztomografie oder Computertomografie)

Röntgenbild der Lunge

Therapiemöglichkeiten nach Erstdiagnose

LOKAL BEGRENZTER TUMOR

- Entfernung des Tumors mit einem Endoskop (Endoskopische Resektion)
- Operation

LOKAL FORTGESCHRITTENER TUMOR ODER METASTASEN

- Palliative Chemotherapie
- Operation **plus** palliative Chemotherapie
- Palliative Therapiemaßnahmen:
  Bestmögliche unterstützende Therapie (»Best Supportive Care«)

(Adenokarzinom des Dünndarms)

Nachsorge

- Nach auf Heilung ausgerichteter Therapie:
  Kontrolluntersuchungen alle 3 Monate
- Bei fortgeschrittenen oder metastasierten Tumoren und palliativer Therapie:
  Individuelle Kontrolluntersuchungen

Therapiemöglichkeiten nach Rückfall

RÜCKFALL AM GLEICHEN ORT OHNE METASTASEN

Erneute Operation

RÜCKFALL MIT METASTASEN

Behandlung wie bei fortgeschrittenen oder metastasierten Tumoren

DÜNNDARMKREBS (Adenokarzinom des Dünndarms)

Dünndarmkrebs ist selten. Nur 1 bis 2 % der Tumoren des Magen-Darm-Trakts liegen im Dünndarm. Das Risiko, an Dünndarmkrebs zu erkranken steigt mit zunehmendem Alter, der Gipfel liegt bei etwa 70 Jahren.

DIAGNOSEMÖGLICHKEITEN

ALLGEMEINE UNTERSUCHUNGEN

Meist kommt es erst ab einer gewissen Tumorgröße zu Symptomen. Typisch sind Bauchschmerzen, Übelkeit, Verstopfung oder Durchfall, Gewichtsabnahme oder Blut im Stuhl. Bei der allgemeinärztlichen Untersuchung wird die **Krankengeschichte** (Anamnese) erfasst und eine **Tastuntersuchung** des Bauches durchgeführt.

WEITERE UNTERSUCHUNGEN

Wichtig ist die **Entnahme einer Gewebeprobe** (Biopsie) zur feingeweblichen Untersuchung. Manchmal muss zur besseren Beurteilung der Situation eine **Bauchspiegelung** (Laparoskopie) erfolgen, gelegentlich auch eine **operative Eröffnung des Bauches** (Probe-Laparotomie). Außerdem werden mit **Laboruntersuchungen** immer Blutbild, Leber- und Nierenwerte sowie ein Tumormarker, das Carcinoembryonale Antigen (CEA), untersucht.

BILDGEBENDE VERFAHREN

Zur weiteren Abklärung wird in der Regel eine **Ultraschalluntersuchung** (Sonografie) des Bauchraumes durchgeführt sowie oft eine **innere Ultraschalluntersuchung** (Endosonografie) im Rahmen einer **Magen-Darm-Spiegelung**. Weiter erfolgen **Kontrastmitteluntersuchungen** von Magen, Dünn- und Dickdarm mit Röntgen, Magnetresonanztomografie (MRT) oder Computertomografie (CT). Bei Metastasenverdacht ist ein **Röntgenbild der Lunge** nötig.

THERAPIEMÖGLICHKEITEN NACH ERSTDIAGNOSE

LOKAL BEGRENZTER TUMOR

▶ **Endoskopische Resektion:** Wenn der Tumor bislang nur in der Schleimhautschicht wächst, kann er oft während der Magen-Darm-Spiegelung mit einem Saum gesunden Gewebes (»im Gesunden«) entfernt werden (endoskopische Resektion). Im entfernten Gewebe wird kontrolliert, dass der Tumor an keiner Stelle bereits in die Darmwand vorgedrungen ist.

▶ **Operation:** Wenn der Tumor die Schleimhautschicht bis in die Darmwand durchdrungen hat, muss eine Operation erfolgen, bei der der betroffene Darmabschnitt (mit Umgebungslymphknoten) entfernt wird. Bei einem Tumor im Zwölffingerdarm muss dieser Darmabschnitt mit der Bauchspeicheldrüse entfernt werden. Wenn der Tumor »im Gesunden« entfernt werden konnte, ist eine Anschlussbehandlung in der Regel nicht erforderlich.

LOKAL FORTGESCHRITTENER TUMOR ODER METASTASEN

Ist der Tumor über die Darmwand hinaus gewachsen, hat er oft angrenzende Organe mitbefallen. Meist ist er nicht entfernbar (resektabel). Dann sowie bei Metastasen ist die Therapie auf eine Verlangsamung des Fortschreitens der Erkrankung ausgerichtet (palliative Therapie).

▶ **Palliative Chemotherapie:** Mit einer palliativen Chemotherapie wird versucht, das Tumorwachstum zu verlangsamen.

▶ **Operation plus palliative Chemotherapie:** Bei Tumorblutungen kann eine Operation zur Blutstillung erfolgen, etwa durch Abbinden eines Blutgefäßes. Eine tumorbedingte Darmverengung kann ebenfalls oft palliativ operiert werden. Dabei kann mit einem Metallgitter (Stent) die Durchgängigkeit des Darms vorerst sichergestellt werden. Eine palliative Chemotherapie wird meistens im Anschluss dieses Eingriffs durchgeführt.

▶ **Palliative Therapiemaßnahmen:** Bei Beschwerden können verschiedene Behandlungen als bestmögliche unterstützende Therapie (**»Best Supportive Care«**) die Lebensqualität verbessern. Flüssigkeitsansammlungen in der Bauchhöhle (Aszites) können mittels **Punktion der Bauchhöhle** entnommen werden, was Beschwerden wie Druck- und Völlegefühl, Verdauungsprobleme und Erbrechen lindert. Eine **Ernährungstherapie** kann helfen, einen Gewichtsverlust aufzuhalten. Auch eine »parenterale« (intravenöse) Ernährung ist oft sinnvoll. Dabei werden Nährstofflösungen direkt ins Blut gegeben und der Magen-Darm-Trakt umgangen. Eine **Schmerztherapie** sorgt dafür, dass der Patient möglichst wenig Schmerzen erleiden muss.

NACHSORGE

In einigen Fällen können frühzeitig nach der Operation Lebermetastasen auftreten, weshalb nach 3 Monaten eine Ultraschalluntersuchung (ggf. auch CT oder MRT) der Leber durchgeführt wird. Dann erfolgen halbjährliche Kontrolluntersuchungen: Erfassung der Krankengeschichte (Anamnese), Blutwerte, Abtasten von Bauch und Lymphknoten, Ultraschall des Bauches. Auch eine Magen-Darm-Spiegelung oder Lungenröntgen können durchgeführt werden). Bei fortgeschrittenen oder metastasierten Tumoren erfolgen individuelle Kontrollen.

THERAPIEMÖGLICHKEITEN NACH RÜCKFALL

Bei einem Rückfall am gleichen Ort ohne Metastasen (Lokalrezidiv) ist häufig eine erneute Operation möglich. Bei einem Rückfall mit Metastasen erfolgt eine Behandlung wie bei fortgeschrittenen oder metastasierten Tumoren.

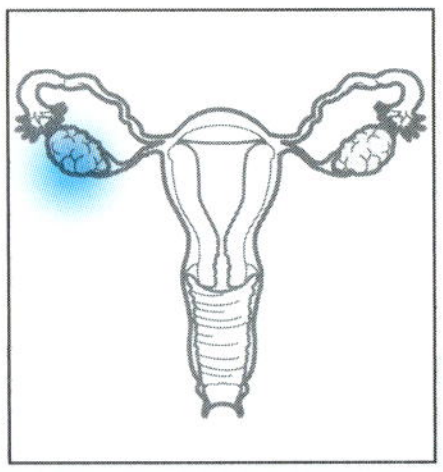

EIERSTOCKKREBS (Ovarialkarzinom)

Pro Jahr erhalten in Deutschland etwa 7.500 Frauen die Diagnose Eierstockkrebs.

Diagnosemöglichkeiten

ALLGEMEINE UNTERSUCHUNGEN

Erfassung der Krankengeschichte (Anamnese), Tastuntersuchung

WEITERE UNTERSUCHUNGEN

- Laboruntersuchungen (Blut, Urin)
- Blasenspiegelung (Zystoskopie) und/oder Mastdarmspiegelung (Rektoskopie)
- Entnahme einer Gewebeprobe (Biopsie)

BILDGEBENDE VERFAHREN

- Ultraschalluntersuchung
- Computer- oder Magnetresonanztomografie (CT oder MRT)

Therapiemöglichkeiten nach Erstdiagnose

TUMOR IST AUF DIE EIERSTÖCKE BEGRENZT

- Operation
- Chemotherapie

FORTGESCHRITTENER TUMOR

- Operation
- Chemotherapie (**plus** zielgerichtete Therapie)
- Palliative Therapiemaßnahmen:
  Bestmögliche unterstützende Therapie (»Best Supportive Care«)

Nachsorge

Erfassung der Krankengeschichte (Anamnese)

Gynäkologische Untersuchung

Ultraschalluntersuchung durch die Scheide

Computer- oder Magnetresonanztomografie bei Verdacht auf Rückfall

Therapiemöglichkeiten nach Rückfall

- Operation
- Chemotherapie
- Chemotherapie **plus** zielgerichtete Therapie

EIERSTOCKKREBS (Ovarialkarzinom)

Von Eierstockkrebs sind vor allem Frauen in der zweiten Lebenshälfte betroffen. Die meisten Tumoren werden erst in den späten Stadien der Erkrankung entdeckt.

DIAGNOSEMÖGLICHKEITEN

ALLGEMEINE UNTERSUCHUNGEN

Erfassung der **Krankengeschichte** (Anamnese), besonders im Hinblick auf mögliche Risikofaktoren (genetische Veranlagung durch krankheitsauslösende Gene: BRCA1, BRCA2, siehe Seite 41). Der Frauenarzt tastet außerdem die gynäkologischen Organe durch die Scheide ab.

WEITERE UNTERSUCHUNGEN

▶ **Laboruntersuchungen:** Blut- und Urinuntersuchung zur Bestimmung der Leber- und Nierenfunktion. Außerdem wird ein großes Blutbild erhoben.

▶ **Blasenspiegelung (Zystoskopie) und/oder Mastdarmspiegelung (Rektoskopie):** Kann erfolgen, um einen Befall der Harnblase und des Mastdarms auszuschließen.

▶ **Entnahme einer Gewebeprobe (Biopsie):** Per Operation werden Gewebeproben entnommen und feingeweblich untersucht, nur in Ausnahmefällen werden Proben per »Schlüsselloch-OP« (laparoskopisch) entnommen.

BILDGEBENDE VERFAHREN

▶ **Ultraschalluntersuchung:** Es erfolgt eine Ultraschalluntersuchung durch die Scheide. Bei auffälligem Befund wird eine Ultraschalluntersuchung der Bauchhöhle durchgeführt.

▶ **Computer- oder Magnetresonanztomografie (CT oder MRT):** Diese Verfahren helfen dabei abzuklären, ob der Tumor bereits Organe und Gewebe außerhalb der Eierstöcke befallen hat.

THERAPIEMÖGLICHKEITEN NACH ERSTDIAGNOSE

TUMOR IST AUF DIE EIERSTÖCKE BEGRENZT

▶ **Operation:** Eine Heilung setzt die vollständige Entfernung des Tumors voraus. Bei Patientinnen mit Kinderwunsch, bei denen nur ein Eierstock befallen ist, werden dieser und alle Lymphknoten im kleinen Becken, der Blinddarm sowie das große Netz (Gewebe im Bauchraum) entfernt. Der nicht befallene Eierstock und die Gebärmutter können unter Umständen, bei Kinderwunsch der Patientin, geschont werden.

▶ **Chemotherapie:** In den meisten Fällen wird eine Chemotherapie (mit nur einer Substanz) nach der Operation (adjuvant) verabreicht.

FORTGESCHRITTENER TUMOR

▶ **Operation:** Die möglichst vollständige (radikale) Operation ist der wichtigste Behandlungsschritt. Es erfolgt immer eine sogenannte Debulking-OP, sie umfasst die Entfernung von großen Teilen des Bauchfells und des großen Netzes, der Lymphknoten, des Blinddarms sowie der Gebärmutter, der Eileiter und Eierstöcke. Bei Befall kann auch die Entfernung von Teilen der Harnblase oder des Darms (ggf. die Anlage eines künstlichen Darmausgangs) erforderlich werden.

▶ **Chemotherapie (plus zielgerichtete Therapie):** Nach der Operation wird eine Kombinations-Chemotherapie bestehend aus zwei Substanzen (eine davon platinhaltig) angeschlossen. Außerdem kann die Zugabe einer zielgerichteten Therapie, die sich gegen Gefäßneubildung richtet, sinnvoll sein.

▶ **Palliative Therapiemaßnahmen:** Wenn eine Operation nicht möglich ist, weil etwa der Allgemeinzustand der Patientin dagegen spricht, erfolgt keine weitere Krebstherapie. Stattdessen wird bestmöglich unterstützend behandelt (»**Best Supportive Care**«) und es werden Beschwerden gelindert, die Tumor oder Metastasen verursachen. Die moderne Schmerztherapie sorgt dafür, dass die Patientinnen möglichst wenig Schmerzen erleiden müssen. Häufig sammeln sich größere Mengen an Flüssigkeit in der Bauchhöhle an (Aszites). Die Betroffenen werden dann regelmäßig durch die Bauchdecke punktiert und die Flüssigkeit wird abgelassen. Seit einigen Jahren ist ein Antikörper zugelassen, der die Neubildung von Bauchwasser verlangsamt.

NACHSORGE

Die Nachsorge erfolgt engmaschig und richtet sich nach der Schwere der Behandlung oder der Symptome. Sie beinhaltet die Erfassung der Krankengeschichte, die gynäkologische Untersuchung und eine Ultraschalluntersuchung durch die Scheide. Weitere bildgebende Verfahren (CT oder MRT) werden erst bei Verdacht auf einen Rückfall eingeleitet.

THERAPIEMÖGLICHKEITEN NACH RÜCKFALL

▶ **Operation:** Wenn eine Chance auf vollständige Entfernung des Tumors besteht, kann eine erneute Operation erwogen werden.

▶ **Chemotherapie:** Entweder als Mono- oder Kombinationstherapie (Gabe von zwei Chemotherapiesubstanzen).

▶ **Chemotherapie plus zielgerichtete Therapie:** Die Kombinations-Chemotherapie kann mit einer zielgerichteten Therapie, die sich gegen die Gefäßneubildung richtet, kombiniert werden.

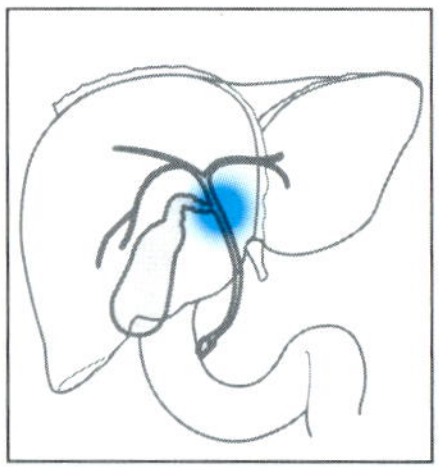

KREBS DER GALLENWEGE

In Deutschland erkranken jedes Jahr etwa 5.100 Männer und Frauen an Krebs der Gallenwege (Gallenblase oder Gallengänge).

Diagnosemöglichkeiten

ALLGEMEINE UNTERSUCHUNGEN

- Erfassung der Krankengeschichte (Anamnese)
- Tastuntersuchung

WEITERE UNTERSUCHUNGEN

- Entnahme von Gewebeproben (Biopsie)
- Spiegelung der Gallenwege
- Blutbild, Leber- und Gallenwerte, Nierenwerte, Mineralstoffe, Tumormarker

BILDGEBENDE VERFAHREN

- Ultraschalluntersuchung
- Endoskopische Untersuchung der Gallen- und Bauchspeicheldrüsengänge (Endoskopische retrograde Cholangio- und Pankreatikografie)
- Darstellung der ableitenden Gallenwege nach Punktion (Perkutane transhepatische Cholangiografie – PTC)
- Computertomografie (CT), Magnetresonanztomografie (MRT), Röntgenuntersuchung

Therapiemöglichkeiten nach Erstdiagnose

GALLENBLASENKREBS: LOKAL BEGRENZTER TUMOR DER GALLENBLASE

- Operation

GALLENBLASENKREBS: FORTGESCHRITTENER ODER METASTASIERTER TUMOR DER GALLENBLASE

- Ableitung von Gallenflüssigkeit **plus** palliative Chemotherapie
- Operation (in seltenen Fällen)
- Palliative Therapiemaßnahmen:
  Bestmögliche unterstützende Therapie (»Best Supportive Care«)

KREBS DER GALLENGÄNGE IN DER LEBER: LOKAL BEGRENZT

- Operation

KREBS DER GALLENGÄNGE IN DER LEBER: LOKAL FORTGESCHRITTEN

- Operation (selten)
- Chemotherapie
- Spezielle lokale Chemotherapie (TACE)

KREBS DER GALLENGÄNGE AUSSERHALB DER LEBER: LOKAL BEGRENZTER TUMOR DER GALLENGÄNGE

- Operation

KREBS DER GALLENGÄNGE AUSSERHALB DER LEBER: FORTGESCHRITTENER ODER METASTASIERTER TUMOR DER GALLENGÄNGE

- Ableitung von Gallenflüssigkeit **plus** Chemotherapie
- Sogenannte photodynamische Therapie (falls nicht metastasiert)

(Cholangiokarzinom)

Nachsorge

Häufigkeit der Kontrollen:

Abhängig von den Beschwerden und der erfolgten Therapie

Untersuchungen:

Erfassung der Krankengeschichte (Anamnese)

Blutwerte

Ultraschalluntersuchung

bei Bedarf bildgebende Verfahren

Therapiemöglichkeiten nach Rückfall

LOKAL BEGRENZTER RÜCKFALL

- Operation (selten)
- Chemotherapie, in seltenen Fällen auch Strahlen-Chemotherapie

RÜCKFALL IN FORM VON METASTASEN

- Palliative, individuell angepasste Therapie

KREBS DER GALLENWEGE (Cholangiokarzinom)

In den letzten Jahrzehnten steigt die Erkrankungshäufigkeit weltweit kontinuierlich an, in Deutschland erkranken jedes Jahr etwa 5.100 Männer und Frauen an Krebs der Gallenwege (Gallenblase oder Gallengänge). Das Risiko steigt mit zunehmendem Alter, die Betroffenen sind meist über 70 Jahre alt. Die Prognose der Erkrankung ist noch immer nicht günstig, da sie oft erst in einem fortgeschrittenen Stadium entdeckt wird.

DIAGNOSEMÖGLICHKEITEN

Typische Frühzeichen gibt es nicht, jedoch wird manchmal bei einer (Routine-)Operation wegen Gallensteinen in der entfernten Gallenblase als Zufallsbefund ein sehr früher Krebs entdeckt. Spätere Symptome bei Krebs der Gallenwege sind Gelbsucht (als Erstes in den Augen, später auch an der Haut), Entfärbung des Stuhls (wird gelblich/hell) und Dunkelfärbung des Urins, Juckreiz, Müdigkeit, Gewichtsverlust, Druck oder Schmerzen im Oberbauch, Übelkeit, Erbrechen und Fieber.

ALLGEMEINE UNTERSUCHUNGEN

▶ **Erfassung der Krankengeschichte (Anamnese):** Bei der allgemeinärztlichen Untersuchung wird die Krankengeschichte erfasst und nach Hinweisen auf beginnende Gelbsucht gesucht (Augenweiß).

▶ **Tastuntersuchung:** Es wird eine Tastuntersuchung des Bauches und der Lymphknoten durchgeführt.

WEITERE UNTERSUCHUNGEN

▶ **Entnahme von Gewebeproben (Biopsie):** Die Entnahme von Gewebeproben ist für die Diagnosesicherung wichtig, die Gewebeprobe wird anschließend feingeweblich (histologisch) untersucht.

▶ **Spiegelung der Gallenwege:** Oft wird eine Gewebeprobe während einer endoskopischen Untersuchung der Gallenwege (ERCP) oder einer Spiegelung der Gallenwege (Cholangioskopie) entnommen, manchmal auch durch die Bauchdecke hindurch mit einer Feinnadel punktiert (PTC) und kleinste Gewebemengen aus dem Tumor entnommen (Feinnadelpunktion).

▶ **Blutbild, Leber- und Gallenwerte, Nierenwerte, Mineralstoffe, Tumormarker:** Zudem wird immer auch ein großes Blutbild erhoben und die Leber- und Gallenwerte einschließlich Bilirubin (Abbauprodukt des roten Blutfarbstoffs), Nierenwerte, Mineralstoffe und ggf. Tumormarker werden bestimmt. Im (oft dunkel gefärbten) Urin lässt sich meist Bilirubin nachweisen.

BILDGEBENDE VERFAHREN

▶ **Ultraschalluntersuchung:** Es erfolgt immer eine Ultraschalluntersuchung von Leber, Gallenblase und -wegen sowie des gesamten Bauchraums. Zur weiteren Abklärung müssen die Gallengänge dargestellt und untersucht werden.

▶ **Endoskopische Untersuchung der Gallen- und Bauchspeicheldrüsengänge (ERC/P):** Bei der endoskopischen retrograden Cholangio-/Pankreatikografie (ERC/P) wird ein Röntgenkontrastmittel mit einem schlauchförmigen optischen Gerät (Endoskop) in die Gallen- oder auch Bauchspeicheldrüsengänge gegeben. Der Arzt schiebt das Endoskop bis in den Zwölffingerdarm vor und gibt von dort aus das Kontrastmittel in den Gallengang. Dann erfolgt eine Röntgenaufnahme der Region. Auch eine gleichzeitige Ultraschalluntersuchung von innen (Endosonografie) der Leber und Gallenwege ist auf diesem Weg möglich.

▶ **Darstellung der ableitenden Gallenwege nach Punktion (PTC):** Bei der perkutanen transhepatischen Cholangiografie (PTC) wird ein Gallengang (in der Leber) durch die Bauchdecke hindurch punktiert (angestochen) und das Röntgenkontrastmittel in die Gallenwege gespritzt, wodurch das Gallenwegsystem im Röntgenbild dargestellt werden kann.

▶ **Computertomografie (CT), Magnetresonanztomografie (MRT), Röntgenuntersuchung:** Weitere mögliche Untersuchungsverfahren sind CT und MRT des Bauchraums. Diese sowie eine Röntgenuntersuchung der Lunge werden eingesetzt, um zu untersuchen, wie weit sich der Tumor ausgebreitet hat und ob er bereits Metastasen gebildet hat.

THERAPIEMÖGLICHKEITEN NACH ERSTDIAGNOSE

GALLENBLASENKREBS: LOKAL BEGRENZTER TUMOR

▶ **Operation:** Wenn der Tumor die Gallenblasen-Schleimhaut durchbrochen hat, so muss eine größere Operation erfolgen, immer mit Entfernung (Resektion) von Leberanteilen und den lokalen Lymphknoten. Ziel ist, das Tumorgewebe vollständig zu entfernen. Im Einzelfall kann eine Chemotherapie im Anschluss an die Operation erwogen werden.

Wenn bei einer Gallenblasenoperation mit Schlüssellochtechnik (beispielsweise wegen Gallensteinen) zufällig ein sehr kleiner, früher Tumor gefunden wird, so kann die alleinige Gallenblasenentfernung ausreichend sein. Dies ist der Fall, wenn die feingewebliche Untersuchung zeigt, dass der Tumor nur oberflächlich in der Gallenblasen-Schleimhaut wächst und mit einem Saum gesunden Gewebes (»im Gesunden«) entfernt werden konnte.

GALLENBLASENKREBS: FORTGESCHRITTENER ODER METASTASIERTER TUMOR

▶ **Ableitung von Gallenflüssigkeit plus palliative Chemotherapie:** Bei diesen Tumoren führen Verengungen oder Hindernisse durch das Tumorwachstum häufig zu Beschwerden. Wenn sich die Gallenflüssigkeit aufstaut, tritt sie ins Blut über, es kommt zur Gelbsucht, zu Schmerzen, Juckreiz und Übelkeit. In den meisten Fällen ist daher eine endoskopisch durchgeführte Gallenableitung (Drainage) durch die Einlage eines Röhrchens (Stent) zum Offenhalten des Gallenabflusses sinnvoll. Gelingt es nicht, den Abfluss der Galle in den Darm zu sichern, so ist auch eine Ableitung in einen Beutel nach außen möglich. In der Regel wird eine palliative Chemotherapie (in seltenen Fällen auch Strahlen-Chemotherapie) empfohlen, um das Fortschreiten der Erkrankung zu verlangsamen.

▶ **Operation:** In seltenen Fällen ist auch eine Operation möglich.

▶ **Palliative Therapiemaßnahmen:** In einem unheilbar fortgeschrittenen, metastasierten Stadium können mit palliativen Therapiemaßnahmen, insbesondere durch eine bestmögliche unterstützende Behandlung (»**Best Supportive Care**«), Symptome und Beschwerden, die der Tumor oder die Metastasen verursachen, gelindert und die Lebensqualität verbessert werden. Die gesamte unterstützende Therapie wird mit Rücksicht auf die Gesamtsituation des Patienten gewählt. Häufig wird eine **Gallenableitung** notwendig (siehe oben). Auch Bauchwasser (Aszites), welches sich bei der Absiedlung von Tumorzellen im Bauchraum bildet, kann nach außen abgelassen werden. Eine **Ernährungstherapie** kann helfen, einen Gewichtsverlust aufzuhalten. Eine individuell angepasste moderne **Schmerztherapie** sorgt dafür, dass Tumorpatienten heutzutage möglichst wenig Schmerzen erleiden müssen.

KREBS DER GALLENGÄNGE IN DER LEBER: LOKAL BEGRENZT

▶ **Operation:** Bei einem Karzinom der innerhalb der Leber gelegenen Gallengänge kann in Abhängigkeit vom Tumorstadium eine Operation durchgeführt werden.

KREBS DER GALLENGÄNGE IN DER LEBER: LOKAL FORTGESCHRITTEN

▶ **Operation:** In seltenen Fällen kann eine Operation erfolgen.

▶ **Chemotherapie:** Wenn der Tumor nicht operiert werden kann und die Galle gut abgeleitet ist, kann eine milde Chemotherapie verabreicht werden.

▶ **Spezielle lokale Chemotherapie (TACE):** Eine weitere Option stellt die lokale Chemotherapie dar. Dabei wird ein dünner Katheter von der Leiste aus bis in die Blutgefäße der Leber hochgeschoben und in die Tumorherde ein Chemotherapiemedikament (Zytostatikum) gespritzt. Danach werden die Blutgefäße rundherum mit speziellen Kunststoff-Teilchen verstopft (embolisiert). Das Chemotherapiemedikament wirkt nun länger vor Ort.

KREBS DER GALLENGÄNGE AUSSERHALB DER LEBER: LOKAL BEGRENZTER TUMOR

▶ **Operation:** Wenn der Tumor vollständig entfernt werden kann, ist eine Heilung des Gallengangskarzinoms prinzipiell möglich. Ob der Tumor »im Gesunden« entfernt werden kann, lässt sich jedoch nicht immer anhand der bildgebenden Untersuchungen vor der Operation beurteilen. Häufig zeigt sich erst während der Operation, ob eine vollständige Tumorentfernung möglich ist. In seltenen Fällen wird eine Lebertransplantation durchgeführt.

KREBS DER GALLENGÄNGE AUSSERHALB DER LEBER: FORTGESCHRITTENER ODER METASTASIERTER TUMOR DER GALLENGÄNGE

▶ **Ableitung von Gallenflüssigkeit plus Chemotherapie:** Es erfolgt meistens eine Gallenableitung plus Chemotherapie (siehe oben). Weitere Therapieoptionen sind die Operation, sehr selten die Lebertransplantation.

▶ **Photodynamische Therapie:** Dabei wird eine Substanz (sogenannter Photosensitizer) injiziert, die sich vor allem in Krebszellen anreichert und sie empfindlich gegen Strahlung macht. Anschließend wird der Tumor mit einem speziellen Laserlicht bestrahlt. Diese Therapie kommt nur bei fortgeschrittenen, nicht bei metastasierten Tumoren zum Einsatz.

NACHSORGE

Ein allgemeingültiges Nachsorgeschema gibt es nicht. Nach der Tumorentfernung erfolgen individuell abgestimmte Kontrolluntersuchungen zur Rückfall-Erkennung sowie bei palliativer Therapie, um Komplikationen zu vermeiden oder Symptome zu lindern. Diese umfassen die aktuelle Krankengeschichte (Anamnese), Blutwerte, Ultraschalluntersuchungen (Leber, Gallenwege, Bauchraum). Bei Bedarf werden zusätzliche bildgebende Verfahren wie Röntgen oder CT durchgeführt. Die Untersuchungs-Intervalle hängen von den Beschwerden und von der erfolgten Therapie ab. So wird nach einer Galle-Drainage (Entnahme von Gallenflüssigkeit) oft in Abständen von ungefähr 6 Wochen die Durchgängigkeit des Abflusses kontrolliert.

THERAPIEMÖGLICHKEITEN NACH RÜCKFALL

LOKAL BEGRENZTER RÜCKFALL

▶ **Operation:** Bei einem örtlich begrenzten Rückfall ist in seltenen Fällen eine weitere Operation erfolgreich.

▶ **Chemotherapie:** Meistens erfolgt eine Chemotherapie, in seltenen Fällen kann auch eine Strahlen-Chemotherapie durchgeführt werden.

RÜCKFALL IN FORM VON METASTASEN

▶ **Palliative, individuell angepasste Therapie:** Bei Metastasen erfolgt mit Rücksicht auf den Allgemeinzustand des Patienten eine palliative, individuell angepasste Therapie (siehe Punkt »Metastasierter Tumor der Gallenblase«).

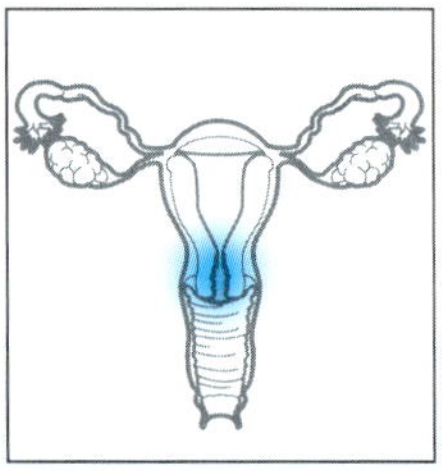

GEBÄRMUTTERHALSKREBS

Pro Jahr erkranken in Deutschland etwa 4.500 Frauen an Krebs des Gebärmutterhalses.

Diagnosemöglichkeiten

ALLGEMEINE UNTERSUCHUNGEN

- Erfassung der Krankengeschichte (Anamnese)
- Gynäkologische Untersuchung

WEITERE UNTERSUCHUNGEN

- Abstrich (»Pap-Test«)
- Lupenuntersuchung (Kolposkopie)
- Entnahme einer Gewebeprobe (Biopsie)
- Blasen- und/oder Mastdarmspiegelung
- Blutbild, Leber- und Nierenwerte, Elektrolyte

BILDGEBENDE VERFAHREN

- Ultraschalluntersuchung (Sonografie)
- Computertomografie (CT)
- Magnetresonanztomografie (MRT)

Therapiemöglichkeiten nach Erstdiagnose

LOKAL BEGRENZTES ZERVIX-KARZINOM

- Operation
- Ggf. Strahlen-Chemotherapie

LOKAL FORTGESCHRITTENES ZERVIX-KARZINOM

- Operative Stadieneinteilung mit Entfernung der befallenen Lymphknoten
- Strahlen-Chemotherapie

ZERVIX-KARZINOM MIT FERNMETASTASEN

Operation

Strahlen-Chemotherapie

Chemotherapie, ggf. mit zielgerichteter Therapie (Antikörpertherapie)

Palliativmedizinische Maßnahmen

(Zervix-Karzinom)

Nachsorge

- Häufigkeit der Kontrollen:
  In den ersten 3 Jahren vierteljährlich, in den folgenden 2 Jahren halbjährlich
- Untersuchungen:
  Erfassung der Krankengeschichte (Anamnese)
  Gynäkologische Untersuchung
  Abstrich (»Pap-Test«)
  Lupenuntersuchung (Kolposkopie)
  Bildgebende Verfahren

Therapiemöglichkeiten nach Rückfall

RÜCKFALL AM GLEICHEN ORT OHNE FERNMETASTASEN

Die Wahl der Therapie ist abhängig von der Ersterkrankung und dem Zustand der Patientin:

- Operation
- Strahlen-Chemotherapie
- Chemotherapie

RÜCKFALL IN FORM VON FERNMETASTASEN

- Operation
- Strahlen-Chemotherapie
- Chemotherapie
- Palliativmedizinische Maßnahmen

GEBÄRMUTTERHALSKREBS (Zervix-Karzinom)

Pro Jahr erkranken in Deutschland etwa 4.500 Frauen an Krebs des Gebärmutterhalses. Hauptursache ist die Infektion mit humanen Papillomaviren (HPV), zumeist in Kombination mit dem Risikofaktor Rauchen. Der beste Schutz zur Verhinderung ist die seit 2007 zugelassene HPV-Impfung vor dem ersten Sexualkontakt.

DIAGNOSEMÖGLICHKEITEN

ALLGEMEINE UNTERSUCHUNGEN

▶ **Erfassung der Krankengeschichte (Anamnese):** In der Erfassung der Krankengeschichte werden Risikofaktoren (Rauchen, wiederkehrende Genitalinfektionen oder häufig wechselnde Sexualpartner) erfragt.

▶ **Gynäkologische Untersuchung:** Der Frauenarzt führt eine gynäkologische Tastuntersuchung durch und untersucht mit einem speziellen Instrument (Spekulum) die Scheide und den Gebärmutterhals. Auch Gebärmutter und Eierstöcke werden nach Auffälligkeiten abgetastet.

WEITERE UNTERSUCHUNGEN

▶ **Abstrich (»Pap-Test«):** Während der Untersuchung mit dem Spekulum wird ein Zellabstrich von Muttermund und Gebärmutterhals gemacht. Die so entnommenen Zellen werden mikroskopisch untersucht (zytologische Untersuchung) und bei Auffälligkeit nach feingeweblichen Kriterien (»Pap«-Klassifikation) eingestuft.

▶ **Lupenuntersuchung (Kolposkopie):** Besteht eine Auffälligkeit im Zellabstrich, so erfolgt eine Untersuchung unter Lupenvergrößerung zusammen mit speziellen Färbemethoden des Gebärmutterhalses.

▶ **Entnahme einer Gewebeprobe (Biopsie):** Weist die Lupenuntersuchung auf einen krankhaften Befund hin, kann eine Gewebeentfernung mittels Biopsiezange, bei größerem Befund auch operativ (durch die Entnahme eines Gewebekegels, sogenannte Konisation) erfolgen. An der feingeweblichen Untersuchung des entnommenen Materials können Tumortyp und -eigenschaften, die für die weiterführende Diagnostik und Therapie wichtig sind, beurteilt werden.

▶ **Blasen- und/oder Mastdarmspiegelung:** Wurde ein fortgeschrittener Gebärmutterhalskrebs diagnostiziert, kann eine Blasenspiegelung (Zystoskopie) und/oder eine Enddarmspieglung (Rektoskopie) erfolgen, um einen Befall der Harnblase und des Enddarms auszuschließen.

▸ **Blutbild, Leber- und Nierenwerte, Mineralstoffe:** Außerdem wird ein großes Blutbild erhoben, Leber- und Nierenwerte und Mineralstoffe werden bestimmt.

BILDGEBENDE VERFAHREN

▸ **Ultraschalluntersuchung (Sonografie):** Bei Verdacht auf Gebärmutterhalskrebs erfolgt eine Ultraschalluntersuchung durch die Scheide (transvaginaler Ultraschall), um die Tumorausbreitung zu beurteilen, sowie eine Ultraschalluntersuchung der Nieren. Bei fortgeschrittenen Stadien wird eine Ultraschalluntersuchung im Halsbereich durchgeführt.

▸ **Computertomografie (CT):** Je nach Ausbreitung des Tumors wird eine Computertomografie des Bauchraums (Abdomen), der Lunge/des Brustkorbs (Thorax) und des Beckens durchgeführt, um die Ausbreitung des Tumors und einen möglichen Befall der Lymphknoten genauer zu bestimmen und Metastasen auszuschließen.

▸ **Magnetresonanztomografie (MRT):** Zur Beurteilung der Gebärmutter kann eine Magnetresonanztomografie des Beckens erfolgen.

Klassifikation beim Zervix-Karzinom

Bösartige Tumoren werden in der Medizin anhand verschiedener Kriterien wie Tumorgröße, Ausdehnung und Befall von Lymphknoten und Nachbarorganen eingeteilt.

Für das Zervix-Karzinom gibt es verschiedene Klassifikationen nach:

- **TNM** – allgemeine Tumorklassifikation der Weltgesundheitsorganisation (siehe Seite 68)
- **FIGO** – International Federation of Gynecology and Obstetrics
- **UICC** – Union International Contre le Cancer

Diese Einteilungen spielen für die Therapieentscheidung eine wichtige Rolle.

Operative Stadieneinteilung (operatives Staging)

Mit einer Bauchspiegelung kann der Arzt während einer Operation die Ausbreitung des Tumors im kleinen Becken beurteilen. Insbesondere kann er einen Tumoreinbruch in die Harnblasen- und die Enddarmwand sowie einen Befall der Lymphknoten im kleinen Becken und entlang der Hauptschlagader untersuchen. Je nach diagnostischem Ergebnis wird ein Stadium gemäß der oben genannten Klassifikationen festgelegt und über die weitere Therapie entschieden.

THERAPIEMÖGLICHKEITEN NACH ERSTDIAGNOSE

Die Behandlung sollte immer individuell erfolgen. Im Rahmen der Therapieplanung sind der Patientinnenwunsch, die Lebenssituation, die Frage, ob die Betroffene vor oder nach den Wechseljahren steht (Menopausenstatus), der Allgemeinzustand, Risikofaktoren und ggf. eine bestehende Schwangerschaft zu berücksichtigen. Auch die Kurz- und Langzeitfolgen der verschiedenen Therapieoptionen sollten bei der Wahl der Behandlung mit in Erwägung gezogen werden.

Zwar stehen grundsätzlich eine Vielzahl von Kombinationsmöglichkeiten von Operation, Strahlen- oder Chemotherapie zur Verfügung, aber viele dieser Optionen sind nicht ausreichend durch klinische Studien untersucht worden. Derzeit wird daher möglichst nur ein Verfahren eingesetzt – entweder die Operation oder die Strahlen-Chemotherapie.

LOKAL BEGRENZTES ZERVIX-KARZINOM

▶ **Operation:** Bei Tumoren, die sich auf der Gebärmutter und der Scheide ausbreiten, aber weder die Beckenwand noch das untere Drittel der Scheide erreicht haben, erfolgt eine operative Therapie. In der Regel wird die Gebärmutter komplett mit einem Saum gesunden Gewebes (»im Gesunden«) entfernt, ggf. mit den umliegenden Lymphknoten. Bei Patientinnen nach den Wechseljahren werden auch die Eileiter und Eierstöcke mit entnommen. Bei jüngeren Patientinnen bzw. bei Kinderwunsch können unter bestimmten Voraussetzungen die Eierstöcke zur Hormonproduktion erhalten bleiben bzw. kann eine die Gebärfähigkeit erhaltende Operation durchgeführt werden, die sogenannte Trachelektomie. Oft wird dann aber später, nach abgeschlossener Familienplanung, die Gebärmutter entfernt (sekundäre, zeitversetzte Hysterektomie).

▶ **Strahlen-Chemotherapie:** Die Strahlen-Chemotherapie kann alternativ zur Operation eingesetzt werden, z.B. wenn eine Operation nicht möglich ist oder die Patientin die OP ablehnt. Stellt sich nach der Operation heraus, dass mehrere Risikofaktoren vorliegen (z.B. Befall der Lymphknoten oder Befall der Operationsränder), dann wird eine nachfolgende (adjuvante) kombinierte Strahlen-Chemotherapie durchgeführt.

LOKAL FORTGESCHRITTENES ZERVIX-KARZINOM

Vor einer Strahlen-Chemotherapie wird in der Regel eine operative Stadieneinteilung (operatives Staging, siehe Seite 197) mit Entfernung der befallenen Lymphknoten durchgeführt.

ZERVIX-KARZINOM MIT FERNMETASTASEN

Die Behandlung der Fernmetastasen hängt vom Ort des Auftretens der Fernmetastasen ab. Haben sich bereits Metastasen in anderen Organen (häufig Leber, Lunge oder Knochen) gebildet, erfolgt eine **Chemotherapie**, evtl. kombiniert mit einer die Gefäßneubildung hemmender **zielgerichteten Therapie**. Diese Behandlung ist nicht auf Heilung (kurativ) ausgerichtet, sondern auf die Verlängerung der Lebenszeit bei bestmöglicher Lebensqualität (**palliative Systemtherapie**). Eine zusätzliche zielgerichtete Therapie führt zu einer besseren Ansprechrate des Tumors, ist aber auch mit mehr Nebenwirkungen verbunden. Darüber hinaus kommen die **Operation** (z.B. bei isoliert auftretenden Lymphknotenmetastasen der Bauchschlagader) oder auch die **Strahlen(chemo)therapie** infrage.

Wenn eine Chemotherapie nicht möglich ist, etwa weil der Allgemeinzustand der Patientin dagegen spricht, wird keine weitere Krebstherapie durchgeführt. Bei Beschwerden können operative Eingriffe erforderlich werden (beispielsweise zur Harnableitung oder Anlage eines künstlichen Darmausgangs). Bei Blutungen, Schmerzen im Becken oder Harnstau, den der Tumor oder die Metastasen verursachen, kann auch eine Strahlentherapie durchgeführt werden. Die moderne Schmerztherapie sorgt dafür, dass die Patientinnen möglichst wenig Schmerzen erleiden müssen.

NACHSORGE

▶ **Häufigkeit der Kontrollen:** In der Regel erfolgt die Nachsorge in den ersten 3 Jahren vierteljährlich, in den folgenden 2 Jahren dann halbjährlich.

▶ **Untersuchungen:** Zunächst führt der Arzt ein Gespräch mit der Patientin, bei dem der bisherige Verlauf der Erkrankung und das körperliche Befinden erfragt werden (Anamnese). Dann werden immer die gynäkologische Untersuchung (inkl. der vorn erläuterten Untersuchung mit einem Spekulum) und ein Abstrich (»Pap-Test«) mit feingeweblicher Untersuchung der entnommenen Zellen durchgeführt. Zusätzlich kann auch eine Lupenuntersuchung (Kolposkopie) erfolgen. Bei Verdacht auf einem Rückfall werden auch bildgebende Verfahren angewendet.

THERAPIEMÖGLICHKEITEN NACH RÜCKFALL

▶ **Rückfall am gleichen Ort ohne Fernmetastasen:** Es bestehen unterschiedliche Therapiemöglichkeiten, z.B. Operation, Strahlen-Chemotherapie oder Chemotherapie, ggf. mit zielgerichteter Therapie (Antikörpertherapie) je nach der Behandlung der Ersterkrankung und in Abhängigkeit von weiteren Faktoren wie dem Alter der Patientin oder bestehenden Begleiterkrankungen. Die Wahl der Therapie richtet sich nach dem Allgemeinzustand der Patientin, der Lage und Ausdehnung des Tumors, der Vorbehandlung sowie dem Wunsch der Patientin.

▶ **Rückfall in Form von Fernmetastasen:** In dieser Situation stehen Patientinnen die gleichen Therapieoptionen zur Verfügung wie bei metastasierter Erkrankung als Erstdiagnose (siehe oben).

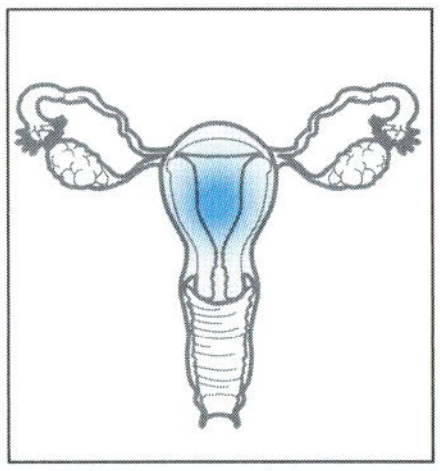

GEBÄRMUTTERKÖRPERKREBS

Pro Jahr erkranken in Deutschland etwa 12.000 Frauen an Krebs des Gebärmutterkörpers.

Diagnosemöglichkeiten

ALLGEMEINE UNTERSUCHUNGEN

- Erfassung der Krankengeschichte (Anamnese)
- Tastuntersuchung

WEITERE UNTERSUCHUNGEN

- Laboruntersuchungen
- Gebärmutterspiegelung mit Gewebeentnahme
- Blasen- und/oder Mastdarm-spiegelung

BILDGEBENDE VERFAHREN

- Ultraschalluntersuchung (Sonografie)
- Computer- oder Magnetresonanz-tomografie (CT oder MRT)
- Röntgenuntersuchung

Therapiemöglichkeiten nach Erstdiagnose

LOKAL BEGRENZTER TUMOR

- Operation
- Operation **plus** Strahlentherapie
- Operation **plus** Strahlentherapie **plus** Chemotherapie

FORTGESCHRITTENER TUMOR

- Operation
- Operation **plus** Strahlentherapie

SONDERFORM: KLARZELLIGER, SERÖSER TUMOR

- Operation **plus** Chemotherapie

WEIT FORTGESCHRITTENER TUMOR ODER TUMOR, DER BEREITS METASTASEN GEBILDET HAT

- Operation
- Operation **plus** Chemotherapie

(Endometriumkarzinom)

Nachsorge

- Untersuchungen:
  Erfassung der Krankengeschichte (Anamnese)
  Gynäkologische Untersuchung
  Ultraschalluntersuchung des Bauchraums
  Röntgenuntersuchung

Therapiemöglichkeiten nach Rückfall

RÜCKFALL AM GLEICHEN ORT OHNE METASTASEN ODER RÜCKFALL IN FORM VON METASTASEN

- Operation
- Strahlentherapie
- Hormontherapie
- Chemotherapie

GEBÄRMUTTERKÖRPERKREBS (Endometriumkarzinom)

Pro Jahr erkranken in Deutschland etwa 12.000 Frauen an Krebs des Gebärmutterkörpers. Diese Krebserkrankung stellt die vierthäufigste bei Frauen dar.

DIAGNOSEMÖGLICHKEITEN

ALLGEMEINE UNTERSUCHUNGEN

▶ **Erfassung der Krankengeschichte (Anamnese):** Zunächst wird die Krankengeschichte erfasst (Anamnese), insbesondere auch im Hinblick auf mögliche Risikofaktoren: starkes Übergewicht, häufig auch gepaart mit Bluthochdruck und Diabetes mellitus oder an Darmkrebs erkrankte nahe Verwandte, da das Vorliegen einer bestimmten genetischen Veranlagung für Darmkrebs (sogenanntes Lynch-Syndrom) bei den Frauen der Familie häufig die Entstehung einer Krebserkrankung des Gebärmutterkörpers begünstigt.

▶ **Tastuntersuchung:** Der Frauenarzt tastet durch die Bauchdecke den Gebärmutterkörper, durch die Scheide den Gebärmutterhals sowie den Muttermund ab.

WEITERE UNTERSUCHUNGEN

▶ **Laboruntersuchungen:** Blut- und Urinuntersuchung zur Bestimmung der Leber- und Nierenfunktion. Außerdem wird ein großes Blutbild erhoben.

▶ **Gebärmutterspiegelung mit Gewebeentnahme:** Das Innere der Gebärmutter wird mit einem Spiegelinstrument (Hysteroskop), das über die Scheide eingeführt wird, untersucht. Dann wird eine Ausschabung der Gebärmutter und gesondert auch des Gebärmutterhalses durchgeführt, bei der Schleimhaut für die feingewebliche Untersuchung gewonnen wird. Das abgetragene Gewebematerial wird auf Krebszellen hin untersucht.

▶ **Blasen- und/oder Mastdarmspiegelung:** Um einen Befall der Harnblase und des Mastdarms auszuschließen, kann eine Blasenspiegelung (Zytoskopie) und eine Mastdarmspiegelung (Rektoskopie) erfolgen.

BILDGEBENDE VERFAHREN

▶ **Ultraschalluntersuchung (Sonografie):** Bei Verdacht auf Gebärmutterkörperkrebs (verlängerte Monatsblutung oder zusätzliche Blutungen) erfolgt eine Ultraschalluntersuchung durch die Scheide (transvaginale Sonografie).

▶ **Computer- oder Magnetresonanztomografie (CT oder MRT):** Um die Ausbreitung des Tumors zu bestimmen, kann in Ausnahmefällen eine Computertomografie des Unterbauchs und eine Magnetresonanztomografie des Beckens durchgeführt werden. Die Verfahren ermöglichen auch eine Beurteilung der Lymphknoten.

▶ **Röntgenuntersuchung:** Zum Ausschluss von Metastasen wird auch immer eine Röntgenaufnahme der Lunge durchgeführt.

THERAPIEMÖGLICHKEITEN NACH ERSTDIAGNOSE

LOKAL BEGRENZTER TUMOR

▶ **Operation:** Bei Tumoren, die sich auf den Gebärmutterkörper begrenzen, erfolgt in den meisten Fällen eine vollständige Entfernung der Gebärmutter, der Eileiter und Eierstöcke. Die Entfernung der Lymphknoten ist bei günstigen Stadien nicht erforderlich, bei einem hohen Rückfallrisiko wird sie aber empfohlen.

▶ **Operation plus Strahlentherapie:** Weisen die Krebszellen eine höhergradige Bösartigkeit auf oder ist der Tumor weiter fortgeschritten, wird eine Strahlentherapie angeschlossen. Je nach Ausdehnung kann eine Strahlentherapie von innen (Brachytherapie) oder eine Strahlentherapie des Beckens von außen durchgeführt werden. Bei der Brachytherapie werden radioaktive Strahlenquellen durch die Scheide nahe an den Tumor gebracht, die dort ihre Strahlung abgeben und so die möglicherweise nach der Operation verbliebenen Krebszellen schädigen.

▶ **Operation plus Strahlentherapie plus Chemotherapie:** Bei Patientinnen mit erhöhtem Rückfallrisiko kann zusätzlich auch eine platinhaltige Chemotherapie angeschlossen werden.

FORTGESCHRITTENER TUMOR

▶ **Operation:** Bei Tumoren, die bereits den Gebärmutterhals befallen haben, wird immer eine vollständige Entfernung der Gebärmutter, der Eileiter und Eierstöcke durchgeführt. Die Entfernung der Lymphknoten ist in dieser Situation ebenfalls immer erforderlich.

▶ **Operation plus Strahlentherapie:** Nach der Operation wird zunächst eine Strahlentherapie von innen (Brachytherapie) durchgeführt. Bei der Brachytherapie werden radioaktive Strahlenquellen durch die Scheide nahe an den Tumor gebracht, die dort ihre Strahlung abgeben und

MÖGLICHE FOLGEN DER THERAPIE

Harninkontinenz

Infolge der Operation oder Strahlentherapie kann es in einigen Fällen zur Beeinträchtigung der Harnfunktion kommen. Durch gezielte Krankengymnastik kann die Muskulatur gestärkt und die Inkontinenz in vielen Fällen behoben werden.

Scheidenenge

Durch die Bestrahlung kann die Scheidenschleimhaut vernarben, was dann eine Verengung der Scheide nach sich ziehen kann. Eine regelmäßige Dehnung der Scheide (Geschlechtsverkehr oder Nutzung eines sogenannten Dilatators) hält den Vernarbungsprozess auf und die Scheide offen.

Vorzeitiges Eintreten der Wechseljahre und Verlust der Gebärfähigkeit

Mit der Entfernung oder Bestrahlung der Eierstöcke setzt die Produktion weiblicher Hormone aus und die betroffene Frau wird dadurch künstlich in die Wechseljahre versetzt. Es kommt zu den typischen Symptomen wie Schweißausbrüche, Stimmungswechsel, Schlafstörungen oder Gewichtszunahme. Außerdem können Frauen nach der Entfernung der Gebärmutter keine Kinder mehr bekommen.

so die möglicherweise nach der Operation verbliebenen Krebszellen schädigen. Bei Patientinnen mit erhöhtem Rückfallrisiko (z.B. wenn die Krebszellen einen hohen Grad an Bösartigkeit aufweisen) wird dann zusätzlich eine Chemotherapie (in seltenen Fällen alternativ eine Strahlentherapie des Beckens von außen) angeschlossen.

SONDERFORM: KLARZELLIGER, SERÖSER TUMOR

Bei etwa 5 bis 10 % aller Tumoren des Gebärmutterkörpers handelt es sich um Tumoren des sogenannten serösen Zelltyps, bei etwa 1 bis 5 % um Tumoren des sogenannten klarzelligen Zelltyps. Beide gehen mit einem höheren Risiko einher.

▶ **Operation plus Chemotherapie:** Bei diesen Tumoren wird immer die vollständige Entfernung der Gebärmutter, der Eileiter und Eierstöcke, des großen Netzes (eines speziellen Gewebes im Bauchraum) und der Lymphknoten des Beckens und entlang der großen Blutgefäße durchgeführt und Gewebeproben aus dem Bauchfell entnommen. Im Anschluss an diese radikalere Operation erhalten die Patientinnen immer eine platinhaltige Chemotherapie.

WEIT FORTGESCHRITTENER TUMOR ODER TUMOR, DER BEREITS METASTASEN GEBILDET HAT

▶ **Operation:** Bei Tumoren, die sich auf die Bauchfellschicht (Serosa), die Gebärmutteranhänge (Adnexe), die Scheide (Vagina) oder das Beckenbindegewebe (Parametrium) ausgedehnt oder bereits die Lymphknoten befallen oder gar Metastasen in anderen Organen gebildet haben, wird eine sogenannte Debulking-OP durchgeführt, wenn es der Allgemeinzustand der Patientin erlaubt. Diese Operation umfasst die Entfernung von großen Teilen des Bauchfells und des großen Netzes (spezielles Gewebe im Bauchraum), der Lymphknoten sowie der Gebärmutter, der Eileiter und Eierstöcke. Bei Befall kann auch die Entfernung von Teilen der Harnblase oder des Darms erforderlich werden, in einigen Fällen muss sogar ein künstlicher Darmausgang angelegt werden.

▶ **Operation plus Chemotherapie:** Bei fortgeschrittenem Stadium wird nach der Operation eine platinhaltige Chemotherapie in Kombination mit einer Brachytherapie oder einer Bestrahlung von außen durchgeführt. Wenn eine Operation nicht möglich ist, weil beispielsweise der Allgemeinzustand der Patientin dagegen spricht, wird oft eine alleinige Bestrahlung (von innen und außen) oder eine alleinige hormonelle Behandlung durchgeführt.

NACHSORGE

Die Nachsorge erfolgt abgestimmt auf die individuelle Situation der Patientin. Es wird dabei vor allem berücksichtigt, wie weit der Tumor zum Zeitpunkt der Diagnose bereits fortgeschritten war, welche Tumorart vorlag und welche Behandlung durchgeführt wurde.

▶ **Untersuchungen:** Sie umfasst die Erfassung der Krankengeschichte (Anamnese) und die gynäkologische Untersuchung, insbesondere die Abtastung vom Enddarm aus, also rektal.

Halbjährlich wird zudem eine Ultraschalluntersuchung (Sonografie) des Bauchraums durchgeführt. Bei Beschwerden wird auch eine Röntgenuntersuchung (der Harnwege oder Lunge) angeschlossen.

THERAPIEMÖGLICHKEITEN NACH RÜCKFALL

RÜCKFALL AM GLEICHEN ORT OHNE METASTASEN ODER RÜCKFALL IN FORM VON METASTASEN

▶ **Operation:** Wenn eine Chance auf vollständige Entfernung des Tumors besteht, kann bei Tumoren in der Scheide eine erneute Operation erwogen werden.

▶ **Strahlentherapie:** Bei Patientinnen, die noch nicht bestrahlt wurden, kann je nach Situation eine Strahlentherapie durchgeführt werden.

▶ **Hormontherapie:** Wenn der Tumor hormonabhängig wächst, kann meist eine nebenwirkungsarme Behandlung mit Hormontabletten durchgeführt werden.

▶ **Chemotherapie:** Wenn weder eine Operation noch eine Strahlentherapie möglich sind, wird häufig eine platinbasierte Chemotherapie durchgeführt. Bei Patientinnen, die bereits eine solche Therapie erhalten hatten und bei denen es trotzdem zu einem Fortschreiten der Erkrankung gekommen ist, kann auf ein anderes Chemotherapiemedikament umgestellt werden.

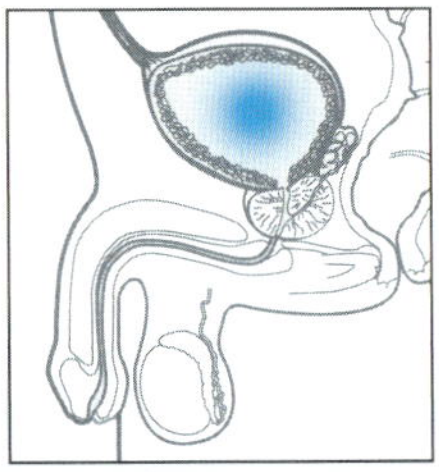

HARNBLASENKREBS

Jedes Jahr erkranken in Deutschland ungefähr 15.500 Menschen an Harnblasenkrebs.

Diagnosemöglichkeiten

ALLGEMEINE UNTERSUCHUNGEN

Erfassung der Krankengeschichte (Anamnese)
Tastuntersuchung
Untersuchung der Genitalregion

BILDGEBENDE VERFAHREN

- Ultraschall (Sonografie)
- Computertomografie (CT)/ Magnetresonanztomografie (MRT)
- Ausscheidungsurografie (Röntgendarstellung der ableitenden Harnwege)
- Skelettszintigrafie

WEITERE UNTERSUCHUNGEN

- Harnblasenspiegelung (wenn auffällig, evtl. sogenanntes TUR-B-Verfahren)
- Laboruntersuchungen:
  Blutbild, Leber- und Nierenwerte, Urinuntersuchung

Therapiemöglichkeiten nach Erstdiagnose

LOKAL BEGRENZTER, NICHT IN DIE MUSKELSCHICHT EINGEDRUNGENER TUMOR

- Entfernung des Blasentumors mit der sogenannten TUR-B-Methode
- TUR-B **plus** sogenannte intravesikale Chemotherapie
- TUR-B **plus** sogenannte BCG-Immuntherapie
- Operation

LOKAL FORTGESCHRITTENER, IN DIE MUSKELSCHICHT EINGEDRUNGENER TUMOR

- Vollständige (radikale) Blasenentfernung

▼

Formen der Harnableitungen

- **Inkontinente Urinableitung** (der Harn fließt ständig ab, auch »nasse« Urinableitung genannt):
  sogenanntes Darm-Conduit
  sogenannte Harnleiter-Hautfistel
- **Kontinente Urinableitung** (die Kontrolle über das Entleeren der Blase bleibt erhalten, auch »trockene« Urinableitung genannt):
  sogenannte Darm-Ersatzblase (Neoblase)
  sogenanntes Kontinentes Urinreservoir (Pouch mit Nabelstoma)
  sogenannte rektale Harnableitung

- Chemotherapie **vor** Blasenentfernung
- Blasenentfernung **vor** Chemotherapie

WEIT FORTGESCHRITTENER ODER METASTASIERTER TUMOR

- Palliative Chemotherapie
- Palliative Therapiemaßnahmen:
  Bestmögliche unterstützende Therapie (»Best Supportive Care«)

(Harnblasenkarzinom / Urothelkarzinom)

Nachsorge

- Häufigkeit der Kontrollen:
  In den ersten 2 Jahren engmaschig (z. B. alle 3 Monate), 3. bis 5. Jahr längere Intervalle (z. B. alle 6 bis 12 Monate), ab dem 5. Jahr jährlich.

- Untersuchungen:
  Erfassung der Krankengeschichte (Anamnese)
  Körperliche Untersuchung
  Ultraschall (Sonografie)
  Blasenspiegelung
  Nach vollständiger (radikaler) Blasenentfernung ergänzende Untersuchungen (z. B. CT, MRT)

Therapiemöglichkeiten nach Rückfall

- Therapiemöglichkeiten entsprechend des Stadiums
- Palliative Chemotherapie

HARNBLASENKREBS (Harnblasenkarzinom / Urothelkarzinom)

Jedes Jahr erkranken in Deutschland etwa 15.500 Menschen an Harnblasenkrebs. Hinzu kommen 13.000 oberflächliche, eher gutartige (nicht invasive) Veränderungen der Blasenschleimhaut. Männer sind häufiger betroffen als Frauen. Ein wesentlicher Risikofaktor ist das Rauchen. Das Risiko steigt mit dem Alter, die Mehrzahl der Patienten erkrankt nach dem 65. Lebensjahr, der Gipfel liegt bei ca. 75 Jahren.

DIAGNOSEMÖGLICHKEITEN

Harnblasenkrebs kann Beschwerden verursachen, am häufigsten blutigen Urin (Hämaturie) ohne Schmerzen beim Harnlassen. Zudem können häufiger Harndrang oder »Druck auf der Blase« auftreten.

ALLGEMEINE UNTERSUCHUNGEN

Bei der allgemeinärztlichen Untersuchung wird die **Krankengeschichte** (Anamnese) erfasst und eine **Tastuntersuchung** des gesamten Bauches und der Nierenregion sowie eine **Untersuchung der Genitalregion** durchgeführt.

BILDGEBENDE VERFAHREN

▶ **Ultraschall (Sonografie):** Meist wird eine Ultraschalluntersuchung von Blase, Nieren und dem gesamten Bauchraum durchgeführt.

▶ **Computertomografie (CT), Magnetresonanztomografie (MRT):** Im Falle eines fortgeschrittenen Tumors erfolgt eine Computertomografie von Becken, Bauchraum und Lunge, in manchen Fällen auch eine Magnetresonanztomografie.

▶ **Ausscheidungsurografie:** Es erfolgt immer eine kontrastmittelgestützte Darstellung der oberen Harnwege. Manchmal ist eine Ausscheidungsurografie (auch intravenöse Pyelografie) notwendig. Dabei wird Kontrastmittel in eine Vene gespritzt und die Ausscheidung des Kontrastmittels durch die Harnwege mittels Röntgen oder CT dargestellt.

▶ **Skelettszintigrafie:** Bei Knochenschmerzen ist diese zusätzlich erforderlich.

WEITERE UNTERSUCHUNGEN

▶ **Harnblasenspiegelung:** Die wichtigste Untersuchung ist die Harnblasenspiegelung (Zystoskopie). Dabei wird ein schlauchförmiges Endoskop (Zystoskop) durch die örtlich betäubte Harnröhre in die Blase eingeführt. Die Schleimhaut wird untersucht und manchmal werden Gewebeproben (Biopsie) für die feingewebliche Untersuchung entnommen. Bei einer auffälligen Blasenspiegelung wird in Narkose eine TUR-B durchgeführt (= transurethrale Resektion von Blasengewebe = Entfernung von Blasengewebe durch die Harnröhre). Bei der TUR-B ist neben der Diagnostik gleichzeitig eine Abtragung oder Entfernung der Tumoren mit einer feinen Elektroschlinge möglich. Nach der TUR-B kann durch feingewebliche Untersuchung entschieden werden, ob der Tumor gefährlich und invasiv oder eher oberflächlich und harmloser ist.

▶ **Laboruntersuchungen:** Diese umfassen Blutbild, Leber- und Nierenwerte. Der Urin wird auf rote Blutkörperchen hin untersucht. Außerdem kann der Urin im Speziallabor (Urinzytologie) auf Tumorzellen untersucht werden.

THERAPIEMÖGLICHKEITEN NACH ERSTDIAGNOSE

Welche Therapie gewählt wird, hängt davon ab, ob der Tumor oberflächlich oder in die Muskelschicht der Blasenwand (muskelinvasiv) eingewachsen ist. In der Regel wird eine Entfernung mit einem Saum gesunden Gewebes (»im Gesunden«) angestrebt, denn dann ist eine Heilung oft möglich.

LOKAL BEGRENZTER, NICHT IN DIE MUSKELSCHICHT EINGEDRUNGENER TUMOR

▶ **Entfernung des Blasentumors mit der sogenannten TUR-B-Methode:** Oberflächliche, nicht invasive Tumoren, die nur in der Schleimhaut wachsen und nicht in die Muskulatur vorgedrungen sind (nicht muskelinvasiv), können meist durch die Harnröhre (= transurethral) entfernt werden. Das geschieht mit einer TUR-B (transurethrale Resektion von Blasengewebe). Die TUR-B ist eine Art erweiterte Blasenspiegelung mit einem speziellen Endoskop (Resektoskop), bei der der Tumor per Elektroschlinge abgetragen wird. Häufig erfolgt sechs Wochen nach dem Eingriff routinemäßig eine zweite TUR-B (Nachresektion).

▶ **TUR-B plus intravesikale Chemotherapie:** Bei oberflächlichen, nicht invasiven Blasentumoren mit einem mittelgradigen Rückfallrisiko wird anschließend eine »intravesikale« (in die Blase eingefüllte) Chemotherapie durchgeführt Dabei wird das spezielle flüssige Medikament über einen Katheter in die Blase eingespült und für 1 bis 2 Stunden dort belassen. Das Medikament soll die verbliebenen Krebszellen abtöten und somit einen Rückfall verhindern.

▶ **TUR-B plus BCG-Immuntherapie:** Bei oberflächlichen Blasentumoren mit einem erhöhtem Rückfallrisiko (z.B. Tumorgröße >5 cm oder Tumoren an mehreren Stellen in der Blase) erfolgt nach der TUR-B eine zusätzliche Nachbehandlung mit der sogenannten BCG-Instillation. Das ist eine Immuntherapie, bei der abgeschwächte Tuberkulose-Bakterien (BCG = Bacillus Calmette-Guérin) wiederholt in die Blase eingespült werden und dort eine Immunreaktion (Entzündung) hervorrufen. Diese Immunveränderung (Immunmodulation) der Blasenschleimhaut kann die Entstehung neuer Krebszellen verhindern.

▶ **Operation:** Bei oberflächlichen, nicht invasiven Blasentumoren mit Zeichen höchster Bösartigkeit in der feingeweblichen Untersuchung und/oder extrem hohem Rückfallrisiko wird oft zur operativen Entfernung der Blase geraten (Zystektomie).

LOKAL FORTGESCHRITTENER, IN DIE MUSKELSCHICHT EINGEDRUNGENER TUMOR

▶ **Radikale Blasenentfernung:** Bei fortgeschrittenen, in die Blasenwandmuskulatur vorgedrungenen (muskelinvasiven) Tumoren wird eine vollständige Blasenentfernung (Zystektomie) durchgeführt. Dabei wird die Harnblase mit den Beckenlymphknoten sowie den Nachbarorganen (bei Männern Prostata, Samenblasen und Samenleiter; bei Frauen Gebärmutter, Eierstöcke, Eileiter und ein Teil der Scheidenwand) entfernt.

Formen der Harnableitungen

Inkontinente Urinableitung (der Harn fließt ständig ab, auch »nasse«Urinableitung genannt):

▶ **Darm-Conduit:** Hier wird ein Stück Dünndarm als Übergangsstück (»Conduit«) zwischen Harnleiter und Bauchdecke eingenäht, der Urin wird durch ein kleines Loch in der Haut abgeleitet.

▶ **Harnleiter-Hautfistel:** Wenn ein Darm-Conduit nicht möglich ist, können die beiden Harnleiter, die den Urin normalerweise von den Nieren zur Harnblase leiten, direkt von innen durch die Haut nach außen geleitet werden.

Kontinente Urinableitung (die Kontrolle über das Entleeren der Blase bleibt erhalten, auch »trockene« Urinableitung genannt):

▶ **Darmersatzblase (Neoblase):** Aus einem Stück Dünndarm kann der Urologe eine Ersatzblase bilden, in die oben die beiden Harnleiter (von den Nieren kommend) eingenäht werden. Nach unten hin wird die Ersatzblase an die Harnröhre angeschlossen, somit wird der Urin über den ursprünglichen Weg abgeleitet.

▶ **Kontinentes Urinreservoir (Pouch mit Nabelstoma):** Wenn mit der Harnblase auch die Harnröhre entfernt werden muss, ist ein Anschluss der Darmersatzblase (Neoblase) an die Harnröhre nicht möglich. Dann wird die Neoblase über ein weiteres Darm-Anschlussstück aus der Haut herausgeleitet. Sie wird durch einen Katheter (dünner Schlauch) und durch ein Ablassventil geleert, das der Patient selbst steuern kann.

▶ **Rektale Harnableitung:** In seltenen Fällen kann der Harn auch über den Enddarm abgeleitet werden.

▶ **Chemotherapie vor Blasenentfernung:** In einigen Fällen ist bereits vor der radikalen Blasenentfernung (Zystektomie) bekannt, dass der Blasentumor sehr ausgedehnt gewachsen ist oder bereits Tochtergeschwülste in den Beckenlymphknoten (Lymphknotenmetastasen) vorliegen. Hier ist vor der Operation eine Chemotherapie erforderlich. Das Ziel ist die Verkleinerung des Tumors und möglichst die Vernichtung der Lymphknotenmetastasen, um anschließend die operative Entfernung der Blase besser durchführen zu können.

▶ **Blasenentfernung vor Chemotherapie:** Erfolgt zuerst die vollständige (radikale) Blasenentfernung und die anschließende feingewebliche Untersuchung zeigt einen ausgedehnten, tief wachsenden Tumor oder Lymphknotenmetastasen, so liegt ein hohes Rückfallrisiko vor. In diesem Fall wird eine zusätzliche Chemotherapie (adjuvante Chemotherapie) empfohlen. Das Ziel ist die Vernichtung auch von sehr kleinen Metastasen (Mikrometastasen), um die Heilungschancen zu erhöhen.

WEIT FORTGESCHRITTENER ODER METASTASIERTER TUMOR

▶ **Palliative Chemotherapie:** Wenn sich der Tumor auf Nachbarorgane ausgebreitet oder bereits Metastasen gebildet hat, ist die Chemotherapie nicht mehr auf Heilung ausgerichtet, sondern auf eine Verlangsamung des Krebswachstums. Eine Chemotherapie kann auch tumorbedingte Schmerzen lindern und manchmal sogar den Tumor wieder verkleinern.

▶ **Palliative Therapiemaßnahmen:** Verschiedene, bestmöglich unterstützende Behandlungen (**»Best Supportive Care«**) können Linderung bringen und die Lebensqualität verbessern. Bei chronischen Blutungen des Tumors kann eine Operation oder Bestrahlung zur Blutstillung erfolgen. Bei sehr starken Blutungen oder Schmerzen kann auch eine Blasenentfernung sinnvoll sein. Eine moderne Schmerztherapie sorgt dafür, dass Tumorpatienten möglichst wenig Schmerzen erleiden müssen.

NACHSORGE

▶ **Häufigkeit der Kontrollen:** Harnblasenkrebs neigt zu Rückfällen, sodass die regelmäßige Nachkontrolle sehr wichtig ist. Abhängig vom individuellen Risiko des Patienten findet die Nachsorge in den ersten 2 Jahren meistens eher engmaschig (z.B. alle 3 Monate) statt. Danach können die Nachsorgeintervalle länger werden (z.B. alle 6 bis 12 Monate). Nach 5 Jahren reicht meistens eine jährliche Kontrolluntersuchung aus. Bei sehr niedrigem Risiko können die anfänglichen Intervalle länger sein.

▶ **Untersuchungen:** Bei oberflächlichen, nicht invasiven Blasentumoren wird die aktuelle Krankengeschichte (Anamnese) erfasst, eine körperliche Untersuchung, eine Ultraschalluntersuchung sowie eine Blasenspiegelung durchgeführt. Bei Tumorpatienten nach vollständiger (radikaler) Blasenentfernung und Harnableitung werden ergänzende Untersuchungen wie z.B. eine Computertomografie (CT) oder Magnetresonanztomografie (MRT) durchgeführt. Bei weit fortgeschrittenen/metastasierten Tumoren erfolgen individuell abgestimmte Kontrolluntersuchungen.

THERAPIEMÖGLICHKEITEN NACH RÜCKFALL

▶ **Therapiemöglichkeiten entsprechend des Stadiums:** Die Behandlung richtet sich nach der Ausbreitung des neu aufgetretenen Tumors. Je nach Vorbehandlung wird aus den Therapiemöglichkeiten des entsprechenden Stadiums eine Behandlungsform gewählt.

▶ **Palliative Chemotherapie:** Bei Rückfall in Form von Metastasen erfolgt meist eine palliative Chemotherapie.

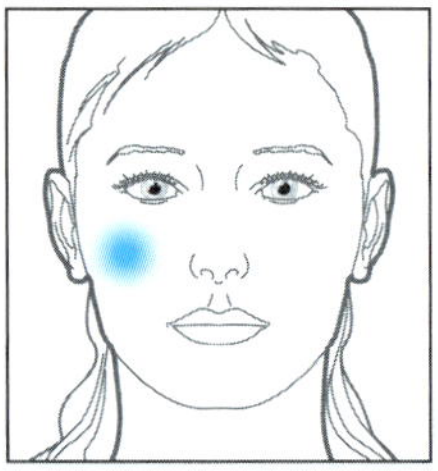

SCHWARZER HAUTKREBS

Etwa 20.000 Menschen erkranken pro Jahr in Deutschland an schwarzem Hautkrebs.

Diagnosemöglichkeiten

ALLGEMEINE UNTERSUCHUNGEN

- Erfassung der Krankengeschichte (Anamnese)
- Untersuchung mit einem Auflicht-mikroskop (Dermatoskopie)

WEITERE UNTERSUCHUNGEN

- Laboruntersuchungen
- Entnahme einer Gewebeprobe aus dem sogenannten Wächter-lymphknoten

BILDGEBENDE VERFAHREN

- Ultraschalluntersuchung (Sonografie)
- Computertomografie (CT)
- Magnetresonanztomografie (MRT)

Therapiemöglichkeiten nach Erstdiagnose

KLEINER TUMOR

- Operation

TUMOR OHNE ODER MIT BEFALL DES SOGENANNTEN WÄCHTERLYMPHKNOTENS

- Operation (**plus** evtl. Entfernung der Lymphknoten)

FORTGESCHRITTENER TUMOR OHNE METASTASEN

- Operation **plus** evtl. Lymphknotenentfernung **plus** evtl. Immuntherapie

FORTGESCHRITTENER TUMOR MIT METASTASEN

- Operation
- Zielgerichtete Therapie
- Immuntherapie
- Chemotherapie
- Palliative Therapiemaßnahmen: Bestmögliche unterstützende Therapie (»Best Supportive Care«)

(Malignes Melanom)

Nachsorge

- Erfassung der Krankengeschichte (Anamnese), körperliche Untersuchung, Laboruntersuchung
- Bei kleinem Tumor unter 1 mm:
  Wie oben, in den ersten 3 Jahren halbjährlich, dann jährlich, keine Bildgebung
- Bei Tumordicke über 1 mm:
  Zusätzlich in den ersten 3 Jahren halbjährlich Ultraschall (Sonografie)
- Bei Tumordicke über 4 mm, Geschwürneigung und/oder Lymphknotenbefall:
  Zusätzlich in den ersten 3 Jahren vierteljährlich Bestimmung des Tumormarkers S100, vierteljährlich Ultraschall (Sonografie), halbjährlich Computertomografie (CT) und Magnetresonanztomografie (MRT)
- Bei fortgeschrittenem Tumor mit Metastasen:
  Individuelle Verlaufskontrolle

Therapiemöglichkeiten nach Rückfall

RÜCKFALL OHNE METASTASEN

- Therapiemöglichkeiten wie bei Erstdiagnose

RÜCKFALL MIT METASTASEN

- Individuelle Behandlung

SCHWARZER HAUTKREBS (Malignes Melanom)

Insgesamt erkranken in Deutschland jedes Jahr mehr als 120.00 Menschen an Hautkrebs, etwa 100.000 an weißem Hautkrebs und etwa 20.000 am gefährlicheren schwarzen Hautkrebs (Malignes Melanom). In frühen Stadien geht der schwarze Hautkrebs mit einer sehr guten Prognose einher, aber auch in den fortgeschritteneren Stadien können mittlerweile dank neuer Erkenntnisse und neuer Therapien gute Behandlungserfolge erzielt werden. Zudem werden gerade viele neue Ansätze in Studien überprüft.

DIAGNOSEMÖGLICHKEITEN

ALLGEMEINE UNTERSUCHUNGEN

▶ **Erfassung der Krankengeschichte (Anamnese):** Schwarzer Hautkrebs kann an der Haut, den Schleimhäuten und auch am Auge auftreten. Bei einer verdächtigen Hautauffälligkeit wie einem sich verändernden Muttermal, die der Patient selber festgestellt hat oder die im Rahmen der Vorsorgeuntersuchung entdeckt wurde, erfolgt zunächst die Erfassung der Krankengeschichte (Anamnese), gerade auch im Hinblick auf familiäre Vorerkrankungen oder andere Risikofaktoren (Nutzung von Solarien oder häufiges, ausgedehntes Sonnenbaden ohne angemessenen UV-Schutz).

▶ **Untersuchung mit einem Auflichtmikroskop (Dermatoskopie):** Das verdächtige Hautareal wird immer mit einem Auflichtmikroskop untersucht (Dermatoskopie), dabei werden Durchmesser und Tumordicke bestimmt, aber auch das Erscheinungsbild beurteilt. Bösartige Pigmentflecke haben häufig eine asymmetrische Form, eine unregelmäßige Begrenzung, unterschiedliche Farbgebung und einen Durchmesser von mehr als 5 mm.

WEITERE UNTERSUCHUNGEN

▶ **Laboruntersuchungen:** Zur weiteren Abklärung werden immer die **Blutwerte** erhoben, insbesondere der sogenannte **LDH-Wert**. Darüber hinaus wird der **Tumormarker S100**, in manchen Zentren auch der Spiegel des Tumormarkers **MIA** bestimmt, ein Anstieg von LDH oder S100 im Blut deutet auf ein Fortschreiten der bösartigen Hautkrebserkrankung hin.

▶ **Entnahme einer Gewebeprobe aus dem sogenannten Wächterlymphknoten:** Bei allen Tumoren mit einer Tumordicke von weniger als 1 mm sowie auch bei kleineren, die eine erhöhte Zellteilungsrate (Mitoserate) aufweisen, wird zum Ausschluss eines Lymphknotenbefalls immer auch eine Gewebeprobe aus dem Lymphknoten, der dem Tumor am nächsten gelegen ist und die Lymphe aus dem Tumorgebiet auffängt (Wächterlymphknoten), entnommen. Die Probe wird dann feingeweblich auf Krebszellen hin untersucht.

BILDGEBENDE VERFAHREN

▶ **Ultraschalluntersuchung (Sonografie):** Um einen Lymphknotenbefall auszuschließen, wird ab einer Tumordicke von weniger als 1 mm immer eine Ultraschalluntersuchung der Lymphknoten durchgeführt. Ein sehr geringer Befall eines Lymphknoten durch Tumorzellen kann durch die Sonografie nicht erfasst werden.

▶ **Computertomografie (CT):** Bei fortgeschritteneren Tumoren mit einer Tumordicke von mehr als 4 mm und Geschwürneigung (Ulzeration) und/oder Befall der Lymphknoten wird eine Computertomografie von Bauch und Lunge angefertigt, um die Ausbreitung des Tumors genau bestimmen zu können. Diese Untersuchung zeigt auch, ob der Tumor bereits Metastasen in anderen Organen gebildet hat.

▶ **Magnetresonanztomografie (MRT):** Bei fortgeschritteneren Tumoren mit einer Tumordicke von mehr als 4 mm und Geschwürneigung und/oder Befall der Lymphknoten erfolgt auch eine Magnetresonanztomografie-Untersuchung des Schädels, um Hirnmetastasen ausschließen zu können.

THERAPIEMÖGLICHKEITEN NACH ERSTDIAGNOSE

KLEINER TUMOR

▶ **Operation:** Kleine Tumoren (Tumordicke <1 mm) ohne Geschwürneigung werden mit einem Sicherheitsabstand von 1 cm operativ entfernt (Exzision). Der Patient wird dann in die regelmäßige Nachsorge entlassen.

TUMOR OHNE ODER MIT BEFALL DES SOGENANNTEN WÄCHTERLYMPHKNOTENS

▶ **Operation (plus evtl. Entfernung der Lymphknoten):** Tumoren von einer Tumordicke von mehr als 1 mm werden komplett herausoperiert (Exzision) und mit einem Sicherheitsabstand von 2 cm nachoperiert (Nachexzision). Ist der Wächterlymphknoten befallen (der Lymphknoten, der dem Tumor am nächsten gelegen ist und die Lymphe aus dem Tumorgebiet auffängt), werden in der Regel zusätzlich auch alle umliegenden Lymphknoten operativ entfernt.

FORTGESCHRITTENER TUMOR OHNE METASTASEN

▶ **Operation plus evtl. Lymphknotenentfernung plus evtl. Immuntherapie:** Bei Tumoren mit größerer Ausdehnung kann nach der operativen Entfernung des Tumors und der Lymphknoten eine Immuntherapie mit Interferon angeschlossen werden. Der Patient erhält dann eine Substanz, die das Immunsystem stimuliert und die natürlichen Killerzellen aktiviert, die Krebszellen anzugreifen. Darüber hinaus hemmt sie die Teilungsaktivität von Krebszellen und stört dadurch das Tumorwachstum.

TEILNAHME AN STUDIEN

Bevor ein Medikament die Zulassung erhält, muss seine Wirksamkeit und Sicherheit belegt werden. Dafür werden sogenannte klinische Studien (siehe Kapitel 12) durchgeführt. Gerade befinden sich mehrere vielversprechende zielgerichtete Therapien gegen schwarzen Hautkrebs in Erprobung. Die Teilnahme an einer klinischen Studie ermöglicht, dass Patienten, bei denen die zugelassenen Therapien nicht anschlagen, ein neues Medikament erhalten. Zwar kann niemand versprechen, dass es wirkt, aber es stellt eine Chance dar, wenn andere Behandlungsmöglichkeiten ausgeschöpft wurden.

FORTGESCHRITTENER TUMOR MIT METASTASEN

In dieser Situation sollte die Therapie immer in einem zertifizierten Hautkrebszentrum durchgeführt werden.

▶ **Operation:** Bei fortgeschrittenen Tumoren, die einzelne Metastasen gebildet haben, wird geprüft, ob Tumor und Metastasen operabel sind. Besteht eine Chance, dass sie alle vollständig chirurgisch entfernt werden können, wird operiert.

▶ **Zielgerichtete Therapie:** Bei fortgeschrittenen Tumoren, die viele Metastasen gebildet haben, wird mit guten Erfolgen eine zielgerichtete Therapie durchgeführt. Es werden kleine Moleküle verabreicht, die gezielt Signalwege in den Krebszellen blockieren und so das Tumorwachstum hemmen. Einer dieser ist der sogenannte MAPK-Signalweg, der bei fast der Hälfte aller Patienten mit schwarzem Hautkrebs durch eine Veränderung (Mutation) im sogenannten BRAF-Gen (BRAF-V600-Mutation) überaktiviert wird und die Zellteilung antreibt. Seit einigen Jahren sind Substanzen zugelassen, die bei Patienten mit BRAF-Mutation den MAPK-Signalweg blockieren. Vor Gabe muss feingeweblich untersucht werden, ob die Krebszellen die Mutation aufweisen, die Therapie ist sonst nicht erfolgversprechend. Bei einigen Patienten liegen auch Mutationen in anderen Genen (z.B. NRAS-Gen oder C-KIT-Gen) vor, die das Zellwachstum fördern. Zielgerichtete Therapien können hier die Zellteilung stören und so das Tumorwachstum blockieren, stehen aber derzeit nur im Rahmen klinischer Studien zur Verfügung.

▶ **Immuntherapie:** Für Patienten mit wenigen, aber nicht operablen Metastasen steht inzwischen die Therapie mit einem immunaktivierenden Antikörper zu Verfügung. Aufgrund des langsamen Wirkungseintritts sollte die Therapie möglichst frühzeitig eingeleitet werden. Auch hier gibt es gerade zugelassene Medikamente.

▶ **Chemotherapie:** Wenn eine zielgerichtete Therapie oder eine Immuntherapie nicht möglich ist, kann eine Chemotherapie (Gabe von einer Substanz) gemacht werden.

▶ **Palliative Therapiemaßnahmen:** In dieser Situation wird versucht mittels bestmöglicher unterstützender Therapie (**»Best Supportive Care«**) eine möglichst hohe Lebensqualität zu erhalten. Bei Hirnmetastasen, die nicht operativ entfernt werden können und Symptome auslösen, wird häufig eine **Strahlentherapie** durchgeführt. Auch Knochenmetastasen können bestrahlt werden, um Beschwerden zu lindern. Die moderne **Schmerztherapie** sorgt dafür, dass die Patienten möglichst wenig Schmerzen erleiden müssen.

NACHSORGE

Nach einer erfolgreich behandelten Hautkrebserkrankung werden regelmäßige Nachsorgeuntersuchungen empfohlen. Dazu gehören immer das ausführliche Arzt-Patienten-Gespräch mit Erfragen möglicher Symptome (**Anamnese**) sowie die **körperliche Untersuchung**. Ob noch weitere Untersuchungen durchgeführt werden und in welchen Abständen die Nachsorge erfolgt, hängt davon ab, in welchem Stadium der Hautkrebs diagnostiziert wurde.

▶ **Bei kleinem Tumor unter 1 mm:** Anamnese und körperliche Untersuchung in den ersten 3 Jahren halbjährlich, dann bis 10 Jahre nach der Erkrankung jährlich.

▶ **Bei Tumordicke über 1 mm:** Anamnese und körperliche Untersuchung in den ersten 3 Jahren vierteljährlich, im Jahr 4 und 5 halbjährlich und ab dem 6. bis zum 10. Jahr halbjährlich bis jährlich. In den ersten 3 Jahren auch vierteljährlich eine Bestimmung des Tumormarkers S100 im Blut.

Es werden regelmäßige Untersuchungen der Lymphknotenregionen mittels Ultraschall empfohlen, diese sollten in den ersten 3 Jahren halbjährlich durchgeführt werden.

▶ **Bei Tumordicke über 4 mm, Geschwürneigung und/oder Lymphknotenbefall:** Anamnese und körperliche Untersuchung in den ersten 5 Jahren vierteljährlich, dann bis zum 10. Jahr halbjährlich. In den ersten 3 Jahren erfolgt ebenfalls vierteljährlich die Bestimmung des Tumormarkers S100 im Blut, in Jahr 4 und 5 nur noch halbjährlich. Auch erfolgt die Sonografie der Lymphknoten vierteljährlich, nach dem 3. Jahr halbjährlich. Zusätzlich werden bei Patienten mit einem fortgeschrittenen Tumor in den ersten 3 Jahren nach der Erkrankung halbjährlich eine Computertomografie von Bauch und Lunge sowie eine Magnetresonanztomografie des Gehirns angefertigt, um die Bildung von Metastasen frühzeitig zu erkennen.

▶ **Bei fortgeschrittenem Tumor mit Metastasen:** Bei fortgeschrittenen Tumoren, die bereits Metastasen in anderen Organen gebildet haben, erfolgt die Nachsorge und Verlaufskontrolle individuell.

THERAPIEMÖGLICHKEITEN NACH RÜCKFALL

RÜCKFALL OHNE METASTASEN

▶ **Therapiemöglichkeiten wie bei Erstdiagnose:** Bei einem Rückfall stehen grundsätzlich die gleichen Therapieoptionen zur Verfügung wie beim Erstauftreten des schwarzen Hautkrebses. Allerdings werden bei einem Rückfall oft Metastasen diagnostiziert.

RÜCKFALL MIT METASTASEN

▶ **Individuelle Behandlung:** Wurde zuvor bereits ein Tumor mit Metastasen behandelt oder kam es unter der ersten Therapie zu einem Fortschreiten der metastasierten Erkrankung, wird die zielgerichtete Therapie, die Immuntherapie oder die Mono-Chemotherapie umgestellt oder abgesetzt. Die weitere Behandlung erfolgt dann individuell in Absprache mit dem Arzt, möglichst im Rahmen von klinischen Studien (siehe Kapitel 12) und entsprechend der bereits erfolgten Vortherapien.

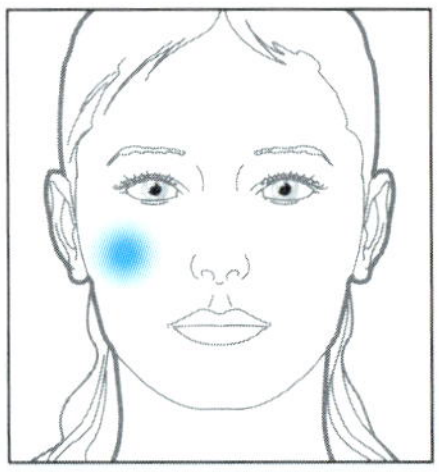

WEISSER HAUTKREBS

Pro Jahr treten in Deutschland etwa 100.000 Fälle an weißem Hautkrebs auf. Am häufigsten sind Basaliome und Spinaliome.

Diagnosemöglichkeiten

ALLGEMEINE UNTERSUCHUNGEN

- Erfassung der Krankengeschichte (Anamnese)

  Untersuchung mit einem Auflichtmikroskop (Dermatoskopie)

BILDGEBENDE VERFAHREN

- Evtl. Ultraschalluntersuchung der Lymphknoten

WEITERE UNTERSUCHUNGEN

- Evtl. Entnahme des am nächsten gelegenen Lymphknotens

Therapiemöglichkeiten nach Erstdiagnose

BASALIOM: OPERIERBARER TUMOR

- Operation

BASALIOM: NICHT OPERIERBARER TUMOR

- Strahlentherapie
- Zielgerichtete Therapie

BASALIOM: BASALZELLKARZINOM-SYNDROM

- Lokaltherapie:

  Sogenannte lokale Immuntherapie

  Sogenannte lokale Chemotherapie

  Photodynamische Therapie (mit Rotlicht)

BASALIOM: METASTASIERTES BASALIOM

- Zielgerichtete Therapie
- Palliative Therapiemaßnahmen:

  Bestmögliche unterstützende Therapie (»Best Supportive Care«)

SPINALIOM: OPERIERBARER TUMOR

- Operation

SPINALIOM: METASTASIERTER TUMOR

- Chemotherapie, Strahlentherapie oder Strahlen-Chemotherapie

(Basaliom, Spinaliom)

Nachsorge

- Körperliche Untersuchung:
  die ersten 5 Jahre halbjährlich
- Untersuchungen:
  z. B. Ultraschalluntersuchungen

Therapiemöglichkeiten nach Rückfall

- Wie beim Erstauftreten des weißen Hautkrebses

WEISSER HAUTKREBS (Basaliom, Spinaliom)

»Weißer Hautkrebs« ist ein Oberbegriff für alle Hautkrebsarten, die sich aus Zellen der Hautschichten bilden. Werden sie früh erkannt und behandelt, ist fast immer eine Heilung möglich. Am häufigsten ist das Basaliom (auch »Basalzellkarzinom«) und das Spinaliom (auch »Plattenepithelkarzinom«).

DIAGNOSEMÖGLICHKEITEN

ALLGEMEINE UNTERSUCHUNGEN

▶ **Erfassung der Krankengeschichte (Anamnese) und Untersuchung mit einem Auflichtmikroskop (Dermatoskopie):** Der Arzt erfasst die Krankengeschichte (Anamnese) und untersucht verdächtige Hautareale mit einem Auflichtmikroskop (Dermatoskopie). Zur genauen Beschreibung der ärztlichen Untersuchung siehe »Schwarzer Hautkrebs« (Seite 214 ff.).

BILDGEBENDE VERFAHREN

Bei Spinaliomen über 2 mm Tumordicke wird ein Ultraschall der Lymphknoten angefertigt.

WEITERE UNTERSUCHUNGEN

Die Entnahme des am nächsten gelegenen Lymphknotens (Wächterlymphknotens) kann bei Spinaliomen über 2 mm Tumordicke mit höherem Metastasierungsrisiko erfolgen. Die Probe wird dann feingeweblich auf Krebszellen hin untersucht.

THERAPIEMÖGLICHKEITEN NACH ERSTDIAGNOSE

BASALIOM: OPERIERBARER TUMOR

▶ **Operation:** Die chirurgische Entfernung des Tumors stellt immer die Therapie der Wahl dar. Dabei wird der Tumor komplett mit Sicherheitsabstand herausoperiert (Exzision). Bei der sogenannten mikrografischen Chirurgie wird der Sicherheitsabstand möglichst minimal gehalten, um die umgebende gesunde Haut weitestgehend zu erhalten. Ziel ist immer die Entfernung mit einem Saum gesunden Gewebes (R0-Resektion, siehe Seite 142). Zeigt die nachfolgende feingewebliche Untersuchung des entnommenen Gewebes, dass noch Tumorzellen am Schnittrand waren, wird nachoperiert.

BASALIOM: NICHT OPERIERBARER TUMOR

▶ **Strahlentherapie:** Bei Tumoren, die nicht operierbar sind, sowie bei Tumoren, die nicht tumorrestfrei operiert werden konnten (R0), erfolgt eine Strahlentherapie.

▶ **Zielgerichtete Therapie:** Diese erfolgt bei nicht operablen, ausgedehnten und bei metastasierten Tumoren. Es handelt sich um die Gabe kleiner Moleküle, die Signalwege in den Krebszellen blockieren. Einer der Signalwege ist der »Hedgehog-Signalweg«. Bei Basaliomen kann ein »Hedgehog-Inhibitor« das Fortschreiten aufhalten und die Tumoren verkleinern.

BASALIOM: BASALZELLKARZINOM-SYNDROM

Beim sogenannten Basalzellkarzinom-Syndrom (Gorlin-Goltz-Syndrom) liegt eine erbliche Erkrankung vor, die mitunter durch eine Vielzahl an Basaliomen gekennzeichnet ist.

▶ **Lokale Immuntherapie:** Es wird eine immunmodulierende Substanz als Salbe aufgetragen, die eine entzündliche Reaktion auslöst, bei der der Tumor geschädigt und abgestoßen wird.

▶ **Lokale Chemotherapie:** Dabei wird eine Chemotherapiesubstanz als Salbe auf den Tumor aufgetragen, die den Tumor zerstört.

▶ **Photodynamische Therapie:** Hier wird eine Substanz auf die Haut aufgetragen, die die Zellen empfindlich gegen Strahlung macht (Photosensitizer), dann wird die Haut mit speziellem Rotlicht bestrahlt.

BASALIOM: METASTASIERTES BASALIOM

▶ **Zielgerichtete Therapie:** Siehe oben unter »Basaliom, nicht operierbarer Tumor«.

▶ **Palliative Therapiemaßnahmen:** Entsprechen denen bei schwarzem Hautkrebs.

SPINALIOM: OPERIERBARER TUMOR

▶ **Operation:** Chirurgische Entfernung des Tumors wie bei operierbarem Basaliom (siehe oben).

SPINALIOM: METASTASIERTER TUMOR

▶ **Chemotherapie, Strahlentherapie:** Es kann eine Chemotherapie oder Strahlentherapie (teilweise auch in Kombination) erfolgen.

NACHSORGE

Die körperliche Untersuchung erfolgt wie beim schwarzen Hautkrebs (siehe Seite 114 ff.). Die Nachsorge erfolgt die ersten 5 Jahre halbjährlich, bei Hochrisiko-Patienten in kürzeren Intervallen (hier auch zusätzliche Untersuchungen, wie z. B. Ultraschall der Lymphknoten).

THERAPIEMÖGLICHKEITEN NACH RÜCKFALL

Bei einem Rückfall stehen grundsätzlich die gleichen Therapieoptionen zur Verfügung wie beim Erstauftreten des weißen Hautkrebses.

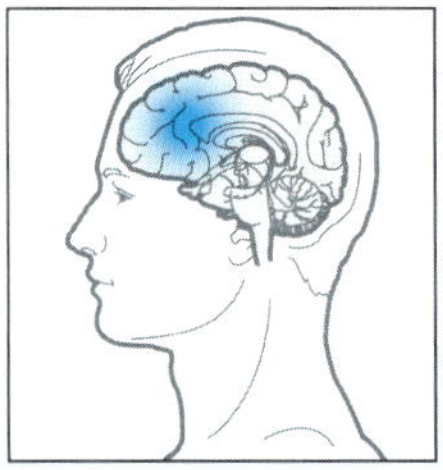

PRIMÄRE HIRNTUMOREN (Gliome)

Jedes Jahr erkranken etwa 7.000 Menschen an primären Hirntumoren. Die Weltgesundheitsorganisation (WHO) unterscheidet vier Stadien.

Diagnosemöglichkeiten

ALLGEMEINE UNTERSUCHUNGEN

Erfassung der Krankengeschichte (Anamnese)

Überprüfung der Haltung, Motorik und verschiedener Reflexe

Neurologische/kognitive Untersuchung

WEITERE UNTERSUCHUNGEN

- Hirnstrommessung (Elektroenzephalografie, EEG)
- Untersuchung von Nervenwasser (Lumbalpunktion)
- Entnahme einer Gewebeprobe (Biopsie oder Resektion)

BILDGEBENDE VERFAHREN

- Magnetresonanztomografie (MRT)

Therapiemöglichkeiten nach Erstdiagnose

GLIOME WHO-GRAD I

- Operation

GLIOME WHO-GRAD II

- Operation (**plus** Folgetherapie bei hohem Risiko nach molekularer Analyse oder Fortschreiten der Erkrankung)

GLIOME WHO-GRAD III

- Operation **plus** Folgetherapie (Strahlen-, Strahlen-Chemo- oder Chemotherapie)

GLIOME WHO-GRAD IV (GLIOBLASTOM)

- Operation **plus** Folgetherapie (Strahlen-, Strahlen-Chemo- oder Chemotherapie), bei nicht operablen Tumoren: alleinige Strahlentherapie (**plus** evtl. Chemotherapie)
- Palliative Therapiemaßnahmen:
  Bestmögliche unterstützende Therapie (»Best Supportive Care«)

Nachsorge

Verlaufs-Kontrolle per MRT-Bildgebung im Abstand zwischen 2 und 6 Monaten

Therapiemöglichkeiten nach Rückfall

TUMOREN WHO-GRAD I UND II

Erneute Operation, alternativ Strahlen- und/oder Chemotherapie

TUMOREN WHO-GRAD III UND IV

Erneute Operation mit anschließender Strahlen- oder Chemotherapie
Erneute Strahlentherapie
Dosisgesteigerte Chemotherapie
Palliative Therapiemaßnahmen

PRIMÄRE HIRNTUMOREN (Gliome)

Die meist bösartigen primären Hirntumoren entstehen aus bestimmten Zellen des Gehirns, den sogenannten Gliazellen, und werden deshalb Gliome genannt.

DIAGNOSEMÖGLICHKEITEN

ALLGEMEINE UNTERSUCHUNGEN

Zunächst wird die **Krankengeschichte** (Anamnese) erfasst, vor allem hinsichtlich Symptomen wie Kopfschmerzen, motorische Störungen, einseitige Muskelschwächen, erstmalige epileptische Anfälle. Dann erfolgt eine Untersuchung der Hirnnerven am Kopf mit **Überprüfung von Haltung, Motorik und Reflexen** sowie eine **neuropsychologische/kognitive Untersuchung**.

WEITERE UNTERSUCHUNGEN

▶ **Hirnstrommessung:** Bei Verdacht auf einen epileptischen Anfall erfolgt im nächsten Schritt beim Neurologen eine Elektroenzephalografie (EEG) zur Diagnose eines erhöhten Krampfrisikos.

▶ **Untersuchung von Nervenwasser (Lumbalpunktion):** In der Regel wird mit einer sehr dünnen Nadel Nervenwasser aus dem Rückenmarkskanal entnommen (Liquor-Untersuchung) und geprüft, ob sich darin bereits Krebszellen befinden.

▶ **Entnahme einer Gewebeprobe (Biopsie oder Resektion):** Um den Tumor in seiner molekularen Unterart und Grad der Bösartigkeit sicher zu bestimmen, wird in der Regel während einer Operation Gewebe entnommen. In Ausnahmefällen wird vorab Gewebe entnommen, wofür entweder die Schädeldecke geöffnet oder ein kleines Loch in den Schädel gebohrt (Stereotaxie) wird.

BILDGEBENDE VERFAHREN

▶ **Magnetresonanztomografie (MRT):** Sie ermöglicht die Einordnung neurologischer Symptome und eine gute Voraussage über Art und Grad der Bösartigkeit eines Hirntumors.

THERAPIEMÖGLICHKEITEN NACH ERSTDIAGNOSE

Die Weltgesundheitsorganisation (WHO) unterteilt Hirntumoren in vier Gruppen, je nach Grad der Bösartigkeit (WHO-Grad I = wenig bösartig, WHO-Grad IV = sehr bösartig).

GLIOME WHO-GRAD I

▶ **Operation:** Ist die Tumorentfernung mit einem Saum gesunden Gewebes möglich, besteht Heilungsaussicht. Ungünstig gelegene Tumoren lassen sich nicht immer ganz entfernen, da lebenswichtige Gehirnstrukturen beschädigt würden.

GLIOME WHO-GRAD II

▶ **Operation plus Folgetherapie:** Bei diesen Tumoren wird nach der Tumorentfernung eine Strahlentherapie, eine Chemotherapie oder eine Kombination aus Strahlen- und Chemotherapie angeschlossen, wenn der Tumor weiter wächst oder wenn molekulare Marker auf ein erhöhtes Risiko deuten, sowie bei Patienten über 40 Jahren oder mit klinischen Defiziten wie beispielsweise Sprachstörungen.

GLIOME WHO-GRAD III

▶ **Operation plus Folgetherapie (Strahlen-, Strahlen-Chemo- oder Chemotherapie):** Bei Tumoren dieser Gruppe schließt an die Operation oft eine Folgetherapie (Strahlen-Chemotherapie, Strahlentherapie oder Chemotherapie) an. Die Wahl der Therapie hängt vom Tumortypen und seinen molekularen Eigenschaften ab.

GLIOME WHO-GRAD IV (GLIOBLASTOM)

▶ **Operation plus Folgetherapie (Strahlen-, Strahlen-Chemo- oder Chemotherapie):** Bei Tumoren dieser Gruppe ist nach heutigem Wissen keine Heilung möglich. Häufig wird nach der Operation eine Folgetherapie (Strahlen-Chemotherapie, Strahlentherapie oder Chemotherapie) angeschlossen.

▶ **Palliative Therapiemaßnahmen:** Wenn Heilung nicht mehr möglich ist, helfen palliative Maßnahmen, also eine bestmögliche unterstützende Behandlung (»**Best Supportive Care**«), Beschwerden zu lindern. Bei Hirndruck können Kortikosteroide die Wasseransammlung im Hirngewebe (= Hirnödem) vermindern, manchmal ist auch eine Operation zur Entlastung erforderlich. Treten epileptische Anfälle auch nach der Operation auf, werden Antikonvulsiva verabreicht, die Krampfanfälle verhindern. Wichtig sind auch eine individuelle Schmerztherapie sowie eine intensive und früh eingeleitete psychosoziale Betreuung.

NACHSORGE

Zur Nachsorge wird eine **Verlaufs-MRT-Bildgebung** (in besonderen Fällen auch Positronen-Emissions-Tomografie – PET) durchgeführt. Die Abstände der Kontrolluntersuchung richten sich nach der Bösartigkeit des Tumors und liegen zwischen 2 und 6 Monaten.

THERAPIEMÖGLICHKEITEN NACH RÜCKFALL

Bei Tumoren des WHO-Grads I und II können eine erneute Operation, alternativ eine Strahlen- und/oder Chemotherapie durchgeführt werden. Bei Tumoren der WHO-Grade III und IV erfolgen eine Operation mit anschließender Chemotherapie oder Strahlentherapie, alternativ kann auch eine Strahlentherapie oder dosisgesteigerte Chemotherapie durchgeführt werden. Manchmal ergibt sich die Möglichkeit, an Studien teilzunehmen. In vielen Fällen erfolgen auch nur palliative Therapiemaßnahmen (siehe oben).

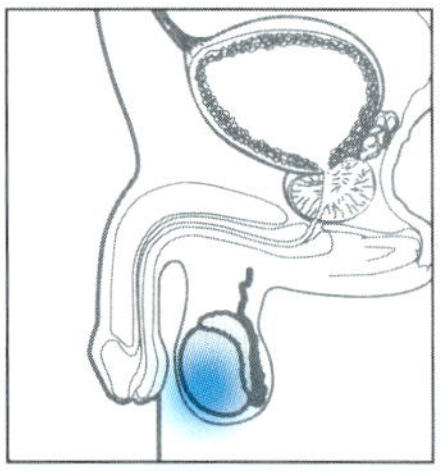

HODENKREBS

Jährlich gibt es in Deutschland etwa 4.000 Neuerkrankungen. Einige wenige davon siedeln sich aber außerhalb der Hoden ab.

Diagnosemöglichkeiten

ALLGEMEINE UNTERSUCHUNGEN

Erfassung der Krankengeschichte (Anamnese), Tastuntersuchung

BILDGEBENDE VERFAHREN

- Ulltraschalluntersuchung (Sonografie)
- Computertomografie (ggf. Magnetresonanztomografie)
- Schädel-MRT und Skelettszintigrafie (bei Beschwerden)

WEITERE UNTERSUCHUNGEN

- Laboruntersuchungen:
  Großes Blutbild, Leber- und Nierenwerte, Mineralstoffe, Geschlechtshormone, Tumormarker
- Bei Tumoren außerhalb der Hoden (z. B. Tumoren im Bauchraum): Entnahme einer Gewebeprobe

Therapiemöglichkeiten nach Erstdiagnose

LOKAL BEGRENZTER TUMOR

- Operation **plus** »Active Surveillance« (Aktive Überwachung)
- Operation **plus** Chemotherapie
- Operation **plus** Strahlentherapie
- Operation **plus** Lymphknotenentfernung

FORTGESCHRITTENER METASTASIERTER TUMOR

- Chemotherapie **plus** Operation
- Operation **plus** Strahlentherapie

METASTASEN AUSSERHALB VON LYMPHKNOTEN, LUNGE ODER MITTELFELLRAUM

- Chemotherapie vor der Operation
- Metastasentherapie
- Palliative Therapiemaßnahmen:
  Bestmögliche unterstützende Therapie (»Best Supportive Care«)
  Ernährungstherapie
  Schmerztherapie

(Hodenkarzinom, Keimzelltumor)

Nachsorge

- Häufigkeit der Kontrollen:
  1. bis 3. Jahr alle 3 Monate,
  4. Jahr alle 6 Monate, ab dem
  5. Jahr 1-mal jährlich
- Untersuchungen:
  Klinische Untersuchung (Tastuntersuchung)
  Blutwerte
  ggf. Bildgebung
- Kontrolle des verbliebenen Hodens

Therapiemöglichkeiten nach Rückfall

- Chemotherapie:

▼

Ungünstige Risikosituation, schlechtes Ansprechen auf die Chemotherapie oder wiederholter Rückfall

- Hochdosis-Chemotherapie

HODENKREBS (Hodenkarzinom, Keimzelltumor)

Das Erkrankungsalter für Hodenkrebs liegt meist zwischen 25 und 45 Jahren. Die Heilungschancen sind sehr gut, auch in fortgeschrittenen Stadien ist oft (>80 %) eine Heilung möglich.

DIAGNOSEMÖGLICHKEITEN

ALLGEMEINE UNTERSUCHUNGEN

Hodenkrebs wird oft in einem Frühstadium erkannt, da das typische und häufige Erstsymptom eine schmerzlose Schwellung des Hodens ist, ein tastbarer Knoten oder Schmerzen. Bei der allgemeinärztlichen Untersuchung wird die **Krankengeschichte** (Anamnese) erfasst und eine **Tastuntersuchung** der Hoden und Lymphknoten durchgeführt.

BILDGEBENDE VERFAHREN

▶ **Ulltraschalluntersuchung:** Zur weiteren Abklärung wird eine Ultraschalluntersuchung beider Hoden, des gesamten Bauchraums sowie des Nierenbereichs (Nierenlager) durchgeführt.

▶ **Computertomografie (CT):** Bei Tumorverdacht erfolgt eine Computertomografie des Brustraums und des Bauch- und Beckenraums (ggf. auch Magnetresonanztomografie – MRT).

▶ **Schädel-MRT und Skelettszintigrafie:** Diese Verfahren kommen bei Verdacht auf Metastasen im Gehirn oder im Knochen zur Metastasensuche zum Einsatz.

WEITERE UNTERSUCHUNGEN

▶ **Laboruntersuchungen:** In der Regel wird ein großes Blutbild erhoben und es werden Leber- und Nierenwerte, Mineralstoffe, Geschlechtshormone (wie Testosteron und luteinisierendes Hormon [LH]) bestimmt. In jedem Fall müssen Tumormarker (alpha-Fetoprotein, humanes Choriogonadotropin) vor und 5 Tage nach der Entfernung des tumortragenden Hodens bestimmt werden.

▶ **Entnahme einer Gewebeprobe (Biopsie):** Hodentumoren gehen von sogenannten Keimzellen aus, diese wandern im Laufe ihrer Entwicklung aber erst in den Hoden und können auf dem Weg dorthin bösartig werden und sich außerhalb des Hodens absiedeln. Deshalb gibt es Hodentumoren außerhalb des Hodens. Keimzelltumoren außerhalb der Hoden, z.B. im Bauch- oder Brustraum, werden zur Sicherung der Diagnose mittels Entnahme einer Gewebeprobe feingeweblich untersucht.

SPERMAKONSERVIERUNG

Der gesunde Hoden kann nach der operativen Entfernung des erkrankten Hodens dessen Funktion hinsichtlich Hormonproduktion und Fruchtbarkeit übernehmen. Bei Kinderwunsch wird aber wegen der möglichen Folgetherapien (z.B. Chemotherapie) eine Gefrierkonservierung (Kryokonservierung) von Samenzellen empfohlen.

THERAPIEMÖGLICHKEITEN NACH ERSTDIAGNOSE

Die genaue Wahl der Therapie hängt vom Tumorstadium (Ausbreitung des Tumors), vom Tumortyp (Seminom, Nicht-Seminom) sowie vom Allgemeinzustand des Patienten ab.

LOKAL BEGRENZTER TUMOR

Man spricht von »örtlich begrenztem Tumor«, wenn er auf den Hoden oder die nahe Umgebung begrenzt ist und noch nicht die Lymphknoten im hinteren Bauchraum befallen hat.

▶ **Operation plus »Active Surveillance« (Aktive Überwachung):** Bei einem lokal begrenzten Tumor ohne Lymphknotenbefall oder Metastasen ist der erste Schritt immer die Operation, wobei der betroffene Hoden vollständig entfernt wird. Bei unsicherem Befund oder bei Patienten, die nur einen Hoden haben, sollte bei kleinen Tumoren zunächst eine isolierte Tumorentfernung (organerhaltende Tumoroperation) und feingewebliche (histologische) Analyse erfolgen. Wenn der lokale Tumor mit der Hodenentfernung vollständig entfernt wurde und die Computertomografie keinen Verdacht auf einen Lymphknotenbefall liefert, so erfolgt nach der Operation häufig keine weitere aktive Therapie, jedoch eine sogenannte aktive Überwachung (engl. »Active Surveillance«), also ein Abwarten mit engmaschigen Kontrollen. Diese defensive Therapiestrategie stellt heute bei niedrigen Tumorstadien – sowohl beim Tumortyp Seminom als auch beim Nicht-Seminom – die Therapie der ersten Wahl dar. Sogenannte adjuvante Therapien (Folgetherapien wie beispielsweise die Chemotherapie) müssen mit dem Patienten nach Analyse seines Rückfallrisikos besprochen werden.

▶ **Operation plus Chemotherapie:** Wenn eine abwartende Überwachung nicht möglich ist oder vom Patienten nicht gewünscht wird sowie auch bei einer ungünstigen Risikokonstellation (aggressiver Tumortyp oder Gefäßeinbruch) erfolgt nach der Operation eine Chemotherapie.

▶ **Operation plus Strahlentherapie:** Statt der Chemotherapie kann bei einem sogenannten Seminom auch die Bestrahlung der Lympknoten entlang der Bauchaorta (entlang dieser Ader liegen die nächstmöglichen Stationen einer Krebsabsiedlung) erfolgen. Die Bestrahlung bringt gleich gute Ergebnisse wie die Chemotherapie, dennoch ist sie heute ein Vorgehen der zweiten Wahl, da mit mehr Langzeitfolgen gerechnet werden muss.

▶ **Operation plus Lymphknotenentfernung:** Beim Tumortyp Nicht-Seminom kann alternativ zur aktiven Überwachung oder Chemotherapie nach der Hodenentfernung auch eine begrenzte Lymphknotenentfernung im hinteren Bauchraum erfolgen. Auch diese Therapie ist heute eine Option zweiter Wahl.

FORTGESCHRITTENER METASTASIERTER TUMOR

Bei fortgeschrittenen Tumoren mit Lymphknotenbefall im Becken oder Bauchraum und/oder Metastasen in der Lunge ist üblicherweise ebenfalls die operative Hodenentfernung der erste Schritt, für die Anschlusstherapie gibt es je nach Befund und Tumormarkerkonstellation verschiedene Möglichkeiten. Patienten mit sehr weit fortgeschrittener Erkrankung (großer Tumor, massiv erhöhte Tumormarker, mittlere bis schlechte Prognose) sollten für diese weiterführenden Therapien spezialisierte Zentren (siehe www.hodenkrebs.de) aufsuchen.

HODENPROTHESE

Nach einer Hodenentfernung kann eine Prothese (Kunststoff-Implantat) eingesetzt werden. Das Aussehen, nicht aber die Konsistenz entsprechen in etwa dem natürlichen Zustand.

▶ **Chemotherapie plus Operation:** Bei fortgeschrittenen und metastasierten Tumoren mit erhöhten Tumormarkern nach Entfernung des Hodens wird meist zunächst eine Chemotherapie durchgeführt. Verbleiben Tumoranteile nach der Chemotherapie, werden diese bei sogenannten Nicht-Seminomen in der Regel operativ entfernt. Bei Patienten mit mittlerer oder schlechter Prognose, Resttumoren über 5 cm und Lokalisation in wichtigen Organen außerhalb der Lymphknoten wird die OP in dafür spezialisierten Zentren (mit Gefäßchirurgie, Abdominal- und Leberchirurgie und Intensivstation) empfohlen.

▶ **Operation plus Strahlentherapie:** Beim Seminom in frühen metastasierten Stadien (bei Lymphknoten im Bauchraum bis max. 5 cm Größe) kann an die OP statt einer Chemo- auch eine Strahlentherapie der Lymphknotenregionen in Bauch und Becken angeschlossen werden.

METASTASEN AUSSERHALB LYMPHKNOTEN, LUNGE, MITTELFELLRAUM

Auch wenn Organmetastasen außerhalb der üblichen Orte (Lunge, Lymphknoten, Mittelfellraum) vorliegen, ist bei den meisten Hodentumoren mit einer dann häufig intensivierten Chemotherapie (Kombination verschiedener Substanzen) und Operation eine Heilung möglich. Diese Patienten müssen in spezialisierten Hodentumorzentren behandelt werden (ggf. mit einer Hochdosis-Chemotherapie und komplexen Operationen).

▶ **Chemotherapie vor der Operation:** In seltenen Fällen einer Metastasierung mit bedrohlichen Komplikationen (z.B. Atemprobleme durch Metastasen in der Lunge) wird der sofortige Beginn einer Chemotherapie noch vor der operativen Hodenentfernung empfohlen.

▶ **Metastasentherapie:** Beim Hodenkrebs können einzelne Metastasen, besonders Hirnmetastasen, oft erfolgreich bestrahlt werden. Primäre Therapie ist aber die Chemotherapie. Die Strahlentherapie muss gegen eine operative Entfernung der Resttumoren im Gehirn abgewogen werden.

▶ **Palliative Therapiemaßnahmen:** In den sehr seltenen Fällen eines unheilbar fortgeschrittenen, metastasierten Stadiums können mit palliativen Therapiemaßnahmen, also bestmöglicher unterstützender Behandlung (**»Best Supportive Care«**) Symptome und Beschwerden, die der Tumor oder die Metastasen verursachen, gelindert und die Lebensqualität verbessert werden. Eine **Ernährungstherapie** kann helfen, einen Gewichtsverlust aufzuhalten und eine individuell angepasste moderne **Schmerztherapie** sorgt dafür, dass Tumorpatienten heute möglichst wenig Schmerzen erleiden müssen. Bei Hodentumorpatienten ist diese Situation heutzutage aufgrund der guten Therapiemöglichkeiten glücklicherweise sehr selten geworden.

NACHSORGE

▶ **Häufigkeit der Kontrollen:** Nach einer auf Heilung angelegten (kurativen) Therapie erfolgen im 1. bis 3. Jahr alle 3 Monate Kontrolluntersuchungen. Im 4. Jahr alle 6 Monate und ab dem 5. Jahr 1-mal jährlich. In Hochrisikosituationen können die Intervalle verkürzt werden.

▸ **Untersuchungen:** Zur Nachsorge erfolgen eine klinische Untersuchung (z.B. Tastuntersuchung), Kontrollen der Blutwerte (besonders Tumormarker) und ggf. eine Bildgebung (Sonografie, Röntgen, Computertomografie, Szintigrafie).

▸ **Kontrolle des verbliebenen Hodens:** In regelmäßigen Abständen (z.B. jährlich) wird eine Ultraschalluntersuchung (Sonografie) des verbliebenen gesunden Hodens durchgeführt, denn in seltenen Fällen (bei etwa 5 %) können sich auch dort sogenannte kontralaterale Zweittumoren bilden. Bei Patienten mit höherem Risiko für die Entwicklung eines solchen Zweittumors (Entwicklungsstörung des Hodens, kleiner Hoden) kann eine Biopsie des Hodens (oft zeitgleich mit der Entfernung des tumortragenden Hodens) durchgeführt werden, um Krebsvorstufen (TIN = testikuläre intraepitheliale Neoplasie) zu erkennen. Bei bestehendem Kinderwunsch wird bei TIN in der Regel noch keine aktive Therapie eingeleitet, sondern die sogenannte »aktive Überwachung« mit regelmäßigen und häufigen Kontrollen praktiziert, bei sicher abgeschlossener Familienplanung wird eine örtliche Bestrahlung oder die operative Entfernung des Hodens empfohlen.

THERAPIEMÖGLICHKEITEN NACH RÜCKFALL

▸ **Chemotherapie:** Bei früher Diagnose eines Rückfalls ist bei Hodenkrebs häufig eine Heilung möglich. In der Regel wird ein Rückfall mit Chemotherapie behandelt. Bei lokalem Rückfall im Bauchraum kann bei manchen Tumortypen auch eine operative Entfernung sinnvoll sein.

Ungünstige Risikosituation, schlechtes Ansprechen auf die Chemotherapie oder wiederholter Rückfall

Hier wird heute eine Hochdosis-Chemotherapie empfohlen, um auch besonders widerstandsfähige Krebszellen zu zerstören. Dabei wird jedoch das Knochenmark (Ort der Blutbildung) vorübergehend stark beeinträchtigt. Daher werden vor Beginn dieser Chemotherapie sogenannte Blutstammzellen aus dem Blut des Patienten mit einem speziellen Gerät (ähnlich wie bei einer Blutspende) herausgefiltert und eingefroren (kryokonserviert). Blutstammzellen sind Vorläuferzellen aller Blutzellen. Nach der Hochdosis-Chemotherapie erhält der Patient seine eigenen Stammzellen zurück (wie eine Bluttransfusion). Sie nisten sich im Knochenmark ein und nach einiger Zeit findet dann wieder eine normale Blutbildung statt. Patienten mit Tumorrückfall (Rezidiv) oder anderen Gründen für eine Hochdosis-Chemotherapie müssen in dafür spezialisierten Zentren behandelt werden.

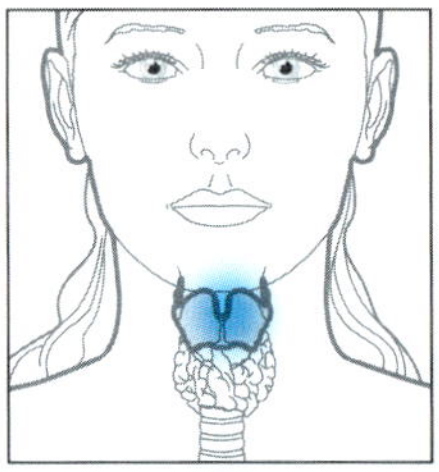

KEHLKOPFKREBS

Jährlich werden in Deutschland etwa 4.000 Neuerkrankungen von Kehlkopfkrebs diagnostiziert.

Diagnosemöglichkeiten

ALLGEMEINE UNTERSUCHUNGEN

- Erfassung der Krankengeschichte (Anamnese)
- Indirekte Kehlkopfspiegelung (Laryngoskopie)
- Tastuntersuchung

WEITERE UNTERSUCHUNGEN

- Direkte Kehlkopfspiegelung (Mikrolaryngoskopie)
- Untersuchung der oberen Atem- und Speisewege (Panendoskopie)

BILDGEBENDE VERFAHREN

- Ultraschalluntersuchung (Sonografie)
- Computertomografie (CT), Magnetresonanztomografie (MRT)

Therapiemöglichkeiten nach Erstdiagnose

LOKAL BEGRENZTER TUMOR

- Operation
- Strahlentherapie

LOKAL FORTGESCHRITTENER TUMOR

- Operation
- Operation **plus** Strahlen-(Chemo-)therapie
- Alleinige Strahlentherapie
- Strahlen-Chemotherapie

WEIT FORTGESCHRITTENER TUMOR

- Operative Eingriffe zur Linderung von Beschwerden
- Palliative Strahlen-Chemotherapie
- Palliative Therapiemaßnahmen:
  Bestmögliche unterstützende Therapie (»Best Supportive Care«)
  Schmerztherapie

(Larynxkarzinom)

Nachsorge

- Häufigkeit der Kontrollen:
  Im 1. und 2. Jahr alle 3 Monate, im 3. bis 5. Jahr halbjährlich, danach nach individueller Entscheidung 1-mal jährlich
- Untersuchungen:
  Körperliche Untersuchung
  Ultraschall des Halses
  Endoskopie des Rachenraums
  Computertomografie
  Endoskopie
  Röntgenuntersuchung oder Computertomografie der Lunge

Therapiemöglichkeiten nach Rückfall

- Patient zuvor schon bestrahlt:
  Operative Tumorentfernung
  Chemotherapie
- Patient zuvor noch nicht bestrahlt:
  Strahlentherapie
  Operation
  Strahlentherapie **plus** Operation

KEHLKOPFKREBS (Larynxkarzinom)

Kehlkopfkrebs gehört mit jährlich ungefähr 4.000 Neuerkrankungen in Deutschland zu den selteneren Tumoren. Männer sind viel häufiger betroffen als Frauen, das Erkrankungsalter liegt meist über 50 Jahren. Die Symptome von Kehlkopfkrebs können einer anhaltenden Erkältung ähneln mit Schluckbeschwerden, Schmerzen, Kratzen, Druck oder »Kloßgefühl« im Hals und Heiserkeit, Husten (selten blutig), eventuell sogar Atemnot.

DIAGNOSEMÖGLICHKEITEN

ALLGEMEINE UNTERSUCHUNGEN

▶ **Erfassung der Krankengeschichte (Anamnese):** Bei der allgemeinen Untersuchung wird die Krankengeschichte (Anamnese) erfasst, wobei besonders auf Risikofaktoren wie Rauchen und Alkoholkonsum geachtet wird.

▶ **Indirekte Kehlkopfspiegelung (Laryngoskopie):** In der Regel erfolgt zunächst eine indirekte Kehlkopfspiegelung (Laryngoskopie), bei der der Hals-Nasen-Ohrenarzt mit einem starren oder flexiblen Endoskop vom Rachen bis zu den verschiedenen Regionen des Kehlkopfes sehen kann und einen ersten Eindruck über die Lokalisation und Ausdehnung der Erkrankung erhält.

▶ **Tastuntersuchung:** Außerdem wird eine Tastuntersuchung des Halses (Kehlkopf, Lymphknoten) durchgeführt.

WEITERE UNTERSUCHUNGEN

▶ **Direkte Kehlkopfspiegelung (Mikrolaryngoskopie):** Bei Verdacht auf eine bösartige Erkrankung (Karzinom) wird eine direkte Kehlkopfspiegelung in Narkose mit einem starren, röhrenförmigen Endoskop (Mikrolaryngoskopie) durchgeführt, um die genaue Ausdehnung zu bestimmen und eine Probe zur feingeweblichen Untersuchung zu entnehmen.

▶ **Untersuchung der oberen Atem- und Speisewege (Panendoskopie):** Da bei Rauchern ein höheres Risiko besteht, an einer weiteren Stelle des oberen Luft- und Speiseweges eine bösartige Erkrankung zu entwickeln (Zweittumor), wird eine Panendoskopie empfohlen, das heißt, dass neben dem Kehlkopf der gesamte Rachenraum, die Luftröhre und Bronchien und die Speiseröhre endoskopisch untersucht werden.

BILDGEBENDE VERFAHREN

▶ **Ultraschalluntersuchung (Sonografie):** Zur weiteren Abklärung wird eine Ultraschalluntersuchung (Sonografie) des Halses durchgeführt, sie kann Auskunft über mögliche Metastasen (Absiedlungen) in den Lymphknoten geben.

▶ **Computertomografie (CT), Magnetresonanztomografie (MRT):** Bei nachgewiesenem Karzinom wird in der Regel eine Computertomografie (CT), seltener eine Magnetresonanztomografie (MRT) der Kopf-Hals-Region durchgeführt. Dadurch kann insbesondere die Tumorausdehnung, die durch die Endoskopie nicht erkannt wird, festgestellt werden. Da die CT den Hals mit einschließt, können auf den Aufnahmen auch evtl. vorhandene Lymphknotenmetastasen erkannt werden. Besteht bei der Lokalisation und Ausdehnung des Kehlkopfkarzinoms auch die Wahrscheinlichkeit, dass der Tumor Fernmetastasen gebildet hat, z.B. in Lunge und Leber, wird die Computertomografie auf den Brust- und Bauchraum erweitert.

THERAPIEMÖGLICHKEITEN NACH ERSTDIAGNOSE

Das genaue therapeutische Vorgehen hängt vom Tumorstadium (Ausbreitung des Tumors), vom Allgemeinzustand und Wunsch des Patienten ab. Als therapeutische Verfahren stehen neben der Operation die Bestrahlung und die Kombination beider Verfahren zur Verfügung, teils begleitet von einer Chemotherapie.

LOKAL BEGRENZTER TUMOR

▶ **Operation:** Bei wenig ausgedehnten Tumoren ist oft ein minimalinvasiver mikrochirurgischer Eingriff über den Mund möglich. Dabei wird der Tumor mit einem Laser örtlich ausgeschnitten (transorale Laserresektion). Tumoren, die über den Mund nicht vollständig zu erreichen sind, müssen von außen entfernt werden. Bei erhöhtem Risiko für einen Lymphknotenbefall wird die vorbeugende Halslymphknotenentfernung empfohlen. Bei nachgewiesenem Befall sollte dringend eine Halslymphknotenausräumung (»Neck Dissection«) vorgenommen werden. Bei dieser Operation bleiben Strukturen wie Nerven, Blutgefäße und Muskeln erhalten, falls sie nicht befallen sind.

▶ **Strahlentherapie:** Kleine Karzinome, insbesondere solche im Bereich der Stimmbänder, können auch bestrahlt werden – mit gleichen Ergebnissen bezüglich Funktion und Überleben wie bei den operativen Verfahren. Die Bestrahlung erstreckt sich über einen Zeitraum von 6 Wochen, nach einem operativen Eingriff können die Patienten bereits nach 2 Tagen entlassen werden.

LOKAL FORTGESCHRITTENER TUMOR

▶ **Operation:** Bei ausgedehnten Tumoren ist in vielen Fällen eine vollständige Kehlkopfentfernung (Laryngektomie) sowie ggf. eine Ausräumung der Halslymphknoten notwendig, um eine vollständige Tumorentfernung sicherzustellen. Dadurch kommt es aber zu einer kompletten Trennung von Luft- und Speiseweg. Die Luftröhre wird durch einen separaten Schnitt in der Haut oberhalb des Brustbeins eingenäht (Tracheostoma). Der Speiseweg (Rachen) wird dort, wo er durch die Kehlkopfentfernung eröffnet wurde, wieder vernäht.

▶ **Operation plus Strahlen-(Chemo-)therapie:** Bei nachgewiesenen Lymphknotenmetastasen ist in der Regel eine zusätzliche Strahlentherapie notwendig, häufig begleitet von einer Chemotherapie. Ebenso in Fällen mit erhöhtem Rückfall- oder Metastasierungsrisiko.

▶ **Alleinige Strahlentherapie:** Wenn der Tumor aufgrund seiner Ausdehnung nicht operiert werden kann, gibt es die Möglichkeit einer alleinigen Bestrahlung mit dem Ziel der Heilung. Die Bestrahlung wird in der Regel von außen, in sehr seltenen Fällen von innen (Brachytherapie) durchgeführt. Bei letzterer werden Strahlenquellen über sogenannte Hohlnadeln direkt an das Tumorgewebe gebracht.

▶ **Strahlen-Chemotherapie:** In bestimmten Situationen wird eine organerhaltende Strahlen-Chemotherapie empfohlen. Die Behandlungsmethode wird als Alternative zur kompletten operativen Kehlkopfentfernung gesehen. Es entstehen dadurch jedoch auch erhebliche Beeinträchtigungen, insbesondere Spätfolgen wie Vernarbung und chronische Schwellungen. Für den Fall, dass durch diese Behandlung der Tumor nicht vollständig verschwindet, muss eine sogenannte Rettungschirurgie (Kehlkopftotalentfernung einschließlich einer »Neck Dissection«) vorgenommen werden – mit einer deutlich höheren Komplikationsrate als bei einer Operation als erster Therapieoption.

WEIT FORTGESCHRITTENER TUMOR

Weit fortgeschrittene Tumoren sind meist einer operativen Therapie nicht mehr zugänglich. In diesen Fällen ist das Ziel, die Beschwerden des Patienten zu lindern und dafür zu sorgen, dass sowohl das Atmen als auch das Essen leichter fallen.

▶ **Operative Eingriffe zur Linderung von Beschwerden:** In vielen Fällen ist die operative Anlage eines permanenten Luftröhrenschnitts (Tracheostoma) notwendig.

▶ **Palliative Strahlen-Chemotherapie:** Eine Strahlen-Chemotherapie, die nicht auf Heilung, sondern stattdessen darauf ausgerichtet ist, das Fortschreiten der Erkrankung zu verlangsamen, kann zu einer Verbesserung der Lebensqualität und einer Verlängerung der Überlebenszeit beitragen.

▶ **Palliative Therapiemaßnahmen:** In dieser Situation wird mit einer bestmöglichen unterstützenden Therapie (»**Best Supportive Care**«) versucht, eine möglichst hohe Lebensqualität zu erhalten. Bei Patienten, die nicht gut schlucken können, ist eine sogenannte **Nahrungsoptimierung** notwendig, um einen Gewichtsverlust aufzuhalten (ggf. über eine PEG-Sonde, siehe Seite 295, oder in seltenen Fällen als intravenöse Ernährung über einen perma-

REHABILITATION

Nach Verlust des Kehlkopfes stehen verschiedene Möglichkeiten der Stimmrehabilitation zur Verfügung:

- Pseudo-Flüstersprechen: Dieses tonlose Sprechen mit Mundbewegungen ist für andere schlecht verständlich und daher nicht die beste Lösung.
- Körpereigene Ersatzstimme (Speiseröhrenstimme): Mit einer speziellen, durch intensives Training erlernbaren Technik können willkürlich Luftbewegungen in der Speiseröhre gesteuert und mit gezieltem Herauslassen der Luft das Sprechen möglich werden.
- Stimmprothese mit Ventilmechanismus: Nach der Laryngektomie kann operativ eine Verbindung (»Stimmshunt«) zwischen Luft- und Speiseröhre geschaffen werden, in die eine sogenannte Stimmprothese eingesetzt wird. Wenn Luft aus der Lunge über die Luftröhre durch die Stimmprothese in den Rachen gedrückt wird, entsteht ein Ton, der zum Sprechen genutzt werden kann.
- Elektronische Sprechhilfe: Ein Tongenerator erzeugt einen »Primärklang«. Dieses kleine Gerät hält der Patient von außen an den Hals. Die erzeugten Schallwellen werden in den Mund- und Rachenraum übertragen und können vom Patienten mit natürlichen Sprechbewegungen zu einer Ersatzstimme umgeformt werden.

nenten Blutgefäßkatheter). Eine individuell angepasste moderne **Schmerztherapie** sorgt dafür, dass die Patienten heutzutage keine Schmerzen erleiden müssen.

NACHSORGE

▶ **Häufigkeit der Kontrollen:** Nach auf Heilung ausgerichteter (kurativer) Therapie wird eine Nachsorge über mehrere Jahre empfohlen. Die Intervalle sind nicht exakt festgelegt, sondern richten sich nach der individuellen Situation. Generell werden folgende Untersuchungsabstände empfohlen: Im 1. und 2. Jahr alle 3 Monate, im 3. bis 5. Jahr halbjährlich und danach nach individueller Entscheidung 1-mal jährlich.

▶ **Untersuchungen:** Bei den Nachsorgeuntersuchungen wird die aktuelle Krankengeschichte erfragt, mit besonderer Berücksichtigung der Lebensqualität. Bei jedem Nachsorgetermin werden neben einer körperlichen Untersuchung eine Ultraschalluntersuchung des Halses und eine Endoskopie des Rachenraums vorgenommen. In manchen Fällen ist insbesondere im ersten Jahr eine Computertomografie ratsam und eine Endoskopie in Narkose. Ggf. erfolgt auch eine Röntgenuntersuchung oder Computertomografie der Lunge zum Ausschluss von Fernmetastasen.

THERAPIEMÖGLICHKEITEN NACH RÜCKFALL

Tritt der Krebs nach einer Behandlung erneut auf, hängen die weiteren Therapiemöglichkeiten von verschiedenen Faktoren ab. Entscheidend ist die Größe und die Lokalisation des neuen Tumors und die Art der bereits vorgenommenen Therapie.

▶ **Patient zuvor schon bestrahlt:** Wurde der Patient zuvor schon bestrahlt, ist eine zweite Bestrahlung mit einer vollen Tumordosis innerhalb von 10 Jahren nicht mehr möglich. Bei vorausgegangener Bestrahlung ist eine operative Tumorentfernung möglich, sofern es die Ausdehnung des Tumors erlaubt. Ist dies nicht der Fall, kann eine Chemotherapie durchgeführt werden.

▶ **Patient zuvor noch nicht bestrahlt:** Hat zuvor keine Strahlentherapie stattgefunden, kann der Patient bestrahlt, operiert oder kombiniert behandelt werden.

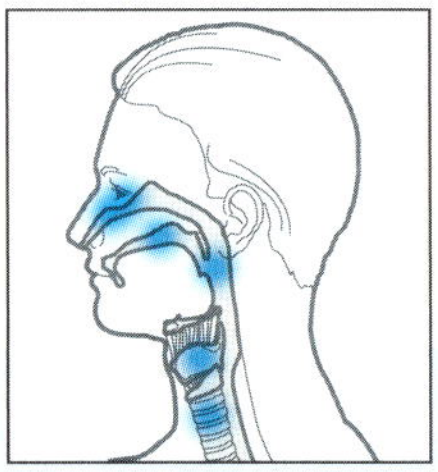

KREBS DES KOPF-HALS-BEREICHS

Pro Jahr erkranken in Deutschland etwa 13.000 Menschen an Krebs des Kopf-Hals-Bereichs.

Diagnosemöglichkeiten

ALLGEMEINE UNTERSUCHUNGEN

Erfassung der Krankengeschichte
Tastuntersuchung des Halses

WEITERE UNTERSUCHUNGEN

Spezielle Untersuchung von Nase und Nasennebenhöhlen

BILDGEBENDE VERFAHREN

Ultraschalluntersuchung (Sonografie)

Computertomografie (CT)

Magnetresonanztomografie (MRT)

Therapiemöglichkeiten nach Erstdiagnose

LOKAL BEGRENZTER TUMOR

- Operation
- Strahlentherapie
- Kombinierte Strahlen-Chemotherapie

LOKAL FORTGESCHRITTENER TUMOR

- Operation
- Operation **plus** Strahlen-(Chemo-)therapie
- Strahlen-(Chemo-)therapie (evtl. mit zielgerichteter Therapie)

METASTASIERTER TUMOR

- Palliative Chemotherapie (evtl. mit zielgerichteter Therapie)
- Operation vereinzelter Lungenmetastasen

Nachsorge

Kontrollen:

Im 1. und 2. Jahr alle 3 Monate,
im 3. bis 5. Jahr alle 6 Monate

Therapiemöglichkeiten nach Rückfall

Alle aufgeführten Therapieoptionen stehen zur Verfügung.
Therapieweg ist abhängig von Tumorgröße und Vorbehandlung.

KREBS DES KOPF-HALS-BEREICHS

Dazu zählen bösartige Tumoren der Lippen, des Kehlkopfes, der Schilddrüse, der Mundhöhle, der Ohrspeicheldrüsen, des Nasen-Rachen-Raums, der Nase, der Nasennebenhöhlen und extrem selten des Ohres. Eine Hauptursache ist das Rauchen.

DIAGNOSEMÖGLICHKEITEN

Die Symptome von Tumoren im Kopf-Hals-Bereich sind abhängig von ihrer Lokalisation. In der Mundhöhle können schmerzhafte (auch schmerzfreie) Schwellungen oder Verfärbungen der Schleimhaut auftreten. Bei Befall der Zunge sind Schluckbeschwerden häufig, ebenso bei Rachentumoren. Ein sogenannter Mittelohrerguss, chronischer Schnupfen oder Nasenbluten können auf Krebs der Nasen(nebenhöhlen)schleimhaut hinweisen.

ALLGEMEINE UNTERSUCHUNGEN

Es wird die **Krankengeschichte** (Anamnese) erfasst und eine körperliche Untersuchung, besonders mit **Tastuntersuchung** des Halses (Kehlkopf, Speicheldrüsen, Schilddrüse, Lymphknoten) und eine Untersuchung von Mundhöhle und Rachen durchgeführt.

WEITERE UNTERSUCHUNGEN

Spezielle Untersuchung von Nase und Nasennebenhöhlen: Diese kann neben der Inspektion durch die Naseneingangslöcher mit einer Spreizzange (Nasenspekulum) auch mit einem Spiegel vom Rachen aus erfolgen (Nasenspiegelung/Nasoskopie). Die Nasenhöhle kann auch mit einem sehr dünnen Endoskop (dünner Schlauch mt Kamera) untersucht werden.

BILDGEBENDE VERFAHREN

Zur weiteren Abklärung werden **Ultraschalluntersuchung** (Sonografie), **Computertomografie** (CT) oder **Magnetresonanztomografie** (MRT) durchgeführt (siehe Kehlkopfkrebs, Seite 234).

THERAPIEMÖGLICHKEITEN NACH ERSTDIAGNOSE

Die Therapie von Krebs der Schilddrüse, der Haut (Lippen, Gesichtshaut) und des Kehlkopfes wird in den entsprechenden Steckbriefen beschrieben (siehe Seite 284 ff., 212 ff. und 234 ff.). Das Vorgehen bei anderen Tumoren im Kopf-Hals-Bereich entspricht prinzipiell dem bei Kehlkopfkrebs (siehe Seite 234 ff.). Für die anderen Tumoren des Kopf-Hals-Bereichs gilt:

LOKAL BEGRENZTER TUMOR

▶ **Operation:** Wenn der Tumor chirurgisch gut erreichbar ist und vollständig (»im Gesunden«) entfernt werden kann, wird meist eine Operation angestrebt. Ggf. kann eine chirurgische Rekonstruktion zum Funktionserhalt notwendig sein (beispielsweise bei einer

Operation der Zunge). Ästhetische Beeinträchtigungen können mithilfe der plastischen Chirurgie behoben werden. Oft werden bereits in diesem Stadium die Lymphknoten am Hals ausgeräumt (»Neck Dissection«).

▶ **Strahlentherapie:** Eine Besonderheit stellen Tumoren des Nasen-Rachen-Raums dar, da diese aufgrund ihrer Zellart (»lymphoepitheliales Karzinom«) in der Regel besonders gut auf eine Strahlentherapie ansprechen und daher meistens nicht operiert werden. Bei Nasen-Rachen-Tumoren, die kleiner als 2 cm sind, ist oft die Bestrahlung ausreichend.

▶ **Kombinierte Strahlen-Chemotherapie:** Bei Nasen-Rachen-Tumoren mit einer Größe von 2 bis <4 cm wird die Strahlentherapie meist mit einer Chemotherapie kombiniert.

LOKAL FORTGESCHRITTENER TUMOR

▶ **Operation:** Bei lokal fortgeschrittenen Tumoren im Kopf-Hals-Bereich kann unter Berücksichtigung der Gesamtsituation und der Lebensqualität nach einer Operation ebenfalls eine »Neck Dissection« erfolgen (siehe Kehlkopfkrebs, Seite 234 ff.). Dieses Vorgehen erfordert meistens operative Rekonstruktionen.

▶ **Operation plus Strahlen-(Chemo-)therapie:** An die Operation wird meistens eine Strahlen- oder Strahlen-Chemotherapie angeschlossen (adjuvant).

▶ **Strahlen-(Chemo-)therapie:** Die alleinige Strahlentherapie oder die kombinierte Strahlen-Chemotherapie ist je nach Situation ebenfalls eine Therapieoption (siehe »Kehlkopfkrebs«, S. 234 ff.). Nasen-Rachen-Tumoren mit einer Größe von >4 cm oder Lymphknotenbefall werden in der Regel immer mit einer kombinierten Strahlen-Chemotherapie behandelt. In einigen Fällen kann die Strahlentherapie auch mit einer zielgerichteten Therapie kombiniert werden.

METASTASIERTER TUMOR

▶ **Palliative Chemotherapie:** Patienten mit metastasierten Nasen-Rachen-Tumoren erhalten meist eine palliative Chemotherapie (in einige Fällen kombiniert mit einer zielgerichtete Therapie). Bei anderen metastasierten Tumoren im Kopf-Hals-Bereich erfolgt in der Regel eine Therapie entsprechend dem »weit fortgeschrittenen Kehlkopfkrebs« (siehe Seite 236).

NACHSORGE

Für Patienten nach Mundhöhlenkrebs empfehlen die Leitlinien Nachsorgeuntersuchungen im 1. und 2. Jahr alle 3 Monate und im 3. bis 5. Jahr alle 6 Monate. Die Nachsorge bei anderen Tumoren im Kopf-Hals-Bereich erfolgt abhängig von der individuellen Situation.

THERAPIEMÖGLICHKEITEN NACH RÜCKFALL

Prinzipiell stehen bei einem Rückfall alle aufgeführten Therapieoptionen zur Verfügung. Welcher Therapieweg gewählt wird, hängt von der Tumorgröße und Vorbehandlung ab.

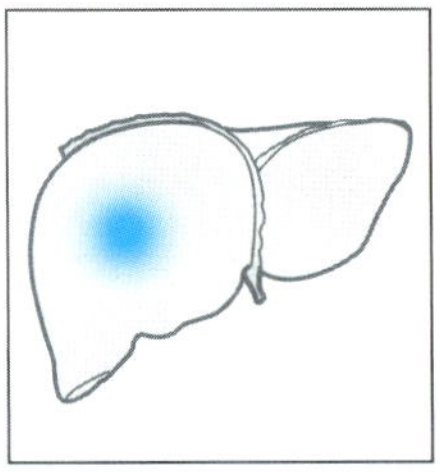

LEBERKREBS

Jedes Jahr wird in Deutschland bei etwa 8.900 Männern und Frauen Leberkrebs diagnostiziert.

Diagnosemöglichkeiten

ALLGEMEINE UNTERSUCHUNGEN

Erfassung der Krankengeschichte (Anamnese), Tastuntersuchung

BILDGEBENDE VERFAHREN

- Ultraschall (Sonografie)
- Magnetresonanztomografie (MRT), Computertomografie (CT)
- Skelettszintigrafie

WEITERE UNTERSUCHUNGEN

- Entnahme einer Gewebeprobe (Biopsie):
  Feinnadelpunktion
  Bauchhöhlenspiegelung (Laparoskopie)
- Laboruntersuchungen:
  Blutbild, Leber-, Galle- und Nierenwerte, Bluteiweiße, Blutgerinnung sowie Tumormarker

Therapiemöglichkeiten nach Erstdiagnose

LOKAL BEGRENZTER TUMOR

- Operation
- Lebertransplantation
- Örtliche Tumorverödung (Hochfrequenzablation)

LOKAL FORTGESCHRITTENER TUMOR

- Spezielle örtliche Chemotherapie (lokale Chemoembolisation)
- Lokale Bestrahlungstherapie (SIRT)
- Operation (in seltenen Fällen)

WEIT FORTGESCHRITTENER ODER METASTASIERTER TUMOR

- Zielgerichtete Therapie
- Palliative Therapiemaßnahmen:
  Bestmögliche unterstützende Therapie (»Best Supportive Care«)

(Leberzellkrebs = hepatozelluläres Karzinom)

Nachsorge

- Nach einer auf Heilung ausgerichteten (kurativen) Therapie:
  Im 1. und 2. Jahr alle 3 Monate, ab dem 3. Jahr halbjährlich
- Unter palliativer Therapie:
  Alle 2 Monate

Therapiemöglichkeiten nach Rückfall

LOKAL BEGRENZTER RÜCKFALL

- Operation
- Spezielle örtliche Chemotherapie (lokale Chemoembolisation), lokale Strahlentherapie oder zielgerichtete Therapie

RÜCKFALL IN FORM VON FERNMETASTASEN

- Evtl. Operation bei nur einer (solitären) Metastase
- Zielgerichtete Therapie

LEBERKREBS
(Leberzellkrebs = hepatozelluläres Karzinom)

Leberkrebs ist der sechsthäufigste Tumor beim Mann und gehört zu den zehn häufigsten Tumorerkrankungen bei Frauen in Deutschland. Es wird geschätzt, dass jedes Jahr etwa 8.900 Männer und Frauen an Leberkrebs erkranken. Die Betroffenen sind meistens über 50 Jahre alt, das Risiko steigt mit zunehmendem Alter, der Gipfel liegt bei etwa 70 Jahren. Trotz moderner Therapiemöglichkeiten ist die Prognose noch immer nicht günstig.

DIAGNOSEMÖGLICHKEITEN

Leberkrebs wird selten im Frühstadium erkannt, da es erst spät zu Symptomen kommt. Typische Beschwerden sind Druckschmerz im Oberbauch, Schwellung unter dem rechten Rippenbogen, Müdigkeit, Appetitlosigkeit, Übelkeit, Fieber, Gewichtsverlust, Gelbsucht und Juckreiz.

ALLGEMEINE UNTERSUCHUNGEN

Bei der allgemeinärztlichen Untersuchung wird die **Krankengeschichte** (Anamnese) erfasst und eine **Tastuntersuchung des Bauchs** durchgeführt.

BILDGEBENDE VERFAHREN

▶ **Ultraschall (Sonografie):** Zur weiteren Abklärung wird in der Regel eine Sonografie der Leber und aller weiteren Bauchorgane durchgeführt.

▶ **Magnetresonanztomografie (MRT), Computertomografie (CT):** Bei bestehendem Tumorverdacht werden eine Magnetresonanztomografie der Leber und eine Computertomografie von Brustkorb und Bauch angefertigt.

▶ **Skelettszintigrafie:** Besteht ein Verdacht auf Knochenmetastasen, so wird eine Skelettszintigrafie durchgeführt.

WEITERE UNTERSUCHUNGEN

▶ **Entnahme einer Gewebeprobe (Biopsie):** Wenn die Diagnose mit der Bildgebung nicht eindeutig gestellt werden kann, wird eine Gewebeprobe entnommen und anschließend feingeweblich auf Krebszellen hin untersucht. Die Biopsie erfolgt entweder mittels Feinnadelpunktion durch die Bauchdecke oder während einer Bauchhöhlenspiegelung (Laparoskopie).

- Die Feinnadelpunktion erfolgt mit örtlicher Betäubung durch die Bauchdecke (in der Regel ultraschallgestützt).
- Eine Bauchhöhlenspiegelung (Laparoskopie) erfolgt in Narkose, dabei wird ein optisches Gerät (Endoskop/Laparoskop) durch einen kleinen Schnitt in der Bauchhöhle eingeführt.

▶ **Laboruntersuchungen:** Außerdem werden Blutbild, Leber-, Galle- und Nierenwerte, Bluteiweiße, Blutgerinnung sowie Tumormarker untersucht.

THERAPIEMÖGLICHKEITEN NACH ERSTDIAGNOSE

Bei der Therapieentscheidung werden bei Leberkrebs mehrere Kriterien berücksichtigt. Diese sind:

- ▶ Ausdehnung des Tumors (Anzahl und Größe der Krebsherde in der Leber oder Befall der Pfortader, dem größten in die Leber hineinführenden Blutgefäß),
- ▶ Zustand der Leberfunktion (Grad der Funktionsstörung, beispielsweise Gelbsucht oder Blutgerinnungsstörung),
- ▶ Begleiterkrankungen und Allgemeinzustand des Patienten (der sogenannte »Performance Status«, der von »uneingeschränkte Aktivität« über drei weitere Zwischenstufen bis hin zu »Bettlägerigkeit« eingeteilt wird).

LOKAL BEGRENZTER TUMOR

▶ **Operation:** In frühen, nicht metastasierten Stadien erfolgt eine Operation (Leberteilentfernung). Damit ist prinzipiell eine Heilung möglich. Voraussetzung ist, dass die Leberfunktion gut genug ist, um die Funktion des entfernten Teiles auszugleichen. Das wird vorab geprüft.

▶ **Lebertransplantation:** Bei mehr als einem (maximal drei) und nicht zu großen Krebsherden kommen manche Patienten für eine Lebertransplantation infrage. Dazu muss die Transplantationsfähigkeit gegeben sein, es dürfen also keine Begleiterkrankungen dagegen sprechen. Aufgrund des Mangels an Spenderorganen müssen Krebspatienten häufig mehrere Monate, oft auch über ein Jahr auf eine passende Spenderleber warten.

▶ **Örtliche Tumorverödung (Hochfrequenzablation):** Liegen nicht zu große oder zu viele Tumorherde vor oder ist der Patient aufgrund von Begleiterkrankungen nicht operations- oder transplantationsfähig, so können die Tumorherde örtlich zerstört (abladiert = abgetragen) werden. Prinzipiell ist hiermit ebenfalls eine Heilung möglich. Dieses Vorgehen kann auch als Überbrückung bis zur Lebertransplantation eingesetzt werden. Bei der »perkutanen Radiofrequenz-Ablation« (auch »Hochfrequenzablation«) wird unter Computertomografie oder Ultraschallkontrolle eine dünne Nadel durch die Haut (perkutan) in einen Tumorherd geführt und dann mit hochfrequentem Strom eine Hitzezerstörung der Krebszellen herbeigeführt. Das abgetötete Tumorgewebe vernarbt später, das gesunde Lebergewebe bleibt funktionsfähig. Der Eingriff erfolgt unter örtlicher Betäubung. Meist reicht eine einzige Hochfrequenzablation nicht aus, Wiederholungen sind aber in der Regel ohne Probleme möglich.

LOKAL FORTGESCHRITTENER TUMOR

▶ **Spezielle örtliche Chemotherapie (lokale Chemoembolisation):** Diese Behandlung kann bei mehr als drei oder sehr großen Krebsherden in der Leber erfolgen. Voraussetzung ist, dass weder die Pfortader (das größte in die Leber führende Blutgefäß) befallen ist, noch außerhalb der Leber Lymphknoten befallen sind oder Metastasen vorhanden sind. Dann kann oftmals eine sogenannte Chemoembolisation erfolgen. Dabei wird ein dünner Katheter von der Leiste aus bis in die Blutgefäße der Leber hochgeschoben und ein Chemotherapiemedikament in die Tumorherde gespritzt. Danach werden die Blutgefäße rundherum mit speziellen Kunststoff-Teilchen verstopft (embolisiert). Das Chemotherapiemedikament wirkt nun länger vor Ort, da es nicht vom Blut weggespült wird. Außerdem werden die Krebsherde nicht mehr mit Blut versorgt, so wird das Wachstum des Tumors gehemmt.

▶ **Lokale Bestrahlungstherapie (SIRT):** Das SIRT-Verfahren ist eine lokale Therapie, bei der über einen Leistenkatether radioaktiv beladene Kügelchen (mit Yttrium-90-markierten Mikropartikeln) verabreicht werden. Dort geben sie ihre Strahlung in der Nähe des Tumors ab und schädigen ihn.

▶ **Operation:** In sehr seltenen Fällen kann auch eine Operation durchgeführt werden (siehe »Lokal begrenzter Tumor«).

WEIT FORTGESCHRITTENER ODER METASTASIERTER TUMOR

▶ **Zielgerichtete Therapie:** Wenn viele Krebsherde in der Leber vorliegen, bei Befall der Pfortader (dem größten in die Leber hineinführenden Blutgefäß) sowie bei Lymphknotenbefall oder Metastasen außerhalb der Leber, ist keine Heilung möglich. Die Patienten erhalten in der Regel heute eine zielgerichtete Therapie mit einem sogenannten Tyrosinkinase-Hemmer. Selbst in diesen Stadien der Erkrankung können dadurch Beschwerden gelindert und das Überleben verlängert werden.

▶ **Palliative Therapiemaßnahmen:** In diesem Stadium kommt es häufig zu Beschwerden, die der Tumor oder die Metastasen verursachen. Mit bestmöglicher unterstützender Therapie (**»Best Supportive Care«**) werden Folgen und Komplikationen der Tumorerkrankung behandelt. Palliative Therapiemaßnahmen können dazu beitragen, die Lebensqualität zu verbessern. Jede palliative Therapie wird dabei mit Rücksicht auf den Allgemeinzustand des Patienten gewählt.

- Häufig kommt es bei Patienten mit Leberkrebs zu Flüssigkeitsansammlungen in der Bauchhöhle (Aszites). Die Flüssigkeit kann zur Gewichtszunahme, Bauchschwellung, Völlegefühl, Verdauungsproblemen, Übelkeit und Erbrechen und mitunter auch zum Lymphstau (Ödemen) an den Beinen mit Schwellungen führen. In der Regel wird zur Linderung der Beschwerden eine **Punktion der Bauchhöhle** durchgeführt und darüber die Flüssigkeit – oft sind es mehrere Liter – entnommen. Dieses Verfahren bringt eine große Entlastung für die Patienten.
- Eine **Ernährungstherapie** kann helfen, mit der Appetitlosigkeit besser zurechtzukommen und so einen Gewichtsverlust aufzuhalten. Auch eine sogenannte parenterale Ernährungstherapie kann von Vorteil sein. Dabei wird die Passage des Verdauungstrakts umgangen, der Patienten erhält intravenös eine Speziallösung mit Nährstoffen.

HILFE DURCH PATIENTEN-LEITLINIE

Eine von Experten speziell für Patienten verfasste Leitlinie ist auf den Internetseiten der Deutschen Krebshilfe und der Deutschen Krebsgesellschaft zu finden.

www.krebshilfe.de

www.krebsgesellschaft.de

- Ein weiterer wichtiger Baustein ist die moderne, individuell angepasste **Schmerztherapie.** Sie sorgt dafür, dass Tumorpatienten heute möglichst wenig Schmerzen erleiden müssen.

NACHSORGE

- **Nach einer auf Heilung ausgerichteten (kurativen) Therapie:** Es werden im 1. und 2. Jahr Kontrolluntersuchungen alle 3 Monate empfohlen, um einen Rückfall frühzeitig zu erkennen. Ab dem 3. Jahr erfolgen Kontrollen in halbjährlichen Abständen. Dabei wird immer die aktuelle Krankengeschichte (Anamnese) erfasst, eine körperliche Untersuchung durchgeführt, Blutwerte (auch Tumormarker) werden bestimmt und die Leberstruktur wird mit einer Bildgebung (Ultraschall/Sonografie, Computertomografie) kontrolliert.
- **Unter palliativer Therapie:** Es wird alle 2 Monate die Leberfunktion überprüft (Blutwerte), die Tumorgröße gemessen und ggf. werden weitere palliative, symptomorientierte Behandlungen eingeleitet.

THERAPIEMÖGLICHKEITEN NACH RÜCKFALL

Bei einem Rückfall nach einer auf Heilung ausgerichteten Therapie wird in jedem Fall individuell geprüft, welche der bei der Erstdiagnose beschriebenen Behandlungsmethoden eingesetzt werden können.

LOKAL BEGRENZTER RÜCKFALL

- **Operation:** Bei einem lokal begrenzten Rückfall wird nach Möglichkeit eine Operation durchgeführt.
- **Lokale Chemoembolisation, lokale Strahlentherapie oder zielgerichtete Therapie:** Ist der Tumor nicht operabel, kann eine lokale Chemoembolisation (siehe oben) oder eine lokale Strahlentherapie (SIRT, siehe oben) durchgeführt werden. Alternativ kann auch eine zielgerichtete Therapie mit einem sogenannten Proteinkinase-Hemmer zum Einsatz kommen.

RÜCKFALL IN FORM VON FERNMETASTASEN

- **Operation:** Bei einem Rückfall in Form von Fernmetastasen kann bei einer einzelnen (solitären) Metastase ggf. eine Operation erfolgen.
- **Zielgerichtete Therapie:** Bei vielen Metastasen wird ebenfalls eine zielgerichtete Therapie verabreicht und/oder es werden palliative Therapiemaßnahmen mit bestmöglicher unterstützender Therapie (siehe links) eingeleitet.

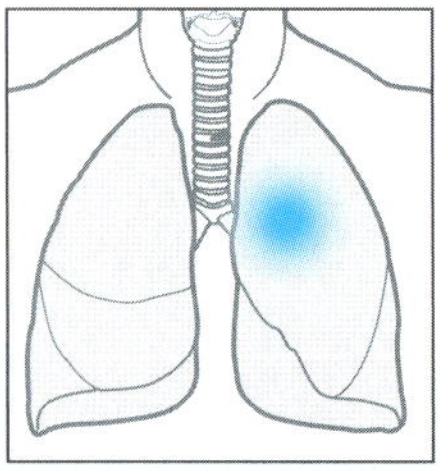

LUNGENKREBS, NICHT-KLEINZELLIG

Pro Jahr erkranken etwa 50.000 Menschen an Lungenkrebs. Man unterscheidet zwischen klein- und nicht-kleinzelligen Lungentumoren.

Diagnosemöglichkeiten

ALLGEMEINE UNTERSUCHUNGEN

- Erfassung der Krankengeschichte (Anamnese)
- Körperlicher Untersuchungsbefund, insbesondere durch Abhören der Lunge

WEITERE UNTERSUCHUNGEN

- Laboruntersuchung des Blutes
- Spiegelung der Atemwege mit Entnahme einer Gewebeprobe (Biopsie)
- Punktion zur Gewinnung einer Gewebeprobe
- Operation zur Gewinnung einer Tumorprobe
- Spiegelung des Zwischenraums zwischen beiden Lungenflügeln
- Lungenfunktionstest

BILDGEBENDE VERFAHREN

- Röntgenuntersuchung
- Computertomografie (CT)
- Magnetresonanztomografie (MRT)
- Positronen-Emissions-Tomografie/Computertomografie (PET/CT)

Therapiemöglichkeiten nach Erstdiagnose

LOKAL BEGRENZTER TUMOR

- Operation

LOKAL BEGRENZTER TUMOR MIT ERHÖHTEM RISIKO

- Operation **plus** Chemotherapie

LOKAL FORTGESCHRITTENER TUMOR

- Vorgeschaltete Chemo- oder Strahlen-Chemotherapie, dann Operation
- Kombinierte Strahlen-Chemotherapie

METASTASIERTER TUMOR

- Chemotherapie
- Zielgerichtete Therapie
- Entfernung einzelner Metastasen **plus** Operation des Lungentumors **plus** Chemotherapie
- Palliative Therapiemaßnahmen:
  Bestmögliche unterstützende Therapie (»Best Supportive Care«)
  Punktion eines Pleuraergusses (Flüssigkeitsansammlung im Spalt zwischen Lungen- und Rippenfell)
  Platzhalter (Stents) bei Verengung der Bronchien
  Behandlung bei Knochenmetastasen (Schmerzmedikamente, Bisphosphonate)
  Behandlung bei Hirnmetastasen (Kortikosteroide)
  Schmerztherapie, Ernährungstherapie

(Lungenkarzinom)

Nachsorge

- Unterstützung bei der Raucherentwöhnung
- Kontrollen:
  Erfassung der Krankengeschichte (Anamnese)
  Körperliche Untersuchung
  Bildgebende Untersuchungen

Therapiemöglichkeiten nach Rückfall

RÜCKFALL VON LOKAL BEGRENZTEN TUMOREN (OHNE METASTASEN)

- Operation oder Strahlentherapie oder kombinierte Strahlen-Chemotherapie

RÜCKFALL VON LOKAL FORTGESCHRITTENEN TUMOREN ODER IN FORM VON METASTASEN

- Strahlentherapie oder Chemotherapie
- Palliative Therapiemaßnahmen:
  Bestmögliche unterstützende Therapie (»Best Supportive Care«)

LUNGENKREBS, NICHT-KLEINZELLIG (Lungenkarzinom)

Lungenkrebs ist die Ursache für mehr als ein Viertel aller Krebstodfälle. Bei etwa 80 % der Erkrankungen handelt es sich um einen sogenannten nicht-kleinzelligen Lungenkrebs. Er geht mit einer besseren Prognose einher als der kleinzellige.

DIAGNOSEMÖGLICHKEITEN

ALLGEMEINE UNTERSUCHUNGEN

▶ **Erfassung der Krankengeschichte (Anamnese):** Der Arzt erfasst, ob der Patient Raucher ist und fragt nach anderen Risikofaktoren (erbliche Vorbelastung oder berufsbedingte Risiken wie Arbeit mit krebserregenden Stoffen, z.B. Asbest oder krebserregender Strahlung).

▶ **Abhören der Lunge:** Der Arzt hört mit einem Stethoskop die Lunge ab. Bei auffälligem Befund schließt er weitere Untersuchungen an, um eine Krebserkrankung auszuschließen.

WEITERE UNTERSUCHUNGEN

▶ **Laboruntersuchung des Blutes:** Immer wird ein großes Blutbild erhoben. Außerdem werden die Leber- oder Nierenwerte bestimmt.

▶ **Spiegelung der Atemwege (Bronchoskopie) mit Biopsie:** Bei dieser Untersuchung wird ein dünner Schlauch mit optischem Gerät, oft kombiniert mit einem kleinen Ultraschallgerät (endobronchialer Ultraschall/EBUS), bis in die Bronchien geschoben und so das Innere der Atemwege untersucht. Wenn möglich, werden dabei Gewebeproben vom Tumor und/oder angrenzenden Lymphknoten entnommen und feingeweblich untersucht.

▶ **Punktion zur Gewinnung einer Tumorprobe:** Liegt ein Tumor im äußeren Bereich (Peripherie) der Lunge, kann eine Lungenpunktion erfolgen. Dabei wird von außen mit einer feinen Nadel in den Lungentumor gestochen und Gewebe entnommen. Um den Tumor zu treffen, wird diese Untersuchung unter Computertomografiekontrolle (manchmal auch Ultraschallkontrolle, also Sonografie) durchgeführt.

▶ **Operation zur Gewinnung einer Tumorprobe (Thorakotomie):** Konnte mit den aufgeführten Methoden keine Gewebeprobe aus dem Tumor gewonnen werden, wird in seltenen Fällen der Brustkorb chirurgisch geöffnet, um eine Probe zu entnehmen.

▶ **Spiegelung des Zwischenraums zwischen beiden Lungenflügeln (Mediastinoskopie):** Dabei wird der Zwischenraum zwischen den beiden Lungenflügeln (Mittelfellraum/Mediastinum) mit einem optischen Gerät untersucht und gleichzeitig werden Lymphknoten entnommen, die feingeweblich auf Tumorzellen hin untersucht werden. Es handelt sich um einen chirurgischen Eingriff, der unter Vollnarkose durchgeführt wird.

▶ **Lungenfunktionstest:** Wird bei einem Lungentumor zu einer Operation geraten, so wird vorher geprüft, ob die Lungenfunktion auch noch nach der Entfernung von Lungenteilen ausreicht.

BILDGEBENDE VERFAHREN

▶ **Röntgenuntersuchung:** Die Röntgenuntersuchung der Lunge wird häufig bei Symptomen durchgeführt, sie kann jedoch aufgrund ihrer geringen Empfindlichkeit keinen Lungentumor sicher ausschließen und muss durch die CT ergänzt werden.

▶ **Computertomografie (CT):** Mit der CT des Brustkorbs und des oberen Bauchraums können die Größe und Lage des Tumors in der Lunge bestimmt werden, zusätzlich können Metastasen (beispielsweise in der Leber) nachgewiesen werden.

▶ **Magnetresonanztomografie (MRT):** Diese Untersuchung wird durchgeführt, um Hirnmetastasen auszuschließen sowie zur Diagnostik von Skelett- und Weichteilmetastasen.

▶ **Positronen-Emissions-Tomografie/Computertomografie (PET/CT):** Die PET/CT (nuklearmedizinische Untersuchung) wird in vielen Fällen zur Diagnostik von Lymphknotenbefall im Bauchfell und Fernmetastasen eingesetzt.

THERAPIEMÖGLICHKEITEN NACH ERSTDIAGNOSE

LOKAL BEGRENZTER TUMOR

▶ **Operation:** Ist der Lungentumor örtlich begrenzt, stellt die Operation die Therapie der Wahl dar. Vielen dieser Patienten kann sie zur Heilung verhelfen, ohne dass weitere Therapieschritte erforderlich werden. Bei der OP werden Tumor und umliegendes Lungengewebe (in der Regel ein kompletter Lungenlappen = Lobektomie) sowie die dazugehörigen Lymphknoten entfernt. Die OP kann auch als endoskopischer Eingriff (VATS = »video-assisted thoracic surgery«) durchgeführt werden. Bei eingeschränkter Operabilität bietet auch die sogenannte Radiochirurgie (stereotaktische Bestrahlung) gute Heilungschancen.

LOKAL BEGRENZTER TUMOR MIT ERHÖHTEM RISIKO

▶ **Operation plus Chemotherapie:** Bei örtlich begrenzten Tumoren, die aber schon größer als 4 cm sind, sowie beim Befall örtlicher Lymphknoten wird nach der Operation eine Chemotherapie nachgeschaltet (adjuvante Chemotherapie). Es handelt sich in der Regel um eine Kombinations-Chemotherapie mit zwei Substanzen. Ziel ist die Senkung des Rückfallrisikos nach der Operation. Bei eingeschränkter Operabilität kann auch in dieser Situation eine exakt gesteuerte, sogenannte stereotaktische Bestrahlung erfolgen.

LOKAL FORTGESCHRITTENER TUMOR

▶ **Vorgeschaltete Chemotherapie, dann Operation:** Hat sich der Tumor bereits im umliegenden Gewebe ausgebreitet oder sind mehrere örtliche Lymphknoten befallen, kann er oft nicht ohne Vorbehandlung operiert werden. Dann wird meist vorab eine Chemo- oder

Strahlen-Chemotherapie eingeleitet, um ihn zurückzudrängen. Wird in dieser Situation ohne Vortherapie operiert, muss die Chemo- und Strahlentherapie nach der Operation erfolgen.

▶ **Kombinierte Strahlen-Chemotherapie:** Standardtherapie bei einem lokal fortgeschrittenen Tumor, der nicht operiert werden kann, ist die gleichzeitige Verabreichung einer Chemotherapie und Strahlentherapie. Falls gleichzeitig nicht möglich, wird in der Regel zuerst die Chemotherapie und anschließend die Strahlentherapie durchgeführt. Auch hier ist für einen Teil der Patienten eine Heilung möglich.

METASTASIERTER TUMOR

Grundsätzlich muss unterschieden werden, ob es sich um wenige vereinzelte Metastasen handelt, die durch eine Operation oder eine Strahlentherapie entfernt werden können, oder ob der Tumor bereits viele Metastasen in unterschiedlichen Geweben und Organen gebildet hat. Ist Ersteres der Fall, kann in einigen Fällen noch eine auf Heilung ausgerichtete Therapiestrategie verfolgt werden (abhängig von der Ausbreitung des Tumors in der Lunge), ansonsten zielt die Behandlung darauf ab, das Fortschreiten der Erkrankung zu verlangsamen. Das Ziel der Therapie im metastasierten Stadium besteht somit in der Verlängerung der Lebenszeit bei Erhalt der bestmöglichen Lebensqualität, nur in Einzelfällen ist eine Heilung (= Kuration) möglich.

▶ **Chemotherapie:** Grundsätzlich stellt im metastasierten Stadium eine sogenannte Systemtherapie, die sich gegen alle Krebszellen im Körper richtet, das Standardtherapieverfahren dar. In der Regel wird eine Chemotherapie aus 2 Medikamenten in Form von 4 bis 6 Zyklen verabreicht. Bei einem Teil der Patienten kann die Chemotherapie durch eine zielgerichtete Therapie ergänzt werden, die gegen die Blutgefäßversorgung des Tumors wirkt.

▶ **Zielgerichtete Therapie:** Bei etwa 15 % der Patienten weisen die Krebszellen bestimmte genetische Veränderungen (EGFR-Mutationen, ALK-Translokationen) auf, die eine zielgerichtete Therapie mit »Tyrosinkinase-Inhibitoren« (TKI) als Alternative zur Chemotherapie ermöglichen. Diese Medikamente werden in Tablettenform verabreicht. Sie sind in dieser Situation oft wirksamer als die Chemotherapie und beeinträchtigen die Lebensqualität sehr viel weniger.

▶ **Entfernung einzelner Metastasen plus Operation des Lungentumors plus Chemotherapie:** Vereinzelte Metastasen in der Leber oder im Gehirn können operativ entfernt werden. Bei einer Operation von Hirnmetastasen erfolgt im Anschluss häufig eine Strahlentherapie. In einigen Fällen kann bei Hirnmetastasen statt einer Operation auch ein spezielles Verfahren der Strahlentherapie zum Einsatz kommen, die sogenannte Radiochirurgie. Dabei wird mit hoher Strahlendosis punktgenau auf die Metastase gezielt, wodurch sie »ausradiert« wird. Wurden die vereinzelten Metastasen erfolgreich entfernt, erfolgt im Anschluss die Operation des Lungentumors mit nachgeschalteter Chemotherapie.

▶ **Palliative Therapiemaßnahmen:** In palliativen Situationen zielt eine bestmögliche unterstützende Therapie (**»Best Supportive Care«**) auf die Linderung von Symptomen, die Tumor oder Metastasen verursachen, und auf die Verbesserung der Lebensqualität ab. In einem solchen fortgeschrittenen, metastasierten Stadium verursachen Tumor oder Metastasen häufig Beschwerden, die behandelt werden sollten:

- Ein **Pleuraerguss**, eine Flüssigkeitsansammlung im Pleuraspalt (Spalt zwischen Rippen- und Lungenfell) kann zu Luftnot führen, wird punktiert und abgesaugt. Teilweise muss eine Drainage gelegt werden zum Ablassen der Flüssigkeit, häufig auch mit Verklebung (Talkum).

- Auch bei **Verengung der Bronchien** (Bronchus- oder Trachealstenose) kann es zu Atemnot kommen. Dann können Platzhalter (Stents) aus Silikon oder Metall eingesetzt werden, um die Bronchien offen zu halten.
- Bei **Knochenmetastasen** werden neben Schmerzmedikamenten auch sogenannte Bisphosphonate oder eine zielgerichtete Therapie mit sogenannten Rankligand-Hemmern zur Stärkung der Knochen gegeben. Bei schmerzhaften Knochenmetastasen kann auch eine Strahlentherapie erwogen werden.
- **Hirnmetastasen** können zum Anschwellen des Gehirns und damit verbundenen Verwirrtheitszuständen führen. Sogenannte Kortikosteroide können die Wasseransammlung im Hirngewebe (= Hirnödem) vermindern. Therapie der Wahl ist die Hirnbestrahlung.
- Außerdem sorgt die moderne **Schmerztherapie** dafür, dass die Patienten möglichst wenig Schmerzen erleiden müssen. Eine **Ernährungstherapie** kann helfen, einem ungewollten Gewichtsverlust sowie einem Energie- und Mineralstoffmangel entgegenzuwirken.

NACHSORGE

▶ **Unterstützung bei der Raucherentwöhnung:** Patienten, die rauchen, sollten motiviert werden, das Rauchen aufzugeben – der Arzt kann bei der Entwöhnung unterstützen (siehe Seite 31).

▶ **Kontrollen:** In den ersten 2 Jahren nach erfolgreicher Therapie erfolgt die Nachsorge vierteljährlich, ab dem 3. Jahr halbjährlich und nach 5 Jahren jährlich. Die Nachsorge umfasst die Erfassung der Krankengeschichte inklusive möglicher neu aufgetretener Symptome, die körperliche Untersuchung sowie bildgebende Untersuchungen (Röntgen, ggf. CT).

THERAPIEMÖGLICHKEITEN NACH RÜCKFALL

RÜCKFALL VON LOKAL BEGRENZTEN TUMOREN (OHNE METASTASEN)

▶ **Operation oder Strahlentherapie/Chemotherapie:** Ist der neu aufgetretene Tumor operierbar, erfolgt zunächst eine Operation (falls der Allgemeinzustand und die Funktion der Lunge den Eingriff zulassen). Ist der Tumor nicht operabel, kann eine Bestrahlung – evtl. auch eine kombinierte Chemo-Strahlentherapie – oder eine Chemotherapie erfolgen.

RÜCKFALL VON FORTGESCHRITTENEN TUMOREN ODER METASTASEN

▶ **Strahlentherapie oder Chemotherapie:** Bei einem erneuten Wachstum eines bei Erstdiagnose lokal fortgeschrittenen Tumors wird eine Strahlentherapie (falls der Tumor weiterhin begrenzt ist) oder ansonsten eine Chemotherapie eingeleitet. Im Rahmen von klinischen Studien können, wenn die Krebszellen bestimmte Mutationen aufweisen, auch zielgerichtete Therapien zum Einsatz kommen.

▶ **Palliative Therapiemaßnahmen:** In dieser Situation zielt eine bestmögliche unterstützende Therapie (»**Best Supportive Care**«) auf die Verbesserung der Lebensqualität ab. Tumor oder Metastasen verursachen häufig Beschwerden, die entsprechend behandelt werden sollten (siehe oben).

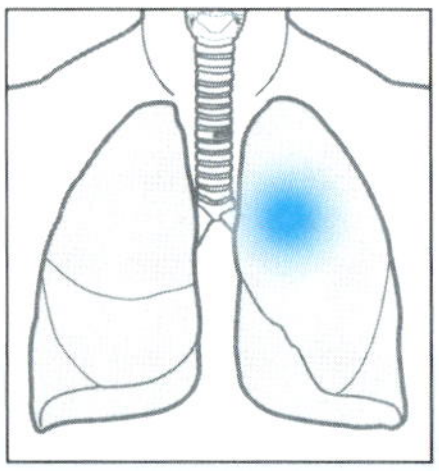

LUNGENKREBS, KLEINZELLIG

Jährlich erhalten etwa 50.000 Menschen die Diagnose Lungenkrebs, kleinzelliger Lungenkrebs macht davon 15 % aus.

Diagnosemöglichkeiten

ALLGEMEINE UNTERSUCHUNGEN

- Erfassung der Krankengeschichte (Anamnese)
- Körperlicher Untersuchungsbefund, insbesondere durch Abhören der Lunge

WEITERE UNTERSUCHUNGEN

- Laboruntersuchung des Blutes
- Spiegelung der Atemwege mit Entnahme einer Gewebeprobe (Biopsie)
- Punktion zur Gewinnung einer Gewebeprobe
- Operation zur Gewinnung einer Tumorprobe
- Spiegelung des Zwischenraums zwischen beiden Lungenflügeln
- Lungenfunktionstest

BILDGEBENDE VERFAHREN

- Röntgenuntersuchung
- Computertomografie (CT)
- Magnetresonanztomografie (MRT)
- Positronen-Emissions-Tomografie/Computertomografie (PET/CT)

Therapiemöglichkeiten nach Erstdiagnose

BEGRENZTE TUMORAUSDEHNUNG (»LIMITED DISEASE«)

- Chemotherapie **plus** Strahlentherapie
- Operation mit anschließender Chemotherapie **plus** Strahlentherapie

FORTGESCHRITTENE TUMORAUSDEHNUNG (»EXTENDED DISEASE«)

- Chemotherapie
- Palliative Therapiemaßnahmen:
  Bestmögliche unterstützende Therapie (»Best Supportive Care«)
  Punktion eines Pleuraergusses (Flüssigkeitsansammlung im Spalt zwischen Lungen- und Rippenfell)
  Platzhalter (Stents) bei Verengung der Bronchien
  Behandlung bei Knochenmetastasen (Schmerzmedikamente, Bisphosphonate)
  Behandlung bei Hirnmetastasen (Kortikosteroid-Hormone)
  Schmerztherapie, Ernährungstherapie

(Lungenkarzinom)

Nachsorge

- Unterstützung bei der Raucherentwöhnung
- Kontrollen:
  Erfassung der Krankengeschichte
  Körperliche Untersuchung
  Bildgebende Untersuchungen

Therapiemöglichkeiten nach Rückfall

RÜCKFALL AM GLEICHEN ORT UND/ODER FERNMETASTASEN

- Chemotherapie
- Palliative Therapiemaßnahmen:
  Bestmögliche unterstützende Therapie (»Best Supportive Care«)
  Punktion eines Pleuraergusses (Flüssigkeitsansammlung im Spalt zwischen Lungen- und Rippenfell)
  Platzhalter (Stents) bei Verengung der Bronchien
  Behandlung bei Knochenmetastasen (Schmerzmedikamente, Bisphosphonate)
  Behandlung bei Hirnmetastasen (Kortikosteroid-Hormone)
  Schmerztherapie
  Ernährungstherapie

LUNGENKREBS, KLEINZELLIG (Lungenkarzinom)

Bei etwa 15 % der Lungenkrebsfälle handelt es sich um einen sogenannten kleinzelligen Lungenkrebs. Dieser zeichnet sich häufig durch ein rasches Wachstum und eine frühe Metastasierung aus und geht daher mit einer schlechteren Prognose einher als der häufigere nicht-kleinzellige Lungenkrebs.

DIAGNOSEMÖGLICHKEITEN

ALLGEMEINE UNTERSUCHUNGEN

▶ **Erfassung der Krankengeschichte (Anamnese):** Der Arzt erfasst, ob der Patient Raucher ist und fragt nach anderen möglichen Risikofaktoren (erbliche Vorbelastung oder berufsbedingte Risiken wie Arbeit mit krebserregenden Stoffen, z.B. Asbest, oder krebserregender Strahlung).

▶ **Abhören der Lunge:** Der Arzt hört mit einem Stethoskop die Lunge ab. Bei auffälligem Befund schließt er weitergehende Untersuchungen an, um eine Krebserkrankung auszuschließen.

WEITERE UNTERSUCHUNGEN

▶ **Laboruntersuchung des Blutes:** Immer wird ein großes Blutbild erhoben. Außerdem werden die Leber- oder Nierenwerte bestimmt.

▶ **Spiegelung der Atemwege (Bronchoskopie) mit Biopsie:** Bei dieser Untersuchung wird ein dünner Schlauch mit optischem Gerät, oft kombiniert mit einem kleinen Ultraschallgerät (endobronchialer Ultraschall/EBUS), bis in die Bronchien vorgeschoben und so das Innere der Atemwege untersucht. Wenn möglich, werden dabei Gewebeproben vom Tumor und/oder angrenzenden Lymphknoten entnommen und feingeweblich (histologisch) untersucht.

▶ **Punktion zur Gewinnung einer Tumorprobe:** Liegt ein Tumor im äußeren Bereich (Peripherie) der Lunge, kann eine Lungenpunktion erfolgen. Dabei wird von außen mit einer feinen Nadel in den Lungentumor gestochen und Gewebe entnommen. Um den Tumor zu treffen, wird diese Untersuchung unter Computertomografiekontrolle (manchmal auch Ultraschallkontrolle, also Sonografie) durchgeführt.

▶ **Operation zur Gewinnung einer Tumorprobe (Thorakotomie):** Konnte mit den aufgeführten Methoden keine Gewebeprobe aus dem Tumor gewonnen werden, wird in seltenen Fällen der Brustkorb unter Vollnarkose chirurgisch geöffnet, um eine Probe zu entnehmen.

▶ **Spiegelung des Zwischenraums zwischen beiden Lungenflügeln (Mediastinoskopie):** Dabei wird der Zwischenraum zwischen den beiden Lungenflügeln (Mittelfellraum/Mediastinum) mit einem optischen Gerät untersucht und gleichzeitig werden Lymphknoten entnommen, die feingeweblich auf Tumorzellen hin untersucht werden. Es handelt sich um einen chirurgischen Eingriff, der unter Vollnarkose durchgeführt wird.

▶ **Lungenfunktionstest:** Wird bei einem Lungentumor zu einer Operation geraten, so wird vorher geprüft, ob die Lungenfunktion auch noch nach der Entfernung von Lungenteilen ausreicht.

BILDGEBENDE VERFAHREN

▶ **Röntgenuntersuchung:** Die Röntgenuntersuchung der Lunge wird häufig bei Symptomen durchgeführt, sie kann jedoch aufgrund ihrer geringen Empfindlichkeit keinen Lungentumor sicher ausschließen und muss durch die CT ergänzt werden.

▶ **Computertomografie (CT):** Mit der CT des Brustkorbs und des oberen Bauchraums kann die Größe und Lage des Tumors in der Lunge bestimmt werden, zusätzlich können Metastasen (beispielsweise in der Leber) nachgewiesen werden.

▶ **Magnetresonanztomografie (MRT):** Diese Untersuchung wird durchgeführt, um Hirnmetastasen auszuschließen sowie zur Diagnostik von Skelett- und Weichteilmetastasen.

▶ **Positronen-Emissions-Tomografie/Computertomografie (PET/CT):** Die PET, eine nuklearmedizinische Untersuchung, oft kombiniert mit einer Computertomografie (PET/CT) wird in vielen Fällen zur Diagnostik von Lymphknotenbefall im Bauchfell und Fernmetastasen eingesetzt.

THERAPIEMÖGLICHKEITEN NACH ERSTDIAGNOSE

BEGRENZTE TUMORAUSDEHNUNG (»LIMITED DISEASE«)

Bei Begrenzung des Tumors (und des Lymphknotenbefalls) auf eine Brustkorbhälfte ist die Therapie auf Heilung ausgerichtet.

▶ **Chemotherapie plus Strahlentherapie:** Da kleinzellige Lungentumoren zu einer schnellen Metastasierung neigen, erfolgt immer eine systemische Therapie, die sich gegen Krebszellen im ganzen Körper richtet. Zur Erstbehandlung des kleinzelligen Lungenkrebses wird eine Kombinations-Chemotherapie aus 2 Substanzen verabreicht. Gleichzeitig (oder kurz danach) wird das Tumorgebiet bestrahlt. Auch erfolgt nach dieser Therapie häufig eine Strahlentherapie des gesamten Gehirns, um Hirnmetastasen vorzubeugen (sogenannte prophylaktische Hirnbestrahlung).

▶ **Operation mit anschließender Chemotherapie plus Strahlentherapie:** Nur bei sehr kleinen Tumoren unter 3 cm und geringem oder keinem Lymphknotenbefall wird zunächst eine Operation durchgeführt, nach der immer auch eine Kombinations-Chemotherapie verabreicht wird. Ggf. wird das Tumorgebiet anschließend noch bestrahlt. Auch in diesen Fällen ist eine vorbeugende Hirnbestrahlung Standard.

FORTGESCHRITTENE TUMORAUSDEHNUNG (»EXTENDED DISEASE«)

Ist der Tumor und Lymphknotenbefall nicht auf eine Brustkorbhälfte begrenzt oder haben sich bereits Metastasen gebildet, ist die Behandlung nicht mehr auf Heilung ausgerichtet. Ziel ist dann, das Fortschreiten der Krebserkrankung zu verlangsamen und die Lebenszeit zu verlängern bei Erhalt der bestmöglichen Lebensqualität (palliativer Therapieansatz).

▶ **Chemotherapie:** Die Hauptbehandlung besteht in der systemischen Chemotherapie, also einer Chemotherapie, die sich gegen Krebszellen im ganzen Körper richtet. In der Regel wird eine Kombinations-Chemotherapie bestehend aus 2 Substanzen zur Verkleinerung des Tumors eingesetzt.

▶ **Palliative Therapiemaßnahmen:** Der Patient bekommt eine bestmögliche unterstützende Therapie (**»Best Supportive Care«**), um Krankheitssymptome zu lindern und die Lebensqualität zu erhalten oder zu verbessern. In einem solchen fortgeschrittenen, metastasierten Stadium verursachen Tumor oder Metastasen häufig Beschwerden, die entsprechend behandelt werden sollten:

- Ein **Pleuraerguss**, eine Flüssigkeitsansammlung im Pleuraspalt (Spalt zwischen Rippen- und Lungenfell) kann zu Luftnot führen, wird punktiert und abgesaugt. Teilweise muss eine Drainage gelegt werden zum Ablassen der Flüssigkeit, häufig auch mit Verklebung (Talkum).
- Auch bei **Verengung der Bronchien** (Bronchus- oder Trachealstenose) kann es zu Atemnot kommen. Dann können Platzhalter (Stents) aus Silikon oder Metall eingesetzt werden, um die Bronchien offen zu halten.
- Bei **Knochenmetastasen** werden neben Schmerzmedikamenten auch sogenannte Bisphosphonate oder eine zielgerichtete Therapie mit sogenannten Rankligand-Hemmern zur Stärkung der Knochen gegeben. Bei schmerzhaften Knochenmetastasen kann auch eine Strahlentherapie erwogen werden.
- **Hirnmetastasen** können zum Anschwellen des Gehirns und damit verbundenen Verwirrtheitszuständen führen. Sogenannte Kortikosteroide können die Wasseransammlung im Hirngewebe (= Hirnödem) vermindern. Therapie der Wahl ist die Hirnbestrahlung.
- Außerdem sorgt die moderne **Schmerztherapie** dafür, dass die Patienten möglichst wenig Schmerzen erleiden müssen. Eine **Ernährungstherapie** kann helfen, einem ungewollten Gewichtsverlust sowie einem Energie- und Mineralstoffmangel entgegenzuwirken.

NACHSORGE

▶ **Unterstützung bei der Raucherentwöhnung:** Patienten, die rauchen, sollten motiviert werden, das Rauchen aufzugeben – der Arzt kann bei der Entwöhnung unterstützen (siehe Seite 31).

▶ **Kontrollen:** In den ersten 2 Jahren nach erfolgreicher Therapie erfolgt die Nachsorge vierteljährlich, ab dem 3. Jahr halbjährlich und nach 5 Jahren jährlich. Die Nachsorge umfasst die Erfassung der Krankengeschichte inklusive möglicher neu aufgetretener Symptome, die körperliche Untersuchung sowie bildgebende Untersuchungen (Röntgen, ggf. CT).

THERAPIEMÖGLICHKEITEN NACH RÜCKFALL

RÜCKFALL AM GLEICHEN ORT UND/ODER FERNMETASTASEN

▶ **Chemotherapie:** Bei einem Rückfall nach vorangegangener Kombinations-Chemotherapie wird in der Regel eine Chemotherapie mit nur einer Substanz eingesetzt, bei sehr gutem Allgemeinzustand kann auch eine erneute Kombinationstherapie verabreicht werden. Die Auswahl der Substanzen richtet sich nach der Vortherapie und dem Allgemeinzustand des Patienten. Wenn möglich, sollten auch neue Therapeutika im Rahmen klinischer Studien angewandt werden (siehe Kapitel 12). Bei einer lokal begrenzten Tumorausbreitung ist auch die Strahlentherapie möglich. Therapieziel ist nicht die Heilung, sondern die Verlängerung der Lebenszeit bei Erhalt bestmöglicher Lebensqualität. Bei Bedarf kommen palliative Therapiemaßnahmen zum Einsatz (siehe oben unter »fortgeschrittene Tumorausdehnung«).

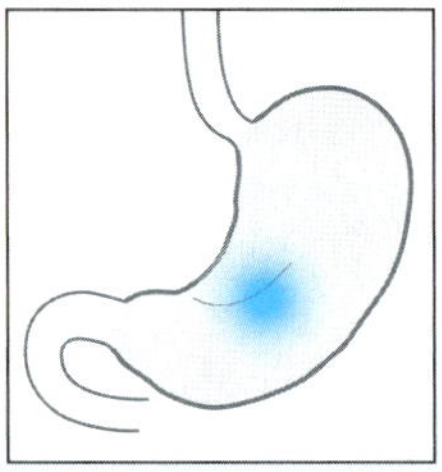

MAGENKREBS (Magenkarzinom)

Jährlich erkranken in Deutschland etwa 15.300 Männer und Frauen an Magenkrebs.

Diagnosemöglichkeiten

ALLGEMEINE UNTERSUCHUNGEN

Erfassung der Krankengeschichte (Anamnese), Tastuntersuchung

WEITERE UNTERSUCHUNGEN

- Kontrolle der Blutwerte
- Magenspiegelung
- Spiegelung der Bauchhöhle

BILDGEBENDE VERFAHREN

- Ultraschalluntersuchung (Sonografie)
- Computertomografie (CT)

Therapiemöglichkeiten nach Erstdiagnose

LOKAL BEGRENZTER TUMOR

- Magenspiegelung mit endoskopischer Tumorentfernung
- Operation

LOKAL FORTGESCHRITTENER TUMOR

- Operation (**plus** evtl. Chemo- und Strahlentherapie)
- (Strahlen-)Chemotherapie **plus** Operation **plus** Chemotherapie (perioperative Therapie)
- (Strahlen-)Chemotherapie

METASTASIERTER TUMOR

- Operation bei Komplikationen
- Chemo-, evtl. Strahlentherapie
- Zielgerichtete Therapie
- Palliative Therapiemaßnahmen:
  Punktion der Bauchhöhle
  Ernährungstherapie
  Schmerztherapie

Nachsorge

- Endoskopisch entfernte Tumoren in der Schleimhautschicht:
  Im 1. Jahr in dreimonatigen Abständen, im 2. halbjährlich, ab dem 3. Jahr jährlich eine Spiegelung

- Fortgeschrittene Tumoren:
  Im 1. Jahr in dreimonatigen Abständen, im 2. Jahr halbjährlich und ab dem 3. Jahr jährlich
  Körperliche Untersuchung
  Laboruntersuchung des Blutes
  Spiegelung
  Computertomografie

Therapiemöglichkeiten nach Rückfall

RÜCKFALL AM GLEICHEN ORT OHNE METASTASEN

- Operation
- Operation **plus** kombinierte Strahlen-Chemotherapie
- Chemotherapie oder Strahlen-Chemotherapie

RÜCKFALL IN FORM VON METASTASEN

- Behandlung wie bei metastasiertem Magenkrebs nach Erstdiagnose

MAGENKREBS (Magenkarzinom)

In den letzten Jahrzehnten geht die Erkrankungshäufigkeit in den westlichen Industrieländern zwar kontinuierlich zurück, dennoch erkranken jedes Jahr etwa 15.300 Männer und Frauen an Magenkrebs. Die Betroffenen sind meistens über 50 Jahre alt, das Risiko steigt mit zunehmendem Alter, der Gipfel liegt bei etwa 70 Jahren. Trotz verbesserter Therapiemöglichkeiten ist die Prognose der Betroffenen bei fortgeschrittenen Tumoren noch immer ungünstig.

DIAGNOSEMÖGLICHKEITEN

Magenkrebs wird selten im Frühstadium erkannt, da es erst spät zu Symptomen kommt. Typische Beschwerden sind dann Müdigkeit, Appetitlosigkeit, Übelkeit, Mundgeruch, Gewichtsverlust, Magenschmerzen oder -blutungen.

ALLGEMEINE UNTERSUCHUNGEN

Bei der allgemeinärztlichen Untersuchung wird die **Krankengeschichte** erfasst (Anamnese) und eine **Tastuntersuchung** des Bauches und der Lymphknoten durchgeführt.

WEITERE UNTERSUCHUNGEN

▶ **Kontrolle der Blutwerte:** Großes Blutbild, Leber- oder Nierenwerte.

▶ **Magenspiegelung:** Zur weiteren Abklärung wird in der Regel eine Magenspiegelung (Gastroskopie), oft gleichzeitig mit Ultraschalluntersuchung von innen (Endosonografie) und Entnahme einer Gewebeprobe (Biopsie) durchgeführt. Die Gewebeprobe wird anschließend feingeweblich (pathologisch) auf Krebszellen hin untersucht.

▶ **Spiegelung der Bauchhöhle:** In seltenen Fällen kann auch eine Spiegelung der Bauchhöhle durchgeführt werden, dafür wird ein optisches Gerät (Endoskop) durch einen kleinen Schnitt in der Bauchhöhle eingeführt.

HELICOBACTER-PYLORI-INFEKTION

Viele Magenkrebspatienten weisen eine Infektion mit dem Bakterium Helicobacter pylori auf und hatten bereits infolge der Infektion eine Entzündung der Magenschleimhaut (Gastritis). Wird die bakterielle Infektion erkannt, erfolgt in der Regel eine Behandlung mit einem Antibiotikum. Die Infektion mit Helicobacter-pylori-Bakterien ist weit verbreitet. Sie stellt einen Risikofaktor für Magenkrebs dar, führt aber nicht zwangsläufig zu dieser Erkrankung.

BILDGEBENDE VERFAHREN

▶ **Ultraschalluntersuchung:** Es erfolgt eine orientierende Ultraschalluntersuchung des gesamten Bauchraums.

▶ **Computertomografie (CT):** Bei bestehendem Tumorverdacht wird eine Computertomografie von Brustkorb und Bauch angefertigt (selten auch eine Magnetresonanztomografie – MRT).

THERAPIEMÖGLICHKEITEN NACH ERSTDIAGNOSE

Welche Therapie gewählt wird, hängt vom Tumorstadium ab, also von der Ausbreitung des Tumors und davon, ob sich bereits Metastasen gebildet haben. Oft ist die Teilnahme an Studien der deutschen Arbeitsgemeinschaft für internistische Onkologie AIO (www.aio-portal.de), der einzelnen Fachgesellschaften (www.dgvs.de, www.dgho.de oder www.degro.org) oder in großen, zertifizierten Zentren empfehlenswert.

LOKAL BEGRENZTER TUMOR

▶ **Magenspiegelung mit endoskopischer Tumorentfernung:** Wenn der Tumor nur in der Schleimhautschicht des Magens wächst (Frühkarzinom der Mukosa), kann er oft vollständig während der Magenspiegelung (Gastroskopie) entfernt werden (endoskopische Resektion). In einigen Fällen ist auch eine offene Operation notwendig. Im entfernten Gewebe wird kontrolliert, dass der Tumor an keiner Stelle bereits in die Magenwand (Muskelschicht) vorgedrungen ist. Wenn der Tumor im Gesunden entfernt werden konnte, spricht man von einer »R0-Resektion« (Entfernung ohne Rest, siehe Seite 142). Eine Anschlussbehandlung ist dann in der Regel nicht erforderlich.

LOKAL FORTGESCHRITTENER TUMOR

▶ **Operation (plus evtl. Chemo- oder Strahlentherapie):** Wenn der Tumor bereits tiefer in die Magenwand eindringt, ist eine Operation unumgänglich. Das genaue operative Vorgehen hängt von der Tumorlokalisation, dem Tumorstadium und der feingeweblichen Diagnose ab. Die vollständige Entfernung (Resektion) des Magens (im Gegensatz zu einer Magenteilresektion) wird als Gastrektomie bezeichnet. Mitunter müssen zusätzlich der untere Teil der Speiseröhre und ein Teil des Zwölffingerdarms mit entfernt werden. Wenn die mikroskopische Gewebeuntersuchung zeigt, dass Tumorreste verblieben sind, so empfiehlt sich meist eine Chemotherapie und situationsabhängig eine Bestrahlung.

▶ **(Strahlen-)Chemotherapie plus Operation plus Chemotherapie (perioperative Therapie):** Große Tumoren und Lymphknotenbefall haben ein hohes Rückfall- oder Metastasierungsrisiko. Hier ist die perioperative Therapie der etablierte Standard. Dabei wird vor der Operation eine Chemotherapie ggf. mit Bestrahlung durchgeführt und nach der Operation schließt sich dann evtl. eine weitere Chemotherapie an.

▶ **(Strahlen-)Chemotherapie:** Ist eine Operation nicht möglich, kann stattdessen eine Chemotherapie, evtl. auch Strahlen-Chemotherapie durchgeführt werden.

METASTASIERTER TUMOR

Bei metastasierten Tumoren ist die Therapie nicht mehr auf Heilung, sondern auf eine Verlangsamung des Fortschreitens der Erkrankung ausgerichtet (palliative Therapie). Jede palliative Therapie wird mit Rücksicht auf den Allgemeinzustand des Patienten gewählt, damit eine bestmögliche Lebensqualität erreicht werden kann. Bei metastasierten Tumoren führt eine palliative Chemotherapie zur Verbesserung der Überlebenszeit und einem längeren Erhalt der Lebensqualität. Dabei werden Kombinationen verschiedener Chemotherapiesubstanzen eingesetzt. Patienten in gutem Allgemeinzustand sollten eine Chemotherapie mit zwei oder drei Substanzen erhalten.

▶ **Operation bei Komplikationen:** Wichtig ist immer die Vorstellung in einer interdisziplinären Tumorkonferenz. In manchen Fällen wird eine Operation durchgeführt, um Symptome zu bessern und Komplikationen zu vermeiden (z.B. Blutungen stoppen, drohenden Magen-Darmverschluss durch eine Umgehungs-Operation beseitigen).

▶ **Chemo- oder evtl. Strahlentherapie:** Eine palliative Chemotherapie oder evtl. Strahlentherapie können bei Schmerzzuständen und Störung der Magen-Passage beim Durchgang des Speisebreis ebenfalls Linderung bringen.

▶ **Zielgerichtete Therapie:** Vor Einsatz einer palliativen Tumortherapie sollte überprüft werden, ob die Krebszellen über sogenannte HER-2-Rezeptoren verfügen, denn dann kann eine zielgerichtete Therapie gegen diese wachstumsfördernden HER-2 Eiweißmoleküle an der Oberfläche der Tumorzellen eingesetzt werden. Diese Therapie wird zusätzlich zur Chemotherapie verabreicht und kann den Krankheitsverlauf verlangsamen.

▶ **Palliative Therapiemaßnahmen:** In diesem fortgeschrittenen, metastasierten Stadium kommt es häufig zu Beschwerden, die der Tumor oder die Metastasen verursachen. Bei metastasierten Tumoren werden verschiedene Behandlungen notwendig, um direkte Folgen der Tumorerkrankung zu beheben. Palliative Therapiemaßnahmen, also eine bestmögliche unterstützende Behandlung (»**Best Supportive Care**«) können dazu beitragen, Beschwerden zu lindern.

- Häufig kommt es bei Patienten mit Magenkrebs zu Flüssigkeitsansammlungen in der Bauchhöhle (Aszites). Die Flüssigkeit kann zur Gewichtszunahme, Bauchschwellung, Völlegefühl, Verdauungsproblemen, Übelkeit und Erbrechen und mitunter auch zu Schwellungen an den Beinen mit der Bildung von Lymphstau (Ödemen) führen. In der Regel wird zur Linderung der Beschwerden eine **Punktion der Bauchhöhle** (Parazentese) durchgeführt und darüber die Flüssigkeit – oft sind es mehrere Liter – entnommen. Dieses Verfahren bringt eine große Entlastung für die Patienten. Bei mangelndem Ansprechen kann hier auch eine zielgerichtete Therapie eingesetzt werden, ein Antikörper, der die Neubildung von Bauchwasser reduziert.
- Viele Magenoperierte klagen über Appetitlosigkeit. Auch können sie die Nahrung schlechter verwerten als gesunde Menschen, sodass ein Gewichtsverlust bis hin zu Untergewicht eine häufige Folge ist. Hier ist oft die Unterstützung mit »getrocknetem Bauchspeicheldrüsensaft« sinnvoll. Eine regelmäßige Gabe von Vitamin B_{12} verhindert die Verschlechterung des Blutbilds. Eine **Ernährungstherapie** kann helfen, mit der Appetitlosigkeit besser zurechtzukommen und so einen Gewichtsverlust aufzuhalten. In den fortgeschrittenen Stadien kann auch eine sogenannte parenterale Ernährungstherapie von Vorteil sein. Dabei wird die Magen-Darm-Passage umgangen und dem Patienten werden Speziallösungen mit Nährstoffen intravenös verabreicht.
- Ein weiterer wichtiger Baustein ist die moderne **Schmerztherapie**. Zahlreiche Medikamente, die stufenweise angepasst werden können, sorgen für eine bestmögliche Linderung der Schmerzen.

NACHSORGE

▶ **Endoskopisch entfernte Tumoren in der Schleimhautschicht des Magens:** Bei diesem Frühkarzinom vom Mukosa-Typ wird im 1. Jahr in dreimonatigen Abständen, im 2. halbjährlich und ab dem 3. Jahr jährlich eine Magenspiegelung (Gastroskopie) durchgeführt.

▶ **Fortgeschrittene Tumoren:** Die gleichen Abständen werden empfohlen für Kontrolluntersuchungen nach einer Operation. Sie umfassen neben der Spiegelung (Endoskopie) die körperliche Untersuchung, die Laboruntersuchung des Blutes und eine Computertomografie. Wenn die Therapie nicht auf Heilung ausgerichtet (palliativ) ist, erfolgen individuell abgestimmte Kontrolluntersuchungen, insbesondere um Symptome zu lindern.

THERAPIEMÖGLICHKEITEN NACH RÜCKFALL

RÜCKFALL AM GLEICHEN ORT OHNE METASTASEN

▶ **Operation:** Wenn bei der Nachsorge ein erneuter Tumor diagnostiziert wurde, sollte geprüft werden, ob eine weitere Operation möglich ist. Ziel ist die erneute vollständige Tumorentfernung.

▶ **Operation plus kombinierte Strahlen-Chemotherapie:** Wenn eine vollständige Entfernung des neuen Tumors nicht möglich ist, so kann zur Behandlung ggf. eine kombinierte Strahlen-Chemotherapie oder Chemotherapie durchgeführt werden. Diese Therapie verfolgt nicht den Zweck der Heilung, sondern hat das Ziel, das Fortschreiten der Erkrankung zu verlangsamen. Hier ist die Teilnahme an Studien empfehlenswert (siehe Kapitel 12).

▶ **Chemotherapie oder Strahlen-Chemotherapie:** Alternativ kann auch eine Chemo- oder Strahlen-Chemotherapie eingesetzt werden.

RÜCKFALL IN FORM VON METASTASEN

▶ **Behandlung wie bei metastasiertem Magenkrebs nach Erstdiagnose:** Bei metastasierten Tumoren ist die Therapie nicht mehr auf Heilung, sondern auf eine Verlangsamung des Fortschreitens der Erkrankung ausgerichtet. Grundsätzlich entsprechen die Therapiemöglichkeiten bei einem Krankheitsrückfall mit Metastasen denen des metastasierten Magenkrebs nach Erstdiagnose (siehe »Therapiemöglichkeiten nach Erstdiagnose«, »Metastasierter Tumor«).

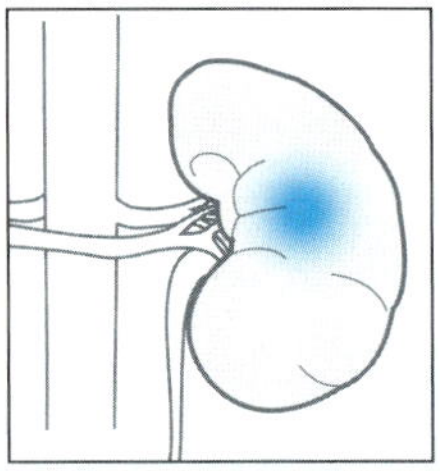

NIERENKREBS (Nierenzellkarzinom)

Jedes Jahr werden ungefähr 15.500 Neuerkrankungen von Nierenkrebs diagnostiziert.

Diagnosemöglichkeiten

ALLGEMEINE UNTERSUCHUNGEN

Erfassung der Krankengeschichte (Anamnese), Tastuntersuchung

WEITERE UNTERSUCHUNGEN

- Blut- und Urinuntersuchung
- Entnahme einer Gewebeprobe (Nierenbiopsie)

BILDGEBENDE VERFAHREN

- Ultraschalluntersuchung (Sonografie)
- Computertomografie (CT) oder Magnetresonanztomografie (MRT)
- Röntgenuntersuchung
- Angiografie zur Darstellung von Blutgefäßen
- Skelettszintigrafie zur Suche nach eventuellen Knochenmetastasen
- Isotopennephrogramm zur Darstellung der Funktion der einzelnen Nieren

Therapiemöglichkeiten nach Erstdiagnose

LOKAL BEGRENZTER TUMOR

- Operation

LOKAL FORTGESCHRITTENER, OPERIERBARER TUMOR

- Operation

LOKAL FORTGESCHRITTENER, NICHT OPERIERBARER TUMOR

- Zielgerichtete Therapien mit sogenannten:
  Angiogenesehemmern
  mTOR-Inhibitoren
  Tyrosinkinase-Inhibitoren

METASTASIERTER TUMOR

- Operation
- Zielgerichtete Therapien
- Chemotherapie **plus** Immuntherapie (in Ausnahmefällen)
- Palliative Therapiemaßnahmen:
  Ernährungstherapie
  Schmerztherapie

Nachsorge

- **Auf Heilung ausgerichtet:**
  Kontrollen mit bildgebenden Verfahren:
  Im 1. und 2. Jahr alle 3 Monate, im 3. und 4. Jahr alle 6 Monate, ab dem 5. Jahr jährlich
- **In Palliativsituationen:**
  Regelmäßige Überprüfung von Symptomen und Laborwerten, im Falle einer aktiven Therapie bildgebende Verfahren

Therapiemöglichkeiten nach Rückfall

- Operation
- Zielgerichtete Therapien
- Palliative Therapiemaßnahmen

NIERENKREBS (Nierenzellkarzinom)

Das mittlere Erkrankungsalter liegt bei 60 bis 70 Jahren. Etwa 85 % aller Tumoren der Nieren sind Nierenzellkarzinome. Die Prognose des Nierenzellkarzinoms ist relativ gut, da die meisten Tumoren in frühen Stadien entdeckt werden.

DIAGNOSEMÖGLICHKEITEN

Das Nierenzellkarzinom verursacht lange Zeit weder Symptome noch Beschwerden. Im Verlauf kann es zu blutigem Urin kommen, zur Gewichtabnahme, Müdigkeit, Fieber, Flankenschmerz oder einer tastbaren Schwellung. Diese Symptome können allerdings auch bei vielen anderen Erkrankungen auftreten.

ALLGEMEINE UNTERSUCHUNGEN

Es wird die **Krankengeschichte** (Anamnese) erfasst und es erfolgt eine **Tastuntersuchung** des Bauches bzw. des Nierenbereichs (Nierenlager).

WEITERE UNTERSUCHUNGEN

▶ **Blut- und Urinuntersuchung:** Zur weiteren Abklärung wird das **Blut** untersucht (Blutbild, Leber- und Nierenwerte, Mineralstoffe und andere Werte). Ein Tumormarker ist für das Nierenzellkarzinom leider nicht verfügbar. Die **Nierenfunktion** kann aus bestimmten Laborwerten im Blut berechnet werden. Der **Urin** wird außerdem auf Blutspuren (rote Blutkörperchen), Eiweißausscheidung und Entzündungszeichen (weiße Blutkörperchen, Bakterien) kontrolliert.

▶ **Entnahme einer Gewebeprobe (Nierenbiopsie):** Die Entnahme einer Gewebeprobe aus der Niere (Nierenbiopsie) kann in speziellen Situationen, etwa zur Artbestimmung des Tumors, erforderlich sein. Dabei wird unter örtlicher Betäubung mit einer dünnen Hohlnadel Gewebe entnommen. Die Gewebeprobe wird dann in einem Speziallabor feingeweblich mikroskopisch untersucht.

WICHTIGES ZUR NIERENFUNKTION

Die Abschätzung der Nierenfunktion ist entscheidend, denn so kann vorhergesagt werden, ob nach einer kompletten Nierenentfernung eine Blutwäsche (Dialyse) erforderlich sein wird. Normalerweise kann eine einzelne Niere die Funktion der zweiten mit übernehmen, jedoch nicht immer. Bei Patienten, die von Geburt her nur eine Niere haben, bei alten Patienten oder vorbestehenden Nierenerkrankungen kann die Krebs-Operation in Hinblick auf die Nierenfunktion problematisch sein. Eine möglicherweise drohende Dialysepflicht muss gegen die operativen Möglichkeiten (komplette oder teilweise Nierenentfernung) abgewogen werden.

BILDGEBENDE VERFAHREN

▶ **Ultraschalluntersuchung (Sonografie):** Die Ultraschalluntersuchung der Nieren wird in der Regel als Erstes durchgeführt, außerdem werden danach die anderen Bauchorgane dahingehend untersucht, ob sich bereits Hinweise auf Metastasen finden lassen.

▶ **Computertomografie (CT) oder Magnetresonanztomografie (MRT):** Zu den eingesetzten bildgebenden Verfahren zur Ausbreitungsdiagnostik und Metastasensuche gehört die CT, die ggf. mit jodhaltigem Kontrastmittel durchgeführt wird. Bei Patienten mit Allergie gegen jodhaltige Kontrastmittel erfolgt alternativ eine MRT. Auch bei einer eingeschränkten Nierenfunktion kommt die MRT zum Einsatz, da jodhaltige Kontrastmittel bei vorbestehendem Nierenschaden zu akutem Nierenversagen führen können.

SONDERFALL GENETISCHE DIAGNOSTIK

Treten in einer Familie gehäuft Nierenkrebsfälle auf, kann eine erbliche Erkrankung mit einer Genveränderung Ursache sein. In diesen Fällen sollten sich auch weitere Familienangehörige untersuchen lassen.

▶ **Röntgenuntersuchung:** Oftmals erfolgt eine Röntgenuntersuchung der Lunge, wobei Metastasen am besten mit einer CT nachgewiesen werden. Mit einem sogenannten Pyelogramm, einer Kontrastmittel-Röntgenuntersuchung, können das Nierenbecken und die Harnwege dargestellt werden. Dabei wird das Kontrastmittel in eine Armvene gespritzt und mit dem Blutstrom über die Nieren ausgeschieden. Diese Untersuchung wird nicht in allen Fällen vorgenommen.

▶ **Angiografie zur Darstellung von Blutgefäßen:** Auch die Angiografie ist eine Kontrastmittel-Röntgenuntersuchung. Mit ihr kann der Verlauf der Blutgefäße der Nieren dargestellt werden. Sie kann für die Planung der Operation bedeutsam sein, muss aber nicht in allen Fällen durchgeführt werden.

▶ **Skelettszintigrafie zur Suche nach eventuellen Knochenmetastasen:** Die Skelettszintigrafie erfolgt nur bei Verdacht auf Knochenmetastasen. Die intravenös gespritzte radioaktive Substanz reichert sich in den Knochenmetastasen an, was dann mit einem speziellen Messgerät auf einem Bild sichtbar gemacht wird.

▶ **Isotopennephrogramm zur Darstellung der Funktion der einzelnen Nieren:** Die Methode bietet eine Möglichkeit, die Funktion der beiden Nieren unabhängig voneinander zu testen. Sie wird in Ausnahmefällen angewendet. Dabei wird eine radioaktive Flüssigkeit in die Armvene gespritzt und mit einem Messgerät die Ausscheidung über die Nieren seitengetrennt aufgezeichnet.

THERAPIEMÖGLICHKEITEN NACH ERSTDIAGNOSE

LOKAL BEGRENZTER TUMOR

▶ **Operation:** Wenn der Tumor auf die Niere begrenzt ist, kann eine vollständige chirurgische Entfernung (Resektion) des Tumors erfolgen. Dabei kann die Niere vollständig oder teilweise entfernt werden (radikale oder partielle Nephrektomie). Beide Methoden können als offene Operation oder per Schlüssellochtechnik (Laparoskopie) erfolgen.

LOKAL FORTGESCHRITTENER, OPERIERBARER TUMOR

▶ **Operation:** Auch bei fortgeschrittenen Tumoren ist meist eine Operation (als radikale, also vollständige Nephrektomie) möglich. Bei Befall von Umgebungs-Lymphknoten oder Nachbarorganen (z.B. Nebennieren) werden diese mit entfernt.

LOKAL FORTGESCHRITTENER, NICHT OPERIERBARER TUMOR

▶ **Zielgerichtete Therapien:** Heute werden bei inoperablen Tumoren zielgerichtete Therapien eingesetzt. Drei verschiedene Medikamentengruppen stehen aktuell zur Verfügung. Ob und welche dieser Medikamente infrage kommen, hängt von der Krankheitssituation, Eigenschaften der Tumorzellen, den Vorbehandlungen und Begleiterkrankungen des Patienten ab:

- Ein sogenannter Angiogenesehemmer (VEGF-Antikörper) unterbindet die Blutversorgung der Tumoren, sodass sie »aushungern«.
- mTOR-Inhibitoren (derzeit 2 Substanzen verfügbar) hemmen gezielt das Tumorwachstum.
- Die Tyrosinkinase-Inhibitoren (TKI) hemmen ebenfalls gezielt das Tumorwachstum.

METASTASIERTER TUMOR

Bei metastasierten Tumoren ist die Therapie häufig nicht mehr auf Heilung, sondern auf eine Verlangsamung des Fortschreitens der Erkrankung ausgerichtet (palliative Therapie). Jede palliative Therapie wird mit Rücksicht auf den Allgemeinzustand des Patienten gewählt, damit eine bestmögliche Lebensqualität erreicht werden kann.

▶ **Operation:** Auch bei vorhandenen Lymphknoten- oder Fernmetastasen kann die Entfernung der befallenen Niere (radikale Nephrektomie) bei metastasierendem Nierenzellkarzinom möglich und sinnvoll sein, ist aber nicht das Standardverfahren. Bei großen Einzelmetastasen kann eine operative Entfernung eine deutliche Lebensverlängerung bringen.

▶ **Zielgerichtete Therapien:** Drei verschiedene Medikamentengruppen stehen aktuell zur Verfügung: Ein sogenannter Angiogenesehemmer (VEGF-Antikörper) unterbindet die Blutversorgung der Tumoren, sodass sie »aushungern«. mTOR-Inhibitoren (derzeit 2 Substanzen verfügbar) hemmen gezielt das Tumorwachstum. Die Tyrosinkinase-Inhibitoren (TKI) hemmen auf anderen Wegen gezielt das Tumorwachstum. Ob und welche dieser Medikamente infrage kommen, hängt von der Krankheitssituation, Eigenschaften der Tumorzellen, den Vorbehandlungen und Begleiterkrankungen des Patienten ab.

▶ **Chemotherapie plus Immuntherapie (in Ausnahmefällen):** Die bis vor zehn Jahren eingesetzte Kombination aus Chemo- und Immuntherapie (mit Interferon oder Interleukin) kommt heute nur in Einzelfällen zum Einsatz. Dies liegt auch daran, dass das Nierenzellkarzinom praktisch nicht auf Chemotherapeutika anspricht.

▶ **Palliative Therapiemaßnahmen:** Im fortgeschrittenen, metastasierten Stadium kommt es häufig zu Beschwerden, die der Tumor oder die Metastasen verursachen. Bei metastasierten Tumoren werden mit bestmöglicher unterstützender Therapie (»**Best Supportive**

Care«) direkte Folgen der Tumorerkrankung gelindert, um die Lebensqualität zu verbessern. Hirnmetastasen oder stabilitätsgefährdende Knochenmetastasen sollten operiert und/oder bestrahlt werden, um lokale Probleme zu vermeiden. Eine **Ernährungstherapie** kann helfen, mit der Appetitlosigkeit besser zurechtzukommen und so einen Gewichtsverlust aufzuhalten. Die moderne **Schmerztherapie** sorgt dafür, dass die Betroffenen keine Schmerzen erleiden müssen.

NACHSORGE

AUF HEILUNG AUSGERICHTET

Hier werden im 1. und 2. Jahr alle 3 Monate Kontrolluntersuchungen empfohlen, im 3. und 4. Jahr alle 6 Monate und ab dem 5. Jahr jährlich. Für die Verlaufskontrolle werden bildgebende Verfahren (Ultraschall, Röntgen und ggf. Computertomografie oder Magnetresonanztomografie) eingesetzt.

IN PALLIATIVSITUATIONEN

Bei weit fortgeschrittenem oder metastasiertem Nierenzellkarzinom sind regelmäßige Überprüfungen von Symptomen und Laborwerten notwendig. Die Häufigkeit richtet nach den klinischen Befunden. Im Falle einer aktiven Therapie (medikamentös, operativ oder strahlentherapeutisch) werden bildgebende Verfahren im Abstand von 3 bis 6 Monaten zur Überprüfung des Therapieansprechens vorgenommen.

THERAPIEMÖGLICHKEITEN NACH RÜCKFALL

Die genaue Vorgehensweise wird individuell nach dem Allgemeinzustand des Patienten entschieden.

▶ **Operation:** Operative Therapieverfahren spielen bei einem Rückfall (also Neuauftreten oder Zunahme von Metastasen) eher keine Rolle.

▶ **Zielgerichtete Therapien:** In der Zweitlinientherapie, die erfolgt, wenn nach Abschluss der ersten Behandlung der Tumor wieder wächst, werden die bereits angesprochenen Vertreter der zielgerichteten Therapien eingesetzt (Angiogenesehemmer, mTOR-Inhibitoren, TKI).

▶ **Palliative Therapiemaßnahmen:** Hier gilt grundsätzlich das Gleiche wie bei der Palliativtherapie bei Erstdiagnose eines metastasierten Tumors (siehe links).

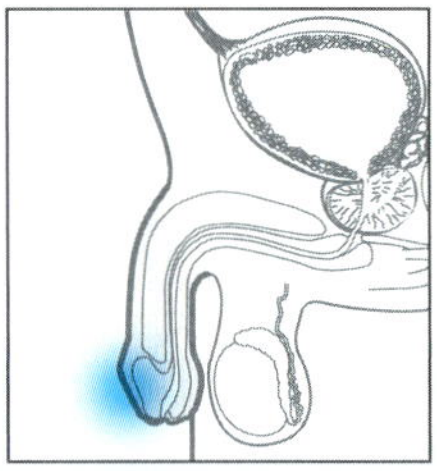

PENISKREBS (Peniskarzinom)

Jährlich erhalten in Deutschland etwa 600 Männer die Diagnose Peniskrebs.

Diagnosemöglichkeiten

ALLGEMEINE UNTERSUCHUNGEN

- Erfassung der Krankengeschichte (Anamnese)
- Tastuntersuchung

WEITERE UNTERSUCHUNGEN

- Entnahme einer Gewebeprobe (Biopsie)
- Blut- und Urinuntersuchung
- Entnahme von Lymphknoten zur feingeweblichen Untersuchung

BILDGEBENDE VERFAHREN

- Computertomografie (CT) oder Magnetresonanztomografie (MRT)
- Positronen-Emissions-Tomografie/CT (PET/CT)

Therapiemöglichkeiten nach Erstdiagnose

LOKAL BEGRENZTER TUMOR MIT GERINGEM GRAD AN BÖSARTIGKEIT

- Operation
- Lasertherapie
- Strahlentherapie von innen (Brachytherapie)

LOKAL BEGRENZTER TUMOR MIT HÖHEREM GRAD AN BÖSARTIGKEIT

- Operation **plus** Entnahme der Leistenlymphknoten
- Operation **plus** Entnahme der Beckenlymphknoten und nachgeschaltete (adjuvante) Therapie

LOKAL FORTGESCHRITTENER TUMOR (MIT BEFALL DER SCHWELLKÖRPER)

- Operation **plus** Entfernung der Leistenlymphknoten

WEIT FORTGESCHRITTENER TUMOR OHNE METASTASEN

- Operation
- Vorgeschaltete (neoadjuvante) Chemotherapie **plus** Operation

WEIT FORTGESCHRITTENER TUMOR MIT METASTASEN

- Vorgeschaltete (neoadjuvante) Chemotherapie **plus** Operation
- Palliative Therapiemaßnahmen:
  Bestmögliche unterstützende Therapie (»Best Supportive Care«)
  Strahlentherapie (bei Hirn- und Knochenmetastasen)
  Schmerztherapie

Nachsorge

- Häufigkeit der Kontrollen:
  Alle 3 bis 6 Monate
  Tastuntersuchung des Penis, wenn noch vorhanden
  Evtl. CT des Beckenraums
- Regelmäßige Selbstbeobachtung

Therapiemöglichkeiten nach Rückfall

- Therapieoptionen wie beim Erstauftreten
- Operation oder Lasertherapie (bei Rückfall nach penisschonenden Therapien)

PENISKREBS (Peniskarzinom)

Etwa 600 Männer erkranken pro Jahr in Deutschland an Peniskrebs. In den meisten Fällen handelt es sich dabei um Tumoren der Vorhaut und Eichel, in der Regel um sogenannte Plattenepithelkarzinome.

DIAGNOSEMÖGLICHKEITEN

ALLGEMEINE UNTERSUCHUNGEN

Peniskrebs wird in der Regel spät diagnostiziert, da er in den frühen Stadien kaum Symptome verursacht. Erste Symptome sind dauerhafte Rötungen der Eichel und/oder der Vorhaut oder Verhärtungen. Die Betroffenen gehen aber aus Scham meist erst zum Arzt, wenn sie massive Hautveränderungen mit Schmerzen feststellen.

▶ **Erfassung der Krankengeschichte:** Dann erfolgt zunächst die Erhebung der Krankengeschichte (Anamnese), gerade auch im Hinblick auf Dauer und Art der Beschwerden.

▶ **Tastuntersuchung:** Im Anschluss wird eine Tastuntersuchung der veränderten Stellen sowie der Lymphknoten in der Leistengegend durchgeführt.

WEITERE UNTERSUCHUNGEN

▶ **Entnahme einer Gewebeprobe (Biopsie):** Um festzustellen, ob es sich um Peniskrebs handelt, wird eine Gewebeprobe aus der verdächtigen Stelle entnommen und anschließend feingeweblich auf Tumorzellen hin untersucht.

▶ **Entnahme von Lymphknoten zur feingeweblichen Untersuchung:** Bei geschwollenen Lymphknoten oder größeren Tumoren werden zusätzlich einige der nächstgelegenen Lymphknoten entnommen und feingeweblich untersucht.

▶ **Labordiagnostik:** Zur weiteren Abklärung werden immer die Blutwerte erhoben, auch die Leber- und Nierenwerte sowie Tumormarker (Plattenepitheliales Antigen, SCC).

BILDGEBENDE VERFAHREN

▶ **Computertomografie (oder Magnetresonanztomografie):** Bei einem Krebsbefund erfolgt immer eine Computertomografie (CT) des Beckens und Unterleibs, alternativ eine Magnetresonanztomografie (MRT), um Metastasen auszuschließen. Metastasen bilden sich am häufigsten in den Leisten- und Beckenlymphknoten. Andere Organe wie Lunge oder Leber werden selten befallen.

▶ **Positronen-Emissions-Therapie/Computertomografie (PET/CT):** Eine Kombination aus Positronen-Emissions-Tmomografie (PET, siehe Seite 65) und Computertomografie (CT, siehe Seite 59) bringt nur selten mehr Informationen als die Computertomografie und wird nur in speziellen Fällen durchgeführt.

THERAPIEMÖGLICHKEITEN NACH ERSTDIAGNOSE

LOKAL BEGRENZTER TUMOR MIT GERINGEM GRAD AN BÖSARTIGKEIT

Ist der Tumor auf die Vorhaut, Penisschafthaut, die Eichel oder das unter der Haut liegende Bindegewebe begrenzt und ergibt die feingewebliche Untersuchung, dass die Tumorzellen nur einen geringen Grad an Bösartigkeit aufweisen, gibt es folgende bewährte Behandlungsalternativen:

▶ **Operation:** In der Regel erfolgt die Entfernung des Tumors mit einem Saum gesunden Gewebes (»im Gesunden«) bei Erhalt des Penis.

▶ **Lasertherapie:** Diese Therapie wird nur durchgeführt, wenn die feingewebliche Untersuchung der zuvor entnommenen Gewebeprobe den geringen Grad der Bösartigkeit des Tumors bestätigt hat (histologische Sicherung). Dann wird an Stelle des operativen Eingriffs der oberflächliche Tumor mit einem Laser »wegradiert«.

▶ **Strahlentherapie von innen (Brachytherapie):** Eine Strahlentherapie von innen ist zwar grundsätzlich auch möglich, wird aber wegen der Nebenwirkungen nur selten durchgeführt.

LOKAL BEGRENZTER TUMOR MIT HÖHEREM GRAD AN BÖSARTIGKEIT

Wenn der Tumor auf das unter der Haut liegende Bindegewebe begrenzt ist und noch nicht die Schwellkörper befallen hat, die Tumorzellen jedoch einen höheren Grad an Bösartigkeit aufweisen, stehen folgende Behandlungsmöglichkeiten zur Verfügung:

▶ **Operation plus Entnahme der Leistenlymphknoten:** Operative Entfernung des Tumors »im Gesunden« bei Erhalt des Penis, häufig auch (Teil-) Entfernung der Eichel (partielle oder totale Glansektomie). Anschließend werden die Leistenlymphknoten entnommen (inguinale Lymphektomie) und feingeweblich auf Tumorzellen hin untersucht. Alternativ kann die sogenannte dynamische Sentinel-Lymphknotenbiopsie durchgeführt werden (siehe Kasten). Sind die Leistenlymphknoten tumorbefallen (jedoch weniger als zwei Lymphknoten), kann entweder eine Chemotherapie oder Strahlentherapie als Folgetherapie (adjuvante Therapie) erwogen werden.

▶ **Operation plus Entnahme der Beckenlymphknoten und Folgetherapie:** Die Operation erfolgt zunächst am Penis und in der Leiste wie oben beschrieben. Sind mehr als zwei Leistenlymphknoten befallen, werden auch die Beckenlymphknoten entnommen (pelvine Lymphadenektomie) und untersucht. Sind die Beckenlymphknoten befallen, wird in Abhängigkeit von der

WAS IST EINE »DYNAMISCHE SENTINEL-LYMPHKNOTENBIOPSIE«?

Zur Diagnose von Lymphknotenmetastasen in der Leiste steht in spezialisierten Zentren die sogenannte dynamische Sentinel-Lymphknotenbiopsie-Technik zur Verfügung. Hierbei werden die Lymphbahnen vor dem Eingriff radioaktiv markiert und es werden nur die Lymphknoten per Schlüssellochmethode (minimalinvasiv) entfernt, die den radioaktiven Stoff aufgenommen haben. Die Treffsicherheit dieser Untersuchung ist in erfahrenen Händen gleich hoch wie bei der kompletten, aber oft mit mehr Komplikatonen verbundenen offenen Lymphknotenentfernung (modifizierte inguinale Lymphadenektomie).

Gesamtsituation und dem Allgemeinzustand des Patienten eine Folgetherapie (Strahlentherapie oder Chemotherapie) angeschlossen.

LOKAL FORTGESCHRITTENER TUMOR (MIT BEFALL DER SCHWELLKÖRPER)

Hat der Tumor bereits die Schwellkörper befallen und ist nicht nur auf das Bindegewebe und die Penishaut begrenzt, muss er operativ entfernt werden, auch um das Wasserlassen zu ermöglichen.

▶ **Operation plus Entfernung der Leistenlymphknoten:** Es erfolgt eine Teil- oder Totalentfernung des Penis (partielle oder totale Penektomie). Zusätzlich werden die Leistenlymphknoten entfernt und auf Tumorzellen hin untersucht. Die weiteren Therapieschritte richten sich, wie beim lokal begrenzten Tumor mit höherem Grad an Bösartigkeit beschrieben, nach der Zahl der befallenen Leistenlymphknoten.

WEIT FORTGESCHRITTENER TUMOR OHNE METASTASEN

Hat der Tumor bereits benachbarte Gewebe und Organe befallen, hängt es von Tumorausdehnung und Befall der Lymphknoten ab, ob eine auf Heilung ausgerichtete Operation erfolgen kann oder nicht.

▶ **Operation:** Wenn der Tumor operabel ist, muss, um Beschwerden zu lindern und das Wasserlassen zu ermöglichen, eine Entfernung oder Teilentfernung des Penis erfolgen. Häufig wird eine Chemotherapie vor der Operation gemacht, um den Tumor zu verkleinern. Die Therapie ist dann je nach Tumorausdehnung oft nicht mehr auf Heilung ausgerichtet, sondern darauf, das Fortschreiten der Erkrankung zu verlangsamen und eine bestmögliche Lebensqualität zu ermöglichen.

▶ **Vorgeschaltete Chemotherapie plus Operation:** Wenn die Lymphknoten bereits ausgeprägt befallen sind, wird – unabhängig von der Größe des Primärtumors am Penis – vor der Operation (neoadjuvant) immer eine Chemotherapie durchgeführt.

WEIT FORTGESCHRITTENER TUMOR MIT METASTASEN

▶ **Vorgeschaltete Chemotherapie plus Operation:** Hat der Tumor bereits Metastasen in anderen, ferner liegenden Organen (wie Leber, Lunge, Gehirn oder Knochen) gebildet, wird in Abhängigkeit vom Ort der Metastasen zunächst eine Chemotherapie und eine nachfolgende Operation durchgeführt. Auch wenn der Tumor nicht entfernt werden kann, muss in jedem Fall operiert werden, um dem Patienten das Wasserlassen weiterhin zu ermöglichen.

▶ **Palliative Therapiemaßnahmen:** Im fortgeschrittenen, metastasierten Stadium verursachen Tumor oder Metastasen häufig Beschwerden. Wichtig ist dann eine bestmögliche unterstützende Therapie (**»Best Supportive Care«**), um die Symptome zu lindern und die Lebensqualität zu erhalten. Bei Hirnmetastasen, die nicht operativ entfernt werden können, wird häufig eine **Strahlentherapie** durchgeführt, auch Knochenmetastasen können bestrahlt werden, um die Beschwerden zu lindern. Die moderne **Schmerztherapie** sorgt dafür, dass die Patienten möglichst wenig Schmerzen erleiden müssen.

NACHSORGE

▶ **Häufigkeit der Kontrollen:** Nachsorgeuntersuchungen werden je nach vorheriger Behandlung und Metastasen- oder Rückfallrisiko und je nachdem, wie es dem Patienten geht, alle 3 bis 6 Monate durchgeführt.

▶ **Selbstbeobachtung:** Die Patienten sollten zwischen den Nachsorgeuntersuchungen ihren Genitalbereich auch selbst beobachten und bei verdächtigen Veränderungen einen Arzt aufsuchen.

THERAPIEMÖGLICHKEITEN NACH RÜCKFALL

▶ **Therapieoptionen wie beim Erstauftreten:** Bei einem Rückfall stehen grundsätzlich die gleichen Therapieoptionen zur Verfügung wie beim Erstauftreten. Die Wahl der Behandlung richtet sich danach, in welchem Stadium der Rückfall bemerkt wird.

▶ **Operation oder Lasertherapie:** Das Risiko des Wiederauftretens eines lokal begrenzten Tumors ist nach Lasertherapie höher als nach Entfernung des Penis. Erfolgt ein Rückfall nach solchen penisschonenden Therapien, wird häufig erneut eine organerhaltende Operation oder Lasertherapie durchgeführt werden können. In manchen Fällen wird aber dann auch die operative Entfernung oder Teilentfernung des Penis notwendig.

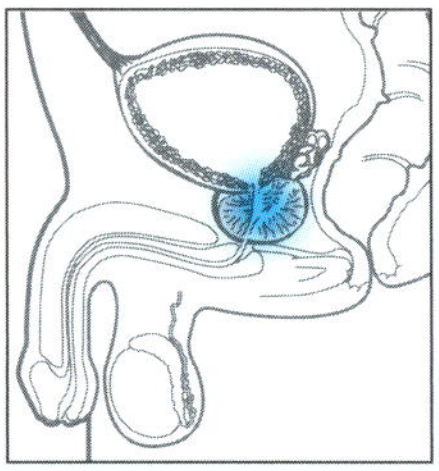

PROSTATAKREBS (Prostatakarzinom)

Jährlich erhalten in Deutschland etwa 71.000 Männer die Diagnose Prostatakrebs.

Diagnosemöglichkeiten

ALLGEMEINE UNTERSUCHUNGEN

Erfassung der Krankengeschichte (Anamnese) und rektale Tastuntersuchung

WEITERE UNTERSUCHUNGEN

- Test auf das Prostataspezifische Antigen (PSA)
- Entnahme einer Gewebeprobe (Biopsie)

BILDGEBENDE VERFAHREN

- Transrektaler Ultraschall (Sonografie)
- Weitere bildgebende Verfahren:
  Sonografie von Blase, Nieren und Bauchraum
  Knochenszintigrafie (siehe Seite 63)
  Röntgenuntersuchung der Lunge

Therapiemöglichkeiten nach Erstdiagnose

NIEDRIG-RISIKO-PROSTATAKREBS

- Aktive Überwachung (»Active Surveillance«)
- Operation/radikale Prostatektomie
- Strahlentherapie
- Strahlentherapie von innen (»Low-dose-Brachytherapie«)

MITTEL-RISIKO-PROSTATAKREBS

- Operation/radikale Prostatektomie
- Strahlentherapie **plus** Hormonentzugstherapie
- Hochdosis-Strahlentherapie von innen (Brachytherapie/»Afterloading«) **plus** zusätzliche Strahlentherapie

HOCH-RISIKO-PROSTATAKREBS

- Strahlentherapie in Kombination mit Hormonentzugstherapie
- Operation (**plus** Folgetherapie)

METASTASIERTER PROSTATAKREBS

- Hormonentzugstherapie
- Chemotherapie
- Palliative Therapiemaßnahmen:
  Bestmögliche unterstützende Therapie (»Best Supportive Care«)

▼

Langfristiges Beobachten (»Watchful Waiting«)
Es werden Symptome behandelt, nicht der Tumor als Ursache.

Nachsorge

- Häufigkeit der Kontrollen:
  1. und 2. Jahr alle 3 Monate,
  3. bis 5. Jahr alle 6 Monate,
  ab 5. Jahr 1-mal jährlich
- Untersuchungen:
  Test auf das Prostataspezifische Antigen (PSA)
  Bildgebende Verfahren

Therapiemöglichkeiten nach Rückfall

RÜCKFALL BEI BEREITS OPERIERTEN PATIENTEN (OHNE METASTASEN)

Strahlentherapie

RÜCKFALL BEI BEREITS BESTRAHLTEN PATIENTEN (OHNE METASTASEN)

Operation/radikale Prostatektomie
Hormonentzugstherapie

RÜCKFALL IN FORM VON METASTASEN

Therapiemöglichkeiten wie beim metastasierten Prostatakrebs nach Erstdiagnose

PROSTATAKREBS (Prostatakarzinom)

Jährlich erhalten in Deutschland etwa 71.000 Männer die Diagnose Prostatakrebs. Die Mehrzahl der Tumoren wird in den frühen Erkrankungsstadien entdeckt und ist gut behandelbar. Die Diagnose betrifft vor allem ältere Männer über 65 Jahre, vor dem 50. Lebensjahr tritt die Erkrankung nur selten auf.

DIAGNOSEMÖGLICHKEITEN

ALLGEMEINE UNTERSUCHUNGEN

Der Urologe erfragt die **Krankengeschichte** (Anamnese) und macht dann eine **rektale Tastuntersuchung**, bei der er die Oberfläche der Prostata über den Enddarm nach Veränderungen abtastet.

WEITERE UNTERSUCHUNGEN

▶ **PSA-Test:** Das prostataspezifische Antigen (PSA) ist ein Tumormarker, der im Blut gemessen wird. Liegt der Wert über dem Normwert, kann das auf eine Tumorerkrankung der Prostata hindeuten, aussagekräftiger als ein einzelner Wert ist jedoch die Entwicklung des PSA-Werts (ein gängiges Maß ist die PSA-Verdopplungszeit). Der PSA-Test wird zu Früherkennungszwecken bislang nicht von den gesetzlichen Krankenversicherungen bezahlt, sondern nur bei konkretem Tumorverdacht.

▶ **Entnahme einer Biopsie:** Bei Verdacht auf Prostatakrebs werden unter örtlicher Betäubung über den Enddarm kleinste Gewebeproben aus dem verdächtigen Areal entnommen (Stanzbiopsie). Anschließend werden die Gewebeproben von einem Facharzt, der auf die Beurteilung von Gewebeproben oder Zellausstrichen spezialisiert ist (Pathologe), untersucht.

BILDGEBENDE VERFAHREN

▶ **Transrektaler Ultraschall (alternativ MRT-gesteuerte Biopsie):** Die Entnahme der Biopsie erfolgt in der Regel ultraschallgesteuert. Bei der transrektalen Sonografie wird dafür ein spezielles Ultraschallgerät über den Enddarm eingeführt. Alternativ werden in seltenen Fällen Biopsien auch MRT-gesteuert durchgeführt. Das ist vor allem dann der Fall, wenn bei einer ultraschallgesteuerten Biopsie kein Tumor gefunden werden konnte, aber der PSA-Wert weiter steigt.

▶ **Weitere bildgebende Verfahren:** Diese kommen zum Einsatz, um die Tumorausdehnung zu bestimmen und Metastasen auszuschließen. Meist wird ein Ultraschall (Sonografie) von Blase, Nieren und dem Bauchraum durchgeführt. Bei Verdacht auf Knochenmetastasen wird eine Knochenszintigrafie durchgeführt. Ggf. kann eine Röntgenuntersuchung der Lunge nötig sein. Die »Multiparameter-Magnetresonanztomografie«, bei der eine Gewebeprobe direkt während der MRT entnommen wird, könnte zukünftig an Bedeutung gewinnen. Ihr Vorteil für die Diagnosestellung ist aber noch nicht gesichert.

THERAPIEMÖGLICHKEITEN NACH ERSTDIAGNOSE

NIEDRIG-RISIKO-PROSTATAKREBS

▶ **Aktive Überwachung (»Active Surveillance«):** Der Tumor wird engmaschig beobachtet und es wird so lange auf eine eingreifende Therapie verzichtet, bis der Tumor zu wachsen beginnt. Das Konzept der aktiven Überwachung zielt also darauf ab, die Betroffenen erst dann zu behandeln, wenn es wirklich nötig ist. Einigen Patienten kann dadurch sogar eine Behandlung erspart werden, ohne dass sie ein erhöhtes Risiko in Kauf nehmen müssten.

▶ **Operation/radikale Prostatektomie:** Dabei werden die gesamte Prostata und die angrenzenden Samenblasen operativ entfernt. Je nach Tumorausbreitung ist es möglich, den Eingriff nervenschonend durchzuführen, sodass der Betroffene nach der Operation die Potenz wiedererlangen kann. In allen Fällen werden aber die Samenleiter durchtrennt. Der Patient ist nach der Operation nicht mehr zeugungsfähig, er hat auch keinen Samenerguss mehr, die Orgasmusfähigkeit bleibt aber prinzipiell erhalten.

▶ **Strahlentherapie:** Das Prostatagewebe wird von außen durch die Haut bestrahlt (daher auch »perkutane Strahlentherapie«). In der Regel wird die Therapie ambulant über 7 bis 9 Wochen mit 5 Bestrahlungen pro Woche durchgeführt.

▶ **Strahlentherapie von innen (»Low-dose-Brachytherapie«):** Kleine, radioaktiv geladene Stifte (»Seeds«) werden in die Prostata eingebracht und geben ihre Strahlung in das umgebende Gewebe ab. Die Seeds verbleiben dauerhaft in der Prostata.

MITTEL-RISIKO-PROSTATAKREBS

▶ **Operation/radikale Prostatektomie:** Operative Entfernung der gesamten Prostata und der angrenzenden Samenblase (siehe oben).

▶ **Strahlentherapie plus Hormonentzugstherapie:** Nach der Strahlentherapie (siehe oben) erfolgt die medikamentöse Blockierung der körpereigenen Sexualhormone. Auf diese Weise möchte man das Fortschreiten der Tumorerkrankung aufhalten, denn die männlichen Hormone (Androgene) können das Wachstum von Prostatatumoren begünstigen.

▶ **Hochdosis-Brachytherapie / »Afterloading« plus Strahlentherapie:** Dabei werden über Hohlnadeln intensive Strahlenquellen (Iridium 192) nahe ans Tumorgewebe gebracht, wo sie einige Stunden verbleiben. Das Verfahren wird meist 2-mal hintereinander im Abstand von einer Woche durchgeführt, anschließend erfolgt eine herkömmliche Bestrahlung.

PREFERE-STUDIE: WELCHER THERAPIEWEG IST DER BESTE?

Die PREFERE-Studie soll mit größtmöglicher Zuverlässigkeit Daten zur Wirksamkeit und Sicherheit für alle vier oben genannten Behandlungen gewinnen, die derzeit beim Niedrig-Risiko-Prostatakrebs angewendet werden. Ziel ist, zuverlässig zu ermitteln, welches der zurzeit empfohlenen Behandlungskonzepte wirklich das beste ist. Bis 2017 werden noch Patienten in die Studie aufgenommen. Die Nachbeobachtungszeit für jeden Patienten beträgt mindestens 13 Jahre. Weitere Informationen erhalten Sie unter www.prefere.de.

HOCH-RISIKO-PROSTATAKREBS

▶ **Strahlentherapie in Kombination mit Hormonentzugstherapie:** Patienten mit Hoch-Risiko-Tumoren werden vor einer Strahlentherapie zunächst über 3 bis 6 Monate mit einer Hormonentzugstherapie behandelt. Dabei werden die männlichen Sexualhormone blockiert (siehe Seite 281). Durch diese vorgelagerte (neoadjuvante) Therapie wird die Prostata verkleinert und Tumorzellen werden vernichtet. Das bedeutet, dass die folgende Strahlentherapie effektiver ist. Danach wird eine ergänzende Hormonentzugstherapie für 2 bis 3 Jahre angeschlossen.

▶ **Operation plus Folgetherapie:** Noch bis vor wenigen Jahren wurden Patienten mit Hoch-Risiko-Prostatakrebs nicht operiert, neue Studien haben aber gezeigt, dass auch sie vom Eingriff profitieren können. Eine anschließende Folgetherapie (Strahlentherapie, bei Lymphknotenbefall auch eine Hormonentzugstherapie) können verbliebene Tumorzellen oft noch zerstören.

METASTASIERTER PROSTATAKREBS

Wenn der Tumor gestreut hat, gibt es in der Regel keine Aussicht auf Heilung, außer gelegentlich bei einzeln auftretenden Lymphknotenmetastasen (isoliert). Bei weitergehender Metastasierung besteht das Behandlungsziel in der Eindämmung des Tumorwachstums und in der Linderung eventueller Beschwerden. Jedes in den letzten Jahren neu zugelassene Medikament hat allerdings eine Verlängerung der Überlebenszeit von mehreren Monaten unter Beweis gestellt, sodass das Gesamtüberleben in dieser Situation deutlich verbessert werden konnte.

▶ **Hormonentzugstherapie:** Grundlage der Behandlung ist die Hormonentzugstherapie (siehe Seite 281). Nach einigen Jahren entwickeln die Patienten allerdings oft ein sogenanntes »kastrationsresistentes« Prostatakarzinom, der Tumor spricht also nicht mehr auf den Hormonentzug an. In diesem Stadium lässt sich die Hormonresistenz oft für einige Monate durch eine neue Gruppe sogenannter Antiandrogene durchbrechen. Wenn auch diese nicht mehr wirken, können seit kurzer Zeit weitere Substanzen zur Hormonblockade (tertiäre Hormonblockade) zum Einsatz kommen.

▶ **Chemotherapie:** Vor oder nach der tertiären Hormontherapie steht als nächste Behandlungsmöglichkeit die Chemotherapie zur Verfügung.

▶ **Palliative Therapiemaßnahmen:** In palliativen Situationen erhält der Patient eine bestmögliche unterstützende Therapie (**»Best Supportive Care«**), um Symptome zu lindern, die Tumor oder Metastasen verursachen, und die Lebensqualität zu erhalten oder zu verbessern. Zur Vermeidung von Knochenbrüchen und -schmerzen werden sogenannte **Bisphosphonate** eingesetzt. Bei Schmerzen oder Bruchgefahr kann effektiv mit einer **Strahlentherapie** behandelt werden. Bei einer Vielzahl von Metastasen kann eine **zielgerichtete Therapie** durchgeführt werden. Dabei werden mit einer speziellen Strahlung beladene Partikel direkt in die Knochen einbaut, die dann die Krebszellen zerstören können. Ein besonders wichtiger Baustein ist die moderne **Schmerztherapie**. Mit ihrer Hilfe können Schmerzen sehr viel gezielter behandelt werden.

Langfristiges Beobachten (»Watchful Waiting«)

Dabei wird zugunsten der Lebensqualität auf jeden Versuch einer Heilung verzichtet, lediglich durch den Tumor auftretende Beschwerden werden behandelt. Insbesondere sehr alte Männer oder solche mit ernsthaften Begleiterkrankungen sollten über diese Alternative nachdenken, denn bei ihnen mindert die Erkrankung häufig nicht die Lebenserwartung.

NACHSORGE

▶ **Häufigkeit der Kontrollen:** In den ersten 2 Jahren nach der Behandlung erfolgt die Kontrolle alle 3 Monate, dann alle 6 Monate, nach 5 Jahren dann nur noch 1-mal jährlich.

▶ **Untersuchungen:** Bei allen Patienten ohne Beschwerden wird ein PSA-Test durchgeführt. Ein PSA-Anstieg deutet auf ein Wiederauftreten des Tumors bzw. die Bildung von Metastasen in Lymphknoten oder in anderen Körperregionen (häufig in den Knochen) hin. Bei Patienten mit Beschwerden werden auch bildgebende Verfahren zur Kontrolle eingesetzt.

THERAPIEMÖGLICHKEITEN NACH RÜCKFALL

RÜCKFALL BEI BEREITS OPERIERTEN PATIENTEN (OHNE METASTASEN)

Man spricht bereits von einem Rückfall, wenn noch kein neuer Tumor erkennbar, aber der PSA-Wert in zwei aufeinander folgenden Messungen auf über 0,2 Nanogramm pro Milliliter (ng/ml) gestiegen ist. Die Betroffenen werden dann in der Regel mit einer **Strahlentherapie** (siehe »Niedrig-Risiko-Prostatakrebs«) behandelt. Diese Behandlung ist auf Heilung ausgerichtet (kurativ) und sollte möglichst früh begonnen werden, das PSA sollte nach Möglichkeit noch unter 0,5 ng/ml liegen.

RÜCKFALL BEI BEREITS BESTRAHLTEN PATIENTEN (OHNE METASTASEN)

Ein Anstieg des PSA-Werts von über 2 ng/ml über den bisherigen PSA-Tiefstwert (PSA-Nadir) deutet bei zuvor bestrahlten Patienten auf einen Rückfall hin. Eine weitere Strahlentherapie oder eine Brachytherapie erfolgen in der Regel nicht, da die Gesamtdosis zu hoch wäre. Männer mit gutem Allgemeinzustand werden operiert, wenn der Krebs vollständig entfernt werden kann (**Operation/radikale Prostatektomie**, siehe »Niedrig-Risiko-Prostatakrebs«). Die Therapie ist auf Heilung ausgerichtet (kurativ). Die **Hormonentzugstherapie** ist eine Therapiemöglichkeit, die häufig zusätzlich eingesetzt werden kann (siehe »Mittel-Risiko-Prostatakrebs«).

RÜCKFALL IN FORM VON METASTASEN

In dieser Situation stehen die gleichen Behandlungsmöglichkeiten zur Verfügung wie beim metastasierten Prostatakrebs nach Erstdiagnose.

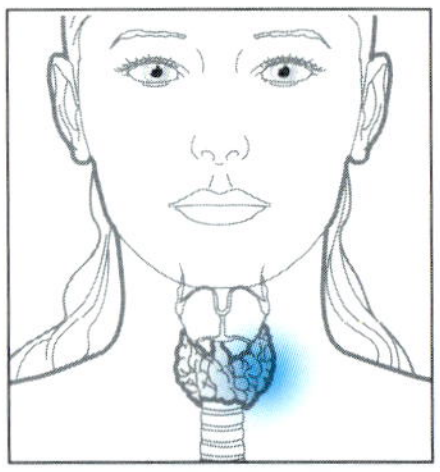

SCHILDDRÜSENKREBS

Jedes Jahr werden ungefähr 7.200 Neuerkrankungen an Schilddrüsenkrebs diagnostiziert.

Diagnosemöglichkeiten

ALLGEMEINE UNTERSUCHUNGEN

Erfassung der Krankengeschichte (Anamnese), Tastuntersuchung

BILDGEBENDE VERFAHREN

- Ultraschalluntersuchung (Sonografie) und Schilddrüsenszintigrafie
- Computertomografie (CT)/ Magnetresonanztomografie (MRT)
- Röntgen-Zielaufnahme
- Zur Metastastensuche:
  Lungenröntgen, Computertomografie (CT), Magnetresonanztomografie (MRT), ggf. Knochenszintigrafie

WEITERE UNTERSUCHUNGEN

- Spiegelung der Stimmlippen und des Kehlkopfes
- Entnahme einer Gewebeprobe
- Bestimmung von Blutwerten

Therapiemöglichkeiten nach Erstdiagnose

LOKAL BEGRENZTER NIEDRIG-RISIKO-TUMOR (»MIKROKARZINOM«)

- Operation

LOKAL BEGRENZTER TUMOR MIT ERHÖHTEM RÜCKFALLRISIKO

- Operation **plus** Radiojod-Therapie

METASTASIERTES SCHILDDRÜSENKARZINOM: JODSENSIBLER TUMOR

- Operation **plus** Radiojod-Therapie
- Radiojod-Therapie

MESTASTASIERTES SCHILDDRÜSENKARZINOM: NICHT-JODSENSIBLER TUMOR

- Operation **plus** Strahlentherapie
- Strahlentherapie
- Chemotherapie
- Palliative Therapiemaßnahmen:
  Bestmögliche unterstützende Therapie (»Best Supportive Care«)
  Schmerztherapie
  Gezielte Bestrahlung
  Ernährungstherapie

(Schilddrüsenkarzinom)

Nachsorge

- Häufigkeit der Kontrollen:
  1. und 2. Jahr alle 3 Monate,
  3. und 4. Jahr alle 6 Monate,
  ab dem 5. Jahr jährlich
- Untersuchungsmethoden:
  Bildgebende Verfahren
- Schilddrüsenhormonbehandlung mit sogenannten L-Thyroxin-Tabletten:
  Zum Ersatz der Schilddrüsenhormone
  Zur Rückfall-Vorbeugung
- Kontrolle des Kalziumhaushalts

Therapiemöglichkeiten nach Rückfall

- Behandlung wie bei Erstdiagnose
- Wenn die Tumorzellen kein Jod mehr speichern können, dann Behandlung wie bei nicht-jodsensiblen Tumoren (siehe links)

SCHILDDRÜSENKREBS (Schilddrüsenkarzinom)

Bei Schilddrüsenkrebs liegt das mittlere Erkrankungsalter bei Männern bei 56 und bei Frauen bei 52 Jahren. Die von einem Schilddrüsenkarzinom Betroffenen haben oft eine recht gute Prognose.

DIAGNOSEMÖGLICHKEITEN

Schilddrüsenkrebs verursacht lange Zeit keine Symptome, er wird häufig zufällig entdeckt. Ein Symptom kann eine länger bestehende Heiserkeit sein, bei fortgeschrittenen Tumoren kann es zu Schluck- und Atembeschwerden kommen.

ALLGEMEINE UNTERSUCHUNGEN

Zuerst wird die **Krankengeschichte** (Anamnese) erfasst, dann erfolgt eine **Tastuntersuchung des Halses** (speziell der Schilddrüse und der Halslymphknoten).

BILDGEBENDE VERFAHREN

▶ **Ultraschalluntersuchung (Sonografie) und Schildrüsenszintigrafie:** Zu den eingesetzten bildgebenden Verfahren gehören in erster Linie Ultraschall (Sonografie) und Schilddrüsenszintigrafie (siehe Seite 63).

▶ **Computertomografie/Magnetresonanztomografie (CT/MRT):** In der Regel erfolgt bei Tumorverdacht eine Computertomografie oder Magnetresonanztomografie der Halsregion.

▶ **Röntgen-Zielaufnahme:** Mit einer gezielten Röntgen-Aufnahme (Röntgen-Zielaufnahme) können darüber hinaus Luftröhre und Speiseröhre untersucht werden.

▶ **Zur Metastasensuche:** Zur Metastasensuche in anderen Organen kommen Lungenröntgen, Computertomografie oder Magnetresonanztomografie sowie ggf. die Knochenszintigrafie zum Einsatz.

WEITERE UNTERSUCHUNGEN

▶ **Spiegelung der Stimmlippen und des Kehlkopfes:** Bei Verdacht auf Schilddrüsenkrebs erfolgt die Spiegelung der Stimmlippen und des Kehlkopfes, da eine Bewegungsstörung der Stimmlippen ein Hinweis für einen Schilddrüsentumor sein kann.

▶ **Entnahme einer Gewebeprobe:** Außerdem wird meist auch eine Gewebeprobe aus dem verdächtigen Knoten entnommen (sogenannte Feinnadelpunktion). Die so gewonnenen Zellen werden im Speziallabor feingeweblich auf Krebszellen hin untersucht.

▶ **Bestimmung von Blutwerten:** Zur weiteren Abklärung werden Blutwerte erhoben wie ein Blutbild, Mineralstoffe (z.B. Kalium, Natrium, Magnesium, Kalzium), Leber- und Nierenwerte, insbesondere auch verschiedene Schilddrüsenfunktionswerte.

THERAPIEMÖGLICHKEITEN NACH ERSTDIAGNOSE

LOKAL BEGRENZTER NIEDRIG-RISIKO-TUMOR (»MIKROKARZINOM«)

▶ **Operation:** Bei weniger bösartigen (niedrigmalignen) Tumoren unter 1 cm (sogenanntes Mikrokarzinom) kann organerhaltend operiert werden mit dem Ziel einer Heilung, die Schilddrüse muss also nicht vollständig entfernt werden. Auf eine weitere Therapie kann danach in der Regel verzichtet werden.

LOKAL BEGRENZTER TUMOR MIT ERHÖHTEM RÜCKFALLRISIKO

▶ **Operation plus Radiojod-Therapie:** Wenn der Tumor auf die Schilddrüse begrenzt ist, so wird in der Regel die Drüse komplett entfernt, ebenso die Lymphknoten in der nahen Umgebung von Schilddrüse, Kehlkopf/Luftröhre. Bei fortgeschrittenen Tumoren mit Befall der seitlichen Halslymphknoten oder von Lymphknoten im Brustkorb sowie, wenn der Tumor in Nachbarstrukturen (Blutgefäße, Luft- oder Speiseröhre, Lymphknoten) eingewachsen ist, erfolgt eine ausgedehnte Operation entsprechend dem genauen Befund und Tumorstadium. Danach erfolgt in der Regel bei differenziertem Schilddrüsenkrebs (die Tumorzellen ähneln dann noch weitgehend normalen Schilddrüsenzellen, zur Differenzierung siehe auch Seite 67) immer eine Radiojod-Therapie. Durch sie ist eine Heilung grundsätzlich auch bei lokal fortgeschrittenen Tumoren möglich. Bei der Radiojod-Therapie wird radioaktives Jod in Kapselform gegeben, welches sich in möglicherweise verbliebenen Schilddrüsen-Tumorzellen anreichert. Dort zerstört die radioaktive Strahlung die Krebszellen. Andere Körperzellen können Jod nicht aufnehmen und werden somit nicht geschädigt. Zur Optimierung der Radiojod-Therapie werden die Schilddrüsenzellen vorher mit dem Hormon der Hirnanhangsdrüse TSH (Thyreoidea = Schilddrüse-stimulierendes Hormon) angeregt, damit sie möglichst viel von dem radioaktiven Jod aufnehmen. Heute steht für diese Stimulation gentechnisch hergestelltes »rhTSH« zur Verfügung, welches kurz vor der Radiojod-Gabe gespritzt wird.

HEISERKEIT NACH ENTFERNUNG DER SCHILDDRÜSE

Der Nerv, der die Stimmbänder steuert (Nervus recurrens), verläuft hinter der Schilddrüse und kann ihr anhaften, sodass er bei der Operation in Mitleidenschaft gezogen werden kann. Bei einer Schädigung dieses Nervs (sogenannte Recurrens-Parese) entsteht eine Schwäche der Stimmlippen (»Stimmbandlähmung«) mit Heiserkeit.

LOKAL FORTGESCHRITTENES ODER METASTASIERTES SCHILDDRÜSEN-KARZINOM: JODSENSIBLER TUMOR

Schilddrüsenkrebs ist häufig auch im metastasierten Stadium heilbar, sofern der Haupttumor operierbar ist und die Tumorzellen (und die der Metastasen) jodsensibel sind.

▶ **Operation plus Radiojod-Therapie:** In der Regel wird der Haupttumor operativ entfernt (Schilddrüsenentfernung). Auch einzelne Metastasen können oft operativ entfernt werden. Bei einem nicht operablen Haupttumor ist die Entfernung operabler Einzelmetastasen ebenfalls sinnvoll (zur Reduktion der Tumormasse und Symptomlinderung). Im Anschluss an die Operation erfolgt dann eine Radiojod-Therapie (siehe »Örtlich begrenzte Tumoren mit erhöhtem Rückfallrisiko«).

▶ **Radiojod-Therapie:** Auch wenn der Tumor nicht radikal operiert werden kann, wird die Radiojod-Therapie bei jodsensiblen Tumorzellen mit guten Erfolgen durchgeführt. Eine vollständige Heilung ist dann allerdings unwahrscheinlicher.

LOKAL FORTGESCHRITTENES ODER METASTASIERTES SCHILDDRÜSENKARZINOM: NICHT-JODSENSIBLER TUMOR

▶ **Operation plus Strahlentherapie:** Auch bei nicht-jodsensiblen Schilddrüsenkarzinomen wird zunächst, wenn möglich, operiert (Schilddrüsenentfernung und Entfernung einzelner Metastasen). Danach kann je nach Situation (Tumorart, Alter und Allgemeinzustand des Patienten) eine Strahlentherapie angeschlossen werden.

▶ **Strahlentherapie:** Auch die alleinige Strahlentherapie stellt bei nicht-jodsensiblen, inoperablen Tumoren eine Therapiemöglichkeit dar. Dies wird nach der Gesamtsituation und dem Allgemeinzustand des Patienten entschieden. In Einzelfällen wird die Strahlentherapie mit einer Chemotherapie kombiniert.

▶ **Chemotherapie:** Bei fehlender Jodsensibilität, kann, wenn alle vorherigen therapeutischen Möglichkeiten ausgeschöpft sind, eine palliative Chemotherapie durchgeführt werden, mit dem Ziel, das Fortschreiten der Erkrankung zu verlangsamen.

▶ **Palliative Therapiemaßnahmen:** Bei inoperablen, sehr weit fortgeschrittenen und mehrfach metastasierten Tumoren kommt es häufig zu Beschwerden, die der Tumor oder die Metastasen verursachen. Dann sind verschiedene, bestmöglich unterstützende Behandlungen (**»Best Supportive Care«**) sinnvoll, um Beschwerden zu lindern und die Lebensqualität zu verbessern, beispielswese durch eine genau auf den Patienten und seine Situation abgestimmte **Schmerztherapie**. So können Schmerzen bei Knochenmetastasen ggf. durch eine **gezielte Bestrahlung** gelindert werden. Eine **Ernährungstherapie** kann helfen, mit der Appetitlosigkeit besser zurechtzukommen und einen Gewichtsverlust aufzuhalten.

NACHSORGE

▶ **Häufigkeit der Kontrolle:** Wenn die Therapie mit dem Ziel der Heilung durchgeführt wurde, erfolgt die Nachsorge im 1. und 2. Jahr alle 3 Monate, im 3. und 4. Jahr alle 6 Monate und ab dem 5. Jahr jährlich.

▶ **Untersuchungsmethoden:** Bei der Verlaufskontrolle werden bildgebende Verfahren (meistens Ultraschall, ggf. Röntgen, Computertomografie oder Magnetresonanztomografie sowie Szintigrafie) eingesetzt und Blutwerte kontrolliert (Tumormarker, Schilddrüsenwerte).

▶ **Schilddrüsenhormonbehandlung mit L-Thyroxin-Tabletten:** Nach vollständiger Entfernung der Schilddrüse muss aus zwei Gründen eine lebenslange Gabe von L-Thyroxin (Schilddrüsenhormon) als Tabletten erfolgen:

- ▶ **Zum Ersatz der Schilddrüsenhormone:** L-Thyroxin ist ein lebenswichtiges Hormon, welches normalerweise von der Schilddrüse produziert wird. Wenn es fehlt, kommt es zu den Symptomen einer schweren Schilddrüsenunterfunktion wie Schwäche, Antriebslosigkeit, Müdigkeit, Frieren, Leistungs- und Konzentrationsschwäche, langsame Sprache, Depressionen, Appetitlosigkeit, Verstopfung, Gewichtszunahme, bei Frauen Zyklusstörungen und bei Männern Erektionsstörungen. Ein Mangel dieses Hormons kann auch zu Pulsverlangsamung, niedrigem Blutdruck und niedriger Körpertemperatur, flacher Atmung bis hin zum lebensbedrohlichen Koma führen.
- ▶ **Zur Rückfall-Vorbeugung (TSH-Suppressionstherapie = Unterdrückung des Hormons TSH):** Durch das zugeführte L-Thyroxin wird die körpereigene Produktion des Hormons TSH unterdrückt. TSH produziert die Hirnanhangsdrüse immer dann, wenn zu wenig L-Thyroxin im Blut vorhanden ist, um die Schilddrüse anzuregen, mehr L-Thyroxin zu bilden. Da TSH auf Dauer aber auch Schilddrüsenkrebszellen zum Wachsen anregen kann, muss die TSH-Bildung der Hirnanhangsdrüse durch die L-Thyroxin-Tabletten unterdrückt werden.

▶ **Kontrolle des Kalziumhaushalts:** Hinten an der Schilddrüse befinden sich die vier winzigen Nebenschilddrüsen. Sie steuern den Kalziumspiegel im Blut und können oft bei einer Schilddrüsenoperation in Mitleidenschaft gezogen werden. Bei einer Nebenschilddrüsenunterfunktion kann es zu Kalziummangel kommen, der mit Muskelkrämpfen, Durchfall, gehäuftem Wasserlassen oder Atemnot einhergehen kann. Daher wird der Kalziumhaushalt überwacht und ggf. mit Tabletten ausgeglichen.

THERAPIEMÖGLICHKEITEN NACH RÜCKFALL

▶ **Behandlung wie bei Erstdiagnose:** Kehrt der Schilddrüsenkrebs nach vorheriger Therapie zurück, dann entsprechen die Therapiemöglichkeiten denjenigen nach Erstdiagnose (Operation, Radiojod-Therapie, Vorgehen auch bei Metastasen).

▶ **Tumorzellen können kein Jod mehr speichern:** Bei einem Rückfall kann es jedoch sein, dass die neuen Tumorzellen weniger differenziert (ausgereift) sind als bei der Erstdiagnose und nun kein Jod mehr speichern können. Dann erfolgt die Therapie entsprechend den Möglichkeiten bei nicht-jodsensiblen Tumoren.

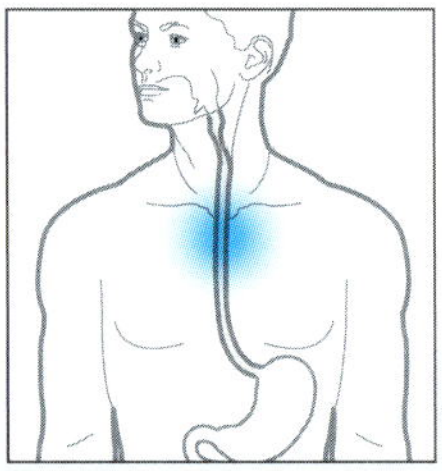

SPEISERÖHRENKREBS

Zurzeit erhalten in Deutschland jedes Jahr schätzungsweise 6.900 Menschen die Diagnose Speiseröhrenkrebs.

Diagnosemöglichkeiten

ALLGEMEINE UNTERSUCHUNGEN

- Erfassung der Krankengeschichte (Anamnese), Tastuntersuchung

WEITERE UNTERSUCHUNGEN

- Spiegelung von Magen, Speiseröhre und Zwölffingerdarm (Ösophago-Gastro-Duodenoskopie), evtl. gleichzeitige Ultraschalluntersuchung (Sonografie) der Speiseröhre von innen
- Entnahme von Gewebeproben (Biopsien)
- Blutwerte

BILDGEBENDE VERFAHREN

- Ultraschalluntersuchung, Röntgenuntersuchung und Computertomografie (CT) von Bauch und Brustkorb, evtl. auch Hals, zur Ausbreitungsdiagnostik
- Spiegelung der Bronchien
- Bauchhöhlenspiegelung
- Röntgendarstellung der Speiseröhre (Röntgenbreischluck)

Therapiemöglichkeiten nach Erstdiagnose

LOKAL BEGRENZTER TUMOR

- Endoskopische Entfernung
- Operation
- Operation des Tumors mit Schlüssellochtechnik (minimalinvasiv)

LOKAL FORTGESCHRITTENER TUMOR

▼

Operation
Die OP-Technik richtet sich nach genauem Sitz des Tumors in der Speiseröhre

- Neoadjuvante Chemotherapie (also vor der OP) **plus** Operation (bei Karzinomen im Übergang zum Magen)
- Perioperative Chemotherapie (also vor und nach der OP) **plus** Operation (bei Karzinomen im Übergang zum Magen)
- Neoadjuvante Strahlen-Chemotherapie (also vor der OP) **plus** Operation
- Strahlen-Chemotherapie nach einer OP

METASTASIERTER SPEISERÖHRENKREBS

- Chemotherapie oder Strahlen-Chemotherapie
- Strahlentherapie von innen
- Palliative Therapiemaßnahmen:
  Bestmögliche unterstützende Therapie (»Best Supportive Care«)

(Ösophaguskarzinom)

Nachsorge

- **Häufigkeit der Kontrollen:**
  Im 1. Jahr alle 3 Monate,
  im 2. und 3. Jahr alle 6 Monate,
  dann 1-mal jährlich,
  danach nach individueller Empfehlung
- **Untersuchungen:**
  Erfassung der Krankengeschichte (Anamnese)
  Körperliche Untersuchung
  Blutwertbestimmung
  Ultraschalluntersuchung (Sonografie)
  Spiegelung der Restspeiseröhre und des Magens
  Lungenröntgen
  Computertomografie (CT)

Therapiemöglichkeiten nach Rückfall

- Operation, Strahlen- oder Chemotherapie, ggf. in Kombination

SPEISERÖHRENKREBS (Ösophaguskarzinom)

In den letzten zwei Jahrzehnten nimmt die Erkrankungshäufigkeit kontinuierlich zu. Zurzeit erhalten in Deutschland jedes Jahr schätzungsweise 6.900 Menschen die Diagnose Speiseröhrenkrebs. Das mittlere Erkrankungsalter liegt zwischen 66 und 70 Jahren. Die Prognose ist häufig wenig günstig, da Speiseröhrenkrebs in der Regel erst spät entdeckt wird.

DIAGNOSEMÖGLICHKEITEN

Speiseröhrenkrebs wird relativ selten im Frühstadium erkannt, da es erst spät zu Beschwerden kommt und frühe Symptome oft verkannt werden. Typische Symptome sind Beschwerden beim Schlucken, Würgen oder Schmerzen beim Schlucken von Speisen, Aufstoßen von Mageninhalt, Heiserkeit oder Gewichtsverlust.

ALLGEMEINE UNTERSUCHUNGEN

▶ **Erfassung der Krankengeschichte (Anamnese) und Tastuntersuchung:** Bei der allgemeinärztlichen Untersuchung wird die **Krankengeschichte** erfasst (Anamnese). Außerdem wird eine körperliche Untersuchung mit **Tastuntersuchung** von Hals, Lymphknoten, Brustkorb und Bauch durchgeführt.

WEITERE UNTERSUCHUNGEN

▶ **Ösophago-Gastro-Duodenoskopie und evtl. gleichzeitige Ultraschalluntersuchung:** Zur weiteren Abklärung wird als zweiter Schritt in der Regel eine Ösophago-Gastro-Duodenoskopie, also die Spiegelung von Speiseröhre (Ösophagoskopie), Magen (Gastroskopie) und Dünndarm (Duodenoskopie) vorgenommen. Dabei kann gleichzeitig eine Ultraschalluntersuchung der Speiseröhre von innen (Endosonografie) erfolgen.

▶ **Entnahme von Gewebeproben (Biopsien):** Es werden Gewebeproben (Biopsien) entnommen und in einem Speziallabor feingeweblich untersucht.

▶ **Blutwerte:** Außerdem werden Routine-Blutwerte bestimmt (wie Blutbild, Leber- oder Nierenwerte, Mineralstoffe) und ggf. Tumormarker.

BILDGEBENDE VERFAHREN

▶ **Ultraschalluntersuchung, Röntgenuntersuchung und Computertomografie (CT):** Zur Ausbreitungsdiagnostik erfolgt eine Ultraschalluntersuchung des Bauches und eine

Röntgenuntersuchung der Lunge sowie Computertomografie von Hals, Brustkorb und Bauchraum, manchmal auch eine Magnetresonanztomografie (MRT) oder eine Positronen-Emissionstomografie mit CT (PET/CT).

▶ **Spiegelung der Bronchien:** Bei Verdacht auf ein Einwachsen des Tumors in die Luftröhre oder Bronchien kann eine Spiegelung der Bronchien (Bronchoskopie) erfolgen.

▶ **Bauchhöhlenspiegelung:** Bei Verdacht auf einen Übertritt des Tumors in die Bauchhöhle kann eine Bauchhöhlenspiegelung (Laparoskopie) erfolgen.

▶ **Röntgendarstellung der Speiseröhre (Röntgenbreischluck):** Für bestimmte Fragestellungen kann auch ein sogenannter Röntgenbreischluck (Röntgenaufnahme, während der der Patient kontrastmittelhaltigen Brei schluckt) durchgeführt werden.

THERAPIEMÖGLICHKEITEN NACH ERSTDIAGNOSE

Das wichtigste und entscheidende Verfahren zur Behandlung von Speiseröhrenkrebs ist die Operation mit dem Ziel der vollständigen Tumorentfernung.

LOKAL BEGRENZTER TUMOR

▶ **Endoskopische Entfernung:** Sehr frühe und kleine Tumoren, die oberflächlich in der Speiseröhren-Schleimhaut wachsen (ohne Lymphknotenbefall), können meistens im Rahmen der Speiseröhrenspiegelung (endoskopischen Untersuchung/Ösophagoskopie) abgetragen und mit einem Saum gesunden Gewebes (»im Gesunden«) entfernt werden.

▶ **Operation:** Tumoren, die die Schleimhaut der Speiseröhre durchwandert haben, werden operiert. Konnten sie »im Gesunden« entfernt werden, wird der Patient in die Nachsorge entlassen.

▶ **Operation des Tumors mit Schlüssellochtechnik (minimalinvasiv):** Heute kann in bestimmten chirurgischen Zentren bei lokal begrenzten Speiseröhrentumoren auch eine »Schlüssellochoperation« (minimalinvasive Operation) angeboten werden. Dabei werden mehrere kleine Schnitte sowohl an der Bauchwand als auch an der Brustwand vorgenommen. Danach geht man mit langen und feinen Instrumenten in den Bauch und später in die Brusthöhle und entfernt den Tumor unter Zuhilfenahme einer Kamera. Zum Teil werden die minimalinvasiven Verfahren mit offenen kombiniert. Die OP-Wunden werden durch solche minimalinvasiven Techniken verringert und die Patienten können sich im Einzelfall schneller erholen.

LOKAL FORTGESCHRITTENER TUMOR

▶ **Operation:** Tumoren, die tief in die Speiseröhrenwand oder in die Umgebung vorgedrungen sind oder Lymphknoten befallen haben, sollten in der Regel erst nach einer vorgeschalteten (neoadjuvanten) Therapie operiert werden.

Informationen zur Operation: Die Technik richtet sich nach dem genauen Sitz des Tumors in der Speiseröhre

Die Operationstechnik richtet sich nach dem genauen Sitz und der Ausbreitung des Tumors in der Speiseröhre. Je höher der Tumor sitzt, desto mehr muss die Speiseröhre nach oben hin entfernt werden, evtl. bis zum Hals.

Zum Ersatz der Speiseröhre wird der Magen verwendet. Dieser wird unter Erhaltung seiner Durchblutung von seinen Gewebsverbindungen befreit und schlauchförmig umgewandelt, wobei etwa drei Viertel des Magens erhalten bleiben. Die gesunde Restspeiseröhre wird im oberen Brustkorb, ggf. am Hals mit dem hochgezogenen Magen verbunden. Wenn der Magen aufgrund von Voroperationen nicht eingesetzt werden kann, so lässt sich ein Teil des Dickdarms, selten des Dünndarms, als Ersatzorgan verwenden.

▶ **Neoadjuvante Chemotherapie (also vor der OP) plus Operation:** Bei sogenannten Adenokarzinomen (feingewebliches Merkmal: Ursprungszellen sind Drüsenzellen) am Übergang zum Magen wird eine vorgeschaltete (neoadjuvante) Chemotherapie durchgeführt, um den Tumor zu verkleinern und danach operieren zu können.

▶ **Perioperative Chemotherapie (also vor und nach der OP) plus Operation:** Bei Karzinomen am Übergang zum Magen kann eine perioperative Chemotherapie (vor und nach der Operation) sinnvoll sein.

▶ **Neoadjuvante Strahlen-Chemotherapie (also vor der OP) plus Operation:** Bei Adenokarzinomen sowie sogenannten Plattenepithelkarzinomen (feingewebliches Merkmal: Ursprungszellen sind Schleimhautzellen) wird die vorgeschaltete (neoadjuvante) Chemotherapie mit einer Bestrahlung kombiniert und danach operiert.

▶ **Strahlen-Chemotherapie nach einer OP:** Wenn die Operation nach einer der beschriebenen vorgeschalteten Therapien nicht »im Gesunden«, also mit Sicherheitsrand, erfolgen konnte, so wird ggf. nach der Operation noch eine Strahlen-Chemotherapie angeschlossen.

METASTASIERTER SPEISERÖHRENKREBS

In metastasierten Fällen ist eine Heilung nicht möglich, es werden nun verschiedene palliative Behandlungen – ggf. kombiniert – eingesetzt.

▶ **Chemotherapie oder Strahlen-Chemotherapie:** Damit wird versucht, das Fortschreiten der Erkrankung zu verlangsamen, bestenfalls für eine Zeit zum Stillstand zu bringen sowie Schmerzen zu lindern.

▶ **Strahlentherapie von innen:** Um die Speiseröhre möglichst lange offen zu halten oder auch zur Schmerzlinderung, kann – wenn der Tumor nicht operabel ist – eine Strahlentherapie von innen (Brachytherapie) erfolgen. Dabei wird die zellschädigende Strahlung über Hohlnadeln direkt an das Tumorgewebe gebracht und dort einige Stunden lang belassen.

▶ **Palliative Therapiemaßnahmen:** Mit weiteren palliativen Therapiemaßnahmen, also bestmöglicher unterstützender Therapie (**»Best Supportive Care«**), kann die Lebensqualität verbessert werden. Wenn die Strahlentherapie von innen (Brachytherapie) nicht ausreicht oder nicht durchgeführt werden kann, so ist zur Offenhaltung der Speiseröhre manchmal auch die Aufdehnung (Bougierung), die Einlage eines Kunststoff- oder Metallröhrchens (Stent) oder eine »Gewebeverödung« (mit Laserkoagulation) möglich. Bei unaufhaltsamer Einengung der Speiseröhre kann eine Ernährungssonde von außen durch die Bauchhaut direkt in den Magen oder den Zwölffingerdarm gelegt werden. So kann ggf. ein Gewichtsverlust aufgehalten werden. Eine individuell angepasste moderne Schmerztherapie sorgt dafür, dass Tumorpatienten möglichst wenig Schmerzen erleiden müssen.

ERNÄHRUNG ÜBER EINE »PEG«-SONDE

PEG bedeutet »perkutane endoskopische Gastrostomie«. Es handelt sich um eine spezielle Technik, bei der eine Ernährungssonde unter örtlicher Betäubung mithilfe eines optischen Geräts (Endoskop) vom Magen (Gastrostomie) nach außen durch die Haut (perkutan) gelegt wird. Die Ernährungssonde, kurz auch »PEG« genannt, führt dann direkt durch die Bauchwand in den Magen. Über diese PEG-Sonde kann eine künstliche Ernährung auch langfristig durchgeführt werden, dazu wird dünnflüssiger Nahrungsbrei oder eine spezielle milchähnliche, vitamin- und nährstoffreiche Sondennahrung verabreicht. Die Ernährung über den Magen-Darm-Trakt (»enteral«) hat gegenüber der künstlichen Ernährung über einen »Tropf« (sogenannte parenterale Ernährung, also unter Umgehung des Magen-Darm-Trakts direkt ins Blut) verschiedene Vorteile: Das Infektionsrisiko ist geringer. Außerdem bleibt der Darm aktiv und die Nährstoffe werden vom Körper besser verstoffwechselt als bei Gabe von Infusionsflüssigkeit.

NACHSORGE

▶ **Häufigkeit der Kontrollen:** Ein festgeschriebenes Nachsorgeschema gibt es bei Speiseröhrenkrebs nicht. Üblich sind im 1. Jahr Kontrolluntersuchungen alle 3 Monate, im 2. und 3. Jahr alle 6 Monate und dann 1-mal jährlich, danach nach individueller Empfehlung.

▶ **Untersuchungen:** Dabei werden die aktuelle Krankengeschichte erfragt, eine körperliche Untersuchung gemacht, Blutwerte bestimmt (auch Tumormarker), Ultraschalluntersuchungen von Hals und Bauchorganen angefertigt, eine Spiegelung der Restspeiseröhre und des Magens sowie Lungenröntgen und Computertomografie (Brustkorb und Bauchraum) durchgeführt.

THERAPIEMÖGLICHKEITEN NACH RÜCKFALL

Bei einem Rückfall richtet sich die Therapie nach der Tumorausdehnung und dem Allgemeinzustand des Patienten. Die Heilungsaussichten sind schlechter als bei Erstdiagnose.

▶ **Operation, Strahlen- und Chemotherapie:** Grundsätzlich können Operation, Strahlen- und Chemotherapie zur Anwendung kommen, ggf. in Kombination. Die Entscheidung wird meistens situationsabhängig getroffen.

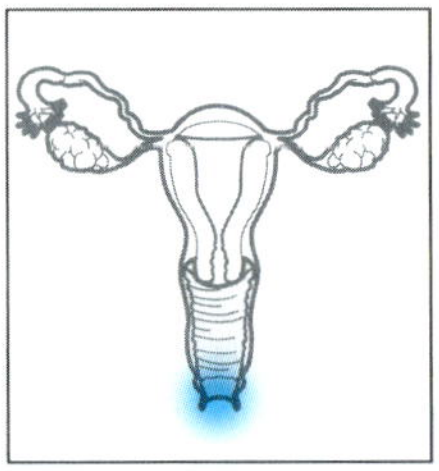

VULVA-KARZINOM

Pro Jahr erkranken in Deutschland etwa 4.000 Frauen an Krebs des äußeren weiblichen Genitalbereichs.

Diagnosemöglichkeiten

ALLGEMEINE UNTERSUCHUNGEN

Erfassung der Krankengeschichte (Anamnese) und gynäkologische Untersuchung

WEITERE UNTERSUCHUNGEN

Laboruntersuchungen (Blut, Urin)
Entnahme einer Gewebeprobe (Biopsie)

BILDGEBENDE VERFAHREN

- Ultraschalluntersuchung (Sonografie)
- Ultraschall oder Magnetresonanztomografie (MRT) des Mastdarms
- Computertomografie (CT)

Therapiemöglichkeiten nach Erstdiagnose

KLEINER LOKALER TUMOR

- Operation

GRÖSSERER LOKALER TUMOR

- Operation
- Operation **plus** Strahlentherapie

METASTASIERTER TUMOR

- Palliative Strahlen-Chemotherapie
- Palliative Therapiemaßnahmen:
  Bestmögliche unterstützende Therapie (»Best Supportive Care«)

(Krebs des äußeren weiblichen Genitalbereichs)

Nachsorge

- Häufigkeit der Kontrollen:
  In den ersten 3 Jahren vierteljährlich,
  4. bis 5. Jahr halbjährlich,
  6. Jahr jährlich
- Untersuchungen:
  Erfassung der Krankengeschichte (Anamnese)
  Gynäkologische Untersuchung
  Genaue Untersuchung des äußeren Genitalbereichs in Lupenvergrößerung
  Abtasten des Enddarms und der Leistenlymphknoten

Therapiemöglichkeiten nach Rückfall

- Therapieoptionen wie nach Erstdiagnose

VULVA-KARZINOM
(Krebs des äußeren weiblichen Genitalbereichs)

Pro Jahr erkranken in Deutschland etwa 4.000 Frauen an Krebs des äußeren weiblichen Genitalbereichs. Betroffen sind häufig die Schamlippen oder die Klitoris.

DIAGNOSEMÖGLICHKEITEN

Vulva-Karzinome verursachen über lange Zeit keine Beschwerden, je nach Ausprägung kann es aber zu Juckreiz in der Scheide, Brennen beim Wasserlassen, später auch Blutungen kommen, meistens ist dann auch schon ein Tumor sichtbar oder ertastbar.

ALLGEMEINE UNTERSUCHUNGEN

Zunächst wird die **Krankengeschichte** (Anamnese) erfasst. Dann erfolgt die gynäkologische Untersuchung mit genauer **Untersuchung des äußeren Genitalbereichs** in Lupenvergrößerung.

WEITERE UNTERSUCHUNGEN

Es erfolgen **Untersuchungen des Bluts** (Blutbild) und des **Urins**. Zur feingeweblichen Untersuchung wird eine **Gewebeprobe** aus der betroffenen Stelle herausgestanzt (Stanzbiopsie). Auch die Beckenlymphknoten werden auf Tumorbefall hin untersucht.

BILDGEBENDE VERFAHREN

▶ **Ultraschalluntersuchung (Sonografie):** Bei einem Tumor der äußeren Genitale einer Frau wird immer eine Sonografie der Leistenlymphknoten, der Bauchhöhle und des Beckens durchgeführt, um abzuklären, wie weit die Erkrankung fortgeschritten ist.

▶ **Ultraschall oder Magnetresonanztomografie (MRT) des Mastdarms:** Bei fortgeschrittenen Tumoren, die in den Schließmuskel gewachsen sind, erfolgt eine Ultraschalluntersuchung von innen durch den After und/oder eine Magnetresonanzuntersuchung des Mastdarms.

▶ **Computertomografie (CT):** Bei Verdacht auf Lymphknotenbefall und Metastasen wird eine CT-Untersuchung der Bauchhöhle, des Beckens und des Brustkorbs durchgeführt.

THERAPIEMÖGLICHKEITEN NACH ERSTDIAGNOSE

KLEINER LOKALER TUMOR

▶ **Operation:** Der Tumor (Durchmesser kleiner als 2 cm und nicht tiefer als 1 cm) wird örtlich mit einem Saum gesunden Gewebes entfernt (lokale radikale Exzision). Angestrebt wird ein Sicherheitsabstand von 10 mm. Wächst der Tumor 1 mm und mehr in die Tiefe, müssen die Lymphknoten der Leisten und in der Umgebung der tiefen Beinvene entfernt werden.

GRÖSSERER LOKALER TUMOR

▶ **Operation:** Bei Tumoren über 2 cm Durchmesser oder 1 cm Tiefe, die bereits das untere Drittel der Vagina, der Blase oder des Mastdarms befallen haben, erfolgt die komplette operative Entfernung der Vulva (also der äußeren und inneren Schamlippen, der Klitoris, des darunter liegenden Fettgewebes) und der Leistenlymphknoten (radikale Vulvektomie).

▶ **Operation plus Strahlentherapie:** Sind nach dem radikalen operativen Eingriff noch Tumorreste vorhanden oder lag ein ausgeprägter Lymphknotenbefall vor, wird eine Bestrahlung des Schambereichs und der Leiste angeschlossen. Bei sehr ausgedehnten Tumoren wird vorab eine Strahlen-Chemotherapie durchgeführt.

METASTASIERTER TUMOR

▶ **Palliative Strahlen-Chemotherapie:** Bei Patientinnen mit einem schlechteren Allgemeinzustand und bei nicht operablen Tumoren, wird eine Strahlen-Chemotherapie durchgeführt, um das Fortschreiten der Erkrankung zu verlangsamen (palliative Strahlen-Chemotherapie). In Einzelfällen kann auch nur eine palliative Chemotherapie erfolgen.

▶ **Palliative Therapiemaßnahmen:** Eine bestmögliche unterstützende Therapie (**»Best Supportive Care«**) sorgt für den Erhalt einer möglichst hohen Lebensqualität. Wichtig ist, Beschwerden zu lindern, die Tumor oder Metastasen verursachen. Die Schmerztherapie sorgt dafür, dass die Patientinnen möglichst wenig Schmerzen erleiden müssen. Oft werden zur Linderung auch Teile des Tumors chirurgisch oder strahlentherapeutisch abgetragen.

NACHSORGE

▶ **Häufigkeit der Kontrollen:** Die Nachsorge erfolgt engmaschig, in den ersten 3 Jahren vierteljährlich, dann halbjährlich und ab dem 6. Jahr jährlich.

▶ **Untersuchungen:** Sie umfassen die Erfassung der Krankengeschichte (Anamnese), die gynäkologische Untersuchung und die genaue Untersuchung des äußeren Genitalbereichs in Lupenvergrößerung sowie das Abtasten des Enddarms sowie der Leistenlymphknoten.

THERAPIEMÖGLICHKEITEN NACH RÜCKFALL

▶ **Therapieoptionen wie nach Erstdiagnose:** Grundsätzlich stehen die gleichen Therapieoptionen wie nach der Erstdiagnose zur Verfügung. Die Wahl der Therapie richtet sich nach Größe und Ausdehnung des erneut aufgetretenen Tumors und nach dem Allgemeinzustand der Patientin.

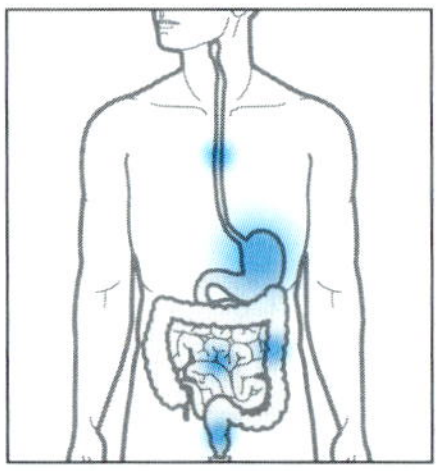

WEICHGEWEBETUMOREN

Pro Jahr erkranken in Deutschland 1.000 bis 2.000 Menschen an Weichgewebetumoren.

Diagnosemöglichkeiten

ALLGEMEINE UNTERSUCHUNGEN

- Erfassung der Krankengeschichte (Anamnese), Tastuntersuchung

BILDGEBENDE VERFAHREN

- Computertomografie (CT) und Magnetresonanztomografie (MRT)
- Ultraschalluntersuchung (Sonografie)
- Skelettszintigrafie

WEITERE UNTERSUCHUNGEN

- Entnahme einer Gewebeprobe (Biopsie) in einem spezialisierten Zentrum

Therapiemöglichkeiten nach Erstdiagnose

LOKAL BEGRENZTES, WENIG AGGRESSIVES SARKOM

- Operation

FORTGESCHRITTENES UND/ODER AGGRESSIVES SARKOM

- Operation **plus** Strahlentherapie
- Chemotherapie
- Strahlentherapie (oder Strahlen-Chemotherapie) **vor** Operation
- Gezielte medikamentöse Behandlung der betroffenen Extremitäten (Isolierte Extremitätenperfusion – ILP)
- Chemotherapie **plus** künstliche Überwärmung des Tumorbereichs (regionale Hyperthermie) **vor** Operation
- Strahlentherapie

METASTASIERTES SARKOM

- Chemotherapie
- Operation von Lungenmetastasen
- Zielgerichtete Therapie von Sarkomen mit speziellen Charakteristika im Erbgut der Tumorzellen
- Palliative Therapiemaßnahmen:
  Bestmögliche unterstützende Therapie (»Best Supportive Care«)

(Sarkome)

Nachsorge

- Nach auf Heilung ausgerichteter (kurativer) Therapie:
  Im 1. und 2. Jahr vierteljährliche Kontrollen
- Bei palliativer Therapie:
  Individuelle Verlaufskontrollen

Therapiemöglichkeiten nach Rückfall

LOKAL BEGRENZTER RÜCKFALL OHNE METASTASEN

- Operation in Kombination mit Strahlentherapie

NICHT OPERIERBARE ODER ZAHLREICHE (MULTIPLE) METASTASEN

- Therapie wie unter »Metastasiertes Sarkom«

WEICHGEWEBETUMOREN (Sarkome)

Weichgewebetumoren (Sarkome) sind Tumoren des sogenannten Stützgewebes, zu dem Binde-, Fett- und Muskelgewebe zählen. In Deutschland erkranken jährlich weniger als 1.000 bis 2.000 Menschen, Männer sind etwas häufiger betroffen als Frauen.

DIAGNOSEMÖGLICHKEITEN

Die Symptome hängen vom Ort und von der Größe des Tumors ab. Oft treten (zunächst meist schmerzlose) Schwellungen auf, häufig an Beinen oder Armen. Bei Sarkomen im Bauchraum sind Bauchschmerzen, blutiger Urin, Verstopfung und andere Beschwerden möglich, wenn der Tumor Organe einengt, verdrängt und Körperfunktionen beeinträchtigt. Bei Verdacht auf ein Sarkom muss eine Abklärung mit den folgenden Methoden erfolgen.

UNTERARTEN VON WEICHGEWEBESARKOMEN

Weichgewebesarkome können überall im Körper auftreten, sie entstehen aber in 40 % der Fälle an den Beinen. Häufig sind sie auch am Rumpf, an den Armen oder am Hals oder im Bauchraum zu finden. Sie werden je nach Ursprungszelle in Untergruppen unterteilt. Gewebetypische Unterarten sind beispielsweise Liposarkome, deren Zellen Ähnlichkeit mit Fettzellen (griech. lipo = fett) aufweisen, oder Leiomyosarkome, deren Zellen der glatten Muskulatur ähneln (griech. leio = glatt). Oft können Sarkome aber keiner Ursprungszelle zugeordnet werden und werden dann als NOS (»not otherwise specified«) Sarkome bezeichnet. Manche Sarkome haben charakteristische Veränderungen im Erbgut der Tumorzellen, wie z. B. das Ewing-Sarkom oder das Dermatofibrosarkom. Bei diesen kommen spezifische Therapien zum Einsatz.

ALLGEMEINE UNTERSUCHUNGEN

▶ **Erfassung der Krankengeschichte und Tastuntersuchung:** Bei der allgemeinärztlichen Untersuchung werden die Krankengeschichte (Anamnese) erfasst und die Symptome erfragt. Ggf. wird eine Tastuntersuchung des auffälligen, geschwollenen Bereichs durchgeführt.

BILDGEBENDE VERFAHREN

▶ **Computertomografie (CT) und Magnetresonanztomografie (MRT):** Zur präzisen Beurteilung der Tumorausdehnung werden eine Computertomografie (CT) und/oder Magnetresonanztomografie (MRT) mit Gabe von Kontrastmitteln durchgeführt. Mit diesen Untersuchungen lassen sich auch Metastasen erkennen.

▶ **Ultraschalluntersuchung (Sonografie):** Ggf. erfolgt eine Ultraschalluntersuchung (Sonografie) der betroffenen Stelle.

▶ **Skelettszintigrafie:** Bei Verdacht auf Knochenmetastasen wird eine Skelettszintigrafie, eine spezielle nuklearmedizinische Untersuchung, vorgenommen. Sie erfasst die Stoffwechselaktivität des Knochens, die bei Knochenmetastasen deutlich erhöht ist.

WEITERE UNTERSUCHUNGEN

▶ **Entnahme einer Gewebeprobe (Biopsie):** Unter dem Begriff »Sarkome« werden über 100 teilweise sehr unterschiedliche Tumorarten zusammengefasst. Erst durch die Entnahme einer Gewebeprobe (Biopsie) und der anschließenden feingeweblichen Untersuchung der Probe lässt sich eine exakte Diagnose stellen. Neben der genauen Tumorunterart ist es auch wichtig, den Ausreifungsgrad der Sarkome (»Grading«) zu bestimmen, der ihre Aggressivität widerspiegelt und ein entscheidendes Kriterium für die Wahl der bestmöglichen Therapie ist. Die Biopsie sollte durch einen in der Sarkombehandlung erfahrenen Chirurgen oder sogenannten interventionellen Radiologen durchgeführt werden, da sie unter Umständen Auswirkungen auf die späteren Operationsmöglichkeiten hat.

THERAPIEMÖGLICHKEITEN NACH ERSTDIAGNOSE

Bei der Behandlung von Weichteiltumoren werden meist Fachärzte mehrerer Disziplinen (Chirurgen, Onkologen, Strahlentherapeuten) einbezogen. Es empfiehlt sich, ein auf Sarkome spezialisiertes Krebszentrum aufzusuchen. Diese haben viel Erfahrung und gute Behandlungsergebnisse in der Therapie der seltenen Tumoren. Das »infonetz-krebs« der Deutschen Krebshilfe und der Deutschen Krebsgesellschaft hilft, ein solches Zentrum zu finden (siehe Kapitel 10).

LOKAL BEGRENZTES, WENIG AGGRESSIVES SARKOM

▶ **Operation:** Kleine Sarkome (etwa 3–5 cm Durchmesser), die noch keine Metastasen aufweisen, sollten vollständig entfernt werden. Hierzu wird der Tumor einschließlich einem Saum gesunden Gewebes entnommen. Bei sehr kleinen und wenig aggressiven Sarkomen kann die Operation unter Umständen als alleinige Therapie ausreichen.

FORTGESCHRITTENES UND/ODER AGGRESSIVES SARKOM

▶ **Operation plus Strahlentherapie:** Häufig wird bei aggressiveren Sarkomen eine Strahlentherapie nach der Operation vorgenommen, um mögliche Tumorreste zu zerstören und das Rückfallrisiko zu senken. In besonderen Fällen erfolgt ein Teil der Bestrahlung schon während der Operation von innen (intraoperativ) und wird nach der Operation durch eine Strahlentherapie von außen ergänzt. Bei bestimmten Unterformen von Sarkomen, wie z.B. den Ewing-Sarkomen, PNET-Tumoren oder Osteosarkomen, sind komplexe Behandlungsabfolgen erforderlich, die aus mehreren Blöcken Chemotherapie bestehen, die vor und nach der Operation durchgeführt und ggf. um eine Strahlentherapie ergänzt werden (multimodale Therapie). Diese intensiven Behandlungsprotokolle führen zu deutlich besseren Ergebnissen.

▶ **Chemotherapie:** Eine Chemotherapie nach der Operation (»adjuvante« Chemotherapie) ist bei vielen Sarkomtypen keine Standardmaßnahme. Allerdings kann bei besonderen Risikokonstellationen (große, aggressive Sarkome, besondere Untergruppen) auch eine adjuvante Chemotherapie sinnvoll sein. Bei bestimmten Sarkomtypen oder ungünstig liegenden Sarkomen, deren direkte operative Entfernung zu einem Verlust von Gliedmaßen, einer Gelenkzerstörung oder anderen Beeinträchtigungen führen würde, können in Absprache des interdisziplinären Behandlungsteams mehrere Blöcke Chemotherapie vor und nach der Operation durchgeführt werden. Ziele einer solchen »neoadjuvanten« Chemotherapie sind die Verkleinerung des Tumors, um eine schonendere Operation zu ermöglichen, und die Senkung des Risikos von Fernmetastasen.

▶ **Strahlentherapie (oder Strahlen-Chemotherapie) vor Operation:** Bei großen, schlecht operierbaren, aggressiven Tumoren wird vor der Operation (neoadjuvant) eine Chemotherapie – oft in Kombination mit einer Strahlentherapie (Strahlen-Chemotherapie) – durchgeführt, um den Tumor zu verkleinern (sogenanntes »Downsizing«). Das ist besonders dann erforderlich, wenn der Tumor nicht komplett mit einem Saum gesunden Gewebes entfernt werden kann, ohne dass es zu erheblichen Funktionsverlusten kommt oder gar eine Amputation des betroffenen Beins oder Arms notwendig wird. Dies gilt auch für Sarkome im Bauchraum oder im Bereich des Brustkorbes.

▶ **Isolierte Extremitätenperfusion (ILP):** Bei großen, schlecht operierbaren Tumoren an Arm oder Bein kann vor der Operation ein besonderes Verfahren, die sogenannte isolierte hypertherme Extremitätenperfusion (ILP), durchgeführt werden. In diesem aufwendigen Verfahren, das nur an wenigen Sarkomzentren angeboten wird, entkoppelt man während einer Operation die Durchblutung der betroffenen Gliedmaßen vorübergehend von der des Körpers. Die entkoppelten Gefäße werden meist mit einer Chemotherapiesubstanz und einem Botenstoff des Immunsystems, dem sogenannten Tumornekrosefaktor (TNF-alfa), durchgespült. Auf dieser Weise können Wirkstoffe in sehr hohen Konzentrationen am Tumor wirken.

▶ **Chemotherapie plus regionale Hyperthermie vor Operation:** Wenn der Tumor nicht operierbar ist und in die Gruppe hochaggressiver Tumoren gehört, kann in speziellen Situationen als Alternative zur Bestrahlung auch eine Chemotherapie in Kombination mit einer örtlich vorgenommenen Überwärmung des Tumorbereichs (Tiefenhyperthermie) durchgeführt werden.

▶ **Strahlentherapie:** Wenn ein Sarkom sehr ungünstig liegt oder nicht komplett operativ entfernbar ist oder der Zustand des Patienten eine Operation nicht erlaubt, kann eine Strahlentherapie anstelle der Operation durchgeführt werden.

METASTASIERTES SARKOM

▶ **Chemotherapie:** Sarkome, die bereits viele Fernmetastasen in mehreren Körperregionen oder Organen gebildet haben, werden in der Regel nicht operiert. Bei ihnen stellt häufig die Chemotherapie die wichtigste Behandlungsmöglichkeit dar, um das Tumorwachstum zu verlangsamen und Beschwerden zu lindern (palliative Chemotherapie).

▶ **Operation von Lungenmetastasen:** Vereinzelte Lungenmetastasen können auch operativ entfernt werden. Das ist vor allem dann ratsam, wenn der Tumor auf die Chemotherapie anspricht.

▶ **Zielgerichtete Therapie von Sarkomen mit speziellen Charakteristika im Erbgut der Tumorzellen:** Einige Sarkomtypen weisen charakteristische Veränderungen im Erbgut der

Tumorzelle auf, wie z.B. chromosomale Umbauten oder andere Mutationen. Das gilt vor allem für das Dermatofibrosarkom, das alveoläre Sarkom und das myofibroblastische Sarkom. Manche dieser Veränderungen sind Ansatzpunkte für moderne, zielgerichtete Hemmstoffe des Tumorwachstums, die meist als Tabletten verabreicht werden. Entscheidend sind die korrekte Diagnose und entsprechende molekulare Analysen, um zu erkennen, ob diese wirkungsvollen und meist schonenden Behandlungen helfen können.

▶ **Palliative Therapiemaßnahmen:** Häufig kommt es zu Beschwerden durch den Tumor oder durch Metastasen (je nach deren Lage durch Druck oder Verdrängung benachbarter Gewebestrukturen/Organe). Dann können bestmögliche unterstützende Behandlungen (**»Best Supportive Care«**) die Lebensqualität verbessern. Bei diesen Tumoren können Bestrahlungen und eine moderne Schmerztherapie gut helfen. Eine Ernährungstherapie (oft auch parenteral, also über »Tropf« in die Vene gegeben) kann sinnvoll sein, um den krankheitsbedingten Gewichtsverlust aufzuhalten. Bei Patienten mit körperlichen Einschränkungen kann pflegerische Hilfe erforderlich werden. Die Patienten profitieren besonders von der Betreuung durch ein erfahrenes palliativmedizinisches Team, das auch psychosoziale Unterstützung und weitere Maßnahmen zur Verbesserung der Lebensqualität anbietet.

NACHSORGE

▶ **Nach einer auf Heilung ausgerichteten Therapie:** Es erfolgen im 1. und 2. Jahr in der Regel vierteljährliche Kontrollen. Dabei wird die aktuelle Krankengeschichte erfragt, gefolgt von einer klinischen Untersuchung, und je nach Situation Computertomografie oder Magnetresonanztomografie des ursprünglichen Tumorbereichs sowie der Lunge. Bei Risikokonstellationen kann auch eine längere Nachsorge sinnvoll sein, da das frühzeitige Erkennen von spät auftretenden Rückfällen unter Umständen zu sehr guten Behandlungsergebnissen führt.

▶ **Bei palliativer Therapie:** Nachsorge und Verlaufskontrolle erfolgen individuell.

THERAPIEMÖGLICHKEITEN NACH RÜCKFALL

LOKAL BEGRENZTER RÜCKFALL OHNE METASTASEN

▶ **Operation in Kombination mit Strahlentherapie:** Bei örtlichem Rückfall ohne Metastasen wird eine vollständige operative Entfernung, oft in Kombination mit einer Strahlentherapie (vor oder nach der Operation), angestrebt. Grundsätzlich stehen alle therapeutischen Möglichkeiten wie bei Erstdiagnose zur Verfügung.

NICHT OPERIERBARE ODER ZAHLREICHE (MULTIPLE) METASTASEN

▶ **Therapie wie metastasierte Sarkome:** Bei nicht operierbaren oder zahlreichen (multiplen) Metastasen erfolgt eine Therapie wie unter »Metastasiertes Sarkom« beschrieben.

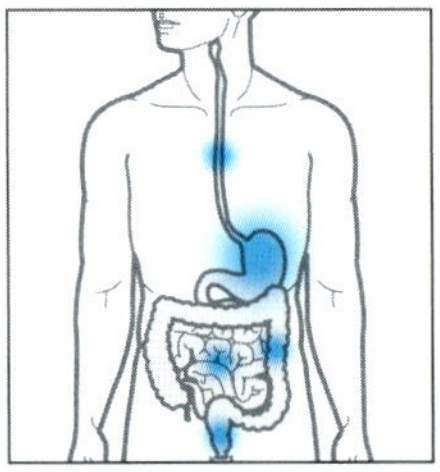

SPEZIELLE WEICHGEWEBETUMOREN

In Deutschland erkranken jährlich etwa 1.500 Menschen an einem Weichgewebetumor (Sarkom) des Magen-Darm-Trakts (GIST).

Diagnosemöglichkeiten

ALLGEMEINE UNTERSUCHUNGEN

- Erfassung der Krankengeschichte (Anamnese), Tastuntersuchung des Bauchraums

WEITERE UNTERSUCHUNGEN

- Laboruntersuchungen
- Entnahme einer Gewebeprobe (Biopsie)

BILDGEBENDE VERFAHREN

- Ultraschalluntersuchungen (Sonografie)
- Computertomografie (CT)
- Magnetresonanztomografie (MRT)

Therapiemöglichkeiten nach Erstdiagnose

OPERABLE GIST

- Operation
- Operation **plus** zielgerichtete Therapie

NICHT ODER SCHLECHT OPERABLE ODER METASTASIERTE GIST

- Zielgerichtete Therapie zur Tumorverkleinerung, dann anschließend Operation **plus** zielgerichtete Therapie
- Zielgerichtete Therapie

(Gastrointestinale Stromatumoren/GIST)

Nachsorge

- Häufigkeit der Kontrollen:

  Bei sehr niedrigem Risiko erfolgen die Kontrolluntersuchungen in den ersten 5 Jahren jährlich

  Bei mittlerem oder höherem Risiko in den ersten 3 Jahren alle 3 bis 4 Monate, später dann halbjährlich
- Untersuchungen:

  Bildgebende Verfahren:

  Computertomografie (CT)

  Laboruntersuchung des Blutes (Blutbild, Nieren- und Leberwerte)

  Es gibt keine Tumormarker für GIST

Therapiemöglichkeiten nach Rückfall

LOKAL BEGRENZTER RÜCKFALL

- Zielgerichtete Therapie
- Operation

RÜCKFALL MIT METASTASEN

- Zielgerichtete Therapie
- Behandlung vereinzelter Lebermetastasen
- Palliative Therapiemaßnahmen:

  Bestmögliche unterstützende Therapie (»Best Supportive Care«)

SPEZIELLE WEICHGEWEBETUMOREN (Gastrointestinale Stromatumoren/GIST)

In Deutschland erkranken jährlich etwa 1.500 Menschen an einem Weichgewebetumor (Sarkom) des Magen-Darm-Trakts (GIST). Das mittlere Erkrankungsalter liegt zwischen 55 und 65 Jahren, Männer sind etwas häufiger betroffen als Frauen (Verhältnis 1,5:1). Erkrankungen von Patienten unter 30 Jahren sind selten, allerdings können vereinzelt sogar Kinder und Jugendliche an einem GIST erkranken (kindlicher GIST).

DIAGNOSEMÖGLICHKEITEN

Die meisten GIST treten im Magen (60 %) oder im Dünndarm (30 %) auf, weniger häufig bilden sich GIST in der Speiseröhre, im Zwölffingerdarm (Duodenum) oder Mastdarm (Rektum). GIST machen sich als kleine Tumoren meist nicht durch Symptome bemerkbar, weshalb sie bei der Diagnose häufig bereits größer als 5 cm sind. Viele GIST werden nur durch Zufall entdeckt. Die Symptome variieren je nach Ort des Tumors und nach seiner Größe. Oft sind Blutarmut (Anämie), akute Blutung (Bluterbrechen), Bauchschmerzen oder ein Druckgefühl im Bauchraum entscheidende Hinweise.

ALLGEMEINE UNTERSUCHUNGEN

▶ **Erfassung der Krankengeschichte (Anamnese), Tastuntersuchung:** Bei der allgemeinärztlichen Untersuchung wird die Krankengeschichte erfasst (Anamnese) und eine Tastuntersuchung des Bauchraums durchgeführt.

WEITERE UNTERSUCHUNGEN

▶ **Laboruntersuchungen:** Um abzuklären, ob eine Blutarmut (Anämie) vorliegt, wird ein Blutbild erhoben.

▶ **Entnahme einer Gewebeprobe (Biopsie):** Um den Tumor feingeweblich genauer bestimmen zu können, wird eine Gewebeprobe aus dem Tumor entnommen. Die eindeutige Diagnose steht erst fest, wenn mittels Färbetechnik bestimmte Oberflächenmerkmale auf der Tumorzelle nachgewiesen werden (CD117- und/oder DOG1-Rezeptoren). Aufgrund der Veränderung (Mutation) eines bestimmten Genabschnitts (sogenannte Exons) auf dem KIT-Gen sind sogenannte CD117-Rezeptoren bei 90 % aller GIST nachweisbar. Diese Tumoren werden als »CD117-positiv« bezeichnet und sie sprechen gut auf eine bestimmte zielgerichtete Therapie an. Tumoren mit einer weiteren Mutation auf dem KIT-Gen (Exon 9-Mutation) sprechen schwächer auf die Therapie an, weshalb bei ihnen die zielgerichtete Therapie in der doppelten Dosis verabreicht wird. Die restlichen 10 % der Tumoren haben evtl. eine Mutation im sogenannten PDGFRA-Gen oder keine nachweisbare Mutation (sogenannter »Wildtyp«) und verhalten sich meist weniger aggressiv.

BILDGEBENDE VERFAHREN

▸**Ultraschalluntersuchungen:** Mit der Sonografie des Bauchraums kann die Tumorausbreitung erfasst werden.

▸**Computertomografie (CT):** Standard in der Darstellung ist aber die Computertomografie (CT) des Bauchraums.

▸**Magnetresonanztomografie (MRT):** Sie wird manchmal eingesetzt, um die Tumorgröße und genaue Lage zu bestimmen und ihn vom umliegenden Weichteilgewebe abgrenzen zu können, vor allem bei GIST des Mastdarms und bei Lebermetastasen.

THERAPIEMÖGLICHKEITEN NACH ERSTDIAGNOSE

Bei der Behandlung von GIST sollten immer Fachärzte mehrerer Disziplinen (Chirurgen, Onkologen, Pathologen) einbezogen werden. Es empfiehlt sich, ein auf Sarkome spezialisiertes Krebszentrum aufzusuchen (siehe Kapitel 10).

Welche Therapie gewählt wird, hängt davon ab, ob der Tumor operabel ist oder nicht, und vom Rückfallrisiko des GIST. Die Größe des Primärtumors allein sagt nichts über das Risiko von Metastasen in der Leber oder im Bauchfell (Peritoneum) aus. Entscheidend für die Risikoeinstufung sind die Lage und die »Wachstumsfreudigkeit« des Tumors. Letztere wird anhand der Zellteilungs-Häufigkeit (Mitosen) beurteilt, die vom Pathologen unter dem Mikroskop ausgezählt werden. Eine spezielle Klassifikation unterteilt die Tumoren in solche mit sehr niedrigem, niedrigem, mittlerem und hohem Risiko.

Bis zum Jahr 2000 stellte die Operation die einzige Therapiemöglichkeit bei GIST dar, da diese Tumoren gegen die Chemo- und Strahlentherapie resistent sind. Mittlerweile steht auch eine zielgerichtete medikamentöse Therapie zur Verfügung, die bei CD117-positiven GIST – also 90 % dieser Tumoren – erfolgreich eingesetzt werden kann (siehe links, Gewebeprobe).

OPERABLE GIST

▸**Operation:** Die Standardtherapie bei operablen, lokal begrenzten Tumoren ist die vollständige chirurgische Tumorentfernung. Ziel ist die Entfernung des Tumors »im Gesunden« (R0-Resektion, siehe Seite 142), das heißt an den Operationsrändern dürfen keine Krebszellen nachweisbar sein. Bei Tumorresten am Operationsrand (R1-Resektion) ist eine Nachoperation zu erwägen. Umliegende, nicht befallene Lymphknoten werden nicht entfernt. Bei GIST mit einem niedrigen Rückfallrisiko ist die Operation als einzige Therapie häufig ausreichend, die Patienten werden dann in die Nachsorge entlassen.

▸**Operation plus zielgerichtete Therapie:** Bei GIST mit höherem Rückfallrisiko oder wenn nicht tumorrestfrei operiert werden konnte, erfolgt im Anschluss an die Operation (adjuvant) eine zielgerichtete Therapie für 3 Jahre. Sie wird in Tablettenform verabreicht und hemmt einen speziellen Signalweg (»Tyrosinkinase«), der bei sogenannten CD117-positiven GIST aktiviert ist und die Teilung der Krebszellen fördert. Oft lässt sich mit diesem sogenannten Tyrosinkinase-Hemmer die Erkrankung gut kontrollieren. Bei Tumoren mit einer speziellen Mutation auf dem KIT-Gen (Exon 9-Mutation) wird die zielgerichtete Therapie in der doppelten Dosis verabreicht, da diese Tumoren die höhere Dosis zur Blockade des Signalweges benötigen.

NICHT ODER SCHLECHT OPERABLE ODER METASTASIERTE GIST

▶ **Zielgerichtete Therapie zur Tumorverkleinerung, dann anschließend Operation plus zielgerichtete Therapie:** Bei schlecht operierbaren, großen CD117-positiven Tumoren, bei denen ganze Organe wie der Magen, der Zwölffingerdarm oder der Mastdarm entnommen werden müssten, um den GIST komplett zu entfernen, wird zunächst die zielgerichtete Therapie mit dem Tyrosinkinase-Hemmer (siehe oben) gegeben, um den Tumor zu verkleinern. Dann kann fast immer eine chirurgische Tumorentfernung durchgeführt werden. Im Anschluss an die Operation wird die zielgerichtete Tumortherapie weitergeführt.

▶ **Zielgerichtete Therapie:** Bei nicht operierbaren oder metastasierten CD117-positiven Tumoren, erfolgt immer die zielgerichtete Therapie. Sie wird in Tablettenform verabreicht und hemmt einen speziellen Signalweg (»Tyrosinkinase«), der bei CD117-positiven GIST aktiviert ist und die Teilung der Krebszellen fördert. Oft ist mit diesem sogenannten Tyrosinkinase-Hemmer auch in den fortgeschrittenen Stadien eine sehr gute Kontrolle der Erkrankung zu erreichen. Studien zeigen, dass das Rückfallrisiko durch die Therapie massiv gesenkt wird. Bei Tumoren mit einer speziellen Mutation auf dem KIT-Gen (Exon 9-Mutation) wird die zielgerichtete Therapie in der doppelten Dosis verabreicht, da diese Tumoren die höhere Dosis zur Blockade des Signalweges benötigen.

NACHSORGE

▶ **Häufigkeit der Kontrollen:** Die Nachsorge richtet sich individuell nach dem Rückfallrisiko der Patienten. Bei sehr niedrigem Risiko erfolgen die Kontrolluntersuchungen in den ersten 5 Jahren jährlich, bei mittlerem oder höherem Risiko in den ersten 3 Jahren alle 3 bis 4 Monate, später dann halbjährlich.

▶ **Untersuchungen:** Zur Kontrolle werden bildgebende Verfahren durchgeführt, in erster Linie die Computertomografie (CT) des Bauchraums. Außerdem erfolgt eine Laboruntersuchung des Blutes (Blutbild, Nieren- und Leberwerte). Es gibt jedoch keine Tumormarker für GIST.

THERAPIEMÖGLICHKEITEN NACH RÜCKFALL

Bei der Therapie eines Rückfalls spielt zur Entscheidung der nächsten Therapie eine wichtige Rolle, wie ausgedehnt die Erkrankung ist.

LOKAL BEGRENZTER RÜCKFALL

▶ **Zielgerichtete Therapie:** Kommt es unter der zielgerichteten Therapie zu einem Fortschreiten der Erkrankung, stehen zwei weitere zielgerichtete Medikamente zur Verfügung.

▶ **Operation:** Bei einem örtlich begrenzten Rückfall kann eine erneute Operation erwogen werden, wenn der Tumor operierbar ist. Die Therapie mit zielgerichteten Medikamenten sollte aber auf jeden Fall fortgeführt werden.

RÜCKFALL MIT METASTASEN

▶ **Zielgerichtete Therapie:** Kommt es unter der zielgerichteten Therapie zum Fortschreiten der Erkrankung, kann die Dosis des Medikaments hochgesetzt (verdoppelt) werden, wenn sich herausstellt, dass der im Blut messbare Spiegel der zielgerichteten Medikamente nicht hoch genug ist.

Wenn Tumor und Metastasen auch darauf nicht mehr ansprechen, können zwei weitere Wirkstoffe verabreicht werden. Diese anderen zielgerichteten Therapien hemmen nicht nur die Tyrosinkinase, sondern greifen auch in andere, für das Zellwachstum wichtige Signalwege ein.

Weitere zielgerichtete Wirkstoffe befinden sich derzeit in der klinischen Erprobung. Patienten, die auch auf den dritten derzeit zugelassenen Wirkstoff nicht ansprechen, haben die Möglichkeit, im Rahmen von klinischen Studien (siehe Kapitel 12) weitere neu entwickelte Substanzen zu erhalten.

▶ **Behandlung vereinzelter Lebermetastasen:** Bei einzelnen operablen Lebermetastasen muss über die chirurgische Entfernung entschieden werden. Alternativ kann eine Radiofrequenzablation (RFA) oder Laser-induzierte interstitielle Thermotherapie (LITT) durchgeführt werden. Dabei wird über eine dünne Nadel hochfrequenter Strom oder Laserenergie in die Metastase geleitet, die sie zerstören. Liegen mehrere Lebermetastasen vor, kann auch eine selektive innere Strahlentherapie (SIRT) angewendet werden. Hier werden kleine radioaktive Glaskügelchen direkt in die Leberarterie gebracht.

▶ **Palliative Therapiemaßnahmen:** Häufig kommt es zu Beschwerden durch den Tumor oder durch Metastasen (je nach deren Lage durch Druck oder Verdrängung benachbarter Gewebestrukturen/Organe). Verschiedene Behandlungen können auf Grundlage einer bestmöglichen unterstützenden Therapie (»**Best Supportive Care**«) die Lebensqualität verbessern. Eine Ernährungstherapie (oft auch parenteral, also über »Tropf« in die Vene gegeben) kann sinnvoll sein, um den krankheitsbedingten Gewichtsverlust aufzuhalten. Bei Patienten mit Einschränkungen kann pflegerische Hilfe erforderlich werden. Diesen Patienten hilft besonders die Betreuung durch ein erfahrenes palliativmedizinisches Team, das auch psychosoziale Unterstützung und weitere Maßnahmen zur Verbesserung der Lebensqualität anbietet.

KREBS DES BLUTBILDENDEN SYSTEMS (LEUKÄMIEN UND LYMPHOME)

Blutkrebs (Leukämien) und Lymphknotenkrebs (Lymphome) gehen von dem Ort aus, an dem das Blut produziert wird: den Knochenmarkzellen. Deshalb werden sie unter Krebserkrankungen des blutbildenden Systems (Hämatoblastosen) zusammengefasst.

LEUKÄMIEN

Leukämie wird umgangssprachlich als Blutkrebs bezeichnet. Bei dieser Erkrankung ist die Produktion der Blutkörperchen gestört. Krankhafte Vorläuferzellen der weißen Blutkörperchen (Blasten) vermehren sich unkontrolliert und verdrängen andere, gesunde Blutzellen und Blutplättchen. Leukämien zeichnen sich durch eine hohe Konzentration solcher unreifen weißen Blutzellen im Blut oder im Knochenmark aus, wo das Blut produziert wird.

Leukämiepatienten sind sehr infektanfällig, weil gesunde weiße Blutkörperchen, die sogenannten Abwehrzellen, fehlen. Oft leiden Betroffene auch unter einer Blutarmut (Anämie), da auch die sauerstofftransportierenden roten Blutzellen von den Leukämiezellen verdrängt werden. Patienten fühlen sich oft schlapp und angeschlagen und sind nur noch vermindert leistungsfähig. Ein weiteres Merkmal der Erkrankung ist die reduzierte Zahl der Blutplättchen, die zu einer erhöhten Blutungsneigung führt.

Leukämieerkrankungen werden in verschiedene Gruppen unterteilt. Je nachdem, aus welcher Unterart der weißen Blutkörperchen (Lymphozyten oder Granulozyten) die zerstörerischen Leukämiezellen entstanden sind, unterscheidet man zwischen sogenannten lymphatischen und myeloischen Leukämien. Ein weiteres Einteilungskriterium ist der Erkrankungsverlauf: Chronische Leukämien entwickeln sich langsam und machen über eine lange Zeit keine Beschwerden. Akute Leukämien kommen hingegen schnell und symptomreich zum Ausbruch. Dieser Kategorisierung folgend gibt es vier besonders häufige Formen der Leukämien, zu denen Sie in diesem Kapitel auch Steckbriefe finden:

- Akute myeloische Leukämie (siehe Seite 320 ff.)
- Akute lymphatische Leukämie (siehe Seite 314 ff.)
- Chronische myeloische Leukämie (siehe Seite 323 ff.)
- Chronische lymphatische Leukämie (siehe Seite 326 ff.)

Letztere, die chronische lymphatische Leukämie, aber auch seltenere Erkrankungsformen wie die sogenannte Haarzellleukämie oder die chronisch adulte T-Zell-Leukämie, werden heute entgegen ihrer Namen zu den sogenannten Non-Hodgkin-Lymphomen gezählt. Denn bei ihnen sind die Krankheitsmerkmale im Blut Folge der bösartigen Erkrankung des Lymphsystems (siehe unten).

BÖSARTIGE (MALIGNE) LYMPHOME

Bösartige (maligne) Lymphome werden umgangssprachlich auch »Lymphknotenkrebs« genannt. Sie machen sich in der Regel durch eine nicht schmerzhafte Schwellung der Lymphknoten bemerkbar. Maligne Lymphome entstehen aus veränderten Abwehrzellen, den sogenannten B- oder T-Lymphozyten.

Die Erkrankung wird in zwei Gruppen unterteilt: Die sogenannten Hodgkin-Lymphome wurden nach dem britischen Arzt Thomas Hodgkin benannt, der in der ersten Hälfte des 19. Jahrhunderts die Erkrankung erstmals beschrieben hat. Hodgkin-Lymphome sind durch bestimmte Zelltypen, die Sternberg-Reed- oder Hodgkin-Zellen, charakterisiert. Sie gehen immer von den B-Lymphozyten aus.

Die zweite Gruppe bilden die sogenannten Non-Hodgkin-Lymphome (NHL), die wie der Name sagt, alle Lymphome beschreibt, die keine Hodgkin-Lymphome sind. Diese Kategorie fasst alle übrigen bösartigen Erkrankungen des lymphatischen Systems zusammen, weshalb NHL auch deutlich häufiger auftreten als Hodgkin-Lymphome (16.000 Neuerkrankungen pro Jahr im Vergleich zu 2.000). 80 % aller NHL gehen von B-Lymphozyten aus und nur 20 % von T-Lymphozyten.

Non-Hodgkin-Lymphome werden in niedrig- und hochmaligne Formen unterteilt.

Zu den niedrigmalignen NHL zählen unter anderem:

- Chronisch lymphatische Leukämie (CLL)
- Haarzellleukämie
- Morbus Waldenström
- Keimzentrumslymphome (follikuläre Lymphome)
- Plasmozytom (Multiples Myelom)
- Lymphome des Magens (MALT-Lymphome)
- Lymphome der Haut

Die Hauptformen des hochmalignen NHL sind:

- Diffus großzellige B-Zell-Lymphome
- Mantelzelllymphome
- Burkitt-Lymphom
- Periphere T-Zell-Lymphome

In diesem Buch finden Sie einen Steckbrief zum Hodgkin-Lymphom und einen weiteren, zusammenfassenden zu den Non-Hodgin-Lymphomen. Sollte bei Ihnen oder einem Angehörigen eine seltene, hier nicht konkret beschriebene Form aufgetreten sein, können Sie beim neuen »infonetz-krebs« der Deutschen Krebshilfe und der Deutschen Krebsgesellschaft (siehe Kapitel 10) Informationen bekommen. Die Mitarbeiter können Ihnen unter anderem auf Ihre Erkrankung spezialisierte Experten vermitteln.

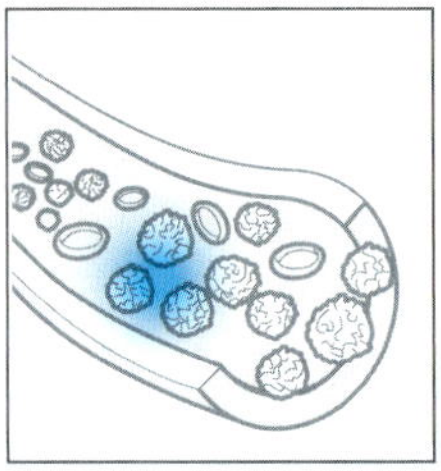

AKUTE LYMPHATISCHE LEUKÄMIE

Pro Jahr erkranken in Deutschland insgesamt etwa 11.500 Menschen an einer Leukämie. Etwa 8 % entfallen auf die ALL.

Diagnosemöglichkeiten

ALLGEMEINE UNTERSUCHUNGEN

- Erfassung der Krankengeschichte (Anamnese)
- Tastuntersuchung

WEITERE UNTERSUCHUNGEN

- Genetische Untersuchung
- Untersuchung der sogenannten minimalen Resterkrankung (MRD) als Ausgangspunkt für die spätere Therapie-Überprüfung

BILDGEBENDE VERFAHREN

- Ultraschalluntersuchung (Sonografie)
- Röntgen, Computertomografie (CT) oder Magnetresonanztomografie (MRT)
- Ultraschalluntersuchung des Herzes (Echokardiografie)

Therapiemöglichkeiten nach Erstdiagnose

VORPHASE-THERAPIE

- Kortison **plus** Chemotherapie

INDUKTIONSTHERAPIE

Wichtig zur Therapieentscheidung ist eine genetische Untersuchung (siehe Diadnose), um beispielsweise herauszufinden, ob das sogenannte »Philadelphia-Chromosom« vorliegt (Philadelphia positiv).

- Philadelphia-Chromosom negativ, CD20-negativ:
  Chemotherapie (ggf. mit Immuntherapie)
- Philadelphia-Chromosom positiv:
  Zielgerichtete Therapie
  Chemotherapie **plus** zielgerichtete Therapie
- Philadelphia-Chromosom negativ, aber CD20-positiv:
  Chemotherapie **plus** zielgerichtete Therapie
- Kein oder unvollständiger Rückgang der Erkrankung (keine Remission):
  Stammzelltransplantation eines fremden Spenders (allogen)

KONSOLIDIERUNG ZUR SENKUNG DES RÜCKFALLRISIKOS

- Chemotherapie

PATIENTEN MIT ERHÖHTEM RÜCKFALLRISIKO

- Stammzelltransplantation

ERHALTUNGSTHERAPIE

- Chemotherapie
- Palliative Therapiemaßnahmen:
  Bestmögliche unterstützende Therapie (»Best Supportive Care«)

(»ALL«)

Nachsorge

- Häufigkeit der Kontrollen:
  In der Regel alle 3 Monate, im 2. Jahr nur noch halbjährlich
- Untersuchungen:
  Erfassung der Krankengeschichte (Anamnese)
  Körperliche Untersuchung
  Blut- und ggf. Knochenmarkuntersuchungen
  Untersuchung von Langzeit-Therapiefolgen
- Bei palliativer Therapie:
  Individuelle Kontrolluntersuchungen

Therapiemöglichkeiten nach Rückfall

Therapie richtet sich nach Therapie bei Erstdiagnose und dem Zeitpunkt des Rückfalls, ggf. wird eine allogene Stammzelltransplantation (Stammzellen eines fremden Spenders) durchgeführt.

AKUTE LYMPHATISCHE LEUKÄMIE (»ALL«)

Eine Leukämie bezeichnet Krebs des blutbildenden Systems (Ursprungszellen im Knochenmark). Leukämien sind relativ selten; 97 % der Leukämiepatienten sind Erwachsene. Bei Kindern ist die ALL die häufigste Leukämieform (Häufigkeitsgipfel unter 5 Jahren). Im Erwachsenenalter ist die ALL eher selten, das Erkrankungsrisiko beginnt erst bei über 50-Jährigen wieder anzusteigen und tritt bei den über 80-Jährigen am häufigsten auf.

DIAGNOSEMÖGLICHKEITEN

Akute Leukämien entwickeln sich schnell und weisen meistens deutliche Symptome auf wie Fieber, nächtliche Schweißausbrüche, Abgeschlagenheit, Schwindelgefühl, Blässe wegen Blutarmut (Anämie), Blutungsneigung (Nasen- oder Zahnfleischbluten) und blaue Flecke, Infektionen, Appetitlosigkeit, Gewichtsverlust, Herzrasen oder Atemnot. Manchmal kommt es zu schmerzlosen Lymphknotenschwellungen oder Knochenschmerzen.

ALLGEMEINE UNTERSUCHUNGEN

▶ **Erfassung der Krankengeschichte (Anamnese):** Zunächst wird die Krankengeschichte erfasst und es werden Symptome (siehe oben) erfragt.

▶ **Tastuntersuchung:** Es erfolgt eine vollständige körperliche Untersuchung insbesondere eine Tastuntersuchung von Lymphknotenstationen und Bauch (Leber und Milz).

WEITERE UNTERSUCHUNGEN

DIE »ZNS-PROPHYLAXE«

Bei der ALL besteht ein erhöhtes Risiko für einen Befall der Hirnhäute und des Gehirns (= ZNS-Befall, zentrales Nervensystem). Daher ist eine ZNS-Prophylaxe, bestehend aus einer Chemotherapie, die in das Hirnwasser gegeben wird (intrathekale Chemotherapie), kombiniert mit einer Strahlentherapie (Bestrahlung des Schädels) und einer Chemotherapie mit Wirkung auf das ZNS fester Bestandteil der Therapie.

▶ **Genetische Untersuchung:** Eine wichtige Bedeutung kommt der genetischen Untersuchung zu, die ALL-typische Genveränderungen erfasst. Insbesondere das Vorhandensein des sogenannten Philadelphia-Chromosoms, das für die Verschmelzung zweier Gene sorgt (»BCR-ABL-Gen«), hat einen Einfluss auf die Bösartigkeit der Erkrankung, das Rückfallrisiko und die Wahl der Therapie.

▶ **Untersuchung der minimalen Resterkrankung (MRD):** Als minimale Resterkrankung bezeichnet man die Anzahl bösartiger Zellen in einer Gewebeprobe. Die Bestimmung des Ausgangswerts dieser bösartigen Zellen ist bei Erstdiagnose sehr wichtig, um die minimale Resterkrankung (MRD) im Verlauf der Therapie ermitteln und die Behandlung kontrollieren zu können.

BILDGEBENDE VERFAHREN

▸ **Ultraschalluntersuchung (Sonografie):** Mit einer Ultraschalluntersuchung können Leukämie-typische Vergrößerungen von Leber und Milz sowie von Lymphknoten festgestellt werden.

▸ **Röntgen, Computertomografie (CT) oder Magnetresonanztomografie (MRT):** Diese Verfahren werden für spezielle Fragestellungen eingesetzt.

▸ **Ultraschalluntersuchung des Herzes (Echokardiografie):** Eine Ultraschalluntersuchung des Herzes (Echokardiografie) ist vor einer Chemotherapie oft entscheidend, da manche Substanzen Herzschäden verursachen können und ggf. in der Dosierung reduziert werden müssen oder gar nicht gegeben werden können.

THERAPIEMÖGLICHKEITEN NACH ERSTDIAGNOSE

Die Therapie der ALL besteht im Wesentlichen aus einer intensiven Chemotherapie, die mit möglichst geringen Verzögerungen durchgeführt werden sollte. In den vergangenen Jahrzehnten konnte gezeigt werden, dass eine solche Therapie bei Erwachsenen durchführbar ist und dass die Heilungschancen bei ALL damit deutlich verbessert werden konnten.

VORPHASE-THERAPIE

Der erste Schritt ist bei allen Patienten die ungefähr einwöchige sogenannte Vorphase-Therapie.

▸ **Kortison und Chemotherapie:** Während der Vorphase-Therapie werden Kortison und eine Chemotherapie verabreicht, wodurch die Leukämiezellen zunächst möglichst schonend reduziert werden sollen.

INDUKTIONSTHERAPIE

Es folgt die sogenannte Induktionstherapie mit dem Ziel eines dauerhaften Rückgangs der Erkrankung (sogenannte komplette Remission, definiert als Anteil der Leukämiezellen im Knochenmark unter 5 % und keine Leukämiezellen mehr im Blut). Das Vorhandensein des sogenannten Philadelphia-Chromosoms (auch »BCR-ABL-Gen«) hat ebenso Einfluss auf die Therapiewahl wie auch das eines spezielles Oberflächenmerkmals (CD20).

▸ **Philadelphia-Chromosom negativ, CD20-negativ:** Patienten ohne Philadelphia-Chromosom und ohne CD20-Nachweis erhalten eine Chemotherapie mit verschiedenen Substanzen einschließlich Kortison. Die Induktionstherapie dauert etwa 6 bis 8 Wochen.

▸ **Philadelphia-Chromosom positiv:** Wurde das sogenannte Philadelphia-Chromosom (»BCR-ABL-Gen«) nachgewiesen, werden zwei Therapiemöglichkeiten kombiniert:

- **Zielgerichtete Therapie:** Die zielgerichtete Therapie erfolgt mit einem sogenannten Tyrosinkinase-Hemmer, der gezielt in den Krebsstoffwechsel eingreift, das Enzym Tyrosinkinase blockiert und dadurch das Wachstum der Krebszellen hemmt.

SO WIRKT EINE STAMMZELLTRANSPLANTATION

Die Stammzelltransplantation beruht darauf, dass das transplantierte Immunsystem des Spenders die Leukämiezellen des Patienten als fremd erkennt und bekämpft. Dieser Segen der Methode ist aber auch gleichzeitig der Fluch: Wenn das Spender-Immunsystem den Empfänger »abstößt« und nicht nur die Leukämie, kommt es zu einer schweren, lebensbedrohlichen Autoimmunerkrankung, der »Graft versus Host«-Erkrankung (GvHD). Wie dieser Krankheit vorgebeugt wird, wie man sie behandelt und was sonst noch nach einer Stammzelltransplantation zu beachten ist, finden Sie im Kapitel zu den Chronischen Myeloischen Leukämien (CML, Seite 332).

▶ **Chemotherapie plus zielgerichtete Therapie:** Eine alleinige Therapie mit Tyrosinkinase-Hemmer ist zwar häufig wirksam, langfristig kommt es jedoch zu Rückfällen. Jüngere Patienten erhalten daher meistens eine Chemotherapie, kombiniert mit einer zielgerichteten Therapie mit einem Tyrosinkinase-Hemmer. Bei älteren Patienten wird eine dosisreduzierte Chemotherapie mit einem Tyrosinkinase-Hemmer kombiniert.

▶ **Philadelphia-Chromosom negativ, aber CD20-positiv:** Weisen die Leukämiezellen das Oberflächenmerkmal CD20 auf (CD20-positiv), erhalten jüngere Patienten eine **Chemotherapie**, kombiniert mit einer **zielgerichteten Therapie** mit einem CD20-Antikörper.

▶ **Kein oder unvollständiger Rückgang der Erkrankung (keine Remission):** Patienten, bei denen noch Leukämiezellen in Knochenmark oder Blut nachweisbar sind, erhalten möglichst weitere **Chemotherapien** und das Angebot, an einer Studie mit neuen Substanzen teilzunehmen, um doch noch eine Remission zu erreichen.

▶ Wenn diese Therapien nicht anschlagen, besteht die Möglichkeit einer **allogenen Stammzelltransplantation**. Dabei werden die Stammzellen eines Spenders wie eine Bluttransfusion dem mit Medikamenten und möglicherweise mit Bestrahlung vorbereiteten Patienten gegeben. Die Stammzellen des Spenders wandern ins Knochenmark des Empfängers und bilden dort innerhalb von wenigen Tagen bis Wochen neue, gesunde Blutzellen. Für manche Gruppen von intensiv behandelbaren Patienten gibt es – je nach Risiko-Profil oder genetischem Profil der Leukämie – besondere Therapieverfahren. Beispielsweise gibt es Leukämieformen, die so schlecht auf Chemotherapie ansprechen, dass sie ohne eine weitere Therapie sofort transplantiert werden. Alle Patienten mit Hinweisen auf Durchblutungsstörungen von Hirn, Herz oder Nieren werden vor Beginn der Chemotherapie mit einer Leukapherese behandelt, eine Art »Blutspende«, mit der die Leukämiezellen aus dem Blut entfernt werden, da ihr massenhafter Zelltod nach einer Chemotherapie sehr gefährlich für den Patienten werden kann.

KONSOLIDIERUNG ZUR SENKUNG DES RÜCKFALLRISIKOS

Auch Patienten mit kompletter Remission, also mit weniger als 5 % Leukämiezellen im Knochenmark und keinen mehr im Blut, sind noch nicht geheilt. Daher schließt sich immer eine sogenannte Konsolidierungstherapie an, um das Rückfallrisiko zu senken.

▶ **Chemotherapie:** Die Patienten erhalten mehrere Zyklen intensiver Chemotherapie mit verschiedenen Substanzen, die kleinste Mengen an Rest-Leukämiezellen (MRD) zerstören sollen. Den Erfolg der Therapie kann man durch Messung der MRD kontrollieren. Teil der Chemotherapie ist auch eine Wiederholung der Induktionstherapie (sogenannte Reinduktion).

PATIENTEN MIT ERHÖHTEM RÜCKFALLRISIKO

▶ **Stammzelltransplantation:** Patienten, die voraussichtlich ein hohes Rückfallrisiko haben, erhalten eine sogenannte allogene Stammzelltransplantation eines fremden Spenders (siehe oben) als die intensivste mögliche Therapieform. Die Stammzelltransplantation wird im Anschluss an die oben erläuterten sogenannten Induktions- und Konsolidierungstherapien durchgeführt. Je nach Ansprechen und Verfügbarkeit von Spendern können aber weitere Konsolidierungstherapien notwendig werden.

ERHALTUNGSTHERAPIE

An die Konsolidierungtherapie schließt sich die Erhaltungstherapie an. Sie soll die erreichte komplette Remission (weniger als 5 % Leukämiezellen im Knochenmark und keine mehr im Blut) erhalten.

▶ **Chemotherapie:** Sie besteht oft aus einem oralen Chemotherapeutikum (tägliche Tablette) und einer wöchentlichen Gabe eines intravenösen Chemotherapeutikums.

▶ **Palliative Therapiemaßnahmen:** In einer Palliativsituation wird eine bestmögliche unterstützende Therapie (**»Best Supportive Care«**) durchgeführt, die nicht auf Heilung ausgerichtet ist, sondern auf eine möglichst hohe Lebensqualität. Besondere Bedeutung hat die Bluttransfusion, um die Müdigkeit und Abgeschlagenheit zu vermindern und die Blutungsneigung zu verringern. Fieberhafte Infekte sind ambulant behandelbar. Bei vielen AML-Patienten hilft schon allein die Unterstützung mit Blutbestandteilen und ggf. mit Antibiotika, um über Wochen und Monate eine gute Lebensqualität zu gewährleisten. Manchen Patienten, bei denen die Leukämie eine hohe Teilungsrate aufweist, kann mit der Gabe von Hydroxy-Harnstoff ebenfalls sehr lange geholfen werden. Eine Ernährungstherapie kann helfen, mit der Appetitlosigkeit besser zurechtzukommen und so einen Gewichtsverlust aufzuhalten.

NACHSORGE

▶ **Häufigkeit der Kontrollen:** Wie unter Therapie erfolgen auch in der Nachsorge Kontrolluntersuchungen mit MRD-Bestimmung, also Kontrolle der minimalen Resterkrankung (siehe Seite 142) meist alle 3 Monate, im 2. Jahr halbjährlich. Die weiteren Untersuchungen entsprechen denen der Nachsorge bei Akuten Lymphatischen Leukämien (AML, siehe Seite 320).

THERAPIEMÖGLICHKEITEN NACH RÜCKFALL

Die Behandlung richtet sich nach der Therapie bei Erstdiagnose sowie nach dem Zeitpunkt des Rückfalls. Ziel ist es, erneut eine möglichst stabile komplette Remission zu erzielen und dann eine Stammzelltransplantation durchzuführen.

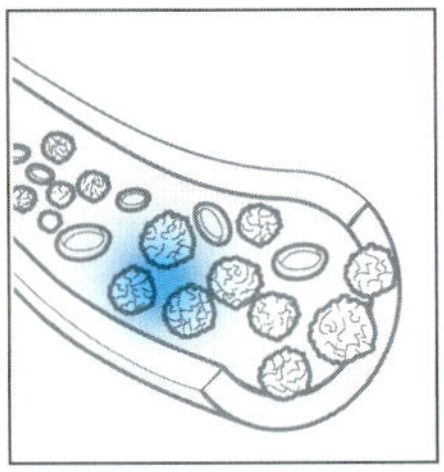

AKUTE MYELOISCHE LEUKÄMIE

Pro Jahr erkranken in Deutschland insgesamt etwa 11.500 Menschen an einer Leukämie. Etwa ein Drittel entfällt auf die AML.

Diagnosemöglichkeiten

ALLGEMEINE UNTERSUCHUNGEN

- Erfassung der Krankengeschichte (Anamnese)
- Tastuntersuchung

WEITERE UNTERSUCHUNGEN

- Knochenmarkuntersuchung
- Untersuchung von Rückenmarks-flüssigkeit (Liquorpunktion)
- Entnahme einer Gewebeprobe (Biopsie)
- Genetische Untersuchung
- Weitere Laboruntersuchungen:
  Großes Blutbild
  Blutgerinnung
  Mineralstoffe
  Leber- und Nierenwerte
  Weiße und rote Blutkörperchen

BILDGEBENDE VERFAHREN

- Ultraschalluntersuchung (Sonografie)
- Röntgen, Computertomografie (CT) oder Magnetresonanztomografie (MRT)
- Ultraschalluntersuchung des Herzens (Echokardiografie)

Therapiemöglichkeiten nach Erstdiagnose

INTENSIVE BEHANDLUNGSKONZEPTE

- Intensive Chemotherapie
- Konsolidierungstherapie

NICHT-INTENSIVE BEHANDLUNGSKONZEPTE

- Chemotherapie oder Behandlung mit epigenetisch wirksamen Substanzen. Letztere blockieren bestimmte Proteine und hemmen so das Wachstum der Leukämiezellen

▼

Begleittherapien

- Bluttransfusionen
- Verhinderung einer Überlastung des Stoffwechsels durch sehr schnellen Zerfall von Tumorzellen (Prophylaxe eines »Tumor-Lyse-Syndroms«)

- Palliative Therapiemaßnahmen:
  Bestmögliche unterstützende Therapie (»Best Supportive Care«)

(»AML«)

Nachsorge

- Häufigkeit der Kontrollen:
  Zunächst monatlich, nach einem halben Jahr alle 2 Monate, im 3. Jahr alle 3 Monate, danach individuell
- Untersuchungen:
  Erfassung der Krankengeschichte (Anamnese)
  Körperliche Untersuchung
  Blut- und ggf. Knochenmark-untersuchungen
  Untersuchung von Langzeit-Therapiefolgen
- Bei palliativer Therapie:
  Individuelle Kontrolluntersuchungen

Therapiemöglichkeiten nach Rückfall

OHNE VORHERIGE STAMMZELLTRANSPLANTATION

- Stammzelltransplantation

NACH VORHERIGER STAMMZELLTRANSPLANTATION

- Behandlung mit Lymphozyten des Spenders oder epigenetisch wirksamen Substanzen
- Erneute Stammzelltransplantation (Re-Transplantation)

AKUTE MYELOISCHE LEUKÄMIE (»AML«)

Die AML tritt eher im Erwachsenenalter auf als bei Kindern und das Erkrankungsrisiko steigt mit dem Alter, das mittlere Erkrankungsalter beträgt ungefähr 65 Jahre.

DIAGNOSEMÖGLICHKEITEN

Akute Leukämien entwickeln sich schnell und weisen meistens deutliche Symptome auf wie Fieber, nächtliche Schweißausbrüche, Abgeschlagenheit, Schwindelgefühl, Blässe wegen Blutarmut (Anämie), Blutungsneigung (Nasen- oder Zahnfleischbluten) und blaue Flecke, Infektionen, Appetitlosigkeit, Gewichtsverlust, Herzrasen oder Atemnot. Manchmal kommt es zu schmerzlosen Lymphknotenschwellungen oder Knochenschmerzen.

ALLGEMEINE UNTERSUCHUNGEN

▶ **Erfassung der Krankengeschichte (Anamnese):** Zunächst wird die Krankengeschichte erfasst und es werden Symptome (siehe oben) erfragt.

▶ **Tastuntersuchung:** Es erfolgt eine vollständige körperliche Untersuchung, insbesondere eine Tastuntersuchung von Lymphknotenstationen und Bauch (Leber und Milz).

WEITERE UNTERSUCHUNGEN

▶ **Knochenmarkuntersuchung:** Nur mit einer Untersuchung des Knochenmarks (Ort der Blutbildung) wird die genaue Diagnose (Typ, Untertyp, Zelleigenschaften) der Leukämie bestimmt. Dazu erfolgt eine Knochenmarkpunktion, bei der am hinteren Beckenkamm (seltener aus dem Brustbein) in örtlicher Betäubung per Hohlnadel Knochenmark entnommen wird.

▶ **Entnahme einer Gewebeprobe (Biopsie):** Auch die Entnahme einer Gewebeprobe aus verdächtigen Lymphknoten kann notwendig sein.

▶ **Untersuchung von Rückenmarksflüssigkeit (Liquorpunktion):** Bei speziellen Untertypen der akuten Leukämie (ALL, siehe Seite 316; aber manchmal auch AML) wird Rückenmarksflüssigkeit (Liquor) untersucht, da die Leukämiezellen die Hirnhäute befallen können. Die Liquorpunktion erfolgt mit einer dünnen Hohlnadel am unteren Rücken zwischen zwei Wirbeln.

▶ **Genetische Untersuchung:** Eine genetische Untersuchung der Leukämiezellen erfolgt, um typische Genveränderungen zu erfassen, die einen Einfluss auf die Bösartigkeit und das Rückfallrisiko haben, was wiederum therapeutische Konsequenzen hat.

▶ **Weitere Laboruntersuchungen:** Außerdem werden ein großes Blutbild, die Blutgerinnung, Mineralstoffe sowie Leber- und Nierenwerte untersucht. Meist ist die Zahl der weißen Blutkörperchen (Leukozyten) erhöht (»Leukämie« = »weißes Blut«), aber auch normale oder erniedrigte Leukozytenwerte kommen vor. Die Zahlen der roten Blutkörperchen (Erythrozyten/Blutarmut = Anämie) sowie der Blutplättchen (Thrombozyten, wichtig für die Blutgerinnung) ist erniedrigt.

BILDGEBENDE VERFAHREN

▶ **Ultraschalluntersuchung (Sonografie):** Mit einer Ultraschalluntersuchung können Leukämie-typische Vergrößerungen von Leber und Milz sowie von Lymphknoten festgestellt werden.

▶ **Röntgen, Computertomografie (CT) oder Magnetresonanztomografie:** Diese Verfahren werden für spezielle Fragestellungen eingesetzt.

▶ **Ultraschalluntersuchung des Herzes (Echokardiografie):** Eine Ultraschalluntersuchung des Herzens (Echokardiografie) ist vor einer Chemotherapie oft entscheidend, da manche Substanzen Herzschäden verursachen können und ggf. in der Dosierung reduziert werden müssen oder gar nicht gegeben werden können.

THERAPIEMÖGLICHKEITEN NACH ERSTDIAGNOSE

Die Wahl der Therapie hängt von verschiedenen Risikofaktoren ab: 1. vom speziellen Untertyp der AML (Klassifikation), 2. ob sich die akute Leukämie aus einer anderen Knochenmarkerkrankung heraus entwickelt hat, 3. ob sie nach vorheriger Strahlen- und oder Chemotherapie entstanden ist oder spontan sowie 4. vom Nachweis bestimmter Genveränderungen, 5. vom biologischen Alter und 6. vom Gesundheitszustand des Patienten. Die Therapiedauer beträgt (mit Pausen) bis zu 2 ½ Jahre. Nur in den ersten Monaten erfordern einige Therapien die stationäre Behandlung. Bis zur Therapieentscheidung, die jedoch schnell erfolgen sollte, kann die Teilungsrate der Leukämiezellen durch Hydroxy-Harnstoff gehemmt werden, einer wachstumshemmenden Substanz mit relativ wenigen Nebenwirkungen.

INTENSIVE BEHANDLUNGSKONZEPTE

▶ **Intensive Chemotherapie:** Junge Patienten, deren Gesundheitszustand es erlaubt, werden grundsätzlich mit einer intensiven Chemotherapie behandelt. Zunächst erhalten sie eine sogenannte Induktionstherapie in Form von 1 bis 2 Chemotherapie-Phasen im Abstand von 3 bis 4 Wochen. Ziel dieser Therapie ist die komplette Remission, das heißt: Es sind keine Leukämiezellen mehr im Blut, weniger als 5 % Leukämiezellen im Knochenmark nachweisbar und das Blutbild ist normal.

▶ **Konsolidierungstherapie:** Bei Patienten mit günstigem Risikoprofil und bei älteren Patienten besteht die anschließende Therapie aus einer sogenannten konsolidierenden Chemotherapie (siehe Seite 316) – meist 2 bis 3 Zyklen. Allen anderen Patienten wird eine Stammzelltransplantation von einem gesunden Spender empfohlen, bei der zunächst das eigene Knochenmark und das eigene Immunsystem durch das Immunsystem eines Spenders ersetzt wird. Diese sogenannte »allogene« Blutstammzelltransplantation ist eine hochwirksame Immuntherapie, bei der das Spender-Immunsystem die Leukämie angreift und so verhindert, dass die Leukämiezellen sich wieder vermehren.

NICHT-INTENSIVE BEHANDLUNGSKONZEPTE

Für Patienten, die nicht für eine intensive Chemotherapie infrage kommen, weil sie zu gebrechlich sind, oder weil sie sich den mit der intensiven Therapie verbundenen langen Krankenhausaufenthalt nicht vorstellen können, stehen heute eine Reihe von ambulant verabreichbaren Therapieformen zur Verfügung. Wichtig ist eine gute Patientenaufklärung über die verschiedenen Therapieoptionen, möglichst an einem Zentrum, das alle Therapie-Optionen einschließlich der intensiven Behandlung anbietet (siehe Kapitel 10).

▶ **Chemotherapie oder Behandlung mit epigenetisch wirksamen Substanzen:** Wenn die Entscheidung zur nicht-intensiven Therapie gefallen ist, können grundsätzlich niedrig dosierte Chemotherapeutika gegeben werden oder neuerdings Substanzen, die die Leukämiezellen zur Ausreifung und damit zu ihrem natürlichen Absterben bringen sollen, sogenannte epigenetisch wirksame Substanzen. Diese blockieren bestimmte Proteine und hemmen so das Wachstum der Leukämiezellen. Gerade bei älteren Patienten mit langsam wachsenden, sogenannten »smouldering« Leukämien sind diese Substanzen manchmal sehr gut wirksam und können zu monatelanger, sehr guter Krankheitskontrolle führen. Andere Patienten mit einer Sonderform der AML sprechen sehr gut auf Retinolsäure-Präparate und Arsentrioxid an. Sie erhalten weder eine Chemotherapie noch eine Stammzelltransplantation, sondern können zu über 95 % mit diesen Präparaten geheilt werden.

Begleittherapien

▶ **Bluttransfusionen:** Bei einer Leukämietherapie sind praktisch immer wiederholte Bluttransfusionen notwendig, da die Chemotherapie nicht nur die Leukämiezellen, sondern alle Blutzellen zerstört. So werden rote Blutkörperchen (sogenannte Erythrozytenkonzentrate) verabreicht, damit eine Blutarmut (Anämie) den Patienten nicht zusätzlich schwächt und gefährdet. Blutplättchen-(Thrombozyten-)Transfusionen sind oft notwendig, um lebensbedrohliche Blutungen zu vermeiden.

▶ **Prophylaxe eines »Tumor-Lyse-Syndroms«:** Bei raschem Zerfall von Leukämiezellen kann es zu einer lebensbedrohlichen Stoffwechselüberlastung kommen, dem »Tumor-Lyse-Syndrom«. Durch Steigerung der Urinproduktion, Medikamente und den rechtzeitigen Einsatz der Leukapherese, einer Methode, mit der sich weiße Blutkörperchen aus dem Blut herausfiltern lassen, kann dem jedoch meistens vorgebeugt werden.

▶ **Palliative Therapiemaßnahmen:** Auch wenn eine direkte antileukämische Therapie nicht mehr möglich ist, kann mit bestmöglicher unterstützender Therapie (**»Best Supportive Care«**) versucht werden, Beschwerden zu lindern und die Lebensqualität zu verbessern. Besondere Bedeutung hat die Bluttransfusion, um die Müdigkeit und Abgeschlagenheit zu vermindern und die Blutungsneigung zu verringern. Fieberhafte Infekte beeinträchtigen die Lebensqualität schwer, sind aber ambulant behandelbar. Bei vielen AML-Patienten in palliativer Situation hilft schon allein die Unterstützung mit Blutbestandteilen und ggf. mit Antibiotika, um über Wochen und Monate eine gute Lebensqualität zu gewährleisten. Manchen Patienten, bei denen die Leukämie eine hohe Teilungsrate aufweist, kann mit der Gabe von Hydroxy-Harnstoff ebenfalls sehr lang geholfen werden. Jede palliative Therapie wird dabei streng am Ziel der Besserung des Allgemeinzustands des Patienten ausgerichtet. Eine Ernährungstherapie kann helfen, mit der Appetitlosigkeit besser zurechtzukommen und so einen Gewichtsverlust aufzuhalten.

NACHSORGE

Nachsorgeuntersuchungen erfolgen in der Regel zunächst monatlich. Nach einem halben Jahr alle 2 Monate, im 3. Jahre alle 3 Monate und danach nach individuellem Risiko. Dabei wird die aktuelle Krankengeschichte erfragt, es werden eine körperliche Untersuchung, Blut- und ggf. Knochenmarkuntersuchungen durchgeführt, um ein Therapieversagen oder einen Rückfall früh zu erkennen. Außerdem wird auf verschiedene Langzeit-Therapiefolgen geachtet, entsprechend untersucht (beispielsweise Herzultraschall) und ggf. behandelt.

Bei palliativer Therapie erfolgen individuell abgestimmte Kontrolluntersuchungen, um Komplikationen zu vermeiden bzw. Symptome zu lindern.

THERAPIEMÖGLICHKEITEN NACH RÜCKFALL

Trotz moderner Therapien erleiden viele Patienten einen Rückfall. Die Behandlung richtet sich nach der Therapie bei Erstdiagnose sowie nach dem Zeitpunkt des Rückfalls. Insgesamt gehört das AML-Rezidiv (Rückfall) in die Hand eines Spezialisten, damit den Patienten alle Therapieoptionen einschließlich dem Einsatz von neuen, noch nicht zugelassenen Medikamenten im Rahmen von klinischen Studien angeboten werden können.

OHNE VORHERIGE STAMMZELLTRANSPLANTATION

▸ **Transplantation:** Vorher nicht transplantierte Patienten sollten bei einem Rückfall – wenn es ihr Allgemeinzustand zulässt – möglichst rasch eine Stammzelltransplantation erhalten. Ob vor einer Transplantation versucht werden sollte, eine zweite komplette Remission (= keine Leukämiezellen mehr im Blut und weniger als 5 % Leukämiezellen im Knochenmark nachweisbar, normales Blutbild) zu erzielen, ist umstritten.

NACH VORHERIGER STAMMZELLTRANSPLANTATION

▸ **Behandlung mit Lymphozyten des Spenders oder epigenetisch wirksamen Substanzen:** Vortransplantierte Patienten können mit Lymphozyten des Spenders und/oder sogenannten epigenetisch wirksamen Substanzen behandelt werden. Letztere blockieren bestimmte Proteine und hemmen so das Wachstum der Leukämiezellen (siehe links, nicht-intensive Behandlungskonzepte).

▸ **Erneute Stammzelltransplantation (Re-Transplantation):** In seltenen Fällen kann eine erneute Stammzelltransplantation (Re-Transplantation) erwogen werden.

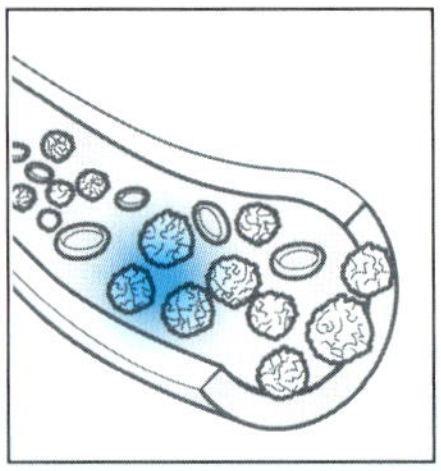

CHRONISCHE LYMPHATISCHE

Pro Jahr erkranken etwa 11.500 Menschen an einer Leukämie. Etwa ein Drittel entfällt auf die CLL.

Diagnosemöglichkeiten

ALLGEMEINE UNTERSUCHUNGEN

- Erfassung der Krankengeschichte (Anamnese), Tastuntersuchung der Lymphknoten und des Bauches

WEITERE UNTERSUCHUNGEN

- Laboruntersuchungen
- Oberflächenmerkmale der weißen Blutkörperchen

BILDGEBENDE VERFAHREN

- Ultraschalluntersuchung (Sonografie)
- Röntgen, Computertomografie (CT) oder Magnetresonanztomografie (MRT)

Therapiemöglichkeiten nach Erstdiagnose

ERKRANKUNGSSTADIUM A OHNE SYMPTOME (»NICHT-AKTIVE CLL«)

- Regelmäßige Überwachung (»Watch & Wait«)

ERKRANKUNGSSTADIUM A ODER B MIT SYMPTOMEN ODER C (»AKTIVE CLL«)

Guter Allgemeinzustand (»go go« – körperlich fit)

- Zielgerichtete Therapie **plus** Chemotherapie
- Zielgerichtete Therapie **plus** allogene Stammzelltransplantation (Fremdspender)

Mäßiger Allgemeinzustand (»slow go«)

- Zielgerichtete Therapie **plus** Chemotherapie

Stark beeinträchtigter Allgemeinzustand (»no go«)

- Palliative Therapiemaßnahmen:
  Bestmögliche unterstützende Therapie (»Best Supportive Care«)

LEUKÄMIE (»CLL«)

Nachsorge

Alle 3 bis 6 Monate körperliche Untersuchung und Blutabnahmen

Bei unklarem Rückgang der Blutzellen Untersuchung des Knochenmarks

Therapiemöglichkeiten nach Rückfall

GUTER ALLGEMEINZUSTAND (»GO GO« – KÖRPERLICH FIT)

- Zielgerichtete Therapie (**plus** Chemotherapie)
- Zielgerichtete Therapie (**plus** Chemotherapie) **plus** allogene Stammzelltransplantation (Fremdspender)

MÄSSIGER ODER SCHLECHTER ALLGEMEINZUSTAND (»SLOW GO«)

- Zielgerichtete Therapie (**plus** evtl. Chemotherapie)

CHRONISCHE LYMPHATISCHE LEUKÄMIE (»CLL«)

Eine Leukämie bezeichnet Krebs des blutbildenden Systems (Ursprungszellen im Knochenmark). Leukämien sind relativ selten. Pro Jahr erkranken in Deutschland ungefähr 11.500 Menschen an einer Leukämie, etwa ein Drittel davon entfällt auf die CLL. Die CLL tritt vor dem 50. Lebensjahr eher selten auf. In den vergangenen zehn Jahren sind in der Therapie der Erkrankung große Fortschritte erzielt worden. Es ist damit zu rechnen, dass in weiteren zehn Jahren die Krankheit so weit erforscht ist, dass CLL-Patienten annähernd die gleiche Lebenserwartung wie gesunde Menschen haben werden – und das bei einer kaum eingeschränkten Lebensqualität.

DIAGNOSEMÖGLICHKEITEN

Chronische Leukämien entwickeln sich schleichend und bleiben lange unbemerkt. Mögliche Symptome im Verlauf sind Abgeschlagenheit, Schwäche, Schwindelgefühl, Blässe wegen Blutarmut (Anämie), Blutungsneigung (Nasen- oder Zahnfleischbluten) und blaue Flecken, Appetitlosigkeit, Gewichtsverlust, Knochenschmerzen, Oberbauchschmerzen (wegen Milzvergrößerung) oder Schwellungen der Lymphknoten.

ALLGEMEINE UNTERSUCHUNGEN

▶ **Erfassung der Krankengeschichte (Anamnese):** Zunächst wird die Krankengeschichte erfasst (Anamnese) und eine vollständige körperliche Untersuchung, insbesondere eine Tastuntersuchung der Lymphknoten und des Bauches (Milz-/Lebervergrößerung), durchgeführt.

WEITERE UNTERSUCHUNGEN

▶ **Laboruntersuchungen:** Es werden ein großes Blutbild, Blutgerinnungswerte, Blutsalze sowie Leber- und Nierenwerte erhoben. In der Regel ist die Zahl der weißen Blutkörperchen (Leukozyten) erhöht. Die Blutplättchen (Thrombozyten, sie sind wichtig für die Blutgerinnung) oder die Zahl der roten Blutkörperchen (Erythrozyten) sind bei fortgeschrittenen Stadien erniedrigt.

▶ **Oberflächenmerkmale der weißen Blutkörperchen:** Zusätzlich werden die Oberflächenmerkmale der weißen Blutkörperchen genau untersucht (Immunphänotypisierung). Diese CLL-Zellen haben ein charakteristisches Oberflächenprofil, welches sich im Labor bestimmen lässt, im Mikroskop erkennt man typische CLL-Zellen im Blutausstrich. Diese Laboruntersuchung reicht zur Diagnosestellung einer CLL aus. Eine Knochenmarkuntersuchung ist nicht notwendig; sie wird nur in speziellen Situationen durchgeführt.

BILDGEBENDE VERFAHREN

▶ **Ultraschalluntersuchung (Sonografie):** Mit einer Ultraschalluntersuchung können Leukämie-typische Vergrößerungen der Milz und Leber sowie von Lymphknoten festgestellt werden.

▶ **Röntgen, Computertomografie (CT) oder Magnetresonanztomografie (MRT):** Für spezielle Fragestellungen werden auch Röntgen, die Computertomografie oder Magnetresonanztomografie eingesetzt.

THERAPIEMÖGLICHKEITEN NACH ERSTDIAGNOSE

Zur besseren Prognoseabschätzung erfolgt zunächst die Stadieneinteilung der CLL. Die körperliche Untersuchung und das Blutbild dienen als Grundlage. Je nachdem, wie viele Lymphknotenregionen betroffen sind und ob neben der erhöhten Zahl an weißen Blutkörperchen auch eine Blutarmut (Anämie) oder erniedrigte Anzahl von Blutplättchen (Thrombozytopenie) vorliegt, wird in die Krankheitsstadien A, B und C unterteilt. Folgende Punkte müssen vor Einleitung einer Therapie berücksichtigt werden:

- Körperliche Fitness und Begleiterkrankungen
- Genetische Risikofaktoren der CLL-Zellen (sogenannte TP53- oder 17p-Mutation)
- Krankheitsstadium (A, B, C)

ERKRANKUNGSSTADIUM A OHNE SYMPTOME (»NICHT-AKTIVE« CLL)

▶ **Regelmäßige Überwachung (»Watch & Wait«):** CLL-Patienten im frühen Erkrankungsstadium A ohne Symptome (»nicht-aktive« CLL) erhalten keine Therapie, sondern eine regelmäßige Überwachung (»Watch & Wait«). Ein früher Behandlungsbeginn bringt keinen Vorteil für den Verlauf und die Prognose der Erkrankung.

ERKRANKUNGSSTADIUM A ODER B MIT SYMPTOMEN ODER C (»AKTIVE CLL«)

Wenn ein symptomatisch aktives Stadium B oder C vorliegt, wird eine Behandlung durchgeführt, die sich nach den genetischen Risikofaktoren und der körperlichen Fitness des Patienten richtet.

Guter Allgemeinzustand (»go go« – körperlich fit)

▶ **Zielgerichtete Therapie plus Chemotherapie:** Wenn in den CLL-Zellen keine genetischen Risikofaktoren nachgewiesen werden, die Krebszellen jedoch ein spezielles Oberflächenmerkmal (CD20) besitzen, wird eine Kombinations-Chemotherapie bestehend aus einer oder zwei Substanzen mit einer zielgerichteten Therapie

HILFE DURCH DIE DEUTSCHE CLL-STUDIENGRUPPE

Die Deutsche CLL-Studiengruppe (DCLLSG) wurde 1996 gegründet, um die Diagnostik und Therapie der chronischen lymphatischen Leukämie (CLL) im Rahmen kontrollierter, vorher geplanter (prospektiver) Studien zu optimieren. Sie steht unter der Leitung von Prof. Dr. M. Hallek von der Universität zu Köln. Der Internetauftritt gibt Betroffenen viele nützliche Informationen über die chronische lymphatische Leukämie (CLL): www.dcllsg.de.

kombiniert. Die CD20-Oberflächenmerkmale (Antikörper) binden an die CLL-Oberfläche und führen zum Zelltod der Leukämiezelle. Dadurch wird die Wirkung der Chemotherapie deutlich verbessert.

▶ **Zielgerichtete Therapie plus allogene Stammzelltransplantation:** Wenn in den CLL-Zellen Veränderungen am Chromosom 17 (»del(17p)«) vorliegen oder Mutationen eines bestimmten Gens (»p53«), die zu einer CLL mit hohem Risiko führen, dann wird nach einer zielgerichteten Therapie eine allogene Stammzelltransplantation (Fremdspender) angestrebt (siehe »AML«, Seite 322). Sie ist die einzige Möglichkeit, eine Heilung zu erzielen, wenn ein passender Spender gefunden werden kann. Vorab muss die CLL aber durch eine zielgerichtete Therapie unter Kontrolle gebracht werden. Dazu wird ein CD52-Antikörper, evtl. in Kombination mit Steroiden, verabreicht. Dieser Antikörper bindet an das Glykoprotein CD52 auf der Zelloberfläche von Leukämiezellen und zerstört diese. Der Einsatz von CD52-Antikörpern ist allerdings durch die Marktrücknahme des Medikaments erschwert worden. Das Medikament muss nun über ein spezielles Versorgungsprogramm bestellt werden. Alternativ kann ein neues Medikament in Tablettenform verabreicht werden, welches ein wichtiges Protein der CLL-Zelle hemmt.

Mäßiger Allgemeinzustand (»slow go«)

▶ **Zielgerichtete Therapie plus Chemotherapie:** Bei älteren Patienten und/oder Patienten die zusätzlich an anderen schwerwiegenden Erkrankungen leiden, sollte eine mildere Chemotherapie (entweder in Tablettenform oder eine geringere Dosis einer Chemotherapie) zusammen mit einem zielgerichteten CD20-Antikörper eingesetzt werden.

Stark beeinträchtigter Allgemeinzustand (»no go«)

In dieser Situation wird die Therapieentscheidung immer individuell – und zwar unabhängig davon, ob es sich um eine erste oder eine weitere Therapie handelt – getroffen.

▶ **Palliative Therapiemaßnahmen:** Auch wenn eine direkte antileukämische Therapie nicht mehr möglich ist, können palliative Therapiemaßnahmen in Form einer bestmöglichen unterstützenden Behandlung (**»Best Supportive Care«**) die Lebensqualität verbessern. Besondere Bedeutung hat die Bluttransfusion, um die Müdigkeit und Abgeschlagenheit zu vermindern und die Blutungsneigung zu verringern. Fieberhafte Infekte beeinträchtigen die Lebensqualität schwer, sind aber ambulant behandelbar. Bei vielen Patienten in palliativer Situation hilft schon allein die Unterstützung mit Blutbestandteilen und ggf. mit Antibiotika, um über Wochen eine gute Lebensqualität zu gewährleisten. Jede palliative Therapie wird dabei streng an der Besserung des Allgemeinzustands des Patienten ausgerichtet.

NACHSORGE

Der Behandlung schließt sich eine engmaschige Beobachtung an. Alle 3 bis 6 Monate (je nach Situation) erfolgen eine körperliche Untersuchung und Blutabnahmen. Um den Therapieerfolg besser einschätzen zu können, wird bei einem unklaren Rückgang der Blutzellen (sogenannten Zytopenien) das Knochenmark untersucht.

THERAPIEMÖGLICHKEITEN NACH RÜCKFALL

Bei einem »späten Rückfall« (>2 Jahre) kann die erste Therapie wiederholt werden. Bei einem »frühen Rückfall« (<2 Jahre) gibt es bei Patienten abhängig von der Vortherapie folgende Möglichkeiten:

GUTER ALLGEMEINZUSTAND (»GO GO« – KÖRPERLICH FIT)

▶ **Zielgerichtete Therapie (plus Chemotherapie):** Bei Hochrisiko-CLL können nach Rückfall Hemmstoffe eines bestimmten Eiweißes, das für das Wachstum und das Überleben der Tumorzellen wichtig ist, oder eine zielgerichtete Therapie mit CD20-Antikörpern in Kombination mit Chemotherapie verabreicht werden. Eine Therapiealternative ist die kombinierte Therapie aus CD52-Antikörpern mit Steroiden.

▶ **Zielgerichtete Therapie (plus Chemotherapie) plus allogene Stammzelltransplantation:** Ist ein passender Spender gefunden, wird bei Hochrisiko-CLL eine zielgerichtete Therapie mit CD20- oder CD52-Antikörpern (und evtl. Chemotherapie) und nachfolgender Stammzelltransplantation als eine auf Heilung ausgerichtete (kurative) Therapie angestrebt.

MÄSSIGER ODER SCHLECHTER ALLGEMEINZUSTAND (»SLOW GO«)

Bei einem »frühen Rückfall« bei Patienten mit mäßiger oder schlechter körperlicher Fitness kann in der Regel keine Stammzelltransplantation vorgenommen werden.

▶ **Zielgerichtete Therapie (plus evtl. Chemotherapie):** Bei Hochrisiko-CLL können nach Rückfall Hemmstoffe eines bestimmten Eiweißes, das für das Wachstum und das Überleben der Tumorzellen wichtig ist, oder eine zielgerichtete Therapie mit CD20-Antikörpern (oder CD52-Antikörpern) – evtl. in Kombination mit Chemotherapie – verabreicht werden. Alternativ können CD52-Antikörper mit Steroiden eingesetzt werden. In einigen Fällen wird auch nur eine Chemotherapie verabreicht.

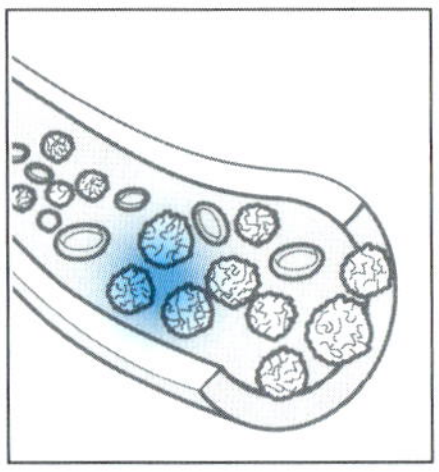

CHRONISCHE MYELOISCHE

Pro Jahr erkranken in Deutschland insgesamt ungefähr 11.500 Menschen an einer Leukämie. Etwa 10 % entfallen auf die CML.

Diagnosemöglichkeiten

ALLGEMEINE UNTERSUCHUNGEN

- Erfassung der Krankengeschichte (Anamnese), Tastuntersuchung der Lymphknoten und des Bauches

WEITERE UNTERSUCHUNGEN

- Laboruntersuchungen:
  Blutbild, Blutgerinnung, Blutsalze, Leber- und Nierenwerte, Zahl der weißen Blutkörperchen, Blutplättchen und roten Blutkörperchen
- Knochenmarkuntersuchung
- Sogenannter EUTOS-Score zur Unterscheidung von Hoch- und Niedrig-Risiko-Patienten

BILDGEBENDE VERFAHREN

- Ultraschalluntersuchung (Sonografie)
- Röntgen, Computertomografie (CT) oder Magnetresonanztomografie (MRT)

Therapiemöglichkeiten nach Erstdiagnose

CHRONISCHE PHASE

- Zielgerichtete Therapie (**plus** Interferon-alfa)
- Zielgerichtete Therapie **plus** allogene Stammzelltransplantation

»AKZELERATIONSPHASE« ODER »BLASTENPHASE«

- Zielgerichtete Therapie **plus** allogene Stammzelltransplantation
- Zielgerichtete Therapie **plus** Chemotherapie

LEUKÄMIE (»CML«)

Nachsorge	Therapiemöglichkeiten nach Rückfall
Anfangs alle 1 bis 2 Wochen Kontrolluntersuchungen des Blutbilds Alle 3 Monate Knochenmarkuntersuchung Anschließend alle 2 bis 3 Monate Messung des sogenannten Fusionsgens BCR-ABL	Allogene Stammzelltransplantation wird angestrebt (Übertragung von Stammzellen eines fremden Spenders)

CHRONISCHE MYELOISCHE LEUKÄMIE (»CML«)

Eine Leukämie bezeichnet Krebs des blutbildenden Systems (Ursprungszellen im Knochenmark). Leukämien sind relativ selten. Pro Jahr erkranken in Deutschland insgesamt ungefähr 11.500 Menschen an einer Leukämie, etwa 10 % entfallen auf die CML. 97 % der Leukämiepatienten sind Erwachsene (>15 Jahre). Durch moderne Therapieformen hat die CML heute eine relativ gute Prognose.

DIAGNOSEMÖGLICHKEITEN

Chronische Leukämien entwickeln sich schleichend und bleiben lange unbemerkt. Mögliche Symptome sind Abgeschlagenheit, Schwäche, Schwindelgefühl, Blässe wegen Blutarmut (Anämie), Blutungsneigung (Nasen- oder Zahnfleischbluten) und blaue Flecke, Appetitlosigkeit, Gewichtsverlust, Knochenschmerzen, Oberbauchschmerzen (wegen Milzvergrößerung) oder Schwellungen der Lymphknoten.

ALLGEMEINE UNTERSUCHUNGEN

▶ **Erfassung der Krankengeschichte (Anamnese):** Zunächst wird die Krankengeschichte erfasst (Anamnese) und eine vollständige körperliche Untersuchung, insbesondere eine Tastuntersuchung der Lymphknoten und des Bauches (Milz-/Lebervergrößerung), durchgeführt.

WEITERE UNTERSUCHUNGEN

▶ **Laboruntersuchungen:** Es werden ein großes Blutbild, die Blutgerinnung, Blutsalze sowie Leber- und Nierenwerte erhoben. In der Regel ist die Zahl der weißen Blutkörperchen (Leukozyten) erhöht, ebenso die der Blutplättchen (Thrombozyten), letztere können aber auch normal bis erniedrigt sein. Die Zahl der roten Blutkörperchen (Erythrozyten) ist häufig erniedrigt (Blutarmut = Anämie). Zusätzlich werden die Oberflächenmerkmale der weißen Blutkörperchen untersucht (Immunphänotypisierung).

▶ **Knochenmarkuntersuchung:** Nur damit kann letztlich die genaue Diagnose (Typ, Untertyp und Zelleigenschaften) der Leukämie bestimmt werden. Dazu erfolgt eine Knochenmarkpunktion, bei der am hinteren Beckenkamm (seltener auch aus dem Brustbein) in örtlicher Betäubung Knochenmark entnommen wird. Die entnommenen Zellen werden genetisch untersucht, um typische Genveränderungen der Leukämiezellen zu erfassen, was wiederum therapeutische Konsequenzen hat. Bei der CML ist das Knochenmark sehr zellreich, außerdem ist meistens ein verkürztes Chromosom, das sogenannte Philadelphia-Chromosom nachweisbar. Durch die Bruchstelle entsteht eine abnorme Verbindung der beiden Gene BCR und ABL, das sogenannte BCR-ABL-Fusionsgen, das die normale Entwicklung gesunder Blutzellen stört.

▶ **Sogenannter EUTOS-Score zur Unterscheidung von Hoch- und Niedrig-Risiko-Patienten:** Dieser Wert ist von besonderer Bedeutung. Anhand von zwei Parametern (Milzgröße und Anstieg einer bestimmten Untergruppe an weißen Blutkörperchen im Blut = sogenannte Basophilie) ermöglicht dieser Score eine verlässliche Unterscheidung in Hoch- und Niedrig-Risiko-Patienten.

BILDGEBENDE VERFAHREN

▶ **Ultraschalluntersuchung (Sonografie):** Mit einer Ultraschalluntersuchung können Leukämie-typische Vergrößerungen der Milz sowie von Lymphknoten festgestellt werden.

▶ **Röntgen, Computertomografie (CT) oder Magnetresonanztomografie (MRT):** Für manche Fragestellungen werden Röntgen, Computertomografie oder Magnetresonanztomografie eingesetzt.

THERAPIEMÖGLICHKEITEN NACH ERSTDIAGNOSE

CHRONISCHE PHASE

Die chronische Phase dauert oft mehrere Jahre an und ist diejenige, in der bei den meisten Patienten die Diagnose gestellt wird. Häufig ist die Diagnose ein Zufallsbefund einer Routinelaboruntersuchung des Blutes, denn in dieser Phase treten selten gravierende Symptome auf.

▶ **Zielgerichtete Therapie (plus Interferon-alfa):** Eine zielgerichtete Therapie greift direkt in den Krebsstoffwechsel ein. Bei der CML wird das Enzym Tyrosinkinase (TK) des leukämieauslösenden Fusionsgens BRC-ABL mit einem »TK-Inhibitor« (TKI) blockiert, welches Wachstum und Vermehrung der Leukämiezellen fördert. TKI drängen somit die CML-Erkrankung zurück. Dadurch kann ein normales Blutbild erreicht und oft über eine lange Zeit erhalten werden. Falls keine ausreichende Wirkung eintritt, können andere TKI eingesetzt werden, viele solcher enzymhemmenden Wirkstoffe sind in der Entwicklung. Früher wurde auch Interferon-alfa (Immunmodulator, der das Immunsystem anregt, Krebszellen zu bekämpfen) eingesetzt. Heute wird Interferon alfa in Kombination mit TKI in klinischen Studien getestet.

MÖGLICHE KOMPLIKATIONEN EINER STAMMZELLTRANSPLANTATION

Wenn das Spender-Immunsystem den Empfänger »abstößt« und sich nicht nur gegen die Leukämiezellen richtet, kommt es zu einer schweren Autoimmunerkrankung, der »Graft versus Host«-Erkrankung (GvHD). Sie kann lebensbedrohlich sein und daher wird alles getan, sie möglichst zu verhindern. Der Spender wird so ausgesucht, dass er mit dem Patienten eine möglichst hohe Gewebeähnlichkeit aufweist. Manchmal findet man Geschwister, die passen, ansonsten werden Fremdspender gesucht (in einer Spender-Kartei). Die Patienten müssen in der Gewöhnungsphase bis zu 1 Jahr nach der Transplantation Medikamente nehmen, die das Immunsystem unterdrücken (medikamentöse GvHD-Prophylaxe). Bei den ersten Zeichen einer GvHD wie Durchfall, Leberwert-Veränderungen oder Hautveränderungen müssen der Patient und das Transplantationsteam sofort reagieren und es erfolgt eine medikamentöse Therapie. Daher ist das erste Jahr nach allogener Stammzelltransplantation sehr betreuungsintensiv.

▶ **Zielgerichtete Therapie plus allogene Stammzelltransplantation:** Wenn mit mehreren TKI keine ausreichende und dauerhafte Kontrolle der CML erreicht werden kann, sollte eine allogene Stammzelltransplantation angestrebt werden. Dabei werden die Blutstammzellen des Spenders wie eine Bluttransfusion dem mit Medikamenten vorbereiteten Patienten gegeben. Die Stammzellen des Spenders wandern ins Knochenmark des Empfängers und bilden dort innerhalb von wenigen Tagen bis Wochen neue, gesunde Blutzellen. Ziel der Stammzelltransplantation ist, dass die Leukämiezellen des Empfängers vom transplantierten Immunsystem als fremd erkannt und abgestoßen werden. Die »allogene« Blutstammzelltransplantation ist somit eine hochwirksame Immuntherapie, bei der das Spender-Immunsystem die Leukämiezellen angreift und so verhindert, dass sie sich vermehren.

AKZELERATIONSPHASE ODER BLASTENPHASE

Die beschleunigte (akzelerierte) Phase geht mit zunehmender Milzschwellung und Leukämiezellen im Blut einher, die Zahl der Blutplättchen sinkt. Damit werden die Beschwerden spürbarer. Die Leukämiezellen verdrängen die roten Blutkörperchen und häufig entwickelt sich eine Blutarmut (Anämie). Die Betroffenen fühlen sich abgeschlagen, erschöpft und müde.

Die Blastenphase oder auch Blastenkrise ist durch extrem große Mengen an unreifen Blutzellen (»Blasten«) gekennzeichnet, die die gesunden Blutzellen verdrängen und in ihrer Funktion stark beeinträchtigen. Neben einer stark ausgeprägten Blutarmut kann es aufgrund des Blutplättchenmangels zu Blutungen kommen. Da auch gesunde weiße Blutkörperchen fehlen, treten häufig Infekte auf.

▶ **Zielgerichtete Therapie plus allogene Stammzelltransplantation:** Eine Behandlung mit einem sogenannten Tyrosinkinase-Inhibitor (TKI) führt in diesen fortgeschrittenen Phasen der CML nur zu einer vorübergehenden Kontrolle der Erkrankung, Daher sollte immer eine allogene Stammzelltransplantation (SZT) angestrebt werden (siehe oben), durch die eine Heilung der Erkrankung möglich ist.

▶ **Zielgerichtete Therapie plus Chemotherapie:** Wenn eine SZT nicht in Frage kommt (bei sehr alten Patienten, schweren Begleiterkrankungen, schlechtem Allgemeinzustand oder wenn kein Stammzell-Spender gefunden wird), erfolgt meistens die zusätzliche Gabe einer Chemotherapie. Die verabreichten Substanzen (Zytostatika) richten sich vor allem gegen schnell wachsende Zellen, zu denen die Leukämiezellen gehören. Allerdings werden auch gesunde Zellen geschädigt, weshalb eine Chemotherapie in der Regel viele Nebenwirkungen hat (siehe Seite 80 ff.).

INFEKTANFÄLLIGKEIT NACH EINER STAMMZELL-TRANSPLANTATION

Nach einer Stammzelltransplantation kommt die Blutbildung relativ schnell in Gang, nicht dagegen die Immunabwehr, der Patient hat zunächst praktisch kein eigenes Immunsystem mehr. Frühere Impfungen sind wirkungslos geworden und werden im Rahmen der Nachsorge in größerem Abstand zur Transplantation wiederholt.

Generell besteht eine sehr hohe Infekt- und Infektionsanfälligkeit. Daher sollte der Kontakt mit (Haus)tieren, (Zimmer)pflanzen, ansteckenden Krankheiten (auch Erkältungen), größeren Menschenansammlungen (Kino, Schwimmbad, Restaurants, Fußballstadien) eine Zeit lang gemieden werden. Eine engmaschige Betreuung und gute Zusammenarbeit des Patienten mit dem Team der Transplantationsambulanz im ersten Jahr nach der Transplantation ist für den Erfolg der Stammzelltransplantation entscheidend.

NACHSORGE

Unter der zielgerichteten Therapie werden anfangs alle 1 bis 2 Wochen Kontrolluntersuchungen vom Blutbild durchgeführt. Alle 3 Monate sollte das Knochenmark untersucht werden, bis kein Philadelphia-Chromosom mehr nachweisbar ist. Anschließend wird alle 2 bis 3 Monate im Blut das Fusionsgen BCR-ABL gemessen.

THERAPIEMÖGLICHKEITEN NACH RÜCKFALL

Bei einem Rückfall oder Therapieversagen der zielgerichteten Therapie wird, wenn möglich, eine sogenannte allogene Stammzelltransplantation angestrebt mit Stammzellen eines fremden Spenders.

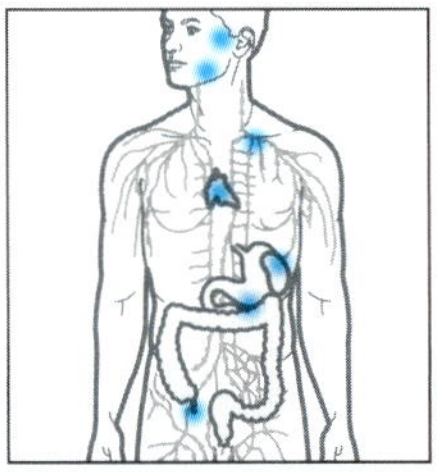

NON-HODGKIN-LYMPHOM (NHL)

Pro Jahr wird in Deutschland bei etwa 16.000 Frauen und Männern ein Non-Hodgkin-Lymphom diagnostiziert.

Diagnosemöglichkeiten

ALLGEMEINE UNTERSUCHUNGEN

- Erfassung der Krankengeschichte (Anamnese)
- Tastuntersuchung

BILDGEBENDE VERFAHREN

- Ultraschalluntersuchung (Sonografie)
- Röntgen des Brustkorbs
- Computertomografie
- Positronen-Emissions-Tomografie/Computertomografie (PET/CT)

WEITERE UNTERSUCHUNGEN

- Entnahme eines befallenen Lymphknotens
- Laboruntersuchungen
- Entnahme einer Gewebeprobe aus dem Beckenkamm (Beckenkammbiopsie)

Therapiemöglichkeiten nach Erstdiagnose

HOCHMALIGNE NHL (eher aggressiver Verlauf)

- Chemo-/Immuntherapie
- Strahlentherapie

NIEDRIGMALIGNE NHL (eher weniger aggressiver Verlauf)

- Strahlentherapie
- Chemo-/Immuntherapie
- Radioimmuntherapie
- Erhaltungstherapie
- Palliative Therapiemaßnahmen:
  Bestmögliche unterstützende Therapie (»Best Supportive Care«)

Nachsorge

- Häufigkeit der Kontrollen:
  In den ersten 2 Jahren vierteljährlich, dann für 3 Jahre halbjährlich und danach jährlich
- Untersuchungen:
  Erfassung der Krankengeschichte (Anamnese)
  Körperliche Untersuchung
  Laboruntersuchungen des Blutes
  Ultraschall
  Röntgenuntersuchung
  Computertomografie
- Früherkennungsuntersuchungen empfohlen für andere Krebsarten

Therapiemöglichkeiten nach Rückfall

- Hochdosis-Chemotherapie
- Chemotherapie
- Immuntherapie oder Radioimmuntherapie
- Strahlentherapie

NON-HODGKIN-LYMPHOM

Der Begriff Non-Hodgkin-Lymphom beinhaltet verschiedene Krankheitsbilder, die alle von Zellen des lymphatischen Systems ausgehen. Man unterscheidet zwischen hochmalignen und niedrigmalignen Formen, die mit einer unterschiedlichen Prognose einhergehen und auch unterschiedlich behandelt werden.

DIAGNOSEMÖGLICHKEITEN

ALLGEMEINE UNTERSUCHUNGEN

▶ **Erfassung der Krankengeschichte (Anamnese):** Bei der allgemeinärztlichen Untersuchung wird die Krankengeschichte erfasst. Auffällig ist häufig das Auftreten von Fieber, Nachtschweiß und einem ungewollten Gewichtsverlust (»B-Symptomatik«). Weitere Allgemeinsymptome sind Appetitlosigkeit, Müdigkeit und eine erhöhte Infektanfälligkeit.

▶ **Tastuntersuchung:** Non-Hodgkin-Lymphome (NHL) gehen oft mit einer schmerzlosen Schwellung der Lymphknoten einher, weswegen der Arzt eine Tastuntersuchung aller Lymphknoten-Areale durchführt.

BILDGEBENDE VERFAHREN

▶ **Ultraschalluntersuchung (Sonografie):** Die Ultraschallunguntersuchung der Bauchhöhle gibt Aufschluss darüber, ob eine Vergrößerung der Leber (Hepatomegalie) oder der Milz (Splenomegalie) vorliegt. Außerdem erfolgt eine Ultraschalluntersuchung der Lymphknotenregionen.

▶ **Röntgen des Brustkorbs:** Wird angefertigt, um nach weiteren Tumorherden zu suchen.

▶ **Computertomografie (CT):** Vor Beginn einer Therapie erfolgt immer eine Computertomografie des Halses, des Brustkorbs (Thorax), der Bauchhöhle (Abdomen) und des Beckens, um Lymphknoten beurteilen zu können.

▶ **Positronen-Emissions-Tomografie/Computertomografie (PET/CT):** Um die Tumorausbreitung und Stoffwechselaktivitiät von Tumoren und/oder Metastasen genau zu erfassen, kann zusätzlich ein PET/CT durchgeführt werden.

WEITERE UNTERSUCHUNGEN

▶ **Entnahme eines befallenen Lymphknotens:** Wichtigster Schritt für die Diagnose eines NHL ist die möglichst vollständige Entnahme (Exstirpation) eines befallenen Lymphknotens und dessen anschließende feingewebliche Untersuchung. Nur in Ausnahmefällen ist die Entnahme einer Gewebeprobe mit einer Feinnadel (Feinnadelbiopsie) ausreichend. Die Krebszellen werden dann hinsichtlich ihrer Größe und Form (Morphologie) untersucht, außerdem werden bestimmte Oberflächenmerkmale (Immunphänotypisierung) sowie molekulargenetische Eigenschaften bestimmt, die für die genaue Diagnose notwendig sind.

▶ **Laboruntersuchungen:** Es wird immer ein großes Blutbild erhoben. Darüber hinaus werden Blutwerte, deren Anstieg für bestimmte NHL-Formen typisch ist, bestimmt, z.B. LDH oder Beta-2-Mikroglobulin.

▶ **Beckenkammbiopsie:** Häufig wird auch eine Knochenmarkprobe aus dem Beckenkamm entnommen und anschließend feingeweblich untersucht.

THERAPIEMÖGLICHKEITEN NACH ERSTDIAGNOSE

Non-Hodgkin-Lymphome gehen von Zellen des lymphatischen Systems aus, sogenannten B- oder T-Zellen. Welcher Therapieweg eingeschlagen wird, hängt in erster Linie davon ab, ob es sich um ein niedrig- oder hochmalignes NHL handelt. Bei hochmalignen NHL ist selbst in fortgeschrittenen Stadien noch eine Heilung möglich, bei fortgeschrittenen niedrigmalignen NHL hingegen in der Regel nicht. Dennoch haben auch Patienten mit niedrigmalignen NHL eine relativ gute Prognose. Ein weiteres Kriterium für die Therapie ist, aus welcher Zelllinie (B-Zellen oder T-Zellen) die Tumorzellen entstanden sind. T-Zell-Lymphome sind sehr viel seltener als B-Zell-Lymphome und ihre Behandlung weicht von der üblichen, hier skizzierten Behandlung ab. Patienten mit T-Zell-Lymphomen haben auch meist eine schlechtere Prognose.

HOCHMALIGNE NHL (EHER AGGRESSIVER VERLAUF)

Zu den hochmalignen NHL zählen unter anderem das sogenannte diffus-großzellige B-Zell-Lymphom, das Burkitt-Lymphom, das anaplastisch-großzellige Lymphom.

▶ **Chemo-/Immuntherapie:** Die Standardtherapie für hochmaligne NHL ist eine Kombinations-Chemotherapie, die meist mit einem Antikörper gegen das auf der Tumoroberfläche vorhandene Antigen-CD20 kombiniert wird. Dieser Antikörper bringt das Chemotherapiemedikament gezielt zu den Krebszellen. In Einzelfällen, beispielsweise bei älteren Patienten mit schwereren Begleiterkrankungen, muss die Therapie den individuellen Gegebenheiten angepasst werden.

▶ **Strahlentherapie:** Eine Strahlentherapie wird in der Regel bei Vorliegen von Tumorresten im Anschluss an die Chemotherapie durchgeführt.

NIEDRIGMALIGNE NHL (EHER WENIGER AGGRESSIVER VERLAUF)

Zu den niedrigmalignen NHL zählen unter anderem das sogenannte follikuläre Lymphom, das Mantelzell-Lymphom, das MALT-Lymphom und der Morbus Waldenström. Insbesondere bei älteren Patienten mit niedrigmalignem NHL kann die Erkrankung lange Zeit ohne Symptome verlaufen, weshalb individuell abgewogen werden muss, ob und wann eine Therapie begonnen wird.

▶ **Strahlentherapie:** Beim niedrigmalignen NHL in frühen Stadien ist eine Heilung durch eine alleinige Bestrahlung möglich.

▶ **Chemo-/Immuntherapie:** In fortgeschrittenen Stadien oder wenn eine Strahlentherapie in frühen Stadien nicht möglich ist, wird ebenfalls mit einer Kombinations-Chemotherapie behandelt. Die Chemotherapeutika werden häufig mit einem Antikörper gegen das CD20-Antigen kombiniert, das auf der Oberfläche der Tumorzellen in großen Mengen vorhanden ist.

▶ **Radioimmuntherapie:** Bei einigen niedrigmalignen NHL, wie beispielsweise dem follikulären Lymphom, kann statt der Chemotherapie eine Radioimmuntherapie durchgeführt werden. Dabei wird ein Antikörper gegen das CD20-Antigen mit radioaktiven Molekülen gekoppelt. Diese lagern sich an die Tumorzellen an und zerstören sie.

▶ **Erhaltungstherapie:** Bei einigen niedrigmalignen NHL wie dem follikulären Lymphom wird ein Antikörper gegen das CD20-Antigen auch zur Erhaltungstherapie nach Abschluss der eigentlichen Chemotherapie eingesetzt, um das Fortschreiten der Erkrankung zu verlangsamen.

▶ **Palliative Therapiemaßnahmen:** In diesem Stadium wird mit bestmöglicher unterstützender Therapie (»**Best Supportive Care**«) versucht, eine möglichst hohe Lebensqulität zu erhalten. NHL können auch Gewebe außerhalb der Lymphknoten befallen. Ist das Knochenmark betroffen oder durch die Chemotherapie geschädigt, kommt es zu Beschwerden wie Blutarmut oder einem Mangel an Blutplättchen oder weißen Blutkörperchen. Letztere sind für die Immunabwehr notwendig. Infekte, die infolge dieser Immunschwäche auftreten, müssen entsprechend behandelt werden. Gegen einige gefährliche Erreger wie die durch Pilze ausgelöste Lungenentzündung (Pneumocystis-Pneumonie) wird prophylaktisch eine Therapie verabreicht. Die vorbeugende Gabe von Immunglobulinen kann das Infektrisiko reduzieren, wenn während des Krankheitsverlaufs die Immunglobulinkonzentration im Blut abgenommen hat. Eine Blutarmut kann durch die Gabe des Wirkstoffs Erythropoetin behandelt werden; in schweren Fällen können auch Bluttransfusionen notwendig werden.

NACHSORGE

▶ **Häufigkeit der Kontrollen:** Die Nachsorgeintervalle variieren je nach Diagnose und werden darüber hinaus auch an die individuelle Situation angepasst. Meistens erfolgen diese Untersuchungen in den ersten 2 Jahren der Nachsorge vierteljährlich, dann für 3 Jahre halbjährlich und danach jährlich.

▶ **Untersuchungen:** Zur Nachsorge gehören die Anamnese, eine körperliche Untersuchung, die Laboruntersuchung des Blutes, der Ultraschall der Bauchhöhle sowie eine Röntgenuntersuchung des Brustkorbs. Nur bei konkretem Rückfallverdacht wird auch eine Computertomografie durchgeführt.

▶ **Früherkennungsuntersuchungen:** NHL-Patienten haben nach einer Chemo- und/oder Strahlentherapie außerdem ein höheres Risiko für andere Krebserkrankungen und sollten daher die empfohlenen Vorsorgeuntersuchungen wahrnehmen (siehe Kapitel 2).

THERAPIEMÖGLICHKEITEN NACH RÜCKFALL

▶ **Hochdosis-Chemotherapie:** Wenn nach einer Chemotherapie die Erkrankung erneut auftritt, wird bei jüngeren Patienten eine sogenannte Hochdosis-Chemotherapie verabreicht. Dabei werden die Chemotherapeutika so hoch dosiert, dass das Knochenmark durch die Therapie sehr stark geschädigt wird. Deswegen werden dem Patienten vor der Behandlung Stammzellen entnommen, die nach der Hochdosis-Chemotherapie mit dem Ziel einer schnelleren Erholung des Knochenmarks wieder zurückgegeben werden (autologe Stammzelltransplantation).

Bei manchen NHL-Patienten kann auch eine Transplantation von Stammzellen eines Fremdspenders (allogene Transplantation) in Erwägung gezogen werden – häufig weisen Geschwister die passenden Gewebemerkmale auf. Diese Form der Stammzelltransplantation geht zwar mit deutlich mehr Risiken einher, stellt aber immer noch einen auf Heilung ausgerichteten Therapieansatz für die Betroffenen dar.

▶ **Chemotherapie:** Wenn eine Hochdosis-Chemotherapie nicht infrage kommt, erfolgt häufig eine Chemotherapie mit einer einzelnen Substanz. Diese wird häufig mit einem Antikörper gegen des CD20-Antigen kombiniert.

▶ **Radioimmuntherapie:** Dabei wird ein Antikörper gegen das CD20-Antigen mit radioaktiven Molekülen gekoppelt. Diese lagern sich an die Tumorzellen an und zerstören sie.

▶ **Strahlentherapie:** In einigen Fällen kann bei einem Rückfall auch eine Strahlentherapie durchgeführt werden.

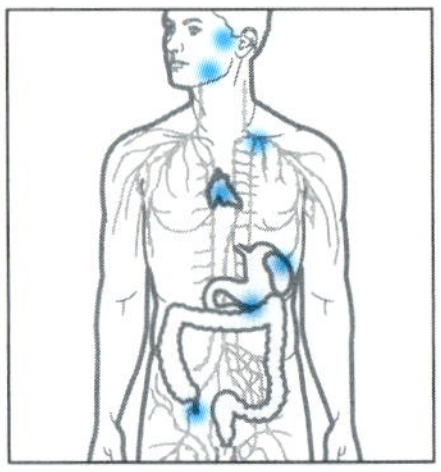

HODGKIN-LYMPHOM

Pro Jahr wird in Deutschland bei etwa 2.100 Frauen und Männern ein Hodgkin-Lymphom diagnostiziert.

Diagnosemöglichkeiten

ALLGEMEINE UNTERSUCHUNGEN

Erfassung der Krankengeschichte (Anamnese)

Tastuntersuchung

BILDGEBENDE VERFAHREN

Ultraschalluntersuchung (Sonografie)

Röntgen des Brustkorbs

Computertomografie (CT)

Positronen-Emissions-Tomografie/ Computertomografie (PET/CT)

WEITERE UNTERSUCHUNGEN

- Entnahme eines befallenen Lymphknotens
- Laboruntersuchungen
- Entnahme einer Gewebeprobe aus dem Beckenkamm (Beckenkammbiopsie)

Therapiemöglichkeiten nach Erstdiagnose

THERAPIE FRÜHER STADIEN

- Chemotherapie **plus** Strahlentherapie

THERAPIE MITTLERER STADIEN

- Chemotherapie **plus** Strahlentherapie

THERAPIE FORTGESCHRITTENER STADIEN

- Chemotherapie (**plus** evtl. Strahlentherapie)

Nachsorge

Untersuchungen
im ersten halben Jahr
alle 3 Monate, dann halbjährlich,
nach 5 Jahren jährlich

Erfassung der Krankengeschichte (Anamnese)
Körperliche Untersuchung
Laboruntersuchungen des Blutes
Ultraschall (Sonografie)
Röntgenuntersuchung
Computertomografie (CT)

Therapiemöglichkeiten nach Rückfall

- Hochdosis-Chemotherapie
- Strahlentherapie
- Zielgerichtete Therapie
- Palliative Therapiemaßnahmen:
  Bestmögliche unterstützende Therapie (»Best Supportive Care«)

HODGKIN-LYMPHOM

Die Erkrankung kann in jedem Alter auftreten, hat aber einen Erkrankungsgipfel zwischen dem 20. und 30. und einen ab dem 60. Lebensjahr. Das Hodgkin-Lymphom hat, sofern adäquat behandelt, heute eine günstige Prognose.

DIAGNOSEMÖGLICHKEITEN

ALLGEMEINE UNTERSUCHUNGEN / BILDGEBENDE VERFAHREN

Neben der Erfassung der Krankengeschichte und einer Tastuntersuchung aller Lymphknoten-Areale werden zur weiteren Abklärung Ultraschalluntersuchung, Röntgenuntersuchung, Computertomografie und teilweise eine sogenannte Positronen-Emissions-Tomografie durchgeführt. Die Methoden entsprechen denen der Diagnose von Non-Hodgkin-Lymphomen (siehe Seite 338 ff.).

WEITERE UNTERSUCHUNGEN

▶ **Entnahme eines befallenen Lymphknotens:** Wichtigster Diagnose-Schritt ist die Entnahme (Exstirpation) eines befallenen Lymphknotens und dessen feingewebliche Untersuchung. Hodgkin-Lymphome zeichnen sich durch zwei Subtypen aus, das »klassische« Hodgkin-Lymphom (cHL) und das nodulär Lymphozyten-prädominante Hodgkin-Lymphom (NLPHL).

▶ **Laboruntersuchungen:** Es wird ein großes Blutbild erhoben. Häufig findet sich beim Hodgkin-Lymphom ein Mangel an bestimmten weißen Blutkörperchen (Lymphozyten) sowie ein Anstieg der Entzündungswerte (CRP) und eine erhöhte Blutsenkungsgeschwindigkeit (BSG).

▶ **Beckenkammbiopsie:** Dabei wird eine Gewebeprobe aus dem Knochenmark des Beckenkamms genommen und feingeweblich untersucht.

THERAPIEMÖGLICHKEITEN NACH ERSTDIAGNOSE

THERAPIE FRÜHER STADIEN

▶ **Chemotherapie plus Strahlentherapie:** Es werden 2 Zyklen einer Kombinations-Chemotherapie bestehend aus 4 Substanzen gegeben. Im Anschluss erfolgt eine Strahlentherapie mit einer Dosis von 20 Gray (Gy). Patienten mit einem speziellen Hodgkin-Lymphom im Frühstadium (NLPHL Stadium IA) werden davon abweichend nur bestrahlt.

THERAPIE MITTLERER STADIEN

▶ **Chemotherapie plus Strahlentherapie:** Es werden zunächst 2 Zyklen einer Kombinations-Chemotherapie verabreicht, dann 2 Zyklen einer anderen, weniger aggressiven Kombinations-Chemotherapie. Im Anschluss an die Chemotherapie erfolgt eine Strahlentherapie mit einer Dosis von 30 Gy.

MEDIASTINALTUMOREN

Beim Hodgkin-Lymphom können sich teilweise große Tumoren hinter dem Brustbein (Mediastinaltumoren) bilden. Bei Tumoren mit einem Durchmesser von über 5 cm spricht man von einer »bulky disease«. Die Wahl der Chemotherapie hängt unter anderem von der Größe des Mediastinaltumors ab.

THERAPIE FORTGESCHRITTENER STADIEN

▶ **Chemotherapie (plus evtl. Strahlentherapie):** Junge Patienten (unter 60 Jahren) erhalten 6 Zyklen einer Kombinations-Chemotherapie bestehend aus 7 Substanzen, ältere Patienten 6 bis 8 Zyklen einer Kombinations-Chemotherapie bestehend aus 4 Medikamenten. Verbleiben nach den oben beschriebenen Chemotherapien noch größere, stoffwechselaktive Lymphomreste, wird eine Strahlentherapie mit einer Dosis von 30 Gy angeschlossen.

NACHSORGE

Zur Nachsorge gehören die Erfassung der **Krankengeschichte**, eine **körperliche Untersuchung**, **Laboruntersuchungen des Blutes**, ein **Ultraschall** der Bauchhöhle sowie ggf. eine **Röntgenuntersuchung** des Brustkorbs. Nur bei konkretem Rückfallverdacht wird auch eine **Computertomografie** durchgeführt. Diese Untersuchungen erfolgen im ersten halben Jahr alle 3 Monate, dann halbjährlich und nach 5 Jahren jährlich.

THERAPIEMÖGLICHKEITEN NACH RÜCKFALL

▶ **Hochdosis-Chemotherapie:** Bei den meisten Patienten wird eine sogenannte Hochdosis-Chemotherapie verabreicht. Dabei werden die Chemotherapeutika so hoch dosiert, dass die blutbildenden Zellen im Knochenmark stark geschädigt werden. Deswegen werden dem Patienten vor der Behandlung Stammzellen entnommen, die ihm nach der Behandlung zurückgegeben werden (autologe Stammzelltransplantation).

▶ **Strahlentherapie:** Bei Befall einer einzigen Lymphknotenregion (Lokalrezidiv) kann bei manchen Patienten eine alleinige Strahlentherapie ausreichend sein.

▶ **Zielgerichtete Therapie:** Kommt es nach einer Hochdosis-Chemotherapie zu einem erneuten Rückfall, ist in der Regel keine Heilung mehr möglich. Dennoch gibt es Therapiemöglichkeiten, die die verbleibende Lebenszeit bei guter Lebensqualität verlängern. Hierzu gehört unter anderen eine zielgerichtete Therapie, ein kombinierter Wirkstoff aus einem Antikörper und einer Chemotherapiesubstanz. Die Substanz bindet gezielt an die Oberfläche der Krebszellen und setzt erst in der Tumorzelle das Zytostatikum frei.

▶ **Palliative Therapiemaßnahmen:** Patienten mit mehrfachen Rückfällen erhalten die bestmögliche unterstützende Behandlung (»**Best Supportive Care**«).

KREBS BEI KINDERN

In Deutschland erkranken jährlich etwa 1.800 Kinder und Jugendliche unter 15 Jahren an Krebs. Am häufigsten werden Leukämien (34 %), Hirntumoren (24 %) und Lymphdrüsenkrebs (11 %) diagnostiziert. Weitere Tumorarten, die oft auftreten, sind Tumoren aus unreifen Zellen des Nervensystems (Neuroblastome), sogenannte Weichteilsarkome, Nieren- und Knochenkrebs (alle Daten: Deutsches Kinderkrebsregister, Jahresbericht 2012; www.kinderkrebsregister.de).

Die Überlebenswahrscheinlichkeit von Kindern, die an Krebs erkranken, hat sich dank moderner Therapien deutlich verbessert. So leben 15 Jahre nach Diagnosestellung heute noch 80 % der betroffenen Kinder und Jugendlichen, in den 1980er-Jahren waren es nur 67 %. Dennoch stellt Krebs nach wie vor die häufigste zum Tode führende Erkrankung bei Kindern unter 15 Jahren dar. Es ist daher das wichtigste Ziel der kinderonkologischen Forschung, die Krebstodesrate weiter zu senken.

DIE HÄUFIGSTEN KREBSARTEN

Blutkrebs (Leukämien) und Lymphdrüsenkrebs (Lymphome):

- Akute lymphoblastische Leukämie: eine rasch verlaufende bösartige Erkrankung des blutbildenden Systems ausgehend von einer bestimmten Gruppe weißer Blutkörperchen, den »Lymphozyten« (siehe Seite 25)
- Akute myeloische Leukämie: eine ebenfalls rasch verlaufende bösartige Erkrankung des blutbildenden Systems, die von Vorläuferzellen der Blutbildung ausgehen (siehe Seite 322)
- Non-Hodgkin-/Hodgkin-Lymphome: bösartige Erkrankung des Lymphsystems (siehe Seite 340 und 346)

Feste (solide) Tumoren:

- Hirntumoren (Gliome, Medulloblastome, Ependymome)
- Tumoren des unreifen Nervensystems (Neuroblastome)
- Weichteilsarkome (vor allem Rhabdomyosarkom)
- Tumoren der Niere (Wilms-Tumor)
- Knochentumoren (Osteosarkom und Ewing-Sarkom)
- Zu den selteneren Tumoren zählen Keimzelltumoren, Tumoren der Netzhaut (Retinoblastom), Lebertumoren (Hepatoblastome und Leberzellkarzinome)

DIE UNTERSCHIEDE ZU KREBS BEI ERWACHSENEN

Kinder und Jugendliche erkranken an anderen Krebsarten als Erwachsene: Karzinome, also Tumoren wie beispielsweise im Darm, in der Lunge, in der Haut, die mehr als 90 % aller Krebserkrankungen bei Erwachsenen ausmachen, spielen bei Kindern kaum eine Rolle (siehe Kasten links). Sollte Ihr Kind an einer seltenen Krebsart leiden, die in diesem Buch nicht ausführlich behandelt wird, bekommen Sie fundierte und verständliche Informationen beim neuen »infonetz-krebs« (siehe Kapitel 10).

WIE WIRD KREBS BEI KINDERN DIAGNOSTIZIERT?

Einige Erkrankungen werden im Rahmen der gesetzlich vorgesehen, ärztlichen Vorsorgeuntersuchungen von Kindern (bezeichnet als U1 bis U9) als Zufallsbefund diagnostiziert. In den meisten Fällen entwickeln die Kinder aber Symptome, die zum Aufsuchen eines Arztes führen. Die Symptome sind je nach Krebserkrankung unterschiedlich und können auch bei harmloseren Erkrankungen auftreten. Folgende Symptome sollten immer vom Kinderarzt abgeklärt werden:

- Geschwollene Lymphknoten, Schwellungen an Armen und Beinen oder am Rumpf
- Antriebslosigkeit, fehlende Lust zu spielen und Blässe
- Wiederkehrende Schmerzen, insbesondere Bauchschmerzen oder Knochenschmerzen
- Häufige Kopfschmerzen, oft mit Erbrechen, auch ohne dass die Kinder vorher etwas gegessen haben (»Nüchternerbrechen«)
- Plötzlich auftretende Sehstörung
- Schwindel, Koordinationsprobleme
- Verlangsamte Sprache
- Nicht zu erklärendes Fieber
- Gewichtsverlust

Die Diagnosestellung erfolgt ähnlich wie bei Erwachsenen (siehe Kapitel 3).

DIE THERAPIE-OPTIONEN

Die Behandlung hängt immer von der Krebsart und dem Erkrankungsstadium ab. Die Gesellschaft für Pädiatrische Onkologie und Hämatologie (GPOH) hat für die verschiedenen Krebserkrankungen bei Kindern spezielle Behandlungspläne erarbeitet, die von allen Kinderkrebskliniken umgesetzt werden. Die Pläne werden regelmäßig an den neuesten Stand der Forschung angepasst. Dadurch soll sichergestellt sein, dass jedes Kind in Deutschland die bestmögliche Krebstherapie erhält.

Bei Tumoren kommen in erster Linie eine Operation, Strahlentherapie und/oder Chemotherapie zum Einsatz. Auch für Krebserkrankungen bei Kindern werden zielgerichtete Therapien entwickelt, die in die veränderten sogenannten Signalwege der bösartigen Zellen eingreifen oder bestimmte Merkmale auf der Oberfläche von Krebszellen angreifen (siehe Seite 149).

Chemotherapien schädigen vor allem Zellen, die sich schnell teilen. Viele Krebserkrankungen des Kindesalters sprechen daher sehr gut auf sie an, da

AKUTE LYMPHATISCHE LEUKÄMIE: BESSERE PROGNOSE DANK KONTINUIERLICHER FORSCHUNG

Bei der ALL handelt es sich um eine bösartige Erkrankung der blutbildenden Zellen, die aggressiv verläuft und ohne Behandlung innerhalb kurzer Zeit zum Tode führt. Sie ist mit 80% die häufigste Leukämieform bei Kindern und Jugendlichen. Neun von zehn an ALL erkrankten Kindern werden heute geheilt, während es vor vierzig Jahren nur zwei oder drei von zehn waren. Diese Verbesserung ist der Kombinations-Chemotherapie zu verdanken, bei der mehrere Chemotherapiesubstanzen gleichzeitig verabreicht werden. Welche Kombinationen am effektivsten sind, wurde im Rahmen zahlreicher sogenannter Therapieoptimierungsstudien (siehe Seite 367) in den letzten Jahrzehnten erforscht. Heute liegen standardisierte Behandlungsschemata vor, an deren Optimierung die Krebsforschung kontinuierlich weiterarbeitet. Vor einigen Jahren wurde beispielsweise auch ein bestimmtes zielgerichtetes Medikament (ein »Tyrosinkinase-Hemmer«) in Kombination mit einer Chemotherapie für Kinder und Jugendliche zugelassen, das das Rückfallrisiko bei einer sehr bösartigen Unterform der ALL senkt.

sie die Eigenschaft haben, besonders schnell zu wachsen. Deshalb sprechen Tumoren und Leukämien bei Kindern in der Regel auch besser auf eine Chemotherapie an. Ein weiterer Vorteil ist, dass Kinder eine Chemotherapie oft besser verkraften als Erwachsene, sich also schneller davon erholen. Um eine Heilung zu erzielen, werden daher auch sehr intensive Chemotherapien verabreicht. In einigen Fällen kommt auch eine Hochdosis-Chemotherapie mit anschließender Stammzelltransplantation (siehe Seite 148) zum Einsatz.

Doch nicht nur dank neuer Therapieverfahren können viele der jungen Krebspatienten heute langfristig geheilt werden. Fast alle krebskranken Kinder werden mittlerweile im Rahmen von klinischen Studien behandelt. Häufig handelt es sich dabei um sogenannte Therapieoptimierungsstudien: Dies bedeutet, dass alle jungen Patienten nach einheitlichen Standards die jeweils beste Behandlung erhalten, wobei neue Kombinationen oder andere Verbesserungen in die Therapie eingeführt werden (siehe Kapitel 12). Die Behandlung in solchen Therapieoptimierungsstudien sorgt außerdem dafür, dass die Patienten sehr gut betreut werden, dass sich alle beteiligten Experten intensiv austauschen und dass neues Fachwissen, auch aus der internationalen Forschung, rasch Eingang in die Versorgung der Patienten findet.

In den auf Kinderkrebs spezialisierten Zentren arbeiten Mediziner verschiedener Fachrichtungen wie Kinderonkologen, Strahlentherapeuten und Chirurgen Hand in Hand mit speziell ausgebildetem Pflegepersonal und Kinderpsychologen. Auch Klein- und Schulkinder müssen altersentsprechend auf die anstehenden Eingriffe und Therapiemaßnahmen vorbereitet werden. Denn ebenso wichtig wie die medizinische Versorgung ist für Kinder und Jugendliche und ihre Familien in dieser Situation die psychosoziale Fürsorge, weshalb Sozialarbeiter, Seelsorger und Lehrer das multidisziplinäre Team ergänzen. Die Krebserkrankung eines Kindes hat immer auch Auswirkungen auf alle Familienmitglieder, insbesondere auf Geschwister. Für jugendliche Krebspatienten stehen Fragen zum Schulabschluss, nach Ausbildungswegen und dem selbstbestimmten Leben im Vordergrund.

SOZIALRECHTLICHE LEISTUNGEN

Die Krebserkrankung eines Kindes kann auch die Familie finanziell stark belasten, zumal sich oftmals ein Elternteil von der Arbeit freistellen lassen muss, um für das Kind rund um die Uhr da zu sein. Deshalb ist es gut, sich darüber zu informieren, welche sozialrechtlichen Ansprüche Familien mit einem krebskranken Kind haben (z.B. Anspruch auf eine Haushaltshilfe, Erstattung von Fahrtkosten etc.). Bei der Kinderkrebsstiftung (www.kinderkrebsstiftung.de) und der Deutschen Krebshilfe gibt es viele hilfreiche Broschüren zu diesen Themen.

DIE SCHWERE ZEIT DER BEHANDLUNG DURCHSTEHEN

Wenn bei einem Kind oder Jugendlichen eine Krebserkrankung diagnostiziert wird, kommt der bisherige Alltag zum Erliegen, ab jetzt dreht sich alles um das erkrankte Kind und seine Gesundung. Bei allen Behandlungen ist die Anwesenheit eines Elternteils notwendig, am Wochenende wechseln sich Partner oft ab. Um den Eltern während dieser sehr schwierigen

Zeit eine Rückzugsmöglichkeit zu geben, unterhalten viele Selbsthilfegruppen spendenfinanzierte Elternwohnungen und Geschwisterspielstuben.

Während der Behandlung einer Krebserkrankung eines Kindes haben auch Eltern und Geschwister kaum Möglichkeiten, Atem zu holen und die Erkrankung und die notwendigen Behandlungen zu verarbeiten. Daher bietet die stationäre familienorientierte Rehabilitation, die sich der intensiven Behandlung anschließt, allen Familienmitgliedern die Möglichkeit, die Erkrankung zu verarbeiten und sich seelisch und körperlich zu erholen.

KREBSNACHSORGE BEI KINDERN UND JUGENDLICHEN

Auch bei Kindern ist nach einer durchstandenen Krebserkrankung zunächst eine engmaschige Nachsorge notwendig, die sich nach Tumorart und Erkrankungsgrad richtet. Die Gesellschaft für Pädiatrische Onkologie und Hämatologie (GPOH) hat für die verschiedenen Krebserkrankungen im Kindes- und Jugendalter Nachsorgepläne erstellt.

Wichtig ist dabei nicht nur das frühzeitige Erkennen eines Rückfalls, sondern auch die Erfassung und Behandlung von möglichen Spätfolgen der Therapie, wie beispielsweise Hormonstörungen, Schädigungen des Gehörs, des Herzmuskels, der Lungenfunktion oder des Nervensystems.

ERNEUERUNG DES IMPFSCHUTZES NACH KREBSERKRANKUNGEN

Studien zeigen, dass nach einer längeren Chemotherapie bei fast allen Kindern eine Auffrischung des Impfschutzes gegen Kinderkrankheiten (Diphterie, Masern, Mumps, Röteln, Keuchhusten, Windpocken) sowie Tetanus oder Kinderlähmung notwendig ist. Denn durch die Chemotherapie werden oft auch die Zellen, die das Immungedächtnis des Körpers bilden, zerstört. Erst eine erneute Impfung regt die Abwehrzellen wieder zur Bildung von Antikörpern gegen die genannten Krankheiten an.

Falls der Impfschutz von Eltern oder Geschwistern der Betroffenen unvollständig ist, kann auch hier eine Auffrischung sinnvoll sein – sprechen Sie Ihren Haus- oder Kinderarzt an.

10. WIE UND WO WERDE ICH AM BESTEN BEHANDELT?

Wer an Krebs erkrankt oder die schwierige Diagnose mit einem Angehörigen teilt, dem sind meist vor allem zwei Dinge wichtig: Wer beantwortet mir die vielen Fragen, die sich jetzt stellen, und wer hilft mir zu entscheiden, welcher der komplexen Therapiewege für mich persönlich der Richtige ist – wo und von wem also werde ich am besten behandelt?

HILFE DURCH DAS NEUE »INFONETZ-KREBS«

Um Betroffene und Angehörige bei diesen Fragen zu unterstützen und sie durch die wichtigen Schritte und Entscheidungen zu begleiten, haben die Deutsche Krebshilfe und die Deutsche Krebsgesellschaft das gemeinsame Projekt »infonetz-krebs« auf den Weg gebracht. Grundlage dieses Informationsnetzes, das Ratsuchenden Hilfestellungen geben soll, ist eine neu erstellte Datenbank. Um fundierte Informationen an Patienten und Angehörige weitergeben zu können, wurde für alle Krebsarten – von der Vorsorge über die Therapie bis zur Nachsorge – die gesamte wissenschaftliche Literatur aus mehreren zehntausend Studien und dazu gehörenden nationalen und internationalen Behandlungsleitlinien von Medizinern und Naturwissenschaftlern ausgewertet. Vermittelt werden die Informationen durch einen telefonischen Beratungsdienst, in dem geschulte Ärzte, Pflegekräfte und Sozialarbeiter konkrete Fragen beantworten.

Die Datenbank enthält neben den medizinischen auch sozialrechtliche Informationen sowie konkrete Adressen von Versorgungseinrichtungen und Ansprechpartnern, wenn beispielsweise bei Diagnose einer seltenen Erkrankung nach einem Spezialisten gesucht wird.

Die in der Datenbank hinterlegten Informationen sind evidenzbasiert. Das bedeutet, sie sind nach dem derzeit aktuellsten Wissen und den besten vorliegenden Forschungs-Nachweisen zusammengestellt.

Helfen kann das »infonetz-krebs« z.B., wenn Sie Fragen zu Ihrem Befund haben, weil Sie bestimmte Begriffe nicht verstehen, oder wenn Ihr Arzt empfiehlt, dass Sie zusätzlich zu Ihrer Chemotherapie noch eine zielgerichtete Behandlung bekommen sollen, Sie aber nicht genau wissen, was das bedeutet. Auch bei der Suche nach geeigneten Ansprechpartnern und Anlaufstellen in Ihrer Region erhalten Sie Informationen. Ziel von »infonetz-krebs« ist es, dass Sie aktuelles und qualitativ gesichertes Wissen bekommen, das Ihnen persönlich in der jeweiligen Situation hilft, die Vorgänge zu verstehen und gemeinsam mit Ihrem Arzt zu entscheiden, was die besten nächsten Schritte sind.

Sie erreichen das »infonetz-krebs« ab sofort telefonisch unter der kostenlosen Rufnummer 0800 80708877 (Montag bis Freitag von 8.00 bis 17.00 Uhr) und im Internet unter www.infonetz-krebs.de.

WIE FINDE ICH DEN BESTEN ARZT?

Wer an Krebs erkrankt, stellt sich meist als Erstes die Frage: Wo werde ich am besten behandelt – bei wem also bekomme ich die bestmögliche Versorgung?

Eine Entscheidungshilfe bei der Arztsuche ist das Nationale Zertifizierungs-Programm der Deutschen Krebsgesellschaft und der Deutschen Krebshilfe. Krebszentren, die im Rahmen dieses Programms zertifiziert werden, müssen besonders hohe Qualitätsanforderungen erfüllen.

In zertifizierten Zentren arbeiten Ärzte verschiedener Fachgebiete (u. a. Chirurgie, Pathologie, Radiologie, Innere Medizin) eng zusammen und legen gemeinsam das therapeutische Vorgehen fest – was aufgrund der steigenden Komplexität einer Krebstherapie immer wichtiger wird.

ZERTIFIZIERTE ZENTREN UND ONKOLOGISCHE SPITZENZENTREN

Durch die aufwendige Zertifizierung der Deutschen Krebsgesellschaft weisen die betreffenden Zentren jeweils nach, dass sie die hier aufgeführten Anforderungen erfüllen:

▶ **Erfahrene Spezialisten und gute Ausstattung:** Alle für die Diagnostik und Behandlung wichtigen Spezialisten und Geräte sind vorhanden. Die Experten kennen sich gut mit der Behandlung einer bestimmten Krebsart aus, unter anderem, weil sie eine geforderte Mindestanzahl von Behandlungen jährlich durchführen.

▶ **Behandlung nach den aktuellen medizinischen Leitlinien:** Die Behandlungsempfehlungen des Zentrums fußen nachweislich auf dem besten zurzeit verfügbaren medizinischen Wissen.

▶ **Enge Zusammenarbeit aller an der Behandlung Beteiligten:** Jeder Patient wird z.B. in einer sogenannten Tumorkonferenz vorgestellt. Dort beraten je nach

MIT ONCOMAP EIN ZERTIFIZIERTES ZENTRUM IN IHRER NÄHE FINDEN

Um die Netzwerkstrukturen der Zentren, bestehend aus klinikinternen und ambulanten Behandlungspartnern, flächendeckend abzubilden, wurde auf der Internetseite www.oncomap.de eine Zentrumssuche eingerichtet. Die hier hinterlegten Adressen und Ansprechpartner werden ständig aktualisiert. Auf der Internetseite können alle zertifizierten Zentren nach verschiedenen Kriterien gesucht und alle Details zum Behandlungsnetzwerk abgerufen werden. Die Datenbank erlaubt auch die Suche nach Selbsthilfegruppen, die eng mit den einzelnen Zentren zusammenarbeiten. Einfach die Fachrichtung »Selbsthilfe« im Auswahlmenü von www.oncomap.de anklicken.

WIE GUT WERDE ICH AN ZERTIFIZIERTEN ZENTREN BEHANDELT?

Einige Beispiele belegen die Behandlungsqualität an zertifizierten Zentren. Hier eine Auswahl:

- Wenn bei Prostatakrebs beispielsweise das Organ, in diesem Fall die Prostata, entfernt werden muss, kann die Kontinenz bei einem Drittel der Patienten erhalten werden. In zertifizierten Zentren gelingt das zu 80 Prozent – in anderen Kliniken nur zu 50 Prozent.
- Bei Brustkrebs ist an zertifizierten Zentren die Zahl derjenigen, die fünf Jahre nach der Diagnose noch leben, um 13 Prozent höher (93 Prozent bei Behandlung an zertifizierten Zentren, verglichen mit 80 Prozent an nicht zertifizierten).
- Darmtumoren werden an zertifizierten Zentren zu 95 Prozent vollständig entfernt (80 Prozent an anderen Kliniken).

Erkrankung Fachärzte der jeweiligen Tumorart (also z.B. Frauenärzte, Lungenärzte, Internisten) mit Chirurgen, Strahlentherapeuten und Spezialisten für die medikamentöse Tumortherapie (Onkologen) gemeinsam mit Pathologen (Gewebespezialisten) über die optimale Behandlung. So soll sichergestellt werden, dass kein Befund übersehen wird. Alle behandelnden Spezialisten steuern ihr Wissen bei, um zu einer gemeinsamen Behandlungsempfehlung zu kommen.

▶ **Netzwerkstruktur:** Zu einem Zentrum gehören nicht nur die Klinik, an der die stationäre Behandlung durchgeführt wird, sondern auch die kooperierenden Praxen, in denen der Patient beispielsweise eine Chemotherapie erhält, oder auch niedergelassene Strahlentherapeuten. So kann der Patient sicher sein, dass er auch bei einer ambulanten Therapie im Anschluss an den Krankenhausaufenthalt gut betreut wird. Außerdem gibt es Hilfe durch Psychoonkologen und Sozialdienste.

Eine nicht zertifizierte Klinik hat nicht zwangsläufig qualitative Nachteile für Sie und Ihre Behandlung. Aber bei den zertifizierten Zentren können Sie sicher sein, dass diese Einrichtungen einschließlich ihrer Kooperationspartner regelmäßig auf die Erfüllung der oben genannten Kriterien hin überprüft werden.

UNTERSCHIEDLICHE ZENTREN MIT EINHEITLICHEN QUALITÄTSMASSSTÄBEN

Die Deutsche Krebsgesellschaft und die Deutsche Krebshilfe wollen mit dem oben erläuterten Nationalen Zertifizierungs-Programm für alle Krebspatienten die optimale Versorgung ermöglichen. Es gibt drei verschiedene Arten von zertifizierten Zentren:
▶ **Organkrebszentren:** Die sogenannten Organkrebszentren sind auf eine Tumorart spezialisiert, etwa auf Brustkrebs, Darmkrebs, Lungenkrebs, Hautkrebs, Prostatakrebs oder gynäkologische Tumoren.

▶ **Onkologische Zentren:** In den sogenannten Onkologischen Zentren werden im Gegensatz dazu mehrere Tumorarten unter einem Dach betreut, dort findet man auch Spezialisten für Tumoren im Kopf-Hals-Bereich, Bauchspeicheldrüsenkrebs, Magenkrebs oder Gehirntumoren.

▶ **Onkologische Spitzenzentren:** An den von der Deutschen Krebshilfe geförderten Onkologischen Spitzenzentren (www.ccc-netzwerk.de), wird nicht nur nach höchsten Qualitätsstandards behandelt, sondern zudem auch intensiv geforscht. Dabei wird besonderer Wert darauf gelegt, dass neue wissenschaftliche Erkenntnisse möglichst schnell den Patienten zugutekommen (man spricht von »Translationaler Forschung«).

Trotz unterschiedlicher Aufgaben unterziehen sich alle Zentren dieses Systems freiwillig einer strengen Qualitätskontrolle nach einheitlichen Maßstäben.

Die Qualitätskriterien werden von den an der Behandlung beteiligten Fachdisziplinen in Kommissionen erarbeitet und regelmäßig aktualisiert. Medizinische Leitlinien spielen dabei eine wichtige Rolle für die Festlegung. So soll sichergestellt werden, dass sich die Behandlung an den besten zur Verfügung stehenden medizinischen Beweisen orientiert.

Mehr als 930 Organkrebszentren und Onkologische Zentren tragen mittlerweile das Qualitätssiegel der Deutschen Krebsgesellschaft, dazu kommen 13 von der Deutschen Krebshilfe ausgezeichnete Onkologische Spitzenzentren. Für die Organkrebszentren gibt es einen Jahresbericht der Deutschen Krebsgesellschaft, der die Ergebnisse der beteiligten Zentren aus dem vorangegangenen Jahr enthält. So kann jedes Zentrum sein Abschneiden im Vergleich zu den anderen bewerten und die Daten nutzen, um die eigene Qualität stetig zu verbessern.

BESONDERER INFORMATIONSBEDARF BEI SELTENEN KREBSERKRANKUNGEN

Beispiele für seltene Krebserkrankungen sind die sogenannten Weichteilsarkome. Sie betreffen das Stütz- oder Bindegewebe, zu welchem Fett- und Muskelgewebe sowie Knorpel und Knochen gehören (siehe Kapitel 1). Außerdem selten sind bestimmte Leukämie- und Lymphomarten (siehe Seite 312) oder auch manche Krebsarten bei Kindern. Die betroffenen Patienten und Angehörigen haben oft einen besonderen Informationsbedarf; es gibt kaum Mitbetroffene in der unmittelbaren Umgebung, bei denen sie sich Unterstützung holen könnten, das fördert das Gefühl, mit der Erkrankung isoliert zu sein.

Auch besteht die Befürchtung, dass sich kaum ein Experte mit der speziellen Erkrankung auskennt. Diese Befürchtung lässt sich in vielen Fällen ausräumen: Für manche definitionsgemäß seltenen Tumoren gibt es durchaus Behandlungsleitlinien, die die Erfahrung aus Studien bündeln, bei anderen lassen sich Standardbehandlungen anwenden, die generell auch bei häufigeren Tumoren in der betreffenden Körperregion eingesetzt werden. Wichtig ist auch hier, dass die Behandlung durch ein Ärzteteam erfolgt, dass verschiedene ärztliche Disziplinen bündelt.

In einigen Fällen kann auch die Teilnahme an einer wissenschaftlichen Studie sinnvoll sein; Patienten können mit ihrem behandelnden Arzt besprechen, ob es passende Studien gibt und ob eine Teilnahme für sie infrage kommt (siehe Kapitel 12).

WER HILFT BEI DER SUCHE NACH KLINIK ODER ARZT?

Konkrete Unterstützung sowie Adressen und Telefonnumern von geeigneten Ansprechpartnern und Anlaufstellen, die Ihnen bei der Suche nach einem auf Ihre Krebserkrankung spezialisierten Arzt oder einer entsprechenden Klinik helfen, finden Sie in einer Übersicht auf der nächsten Doppelseite.

DER NEUE BERATUNGSDIENST »INFONETZ-KREBS«

Krebskranke, aber auch deren Angehörige und Freunde haben ein großes Bedürfnis nach Information, Beratung und Unterstützung. Eine wichtige Anlaufstelle ist der Informations- und Beratungsdienst der Deutschen Krebshilfe und der Deutschen Krebsgesellschaft »infonetz-krebs«. Telefonisch erreichen Sie die Mitarbeiter dieses Dienstes unter der kostenlosen Nummer 0800 80708877, außerdem bekommen Sie Informationen im Internet unter www.infonetz-krebs.de. Sie können Anfragen auch postalisch an die Mitarbeiter richten: Deutsche Krebshilfe e.V., Informations- und Beratungsdienst, Buschstraße 32, 53113 Bonn.

LISTE MIT ZERTIFIZIERTE ZENTREN

Zertifizierte Zentren werden, wie weiter vorn in diesem Kapitel erläutert, regelmäßig nach strengen Qualitätskriterien überprüft. Fragen Sie Ihren überweisenden Arzt nach einem solchen und danach, wo sich das nächstgelgene befindet. Die Internetseite www.oncomap.de hilft bei der Suche nach Zentren, die von der Deutschen Krebsgesellschaft zertifiziert sind.

Eine Übersicht über die von der Deutschen Krebshilfe geförderten Onkologischen Spitzenzentren erhalten Sie auf der Webseite www.ccc-netzwerk.de.

Wer in Nordrhein-Westfalen ein zertifiziertes Brustkrebszentrum sucht, kann sich auch an eines der 51 von der Ärztekammer Westfalen-Lippe zertifizierten Zentren wenden (www.aekwl.de).

HILFE BEI DEN KRANKENKASSEN

Die Krankenkassen sind verpflichtet, Patienten bei der Arzt- und Klinik-Suche zu unterstützen, z.B. durch die telefonische Patientenberatung oder durch Informationen auf ihren Internetseiten. Wer darauf zugreifen möchte, sollte mit der jeweiligen Geschäftsstelle Kontakt aufnehmen.

UNTERSTÜTZUNG DURCH STIFTUNGEN

Unabhängige Informationen erhalten Sie im Internet z.B. unter www.weisse-liste.de, einem Projekt der Bertelsmann Stiftung in Zusammenarbeit mit Patientenverbänden und Verbraucherorganisationen. Dort können Sie unter Angabe Ihrer Erkrankung ebenfalls nach Kliniken oder Ärzten suchen.

EMPFEHLUNGEN AUS DEM FREUNDES- UND BEKANNTENKREIS

Auch Empfehlungen von Menschen, die Ihnen nahestehen oder die selbst eine Krebsbehandlung überstanden haben, können für Ihre Entscheidung eine Rolle spielen. Bitte bedenken Sie aber, dass solche Empfehlungen durch sehr persönliche Erfahrungen geprägt sind und dass jeder seine Krebserkrankung anders sieht.

INFORMATIONSQUELLEN BEI SELTENEN KREBSERKRANKUNGEN

Für seltene Krebserkrankungen ist es nicht immer einfach, eine Anlaufstelle zu finden. Hilfe bei der Suche nach Experten finden Sie – abgesehen von den Anlaufstellen, die auf dieser Seite bereits genannt sind – auch unter:

- **www.kompetenznetz-leukaemie.de**: bietet Adressen zu Leukämie-Experten und Ansprechpartnern
- **www.lymphome.de**: Adressen zu Leukämie-Experten und Ansprechpartnern
- **www.kinderkrebsinfo.de**: Informationsportal zu Krebs- und Bluterkrankungen bei Kindern und Jugendlichen
- **www.orpha.net**: Dieses internationale Portal für seltene Krankheiten ist in mehreren Sprachen, auch in Deutsch verfügbar. Dort können Sie unter Angabe der Erkrankung nach Zentren oder Kliniken in Deutschland suchen, die auf die Behandlung spezialisiert sind.

11. NATURHEILVERFAHREN

Viele Krebspatienten haben das Bedürfnis, über die schulmedizinische Therapie hinaus selbst etwas zu unternehmen, um Nebenwirkungen besser in den Griff zu bekommen oder ihr Immunsystem zu stärken, um schneller wieder auf die Beine zu kommen. Sie wenden häufig Naturheilmittel oder andere nicht schulmedizinische Verfahren an. Je nach Tumorart wird der Anteil der Patienten, die solche ergänzenden Heilmethoden in Anspruch nehmen, auf bis zu 50 Prozent geschätzt.

Nichts spricht gegen eine ergänzende Therapie auf Basis von Naturheilmitteln, allerdings sollte immer der behandelnde Onkologe darüber informiert werden, da diese Verfahren auf die klassischen Krebstherapien abgestimmt werden müssen. Verträgt sich ein naturheilkundliches Verfahren nicht mit der schulmedizinischen Therapie, schwächt es beispielsweise deren Wirkung oder führt zu ungünstigen Wechselwirkungen, wird der Onkologe abraten. Ein solches Abraten hat nichts mit einer generellen Ablehnung zu tun, sondern beruht auf wissenschaftlichen Erkenntnissen. So haben Experten beispielsweise herausgefunden, dass einige Johanniskrautpräparate, die oft zur Stimmungsaufhellung in depressiven Phasen eingenommen werden, den Effekt einer Chemotherapie erheblich stören. Daher ist es wichtig, den Onkologen zu informieren, bevor eine Zusatzmedikation eingenommen wird, auch wenn sie rein pflanzlicher Natur ist.

DER UNTERSCHIED ZWISCHEN ALTERNATIVMEDIZIN UND KOMPLEMENTÄRMEDIZIN

Für naturheilkundliche Verfahren und Medikamente werden häufig die Begriffe »Alternativmedizin« oder auch »Komplementärmedizin« verwendet. Sie werden umgangssprachlich kaum voneinander abgegrenzt, oft sogar gleichgesetzt, dennoch bezeichnen sie etwas komplett Unterschiedliches: »Komplementär« bedeutet »ergänzend«, entsprechend versteht sich die Komplementärmedizin als Ergänzung zur klassischen Krebsmedizin. Sie erfolgt in Abstimmung mit den schulmedizinischen Krebstherapien wie der Chemo-, Strahlen-, Anti-Hormon- oder Antikörpertherapie, ist wissenschaftlich fundiert und wird von Schulmedizinern als sinnvolle Erweiterung anerkannt.

Der Begriff »alternative Medizin« bezeichnet einen Gegenentwurf zur Schulmedizin und beansprucht für sich, eine echte »Alternative« zur klassischen Medizin zu sein; die alternative Medizin möchte die konventionellen Krebstherapien nicht ergänzen und abrunden, sondern ersetzen. Das ist nicht nur wissenschaftlich unseriös, sondern auch extrem gefährlich! Immer wieder geben selbst ernannte Experten verzweifelten Patienten Heilsversprechen, raten dazu, die schulmedizinische Behandlung – wie beispielsweise eine Chemotherapie – abzubrechen, und lassen sich ihre Methoden teuer bezahlen. Im besten Fall verlieren die Betroffenen nur ihr Geld – im schlechtesten ihr Leben. Von alternativen Ansätzen raten Experten deshalb grundsätzlich ab.

Komplementäre Krebstherapien hingegen können eine sinnvolle Ergänzung und Erweiterung der Schulmedizin darstellen. Für die Ergänzung der Schulmedizin durch die Komplementärmedizin hat sich ein neuer Begriff geprägt: Man spricht von Integrativer Onkologie (integrieren = zusammenschließen, zusammenfassen). Die Komplementärmedizin umfasst eine ganze Bandbreite an Methoden und Therapierichtungen, die dieses Kapitel kurz vorstellt.

HYPERTHERMIE: MIT WÄRME GEGEN DEN TUMOR

Die Hyperthermie wird bei festen Tumoren (z.B. Sarkomen) eingesetzt, die nicht oder nur sehr schwer zu operieren oder zu bestrahlen sind und bei denen die bisherigen Therapien wenig Erfolg gezeigt haben. Es handelt sich dabei um eine Form der Temperaturerhöhung, die aber nur als Zusatzverfahren in Kombination mit einer Chemo- oder Strahlentherapie eingesetzt wird. Viele Untersuchungen haben gezeigt, dass Wärme die Wirkung dieser Behandlungsmethoden verstärkt. Bei der Hyperthermie werden daher die betroffenen Körperbereiche auf eine Temperatur von ungefähr 42 Grad Celsius gebracht, die über einen Zeitraum von 45 bis 60 Minuten aufrechterhalten wird.

Hyperthermie-Behandlungen werden an Universitätskliniken und meistens nur im Rahmen klinischer Studien durchgeführt. Sogenannte Ganzkörper-Hyperthermien oder Elektro-Hyperthermien haben hingegen keine nachgewiesene Wirkung bei Patienten mit Krebserkrankungen und zählen nicht zu den seriösen Krebstherapien. Patienten sollten sich daher auf diese Verfahren außerhalb von Studien nicht einlassen.

POPULÄR, ABER NICHT BELEGT: MISTELTHERAPIE

Die Mistel gehört wohl zu den bekanntesten Pflanzen in der komplementären Krebstherapie. Die in Indonesien geborene Ärztin Ita Wegmann (1876–1943) entwickelte, angeregt durch Rudolf Steiner, die erste Misteltherapie. Inspiriert wurde sie von der homöopathischen Heilslehre, die Ähnliches mit Ähnlichem zu behandeln versucht. Das bedeutet, dass eine Erkrankung mit dem Mittel behandelt wird, das bei einem gesunden Menschen genau die Symptome dieser Erkrankung hervorrufen würde. Steiner sah Ähnlichkeiten zwischen dem Wachstum einer Mistelpflanze und dem eines Tumors und entwickelte daraus die Idee, Mistelextrakte in der Krebstherapie einzusetzen. Heute weiß man mehr über die einzelnen Inhaltsstoffe dieser Extrakte. Bestimmte Substanzen, die sogenannten Lektine, regen z.B. die körpereigene Immunabwehr an. Klinische Studien (siehe Kapitel 12) an Patienten haben allerdings zur Ernüchterung geführt. Im Großen und Ganzen konnte nicht gezeigt werden, dass die Misteltherapie Krebs heilen oder aufhalten kann. In einigen Untersuchungen gibt es Hinweise auf eine Verbesserung der Lebensqualität durch die Mistelbehandlung. Das heißt, die Patienten fühlten sich besser und litten weniger stark unter den Folgen der Krebstherapie. Allerdings kritisieren viele Experten diese Studien hinsichtlich ihrer Durchführung und Qualität, sodass nicht wirklich klar ist, ob es sich bei der Verbesserung der Lebensqualität um eine echte Wirkung oder um einen sogenannten Placeboeffekt handelte. Davon spricht man, wenn ein Patient einen positiven Effekt erfährt, obwohl er ein Scheinmedikament und keinen echten Wirkstoff bekommen hat.

Bei einigen Krebsformen muss in jedem Fall von einer Misteltherapie abgeraten werden. Das gilt insbesondere für Krebserkrankungen des blutbildenden Systems, also Blutkrebs (Leukämie) oder Lymphknotenkrebs (Lymphome), die zu Veränderungen des Immunsystems führen. Da die Misteltherapie das Immunsystem beeinflusst, sind die Folgen nicht abzusehen. Auch bei Hirn- und Rückenmarkstumoren oder dem schwarzen Hautkrebs sollte sie nicht angewendet werden.

WORAN ERKENNT MAN ZWEIFELHAFTE HEILMETHODEN?

Auf jeden Fall sollte man darauf achten, wer das Heilverfahren wie anbietet.

- Das Versprechen einer schnellen Heilung oder gar eine Garantie auf Gesundung sind Hinweise dafür, dass das Angebot unseriös ist.
- Skepsis ist bei Anbietern angebracht, die die eigene Methode als die einzig Richtige anpreisen und alle anderen Therapien verdammen.
- Oft wird auch mit Dankesschreiben von angeblich geheilten Krebspatienten geworben. Krebs ist eine schwere Erkrankung, die Therapien sind komplex – kein seriöser Arzt wird falsche Hoffnungen machen.
- Extreme Vorsicht ist geboten, wenn dazu geraten wird, die schulmedizinische Therapie abzubrechen!
- Seriöse Naturheilkundige wissen um mögliche Wechselwirkungen und raten den Patienten, mit dem behandelnden Arzt zu sprechen.
- Manche Anbieter locken mit dem Versprechen, man könne die Kostenübernahme später durch eine Klage gegen die Krankenkasse erstreiten, solle aber zunächst einen privaten Behandlungsvertrag unterschreiben, damit die Therapie beginnen kann.

KOMPLEMENTÄRE MEDIZIN ZUR LINDERUNG VON NEBENWIRKUNGEN

Zur Linderung von Nebenwirkungen oder Begleiterscheinungen der schulmedizinischen Krebstherapien bietet die Komplementärmedizin einige Wirkstoffe und Behandlungsmethoden an. Patienten sollten vor ihrer Anwendung immer mit ihrem Onkologen sprechen, um Wechselwirkungen mit der schulmedizinischen Behandlung zu vermeiden.

▶ **Chronische Müdigkeit (Fatigue):** Viele Patienten, die eine Krebstherapie erhalten, leiden unter Fatigue, sind ständig müde oder schnell erschöpft, auch wenn sie viel Ruhe haben oder schlafen. Studien zufolge profitieren diese Patienten von Ginseng, einer Pflanze, die hauptsächlich in China, Korea, Japan und Russland vorkommt. Bei der Einnahme von Ginseng-Präparaten sind Wechselwirkungen mit blutverdünnenden Arzneimitteln möglich. Ginseng sollte nicht bei Tumoren eingesetzt werden, deren Wachstum durch das weibliche Hormon Östrogen angeregt wird (z.B. bestimmte Formen von Brustkrebs), da Ginseng eine Art pflanzliches Östrogen ist (Phytoöstrogen).

▶ **Entzündungen der Mundschleimhaut (Mukositis):** Eine Mukositis gehört zu den häufigen Nebenwirkungen einer Chemo- oder Strahlentherapie. Ein Extrakt aus der Aloe-vera-Pflanze, gewonnen aus den inneren Blattanteilen, kann vorbeugend dagegen eingesetzt werden. Untersuchungen sprechen außerdem für die unterstützende Wirkung einer Mundspülung mit Traumeel S, einem homöopathischen Mittel, das unter anderem Inhaltsstoffe aus der Kamille, der Schafgarbe, der Ringelblume und dem Eisenhut enthält. Als hilfreich hat sich auch die Anwendung einer Mischung aus Honig, Olivenöl, Propolisextrakt und Bienenwachs erwiesen, ebenso wie Mundspülungen mit einer öligen Vitamin-E-Lösung.

▶ **Übelkeit und Erbrechen:** Bei der Akupunktur, der wohl bekanntesten Heilmethode der Traditionellen Chinesischen Medizin, kommen Nadeln zum Einsatz, die bestimmte Stellen des Körpers reizen. Nach chinesischer Vorstellung wird damit der gestörte Energiefluss im Körper positiv beeinflusst. Als ergänzende Behandlung kann die Akupunktur starkes Erbrechen während einer Chemotherapie lindern, sie reduziert jedoch nicht die Übelkeit, die während oder kurz nach der Therapie auftritt. Bei der Akupressur verwendet der Therapeut keine Nadeln, sondern arbeitet mit Druck auf bestimmte Akupunkturpunkte. Dadurch lässt sich die Übelkeit reduzieren, nicht jedoch das Erbrechen selbst.

Eine positive Wirkung auf Übelkeit und Erbrechen geht auch vom Ingwer aus. Man kann ihn einfach in Form von Tee zu sich nehmen: ein paar Scheiben (je nach eigenem Geschmack) frisch geschälten Ingwer mit kochendem Wasser übergießen und etwa eine Viertelstunde zugedeckt ziehen lassen.

▶ **Mundtrockenheit (Xerostomie):** Bei einer Strahlenbehandlung von Krebs in Mund oder Rachen kommt es vor, dass mit dem Tumor auch eine oder mehrere Speicheldrüsen bestrahlt werden. Die Folge: Die Speichelproduktion lässt mehr oder weniger stark nach (strahlenbedingte Xerostomie). Auch hier gibt es Befunde, die nahelegen, dass eine Akupunkturbehandlung hilfreich sein kann.

▶ **Hitzewallungen bei einer Anti-Hormonbehandlung:** Prinzipiell gilt: Körperlich aktive Patientinnen leiden weniger häufig unter therapiebedingten Hitzewallungen als weniger aktive oder inaktive. Unter-

WER BEZAHLT KOMPLEMENTÄRE THERAPIEN?

Krankenkassen sind nicht verpflichtet, Therapien zu bezahlen, bei denen der eindeutige Wirkungsnachweis fehlt. Einige Kassen übernehmen allerdings komplementärmedizinische Therapien. Fragen Sie gezielt nach.

stützung bietet laut Untersuchungen außerdem eine Hypnose-Behandlung: Die behandelten Patientinnen berichteten nicht nur über eine Verbesserung der Hitzewallungen, sondern auch über deutlich weniger Angstdepressionen und einen verbesserten Schlaf. Die Anwendung von Traubensilberkerzenextrakt (Cimicifuga) hatte zwar keinen deutlichen Effekt auf die Häufigkeit der Hitzewallungen bei Krebspatientinnen, kann aber das Ausmaß des Schwitzens verringern.

Hitzewallungen treten nicht nur bei Krebspatientinnen auf. Auch Männer, die wegen Prostatakrebs Antiandrogene bekommen, leiden daran. Salbeiextrakt in Tablettenform kann diese Nebenwirkung lindern.

▶ **Osteoporosevorbeugung bei einer Anti-Homonbehandlung:** Die Gabe von Vitamin D als Nahrungsergänzung kann bei Patienten, die eine antihormonelle Krebstherapie erhalten, sinnvoll sein, um die Knochen zu schützen und Osteoporose (Knochenschwund) vorzubeugen. Auch bei Patienten, die zu wenig ans Tageslicht kommen, scheint eine zusätzliche Verabreichung von Vitamin D nützlich zu sein. Da mit der Nahrung nur eine Vorstufe des Vitamins aufgenommen wird, die erst unter UV-Strahlung zum aktiven Vitamin umgewandelt wird, ist ein Vitamin-D-Mangel möglich, wenn man sich nur in geschlossenen Räumen aufhält. Der Arzt sollte diesen Mangel jedoch im Blutbild feststellen, bevor man zusätzlich Vitamin D einnimmt.

▶ **Allgemeine Linderung der Nebenwirkungen:** Selen ist ein Spurenelement, das beispielsweise in Paranüssen enthalten ist und gegen Krebs schützen soll. Es steht sogar im Ruf, die Krebstherapie positiv zu beeinflussen, daher ist es bei vielen Patienten als ergänzende Therapie beliebt. In Untersuchungen zeigte sich bislang zwar keine Wirkung gegen Krebs, wohl aber eine Linderung der Therapienebenwirkungen: So ergab eine Studie an Patientinnen mit Unterleibstumoren, die bestrahlt wurden, dass sie unter Gabe von Selen weniger Durchfälle bekamen.

Selen sollte jedoch nur eingenommen werden, wenn ein Mangel besteht. Zu viel davon kann schädlich sein, deshalb sollten Überdosierungen in jedem Fall vermieden werden. Der Arzt kann den Selenspiegel im Blut messen und sagen, ob und wie lange das Spurenelement ergänzend eingenommen werden sollte.

HILFT AKUPUNKTUR GEGEN NEBENWIRKUNGEN?

Zwei aktuelle Studien zeigen, dass eine Akupunktur-Behandlung, also das Setzen von Nadeln entlang bestimmter Meridiane im Körper, lediglich bei Krebstherapie-Nebenwirkungen wie Übelkeit und Erbrechen helfen kann. Bei allen anderen Nebenwirkungen, etwa chronischer Müdigkeit (Fatigue) oder Schmerzen, gibt es keine Studien, die eine Wirksamkeit belegen – oder nur solche, die wissenschaftlich nicht aussagekräftig genug sind.

SIND KREBS-DIÄTEN SINNVOLL?

Krebs-Diäten, also Ernährungsweisen, die angeblich helfen, die Krankheit zu bekämpfen, haben aus Sicht vieler Betroffener eine hohe Attraktivität, da sie die Entstehung der Krankheit mit einfachen und plausibel erscheinenden Modellen erklären. Krebskranken und ihren Angehörigen wird so suggeriert, dass sie das Tumorwachstum mit simplen Ernährungsempfehlungen eigenständig beeinflussen könnten – genau das ist aber sehr gefährlich!

Zu den in Deutschland verbreiteten Krebs-Diäten gehören die Krebskur nach Breuß, die Budwig-Diät, das Gerson-Regime, die Makrobiotik und die kohlenhydratarme bzw. ketogene Kost. Ziel der ersten drei genannten Diäten soll eine allein durch sie erreichbare Heilung sein. Bei der Makrobiotik wurde das ursprünglich auch angestrebt, wird aber heute seltener vertreten. Die kohlenhydratarme Diät wird sowohl als alternative Heilmethode angepriesen wie als Grundlage für die Wirksamkeit einer Chemo- oder Strahlentherapie oder eine verbesserte Verträglichkeit dieser Therapien.

Wichtig zu wissen ist aber: Für keine dieser Diäten wurden bisher kontrollierte klinische Studien mit positiven Ergebnissen in Bezug auf das Überleben, auf ein besseres Therapie-Ansprechen oder auf eine gesteigerte Verträglichkeit der Behandlungen veröffentlicht! Im Gegensatz dazu gibt es aber mehrere wissenschaftliche Veröffentlichungen, die belegen, dass die Diäten zu Mangelerscheinungen und schädlichen Gewichtsverlusten führen. Experten raten deshalb dringend davon ab, eine der oben genannten Krebs-Diäten zu machen.

12. DIE KLINISCHE STUDIE

Viele Krebs-Kranke setzen, verständlicherweise, große Hoffnungen in die Fortschritte der Medizin. Von der ersten Entdeckung eines neuen Wirkstoffs in der Natur oder seiner Herstellung im Labor bis zur Verschreibung als wirksames Arzneimittel ist es jedoch ein weiter Weg. Auch neue Operations- oder Bestrahlungstechniken müssen sorgfältig überprüft werden, bevor sie regelmäßig eingesetzt werden können. Eine solche Überprüfung erfolgt in sogenannten klinischen Studien. Ihnen verdanken wir die Erfolge in der Behandlung von Krebs bei Kindern und Erwachsenen.

WIE WERDEN NEUE MEDIKAMENTE ENTDECKT?

Da es nicht die eine Krankheit Krebs gibt, sondern sehr viele verschiedene Arten, die bei jedem Patienten zudem sehr unterschiedlich verlaufen, bedeutet Krebs für die Forschung eine besonders große Herausforderung. An zahlreichen Universitäten und Forschungseinrichtungen sowie in Laboren von Pharmaunternehmen arbeiten Wissenschaftler daran, die Grundlagen der Entstehung und des Wachstums noch besser zu verstehen. Daraus ergeben sich Ansätze für neue, bessere Diagnosemethoden oder Behandlungen, z.B. mit Medikamenten.

KLINISCHE FORSCHUNG AN ZERTIFIZIERTEN ZENTREN

Um die Wirksamkeit und Unbedenklichkeit eines neuen Medikaments sicherzustellen, sind bis zum routinemäßigen Einsatz beim Patienten viele Tests und Prüfungen nötig. Die von der Deutschen Krebshilfe geförderten Onkologischen Spitzenzentren und die zertifizierten Zentren der Deutschen Krebsgesellschaft (siehe Kapitel 10) verpflichten sich, einen Teil der Patienten in klinischen Studien zu behandeln. An den derzeit 13 Onkologischen Spitzenzentren steht die enge Verzahnung von Grundlagenforschung und Patientenversorgung im Vordergrund.

DER WEG NEUER WIRKSTOFFE

Bevor ein neuer Wirkstoff vom Arzt zur Behandlung einer Erkrankung verschrieben werden darf, muss er mehrere Stufen der Erprobung durchlaufen. In diesen wird er ausführlich auf Sicherheit und Wirksamkeit getestet. Von der Entdeckung eines neuen Wirkstoffs bis zur Zulassung vergehen meist mehr als zehn Jahre.

Zu Beginn wird eine Substanz umfassend in Laborstudien, sogenannten vorklinischen (präklinischen) Studien, erforscht. Dabei wird untersucht, ob und in welcher Konzentration die Substanz giftig ist, wie sie sich im Körper verbreitet und wie sie ausgeschieden wird. Gleichzeitig studiert man die Wirkung auf die Erkrankung. Der Wirkstoff wird zunächst an Krebszellen im Reagenzglas ausprobiert, später folgen Tests an krebskranken Tieren, z.B. an Mäusen. Diese Experimente sind notwendig, um zu sehen, welche Wirkung die Substanz auf einen lebenden Organismus hat. Nur wenn sie positiv verlaufen, darf der Wirkstoff im Menschen untersucht werden. Allerdings ist ein Medikament, das in Tierversuchen aussichtsreich war, nicht zwangsläufig beim Menschen erfolgreich! Erst die sogenannten klinischen Studien, also die am Menschen, liefern dafür den Nachweis. Es gibt vier Phasen der Arzneimittelentwicklung, in denen klinische Studien eine wichtige Rolle spielen.

PHASE-I-STUDIEN

Sie sind notwendig, um die Sicherheit einer Therapie zu prüfen. Ziel ist, die Dosis eines Wirkstoffs zu ermitteln, die möglichst gut gegen den Krebs wirkt, ohne Nebenwirkungen zu verursachen, die so gravierend sind, dass sie den Nutzen wieder zunichtemachen. Bei einem neuen Krebsmedikament werden in diesen ersten Studien wenige Patienten untersucht. Sie erhalten das Medikament in minimaler Dosis, die dann langsam erhöht wird. Anschließend wird gemessen, um wie viel die Konzentration des Wirkstoffs im Blut ansteigt, wie lange es dauert, bis er abgebaut und ausgeschieden wird und ob es zu Nebenwirkungen kommt. Dabei werden die Patienten sehr intensiv überwacht. Wenn man herausfindet, dass ein Medikament so dosiert werden kann, dass es bei den Patienten mehr Nutzen als Schaden bewirkt, dann geht es in die nächste Phase der Erprobung.

PHASE-II-STUDIEN

Bei diesen Studien werden die Wirksamkeit eines Medikaments und seine Nebenwirkungen an einer größeren Gruppe von Patienten in einer bestimmten Krankheitssituation untersucht. Ein Beispiel: Soll ein Medikament zur Therapie eines Prostatakarzinoms eingesetzt werden, das noch nicht gestreut hat, dann werden auch nur Prostatatumorpatienten in die Studie aufgenommen, deren Tumor noch keine Metastasen gebildet hat.

Für diese Studien gibt es verschiedene Vorgehensweisen. Zum Beispiel erhalten alle Patienten das neue Medikament und man überprüft, bei wie vielen sich die Krankheit verbessert. Denkbar ist auch die Bildung von zwei oder drei Patientengruppen, die die neue Therapie im Vergleich zur bereits erprobten und allgemein anerkannten Therapie erhalten. Solche vergleichenden Ansätze nennt man kontrollierte Studien. Nur dadurch

WAS IST GRUNDLAGENFORSCHUNG?

In der Grundlagenforschung untersuchen Wissenschaftler, wie Krebs entsteht und wie Krebszellen am Wachstum gehindert werden können. Am Deutschen Krebsforschungszentrum in Heidelberg erforschen beispielsweise über 1.000 Wissenschaftler die Biologie von Tumoren, Risikofaktoren, Strategien zur Krankheitsvermeidung, Ansätze für eine präzisere Dignose und bessere Krebstherapien. Zu den prominenten Wissenschaftlern dort gehört beispielsweise Professor Harald zur Hausen. Er bekam für seine Entdeckung, dass humane Papillomviren den Gebärmutterhalskrebs auslösen, im Jahr 2008 den Nobelpreis.

lässt sich herausfinden, ob eine neue Therapie besser ist als die alte. Um uverlässige Ergebnisse zu bekommen, werden die Patienten per Zufall in die entsprechenden Behandlungsgruppen sortiert.

Allein die Aussicht auf Heilung durch die Einnahme eines neuen Medikaments kann Wirkung oder Nebenwirkung einer Behandlung beeinflussen. Fachleute bezeichnen solche Phänomene als Placeboeffekte. Diese Beeinflussung des Ergebnisses kann man verringern, wenn weder Patient noch Arzt wissen, wer die neue Behandlung und wer die alte bekommt. Dieses Vorgehen nennt man Verblindung. In der Krebstherapie kann eine Verblindung allerdings oft nicht durchgeführt werden, weil beispielsweise zwei sehr unterschiedliche Therapieverfahren verglichen werden – wie Operation und Strahlentherapie – und der Patient deshalb sofort merkt, welcher Studien-Gruppe er zugeteilt wurde.

PHASE-III-STUDIEN

Sie sollen die Wirksamkeit und Sicherheit eines neuen Medikaments an mehreren Hundert bis Tausend Patienten (aus verschiedenen Krankenhäusern und Ländern) bestätigen. Auch in Phase-III-Studien können die oben erläuterten unterschiedlichen Vorgehensweisen eingesetzt werden. Die Ergebnisse dieser Studien bilden in der Regel die Voraussetzung für die Zulassung eines Medikaments. Damit eine neue Therapie auf den Markt kommen kann, sind meistens mehrere, voneinander unabhängige Phase-III-Studien nötig. Die Zulassungsbehörde schaut sich dann den gesamten Studienverlauf an.

Wenn alle vorklinischen und klinischen Studien erfolgreich waren, kann die Zulassung beantragt werden, entweder bei der europäischen Zulassungsbehörde EMA (European Medicines Agency) oder in Deutschland beim Bundesinstitut für Arzneimittel und Medizinprodukte (BfArM). Erst nach der Zulassung ist das Krebsmedikament verschreibungsfähig.

PLACEBOKONTROLLIERTE STUDIEN BEI KREBS?

Sogenannte placebokontrollierte Studien sind Untersuchungen, in denen ein Medikament gegen ein Scheinmedikament (Placebo) getestet wird. In der Entwicklung von Krebstherapien sind sie selten, da es unethisch wäre, Patienten eine wirksame Therapie vorzuenthalten. Neue Wirkstoffe oder Behandlungen gegen Krebs werden daher in der Regel mit herkömmlichen Therapien verglichen. Somit können Patienten, die nicht die neue Substanz bekommen, sichergehen, dass ihnen die Therapie zuteilwird, die sie auch ohne Studienteilnahme erhalten hätten.

PHASE-IV-STUDIEN

Auch nach erfolgter Zulassung kann ein Arzneimittel in sogenannten Phase-IV-Studien weiter untersucht werden. Das ist wichtig, denn bestimmte Patientengruppen, wie z.B. ältere Menschen, oder Personen, die gleichzeitig an mehreren Erkrankungen leiden, werden in den Zulassungsstudien meist ausgeklammert und erst nach der Zulassung näher untersucht. So lassen sich auch seltenere Nebenwirkungen entdecken oder Wechselwirkungen mit anderen Medikamenten, die gleichzeitig eingenommen werden.

THERAPIEOPTIMIERUNGSSTUDIEN

Neben den genannten Untersuchungen gibt es auch sogenannte Therapieoptimierungsstudien, die besonders häufig im Bereich der Krebstherapie durchgeführt werden. Mit ihnen versucht man, bewährte Behandlungsformen weiter zu verbessern, indem man z.B. den Abstand zwischen Medikamenten-Gaben oder die Dosis verändert. Häufig werden auch Therapien mit anderen Heilmethoden neu kombiniert. Solche Studien haben zu deutlichen Verbesserungen einiger Krebstherapien geführt.

STRENGE KONTROLLE ZUM SCHUTZ DES PATIENTEN

Bevor eine Studie durchgeführt werden kann, muss bei der zuständigen Arzneimittelbehörde ein Antrag gestellt werden. Das Studiendesign, also der Plan, wie die Untersuchung genau ablaufen und was die Ziele (Studien-Endpunkte) sind, muss zusammen mit den bisherigen Ergebnissen eingereicht werden. Das Vorhaben wird nicht nur medizinisch-wissenschaftlich geprüft, sondern auch von einer Ethikkommission begutachtet. Diese gewährleistet den Schutz jedes Teilnehmers. Wenn etwa ein Krebspatient in einer Vergleichs-Gruppe behandelt wird, also die bisherige, nicht die neue Therapie erhält, und sich im Verlauf der Studie herausstellt, dass das neue Medikament wirksamer ist, sollte er die Möglichkeit haben, in die Studien-Gruppe mit dem neuen Präparat zu wechseln.

Alle Studien werden durch die Zulassungsbehörden beaufsichtigt und streng kontrolliert. Eine Studie wird abgebrochen, sobald unerwartete Probleme auftreten oder sich abzeichnet, dass Patienten, die mit einem neuen Wirkstoff behandelt wurden, entgegen aller bisherigen Ergebnisse nicht vertretbare Nebenwirkungen oder einen geringen Nutzen haben.

WAS SOLLTEN STUDIENTEILNEHMER WISSEN?

Wer an einer klinischen Studie teilnehmen möchte, sollte sich umfassend beraten lassen: Was wird genau getestet, warum passe ich in diese Studie, welchen Nutzen habe ich davon und welche Zusatzuntersuchungen sind mit der Teilnahme verbunden? Jeder Patient kann auf Basis dieser Informationen entscheiden, ob er teilnehmen möchte oder nicht.

FORSCHUNGSFÖRDERUNG DURCH DIE KREBSHILFE

Das Förderspektrum der Deutschen Krebshilfe und ihrer Tochterorganisationen umfasst Maßnahmen und Initiativen zur Verbesserung der Prävention, Früherkennung, Diagnose, Therapie, medizinischen Nachsorge und psychosozialen Versorgung einschließlich der Krebs-Selbsthilfe. In allen Bereichen hat die Forschung einen hohen Stellenwert. Strenge Fördergrundsätze gewährleisten, dass die der Krebshilfe anvertrauten Spendengelder sinnvoll und im Interesse der Betroffenen eingesetzt werden.
Ziel der Deutschen Krebshilfe ist es, die Versorgung und die Heilungschancen krebskranker Menschen stetig zu verbessern. Daher haben alle von ihr geförderten Forschungsprojekte immer auch einen Bezug zur klinischen Anwendung. Das bedeutet, dass krebskranke Menschen möglichst rasch von neuen wissenschaftlichen Erkenntnissen profitieren.

Grundsätzlich können sich die Studienteilnehmer darauf verlassen,

- dass der Arzt verpflichtet ist, die Studie bei Problemen (etwa schweren Nebenwirkungen) abzubrechen;
- dass der Patient jederzeit seine Teilnahme an der Studie beenden kann, da die Mitwirkung auf freiwilliger Basis erfolgt und niemand dazu gezwungen werden kann;
- dass seine persönlichen Daten nicht weitergegeben werden, weil Studien strengen Datenschutzregeln unterliegen;
- dass die Nicht-Teilnahme oder der Abbruch nicht zu einer schlechteren Versorgung oder Benachteiligung führen.

GRÜNDE FÜR UND GEGEN EINE STUDIENTEILNAHME

Viele Patienten empfinden es als Chance, an einer Studie teilzunehmen, insbesondere wenn bereits alle zur Verfügung stehenden Therapien erschöpft sind. So erhalten sie möglicherweise Zugang zu einer Behandlung oder einem Medikament, das noch nicht routinemäßig eingesetzt wird. Außerdem werden die Teilnehmer an einer wissenschaftlichen Studie besonders intensiv betreut und engmaschig überwacht.

Wer sich für die Teilnahme interessiert, sollte seinen behandelnden Arzt nach einer passenden Therapiestudie fragen. Auch die Deutsche Krebshilfe, die Deutsche Krebsgesellschaft oder Selbsthilfegruppen können über laufende Studien Auskunft geben.

Es gibt auch Argumente gegen eine Studienteilnahme: Sie kann beispielsweise Kraft und Zeit kosten. Aufgrund der erforderlichen engeren Überwachung können häufigere Arzt- und Klinikbesuche notwendig sein, oder es könnten bisher unbekannte Nebenwirkungen auftreten. Manchmal muss man für die Studienteilnahme in eine andere Klinik oder Stadt fahren und ist deshalb länger von Familie oder Freundeskreis getrennt. Bei weit fortgeschrittener Erkrankung brauchen Patienten aber auch Zeit, sich auf den letz-

DIE PHASEN DER MEDIKAMENTENPRÜFUNG

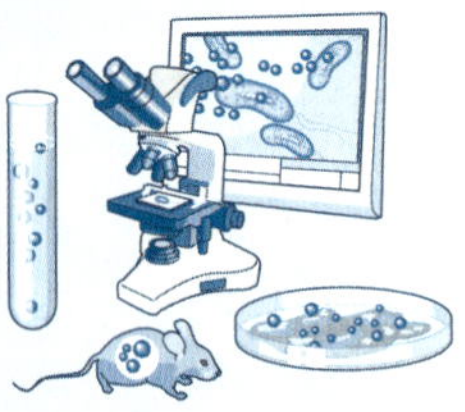

Vorklinische Phase

Prüfung der Wirkstoffe

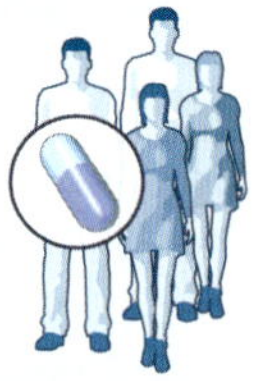

Klinische Phase I

Studie mit sehr wenigen Patienten, Festlegung der Dosierung

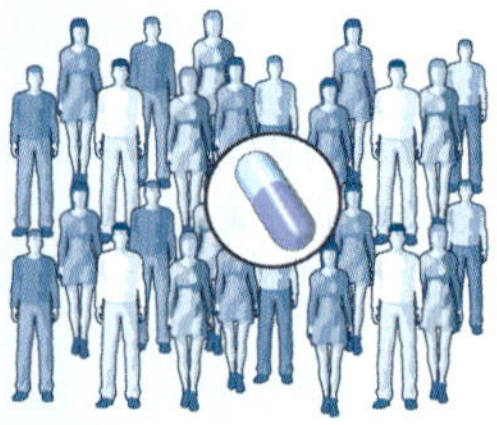

Klinische Phase II

Studie mit vielen Patienten, Test auf Wirksamkeit und Nebenwirkungen

FRAGEN AN DEN STUDIENARZT

- Was wird in der Studie untersucht?
- Wie sehen die bisherigen Ergebnisse des neuen Medikaments für meinen Tumor aus?
- In welcher Phase der klinischen Entwicklung befindet sich das neue Medikament?
- Welche Vorteile kann ich von der Substanz erwarten? Mit welchen Risiken ist zu rechnen?
- Welcher Erfolg ist von der herkömmlichen Therapie zu erwarten?
- Erfahre ich, ob ich die neue Substanz oder die herkömmliche erhalte?
- Erhalte ich das neue Medikament zusätzlich zur herkömmlichen Therapie oder anstelle?
- Wie lange läuft die Studie? Wie lange nach Studienabschluss werde ich nachuntersucht?
- Welche zusätzlichen Tests und Untersuchungen kommen auf mich zu? Wie viel Zeit muss ich dafür aufwenden?
- Kommen Kosten auf mich zu? Werden beispielsweise Fahrtkosten zu Zusatzuntersuchungen erstattet?
- Wenn ich die Studie abbreche, welche weiteren Therapiemöglichkeiten stehen dann zur Verfügung?
- Wenn mir die neue Substanz hilft, erhalte ich sie auch weiter, wenn die Studie beendet ist?

ten Lebensabschnitt einzustellen und Dinge zu erledigen, die ihnen wichtig sind – eine Studienteilnahme kann in solchen Momenten eventuell überfordern.

Ob es von Nutzen für einen selbst sein kann, an einer Studie teilzunehmen, lässt sich nur individuell abwägen. Jeder sollte das mit seinem behandelnden Arzt besprechen. Neben dem möglichen Behandlungsvorteil entscheidet sich eine Vielzahl der Patienten auch aus uneigennützigen Motiven für eine Studienteilnahme: Sie möchten auf diese Weise einen Beitrag zur Entwicklung innovativer Krebstherapien leisten.

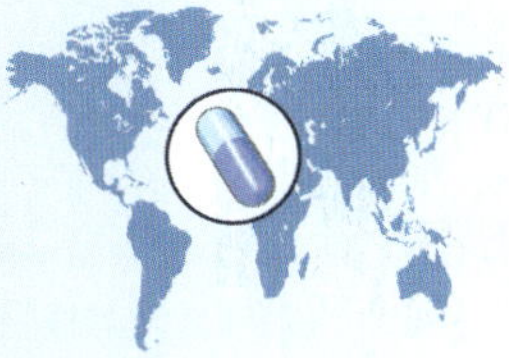

Klinische Phase III
Studie weltweit auf Wirksamkeit und Nebenwirkungen

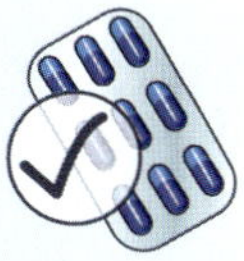

Zulassung
des Medikaments auf Basis behördlicher Prüfung

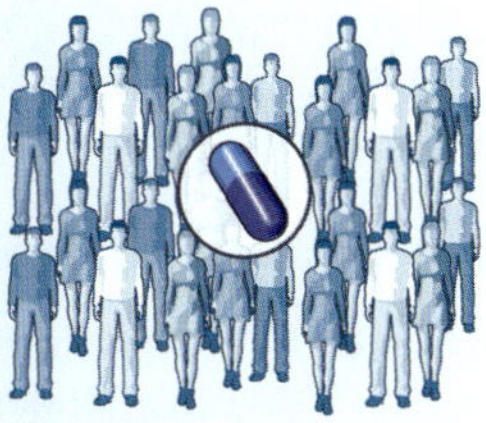

Klinische Phase IV
Prüfung des zugelassenen Medikaments auf neue Fragestellungen

GLOSSAR

Active Surveillance: Aktive Überwachung; Behandlungsstrategie bei Prostatakarzinom, bei der man zunächst nicht therapiert, sondern den Krankheitsverlauf engmaschig kontrolliert

adjuvant: Therapie nach der Operation

Afterloading: Spezielle Form der Strahlentherapie, bei der die Strahlenquelle mehrmals in den Körper eingebracht wird

Anamnese: Erfassung der Krankengeschichte

Angiogenese: Neubildung von Blutgefäßen

Angiografie: Bildgebendes Verfahren zur Gefäßdarstellung

Antigen: Molekül, das als fremd erkannt wird und im Körper eine Reaktion des Immunsystems auslöst

Anti-Hormontherapie: Gabe von Medikamenten, die die Produktion oder Wirkung von Hormonen im Körper unterdrücken

Antikonvulsivum: Medikament zur Behandlung von Krampfanfällen

Antikörper: Molekül, das als Teil der Immunabwehr im Körper Fremdstoffe erkennen kann

Antikörpertherapie: Behandlung mit Antikörpern, die an die Tumorzellen andocken und dadurch das Tumorwachstum hemmen

Anus: After, Austrittsöffnung des Darms

Anus praeter: künstlicher Darmausgang

Apoptose: programmierter Zelltod

Aromatasehemmer: Hemmen die Bildung von weiblichen Geschlechtshormonen (Östrogenen)

Aszites: Flüssigkeitsansammlung in der Bauchhöhle

Basaliom: Basalzellkarzinom, das aus den sogenannten Basalzellen der Oberhaut entsteht

BCG-Immuntherapie: Spezielle Immuntherapie beim Harnblasenkrebs. Die Blase wird mit einer Aufbereitung aus lebenden Bakterien (Bacillus Calmette-Guérin = BCG) durchspült, die eine örtliche Entzündung hervorrufen

Beckenkammbiopsie: Entnahme einer Gewebeprobe aus dem Knochenmark des Beckenknochens

Best Supportive Care: Die bestmögliche unterstützende Behandlung

Biomarker: Messbare Veränderung im Körper, die auf eine Erkrankung hinweist

Biopsie: Entnahme einer Gewebeprobe zur Untersuchung unter dem Mikroskop

Bisphosphonat: Medikament zur Behandlung von Knochenmetastasen

Blutsenkungsgeschwindigkeit: Blutuntersuchung, gibt Auskunft darüber, ob eine Entzündung im Körper vorliegt

Brachytherapie: Strahlentherapie von innen, dabei werden radioaktive Strahlenquellen in Form kleiner Kapseln in Tumornähe gebracht

Bronchoskopie: Lungenspiegelung

CD20: Tumormarker auf der Oberfläche von B-Lymphzellen

CEA-Tumormarker: Carcinoembryonales Antigen, Tumormarker für Darmkrebs

Chemoembolisation: Unter Bildkontrolle wird ein Chemotherapeutikum gemeinsam mit einer gefäßverödenden Flüssigkeit in das Tumorgewebe eingebracht

Chemotherapie: Behandlung mit Medikamenten, die schnell wachsende Zellen schädigen

Cholangiografie: Röntgendarstellung der Gallengänge nach Kontrastmittelgabe

Cholestase: Behinderung des Galleabflusses

Computertomografie: Bildgebendes Verfahren, liefert Schnittbilder von inneren Organen und Gewebe mithilfe von Röntgenstrahlen

Darm-Conduit: Verfahren zur Harnableitung nach einer operativen Entfernung der Harnblase

Dermatoskopie: Auflichtmikroskopie zur Diagnose von schwarzem Hautkrebs

DNA (Desoxyribonukleinsäure): Trägermolekül der Erbsubstanz

Elektroenzephalografie (EEG): Methode zur Messung der Hirnströme

Endobronchialer Ultraschall (EBUS): Kombination aus Lungenspiegelung und Ultraschalluntersuchung

Endoskop: schlauch- bzw. röhrenförmiges medizinisches Instrument mit einer Kamera, wird zur Diagnostik und Therapie in Körperhöhlen und Hohlorganen genutzt

Endosonografie: Ultraschalluntersuchung von innen mit einem Endoskop

ERCP (Endoskopisch retrograde Cholangiopankreatikografie): Untersuchung zur Diagnose eines Gallengang- oder Bauchspeicheldrüsenkarzinoms, bei der ein Endoskop über den Magen-Darm-Trakt in den Zwölffingerdarm eingeführt wird. Bei der Untersuchung wird Kontrastmittel injiziert. um Verengungen der Gallengänge oder Tumoren im Röntgenbild sichtbar zu machen

Erhaltungstherapie: Wird oft über mehrere Jahre durchgeführt, um einen Rückfall durch die vorbeugende Einnahme eines Arzneimittels zu verhindern

Erythropoietin: Wachstumsfaktor für rote Blutkörperchen

Exstirpation: Vollständige chirurgische Entfernung eines Organs

Exzision: Das chirurgische Entfernen eines Gewebes

Fatigue-Syndrom: Chronische Müdigkeit, oft eine Begleiterscheinung der Chemo- oder Strahlentherapie

Feinnadelbiopsie: Verfahren zur Gewinnung von Zellen aus einem inneren Organ oder Tumor, um einen Krebsverdacht abzuklären

Fernmetastase: Absiedelungen von Tumorgewebe in Organen oder Körperregionen, die weit vom urspünglichen Tumor entfernt liegen

Gastrektomie: Vollständige Entfernung des Magens

Gastroskopie: Magenspiegelung

Gen: Abschnitt auf der DNA, der ein bestimmtes vererbbares Merkmal festlegt

Genom: Gesamtheit aller vererbbaren Informationen einer Zelle

Glansektomie: Operative Entfernung der Eichel

Gliom: Sammelbegriff für verschiedene Hirntumorarten, die sich von den sogenannten Gliazellen im Hirngewebe ableiten

GnRH-Analoga: Medikamente zur Senkung des Spiegels an männlichen Geschlechtshormonen

Grading: Beschreibt den Grad der Abweichung der Tumorzellen von normalem Gewebe

Gray: Einheit der Dosis bei einer Strahlentherapie

großes Netz: Gewebestruktur, die die Bauchorgane bedeckt; die Struktur ist reich an Lymphzellen und schützt den Bauchraum vor Infektionen

Hämaturie: Blut im Urin

HER-2-Rezeptoren: Die Abkürzung HER-2 steht für den Wachstumsfaktor »Human Epidermal Growth Factor Receptor vom Typ 2«. Ein Medikament gegen HER-2 hemmt z. B. das Wachstum bestimmter Brusttumoren

Hirnödem: Wasseransammlung im Gehirn

Histologie: Wissenschaft von biologischen Geweben

Hochfrequenz- oder Radioablation (RFA): Medizinisches Verfahren zur lokalen Zerstörung von Tumorgewebe durch Hochfrequenzstrom, wird z.B. bei Lebertumoren eingesetzt

Hodgkin-Lymphom: Bestimmter, eher seltener Lymphomtyp

Hormon: Botenstoff

Hormonrezeptor: Andockstelle für ein Hormon

Hormontherapie: Gabe von Hormonen

Hormonentzugstherapie: Wird zur Blockade des Wachstums von Prostatakarzinomen eingesetzt, die unter dem Einfluss von männlichem Hormon (Androgen) wachsen

Humane Papillomaviren (HPV): Viren, die Gebärmutterhalskrebs auslösen können

Hyperthermie: Krebsbehandlung, bei der der Tumor durch lokale Überwärmung zerstört wird

Hypophyse: Hirnanhangsdrüse, steuert die Produktion vieler Hormone

Ileus: Darmverschluss

Immunphänotypisierung: Bei dieser diagnostischen Methode werden die Antigene auf der Oberfläche von Tumorzellen untersucht; diese Charakterisierung ist z.B. für die Diagnose und Behandlung von Leukämien wichtig

Immuntherapie: Krebstherapie, die das Immunsystem beeinflusst und Immunzellen gegen Tumoren aktiviert

inguinale Lympektomie: Operative Entfernung der Leistenlymphknoten

Inkontinenz: Die Unfähigkeit, Urin (Harninkontinenz) oder Stuhlgang (Stuhlinkontinenz) zu halten

intensitätsmodulierte Strahlentherapie: Die intensitätsmodulierte Strahlentherapie ermöglicht eine hohe Bestrahlungsdosis im Tumorzentrum, während das umgebende Gewebe geschont wird

Interferon: Regt das körpereigene Immunsystem dazu an, die Tumorzellen zu zerstören

Non-Hodgkin-Lymphom: Bestimmter eher häufiger Typ von Lymphzellkrebs

intraoperative Therapie: Therapie (z.B. Bestrahlung) erfolgt während einer Operation

Karzinom: Krebserkrankung, die vom Deckgewebe ausgeht

kastrationsresistentes Prostatakarzinom: Ein Prostatakarzinom, das auf die Behandlung mit einer Hormonentzugstherapie nicht (mehr) anspricht und unter dem Einfluss männlicher Hormone weiter wächst

Kinasen: Enzyme, also Eiweißmoleküle, die die Signalübertragung in Zellen steuern

kleine Moleküle (small molecules): Sie kommen in der zielgerichteten Krebsmedizin zum Einsatz und stören die Signalübertragung in Tumoren

Koloskopie: Darmspiegelung

Komplementärmedizin: Diagnostik- und Behandlungsmethoden, die ergänzend eingesetzt werden können

Kontrastmittel: Sie werden vor der Durchführung bildgebender Verfahren (z.B. vor einer Magnetresonanztomografie oder einer Computertomografie) gegeben, um den Bildkonstrast zu verstärken

Kortikosteroid: Steroidhormon mit entzündungshemmender Wirkung

KRAS/NRAS-Genmutation: Mutationen im KRAS- bzw. im NRAS-Gen sind von entscheidender Bedeutung in der Wahl der Therapie bei Darmkrebs

Kuration: Heilung

Laparoskopie: Bauchhöhlenspiegelung; dabei wird ein optisches Gerät (Endoskop/Laparoskop) durch einen kleinen Schnitt in der Bauchhöhle eingeführt

Laparotomie: Operative Eröffnung des Bauches zur Beurteilung einer Erkrankung

Leukämie: Blutkrebs

Lobektomie: Entfernung eines Organlappens, z.B. der Lunge oder der Leber

Protonen- und Ionentherapie: Spezielle Form der Strahlentherapie. Bestrahlt wird mit Protonen oder Ionen (beides sind elektrisch geladene Teilchen)

Lokale Therapie: Therapie, die nur an einer bestimmten Stelle des Körpers wirkt

Lokalrezidiv: Wiederauftreten des Tumors an der gleichen Stelle wie beim ersten Mal

Lumbalpunktion: Punktion des Rückenmarkskanals zur Entnahme von Nervenwasser

Lymphom: Krebserkrankung des lymphatischen Systems

Lymphozyten: Spezielle Untergruppe der weißen Blutkörperchen, dazu gehören die sogenannten T-Zellen, B-Zellen und die natürlichen Killerzellen

Magnetresonanztomografie (MRT): Bildgebendes Verfahren, stellt innere Organe und Gewebe mithilfe von Magnetfeldern und Radiowellen dar

Mammografie: Röntgenuntersuchung der Brust

Melanom: Schwarzer Hautkrebs

Metastase: Absiedelung eines Krebstumors

mikrografische oder schnittrandkontrollierte Chirurgie: Operationsverfahren, bei dem der Tumor zunächst möglichst vollständig entfernt und danach histologisch untersucht wird. Reichen winzige Tumorausläufer bis an einen Operationsrand des Tumorpräparats, so wird gezielt dort nachoperiert, bis die erneute mikroskopische Kontrolle die vollständige Entfernung des Tumors anzeigt

Minimalinvasive Operation: Operation, bei der die Haut und das darunter liegende Gewebe nur minimal verletzt werden

Mittelfellraum: Der Mittelfellraum liegt zwischen den Pleurahöhlen, die die Lungenflügel umschließen, der Wirbelsäule und dem Brustbein

mTOR-Inhibitoren: mTOR-Inhibitoren unterdrücken mTOR, ein für das Überleben und Zellwachstum wichtiges Protein, das in Krebszellen häufig überaktiv ist

Mukositis: Entzündung der Schleimhaut

Mutation: Fehlerhafte Veränderung im Erbgut

Natürliche Killerzellen: Untergruppe der weißen Blutzellen bzw. Leukozyten, können Tumorzellen angreifen

Neck Dissection: Vollständige Ausräumung der Lymphknoten im Halsbereich

Neoadjuvante Therapie: Therapie vor der Operation

Neoblase: Aus Dünndarm erstellter Harnblasenersatz

Nervenwasser: Gehirn-Rückenmarks-Flüssigkeit

Nicht-Seminom: Sammelbegriffe für alle bösartigen Hodentumore, die keine Seminome sind

Onkologie: Medizinische Fachrichtung, die sich mit Krebserkrankungen befasst

Opioide: Schmerzmittel

Palliativmedizin: Ganzheitliche Behandlung von Patienten mit einer schweren fortgeschrittenen Erkrankung, bei denen nur noch wenig oder keine Hoffnung auf Heilung besteht

Pap-Test: Abstrich zur Früherkennung von Gebärmutterhalskrebs. Die entnommenen Zellen werden auf Veränderungen untersucht

Parazentese: Verfahren zur Ableitung von Flüssigkeitsansammlungen aus dem Körper

parenterale Ernährung: Künstliche Ernährung, bei der der Magen-Darm-Trakt umgangen wird

Pathologie: Medizinische Fachrichtung, die sich mit der Beurteilung von Gewebeproben befasst

pelvine Lymphadenektomie: Operative Entfernung der Lymphknoten im Beckenbereich

Penektomie: Operative Entfernung des Penis

perioperative Chemotherapie: Chemotherapie vor und nach einer Operation

Perkutane transhepatische Cholangiografie (PTC): Mit einer dünnen Hohlnadel wird Röntgenkontrastmittel durch die Haut in das Gallenwegsystem eingebracht. Auf diese Weise ist eine Darstellung der Gallenwege innerhalb und außerhalb der Leber möglich

photodynamische Therapie: Dabei wird eine Substanz (sogenannter Photosensitizer) injiziert, die sich vor allem in den erkrankten Zellen anreichert und sie empfindlich gegen Strahlung macht

Pleuraspalt: Die Lunge und der Brustkorb werden von einer dünnen Haut ausgekleidet, der Pleura oder Brustfell; diese besteht aus zwei Lagen, die durch einen feinen Spalt, den Pleuraspalt, voneinander getrennt sind

Pleurodese: Operativer Eingriff, um Flüssigkeitsansammlungen im Pleuraspalt vorzubeugen

Positronen-Emissions-Tomografie (PET): Verfahren zur diagnostischen Bildgebung: Dem Patienten werden radioaktiv markierte Stoffe verabreicht, um so Stoffwechselvorgänge in Körperzellen sichtbar zu machen.

post-operativ: Im Anschluss an eine Operation

Pouch: Operatives Verfahren zur Erhaltung der willentlichen Stuhlentleerung durch den natürlichen Darmausgang

Primärtumor: Ersttumor

Proktoskopie: Enddarmspiegelung

PSA-Wert: Bezeichnet den Spiegel an Prostataspezifischem Antigen; wichtiger Marker in der Prostatakrebs-Diagnostik

Psychoonkologie: Psychologische/psychosoziale Betreuung von Krebspatienten

Pyelografie: Röntgendiagnostik zur Darstellung der harnableitenden Wege

Radiochemotherapie: Kombinierte Strahlen- und Chemotherapie

Radioimmuntherapie: Bei dieser zielgerichteten Therapie werden Antikörper gegen Krebszellen benutzt, um eine radioaktive Strahlenquelle zum Tumor zu transportieren und ihn gezielt zu zerstören

Radiojod-Therapie: Therapiemethode bei Schilddrüsentumoren; radioaktives Jod reichert sich gezielt in den Tumorzellen an und zerstört sie

Rankligand-Hemmer: Zielgerichtetes Medikament, hemmt den Knochenabbau

Rekurrens-Parese: Schädigung des Rekurrensnervs, der die innere Kehlkopfmuskeln und somit die Stimmgebung steuert

rektale Harnableitung: Harnableitung über den Übergang von Dickdarm und Enddarm nach einer Harnblasenoperation

Rektoskopie: Mastdarmspiegelung

Resektion: Operative Entfernung bestimmter Gewebeteile eines Organs oder eines Tumors

Rezidiv: Rückfall

Röntgenbreischluck: Dient der Darstellung der Speiseröhre und des Übergangs der Speiseröhre in den Magen. Die Speiseröhre wird geröngt, nachdem der Patient Kontrastmittelbrei geschluckt hat

Sarkom: Weichteil- oder Weichgewebstumor

Seminom: Bösartiger Keimzelltumor des Hodens

SIRT: Selektive interne Radiotherapie, Verfahren zur Behandlung von Leberkrebs. Dabei werden über einen Leistenkatheter radioaktiv beladene Kügelchen (mit Yttrium-90-markierten Mikropartikel) in die Leberarterien gegeben, wo sie ihre Strahlung in der Nähe des Tumors abgeben und ihn schädigen

Sonografie: Ultraschalluntersuchung

Spinaliom: Bösartiger Tumor der Haut, der aus Zellen der Stachelzellschicht entsteht

Squamous Cell Carcinoma Antigen (SCC): Tumormarker bei sogenannten Plattenepithelkarzinomen

Stammzelltransplantation: Dient der Behandlung bestimmter Blutkrebsarten. Zunächst werden die entarteten Stammzellen im Knochenmark des Patienten zerstört. Anschließend erhält der Patient neue, gesunde Stammzellen eines Spenders, die sich im Knochenmark ansiedeln und innerhalb kurzer Zeit die Blutbildung übernehmen. Bei der allogenen Stammzelltransplantation kommen die Stammzellen von einem fremden Spender

Stanzbiopsie: Verfahren zur Gewinnung eines Gewebezylinders zur feingeweblichen Untersuchung

Stent: Medizinisches Implantat, z. B. in Form eines Metallgitters, das eingesetzt wird, um Hohlorgane oder Gefäße offen zu halten

stereotaktische Bestrahlung: Computerassistierte Form der Bestrahlung, ermöglicht eine sehr exakte, »chirurgische« Strahlentherapie

Stoma: Chirurgisch hergestellte Öffnung eines Hohlorgans, z. B. des Darms oder der Blase, zur Körperoberfläche

systemische Therapie: Ein Medikament – bei Krebserkrankungen in der Regel ein Chemotherapiemedikament – wird in den Blutkreislauf gebracht und wirkt somit auf den gesamten Körper

Szintigrafie: Diagnostisches Verfahren, bei dem radioaktiv markierte Stoffe in den Körper eingebracht werden. Sie reichern sich im zu untersuchenden Zielorgan an und werden anschließend mit einer Kamera sichtbar gemacht

Therapiezyklus: Ein Therapiezyklus besteht aus einer Serie von mehreren Medikamentenverabreichungen, gefolgt von einer therapiefreien Zeit. Eine Behandlung umfasst üblicherweise mehrere solche Therapiezyklen

Thorakotomie: Chirurgische Eröffnung des Brustkorbs

Transarterielle Chemoembolisation (TACE): Lokale Chemotherapie zur Behandlung von Leber- und Gallenwegskrebs: Durch einen Katheter gelangt das Medikament gezielt in die Blutgefäße der Leber, danach werden die umliegenden Blutgefäße mit speziellen Kunststoff-Teilchen verstopft.

Transurethrale Resektion des Blasentumors (TUR-B): Über die Harnröhre wird ein mit einer Kamera ausgestattete Endoskop in die Harnblase eingeführt, um mit einer Elektroschlinge erkranktes Blasengewebe zu entfernen

Tumorsuppressorgen: Gen, das die Krebsentstehung unterdrückt

Tyrosinkinase-Inhibitoren: Medikamentenklasse, die gezielt bestimmte Signalwege der Zelle und damit das Wachstum von Tumorzellen hemmt

Ulzeration: Bildung von Geschwüren

Vulvektomie: Operative Entfernung der großen und der kleinen Schamlippen der Frau

Wächterlymphknoten: Lymphknoten in der Nähe des Tumors, der die Lymphflüssigkeit aus dem Tumor auffängt. Haben sich dort bereits Verbände von Tumorzellen abgesiedelt, so steigt das Risiko für die Bildung von Lymphknotenmetastasen

Zielgerichtete Therapien: Therapien, die gezielt in den Stoffwechsel von Krebszellen eingreifen und ihr Wachstum hemmen

Zyste: Flüssigkeitsgefüllter Hohlraum im Körpergewebe

Zystoskopie: Blasenspiegelung

Zytostatikum: Medikament zur Hemmung des Zellwachstums bzw. der Zellteilung; kommt vor allem in der Krebsbehandlung zum Einsatz

INFORMATIONEN FÜR KREBSPATIENTEN UND IHRE ANGEHÖRIGEN

Deutsche Krebshilfe e.V.
Stiftung Deutsche KinderKrebshilfe Dr. Mildred Scheel
Stiftung für Krebsforschung Mildred-Scheel-Kreis e.V.
Buschstraße 32, 53113 Bonn
Tel. 0228 729900; www.krebshilfe.de

Deutsche Krebsgesellschaft e.V.
Kuno-Fischer-Straße 8, 14057 Berlin
Tel. 030 32293290; www.krebsgesellschaft.de

infonetz-krebs
Gemeinsamer telefonischer Beratungsdienst von Krebbshilfe und Krebsgesellschaft unter 0800 80708877
Innerhalb Deutschlands sind Anrufe gebührenfrei.
www.infonetz-krebs.de

KREBSBERATUNGSSTELLEN UND HILFE IN IHRER NÄHE

Barnstorf
Psychosoziale Krebsberatungsstelle Igel e.V. (Interessengemeinschaft Gesundes Leben e.V.)*
Dr.-Rudolf-Dunger-Straße 1,
49406 Barnstorf (Niedersachsen)
Tel. 0544 28029747
krebsberatung@igel-barnstorf.de
www.igel-barnstorf.de

Berlin
Berliner Krebsgesellschaft e.V.
Robert-Koch-Platz 7, 10115 Berlin
Tel. 030 2832400
info@berliner-krebsgesellschaft.de
www.berliner-krebsgesellschaft.de

Brake
Psychosoziale Krebsberatungsstelle Caritasverband im Kreis Wesermarsch e.V.*
Breite Straße 34–38, 26919 Brake
Tel. 04401 8544511
krebsberatung@caritas-wesermarsch.de
www.caritas-wesermarsch.de

Bremen
Bremer Krebsgesellschaft e.V.
Am Schwarzen Meer 101–105, 28205 Bremen
Tel. 0421 4919222
bremerkrebsgesellschaft@t-online.de
www.bremerkrebsgesellschaft.de

Dresden
Psychosoziale Krebsberatungsstelle Dresden der Sächsischen Krebsgesellschaft e.V.*
Dr.-Friedrich-Wolf-Straße 2, 01097 Dresden
Tel. 0351 279597-01 oder -02
info@skg-ev.de | www.skg-ev.de

Düsseldorf
Krebsgesellschaft Nordrhein-Westfalen e.V.
Volmerswerther Straße 20, 40221 Düsseldorf
Tel. 0211 15760990
info@krebsgesellschaft-nrw.de
www.krebsgesellschaft-nrw.de

Frankfurt
Hessische Krebsgesellschaft e.V.
Töngesgasse 39, 60311 Frankfurt am Main
Tel. 069 21990887
frankfurt@krebsberatung-hessen.de
www.hessische-krebsgesellschaft.de

Freiburg
Psychosoziale Krebsberatungsstelle Freiburg*
Tumorzentrum Ludwig Heilmeyer-Comprehensive Cancer Center Freiburg (CCCF)
Universitätsklinikum Freiburg und Klinik für Tumorbiologie Freiburg
Hauptstraße 5a, 79104 Freiburg
Tel. 0761 27077500
krebsberatungsstelle@uniklinik-freiburg.de
www.krebsberatungsstelle-freiburg.de

Fulda
Psychosoziale Krebsberatungsstelle Fulda der Hessischen Krebsgesellschaft e.V.*
Leipziger Straße 6, 36037 Fulda
Tel. 0661 83398644
fulda@krebsberatung-hessen.de
www.hessische-krebsgesellschaft.de

Gera
Psychosoziale Beratungsstelle für Krebskranke und Angehörige SRH Wald-Klinikum Gera GmbH*
Straße des Friedens 122, 07548 Gera
Tel. 0365 8287962
psychosozialeberatung@wkg.srh.de
www.waldklinikumgera.de

Halle (Saale)
Sachsen-Anhaltische Krebsgesellschaft e.V.
Paracelsusstraße 23, 06114 Halle (Saale)
Tel. 0345 4788110
info@krebsgesellschaft-sachsenanhalt.de
www.krebsgesellschaft-sachsenanhalt.de und
www.krebsberatung-online.de

Hamburg
Hamburger Krebsgesellschaft e.V.
Butenfeld 18, 22529 Hamburg
Tel. 040 4604222
info@krebshamburg.de | www.krebshamburg.de

Hannover
Niedersächsische Krebsgesellschaft e.V.
Königstraße 27, 30175 Hannover
Tel. 0511 3885262
service@nds-krebsgesellschaft.de
www.nds-krebsgesellschaft.de

Hannover
Beratungsstelle für Krebskranke und Angehörige Caritasverband Hannover e.V.*
Grupenstraße 8, 30159 Hannover
Tel. 0511 270739-60 oder -61
krebsberatung@caritas-hannover.de
www.krebsberatung-hannover.de

Hof
Psychosoziale Krebsberatungsstelle Hof der Bayerischen Krebsgesellschaft e.V.*
Altstadt 2–4, 95028 Hof
Tel. 09281 540090
kbs-hof@bayerische-krebsgesellschaft.de
www.bayerische-krebsgesellschaft.de

Ingolstadt
Psychosoziale Krebsberatungsstelle Ingolstadt der Bayerischen Krebsgesellschaft e.V.*
Levelingstraße 102, 3. OG, 85049 Ingolstadt
Tel. 0841 22050760
kbs-ingolstadt@bayerische-krebsgesellschaft.de
www.bayerische-krebsgesellschaft.de

Jena
Thüringische Krebsgesellschaft e.V.
Paul-Schneider-Straße 4, 07747 Jena
Tel. 03641 336986
info@krebsgesellschaft-thueringen.de
www.thueringische-krebsgesellschaft.de

Kaiserslautern
Beratungsstelle der Krebsgesellschaft Rheinland-Pfalz e.V. Kaiserslautern im Westpfalz-Klinikum*
Hellmut-Hartert-Straße 1, Haus 19, Ebene 10, 67655 Kaiserslautern
Tel. 0631 311083-0
Kaiserslautern@krebsgesellschaft-rlp.de
www.krebsgesellschaft-rlp.de

Karlsruhe
Psychosoziale Beratungsstelle für Krebskranke und Angehörige*
Arbeiterwohlfahrt Kreisverband Karlsruhe e.V.
Kronenstraße 15, 76133 Karlsruhe
Tel. 0721 35007129
e.rottenberg@awo-karlsruhe.de
oder p.stecker@awo-karlsruhe.de
www.awo-karlsruhe.de/angebote/krebsberatung

Kempten
Psychosoziale Krebsberatungsstelle Kempten*
Kronenstraße 36, 2. OG, 87435 Kempten
kbs-kempten@bayerische-krebsgesellschaft.de
www.bayerische-krebsgesellschaft.de

Kiel
Schleswig-Holsteinische Krebsgesellschaft e.V.
Alter Markt 1–2, 24103 Kiel
Tel. 0431 8001080
info@krebsgesellschaft-sh.de
www.krebsgesellschaft-sh.de

Koblenz
Krebsgesellschaft Rheinland-Pfalz e.V.
Psychosoziale Krebsberatungsstelle.*
Löhrstraße 119, 56068 Koblenz
Tel. 0261 988650
koblenz@krebsgesellschaft-rlp.de
www.krebsgesellschaft-rlp.de

Leipzig
Psychosoziale Beratungsstelle für Tumorpatienten und Angehörige, Abt. für Medizinische Psychologie der Universität Leipzig*
Philipp-Rosenthal-Straße 55, 04103 Leipzig
Tel. 0341 9715407
krebsberatung@medizin.uni-leipzig.de
www.medpsy.uniklinikum-leipzig.de

Lübeck
Psychosoziale Krebsberatung Caritasverband Lübeck e.V.
Fegefeuer 2, 23552 Lübeck
Tel. 0451 79946118
krebsberatung@caritas-luebeck.de
www.krebsberatung-luebeck.de

Magdeburg
Psychosoziale Krebsberatungsstelle Magdeburg*
Universitätsklinikum Magdeburg, Haus 14
Leipziger Straße 44, 39120 Magdeburg
Tel. 0391 6721241
krebsberatung@med.ovgu.de
www.med.uni-magdeburg.de/Psychosomatik

Mainz
Psychosoziale Beratungsstelle des Tumorzentrums Rheinland Pfalz
Am Pulverturm 13, 55131 Mainz
Tel. 06131 174601 oder 06131 173003
psotuz@uni-mainz.de
www.imsd.uni-mainz.de/TUZ

Marburg / Gießen
Anneliese Pohl – Psychosoziale Krebsberatungsstelle Marburg der Hessischen Krebsgesellschaft e.V.*
Leopold-Lucas-Straße 8, 35037 Marburg
Tel. 06421 1664640
marburg@krebsberatung-hessen.de
www.hessische-krebsgesellschaft.de

München
Bayerische Krebsgesellschaft e.V.
Nymphenburger Straße 21a, 80335 München
Tel. 089 5488400
info@bayerische-krebsgesellschaft.de
www.bayerische-krebsgesellschaft.de

Münster
Krebsberatungsstelle des Tumor-Netzwerks im Münsterland e.V.* im Gesundheitshaus
Gasselstiege 13, 48159 Münster
Tel. 0251 62562010
info@krebsberatung-muenster.de
www.krebsberatung-muenster.de

Osnabrück
Psychosoziale Krebsberatungsstelle der Osnabrücker Krebsstiftung*
Heger Straße 7–9, 49074 Osnabrück
Tel. 0541 6004450
info@krebsstiftung.de | www.krebsstiftung.de

Potsdam
Brandenburgische Krebsgesellschaft e.V.
Charlottenstraße 57, 14467 Potsdam
Tel. 0331 864806
mail@krebsgesellschaft-brandenburg.de
www.krebsgesellschaft-brandenburg.de

Rostock
Krebsgesellschaft Mecklenburg-Vorpommern e.V.
c/o Klinik und Poliklinik für Innere Medizin
Universität Rostock
Ernst-Heydemann-Straße 6, 18055 Rostock
Tel. 0381 4947420
sekretariat@krebsgesellschaft-mv.de
www.krebsgesellschaft-mv.de

Saarbrücken
Saarländische Krebsgesellschaft e.V.
Sulzbachstraße 37, 66111 Saarbrücken
Tel. 0681 95906675
doris.schwarz-fedrow@saarlaendische-krebsgesellschaft.de
www.saarlaendische-krebsgesellschaft.de

Siegburg
Krebsberatungsstelle im Caritasverband Rhein-Sieg e.V.*
Wilhelmstraße 155–157, 53721 Siegburg
Tel. 02241 1209-308 oder 02241 1209-0
krebsberatung@caritas-rheinsieg.de
www.caritas-rheinsieg.de

Stuttgart
Psychosoziale Beratungsstelle des Krebsverbandes Baden-Württemberg e.V.*
Wilhelmsplatz 11, 70182 Stuttgart
Tel. 0711 51887276
info@kbs-stuttgart.de
www.kbs-stuttgart.de

Tübingen
Psychosoziale Krebsberatungsstelle des Südwestdeutschen Tumorzentrums – Comprehensive Cancer Center Tübingen*
Herrenberger Straße 23, 72070 Tübingen
Tel. 07071 2987033
krebsberatung@med.uni-tuebingen.de
www.kbs.tumorzentrum-tuebingen.de

Wiesbaden
Psychosoziale Krebsberatungsstelle Wiesbaden der Hessischen Krebsgesellschaft e.V.*
Friedrichstraße 12, 65185 Wiesbaden
Tel. 0611 6966769
wiesbaden@krebsberatung-hessen.de
www.hessische-krebsgesellschaft.de

Zwickau
Sächsische Krebsgesellschaft e.V., Psychosoziale Krebsberatungsstelle*
Haus der Vereine
Schloßigplatz 23, 08056 Zwickau
Tel. 0375 281403
info@skg-ev.de
www.skg-ev.de

*Psychosoziale Krebsberatungsstellen, gefördert durch die Deutsche Krebshilfe (Stand August 2014)

WEITERE BERATUNGSANGEBOTE

Krebsinformationsdienst am Deutschen Krebsforschungszentrum
Im Neuenheimer Feld 280, 69120 Heidelberg
Tel. 0800 4203040
Innerhalb Deutschlands sind Anrufe gebührenfrei

REGISTER

DANKSAGUNG

Krebs ist eine Volkskrankheit, fast jeder von uns hat im Familien-, Freundes- oder Bekanntenkreis Menschen, die betroffen sind. Die moderne Krebsbehandlung nutzt die Kompetenzen aller Fachbereiche, wird dadurch immer besser, aber auch zunehmend komplexer und für Patienten unüberschaubarer. Dieses Buch entstand unter fachlicher Beratung der Deutschen Krebsgesellschaft (DKG) und der Deutschen Krebshilfe (DKH), es soll Betroffenen und Angehörigen helfen, die einzelnen Therapieschritte zu verstehen und zu überstehen. Ich danke allen, die an diesem Projekt mit Wissen und Engagement mitgewirkt haben, insbesondere den Herausgebern, der Autorin und den mutigen Prominenten, die bereit waren, ihre persönlichen Erfahrungen mit den Lesern zu teilen. Ich bin dankbar, dass wir aufgrund der besonderen Konstellation von Projektpartnern und des persönlichen, unentgeltlichen Einsatzes der Prominenten ein in Inhalt und Illustrationen umfassendes Buch zu einem so niedrigen Preis anbieten können. Sie, liebe Leser, unterstützen mit dem Kauf den Kampf der Experten gegen den Krebs, denn 2 Euro pro Buch werden an die Deutsche Krebshilfe gespendet.

Ihr
Friedrich-Karl Sandmann
Verleger

BILDNACHWEIS

DoctorKan/shutterstock.com (Seite 57); Guenther (Seite 9 r.); Stefanie Herbst (Seite 9 l.); Christian Knieps (Seite 7 r., Umschlag hinten l.); Christian Pantel exclusiv für NEUE POST (Seite 47); Privat (Seite 124, 126, 128); Hojabr Riahi (Seite 7 l., Umschlag hinten r.); Astrid Schmidhuber (Seite 79); imago sportfotodienst GmbH/ Norbert Schmidt (Seite 96); Holde Schneider (Seite 45, 49, 75, 95, 99, 111, 114, 123, 127, 385); Joachim Storch (Seite 97); Dieter Ukena/Klinikum Bremen-Ost (Seite 53); Frank Zauritz (Seite 76)

Experten

Vorsatz (linke Seite): Claudia Briel (u.2.v.l.), Dietmar Flakenberg (u.r.), Verena Hornung (M.M.), Anja Jungnickel (u.M.), Christian Knieps (M.2.v.l., u.l.), Daniel Löb (o.2.v.r.), Thomas Lohnes (o.M.), Wolf Lux (u.2.v.r.), Thomas Niedermüller (o.2.v.l.), Hojabr Riahi (o.l.), Dominik H. Rossbach (M.2.v.r.), Astrid Schmidhuber (o.r.), UKE Hamburg (M.l.), Meike Wirsel (M.r.)

Vorsatz (rechte Seite): E.T. Bild Bund (M.2.v.l., M.2.v.r.), Christian Fick (u.M.), VOLLFORMAT/Alexander Heimann (o.M.), Eveleyn Hockstein/Polaris (o.r.), Peter Juelich (u.r.), Christian Knieps (o.2.v.l.), Daniel Löb (u.2.v.l.), Hojabr Riahi (u.2.v.r.), Dominik H. Rossbach (u.l.), Astrid Schmidhuber (M.l., M.r.), Scholz (M.M.), Tobias Wölki (o.l., o.2.v.r.)

Nachsatz (linke Seite): Daniel Biskup (o.l.), Michael Hahn (o.2.v.l.), VOLLFORMAT/Alexander Heimann (M.2.v.l., u.l.), Universitätsklinikum Freiburg/Theo Hofsaess (u.M.), Christian Knieps (M.r.), J. Koehler (o.M.), Thomas Lohnes (u.2.v.l.), Helmut Möller (o.r.), Thomas Niedermueller (M.2.v.r.), Karina Palzer (M.M.), Hojabr Riahi (M.l.), Dominik H. Rossbach (o.2.v.r.), Martin Schalk (u.2.v.r), Astrid Schmidhuber (u.r.),

Nachsatz (rechte Seite): Knut Anstötz (u.M.), Sandra Beckefeldt (M.r.), Sebastian Gabriel (u.r.), Martina Goyert (o.r.), Christian Knieps (o.M.), Uwe Köhn (M.M.), Thomas Lohnes (u.l.), Sven Moschitz (M.2.v.l.), Dominik H. Rossbach (u.2.v.l.), Astrid Schmidhuber (o.2.v.r.), Marco Stepniak (o.l., o.2.v.l., M.l.), Thomas Wieck (M.2.v.r.), Michael Wodak (u.2.v.r.)

WEITERFÜHRENDE LITERATUR

David Servan-Schreiber. Das Antikrebs-Buch:
Was uns schützt: Vorbeugen und Nachsorgen mit natürlichen Mitteln.
Aktualisierte Neuausgabe.
Kunstmann Verlag, München 2002

Die Krebs-Geschichte.
Von der Antike bis heute.
In: Leben. Mitteilungsblatt der Krebsgesellschaft Sachsen-Anhalt e.V. 2007, Ausgabe 4, S. 1

Gustav Dobos, Sherko Kümmel. Gemeinsam gegen Krebs. Naturheilkunde und Onkologie – Zwei Ärzte für eine menschliche Medzin. Zabert Sandmann, München 2011

Jutta Hoffritz. Der Schmertz kam sehr heftig.
In: Die Zeit, 3. März 2011.
www.zeit.de/2011/10/Historie-Krebs

Jutta Hübner. Komplementäre Onkologie, Supportive Maßnahmen und evidenzbasierte Empfehlungen.
Schattauer, F.K. Verlag GmbH, Stuttgart 2008

Mel Greaves. Krebs – der blinde Passagier der Evolution.
1. Aufl., Springer, Berlin, Heidelberg 2002

Peter Frieß, Peter M. Steiner (Hg.):
Forschung und Technik in Deutschland nach 1945,
Deutsches Museum Bonn. München 1995

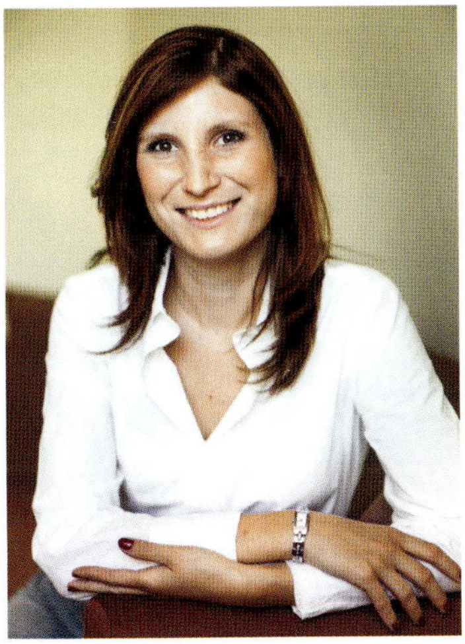

DIE AUTORIN DIESES BUCHES

Sarah Majorczyk arbeitet als Autorin bei BILD im Ressort Leben & Wissen und verantwortet für die Tageszeitung und den Online-Auftritt vor allem Themen aus den Bereichen Gesundheit und Pflege. Dabei übersetzt sie komplexe medizinische Sachverhalte in gut verständliche Beiträge. Sarah Majorczyk hat sich mit Stipendien an der Robert Bosch Stiftung und der Asklepios Medical School weitergebildet, außerdem ist sie Mitglied im Bosch-Stiftungs-Beirat »Neue Wege im Wissenschaftsjournalismus«, der nachhaltige Wissenschaftsberichterstattung fördert.

GEMEINSAM GEGEN KREBS: DIESE EXPERTEN

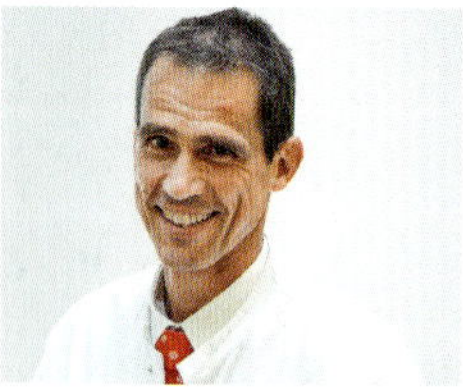

Prof. Dr. Dirk Jäger leitet die Abteilung »Medizinische Onkologie« am Nationalen Centrum für Tumorerkrankungen (NCT), Heidelberg. Schwerpunkt: Überführung (Translation) von innovativen Behandlungsansätzen in frühe klinische Studien.

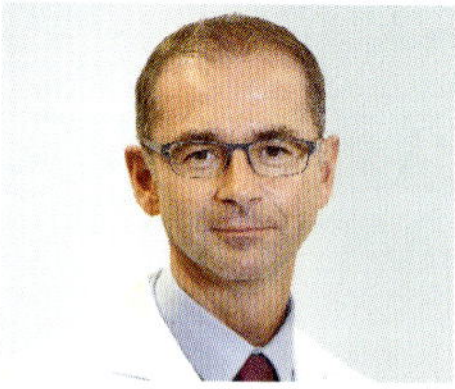

Prof. Dr. Wolfgang Janni ist Ärztlicher Direktor der Frauenklinik und Leiter des zertifizierten Brust- und Genitalzentrums, Universitätsklinikum Ulm. Schwerpunkt: die Therapie primärer und fortgeschrittener Brusttumoren.

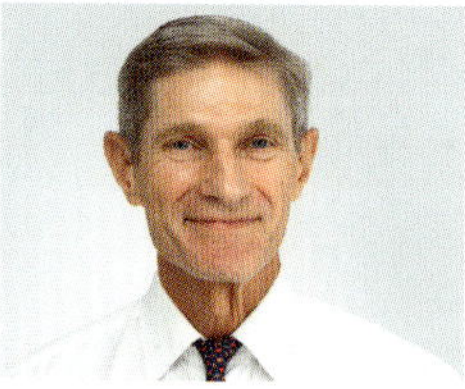

Prof. Dr. Ulrich John ist Direktor des Instituts für Sozialmedizin und Prävention, Universitätsmedizin Greifswald. Schwerpunkte: Krebsprävention, Strategien zur Änderung von Tabakrauchen, gesundheitsriskantem Alkoholkonsum und Bewegungsmangel.

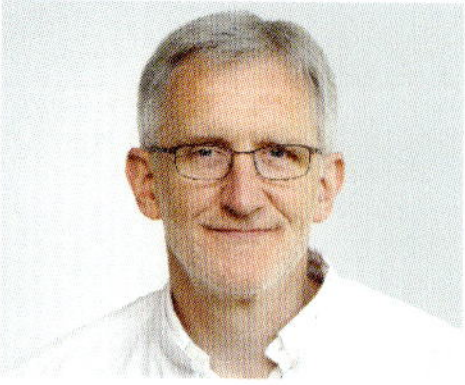

Prof. Dr. Christof von Kalle ist Direktor der Abteilung Translationale Onkologie am Nationalen Centrum für Tumorerkrankungen und Deutschen Krebsforschungszentrum, Heidelberg. Schwerpunkte: Stammzellforschung und Mutationsanalyse.

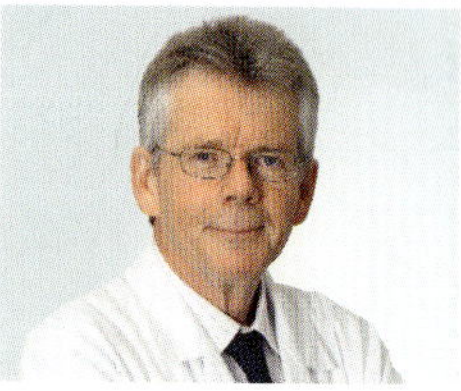

Prof. Dr. Thomas Klingebiel ist Direktor der Klinik für Kinder- und Jugendmedizin, Universitätsklinikum Frankfurt. Schwerpunkte: Knochenmarkspende und Stammzelltransplantation.

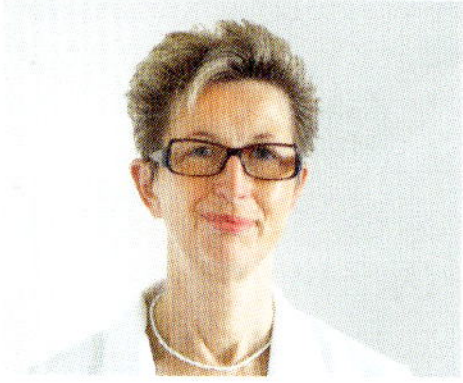

Prof. Dr. Susanne Krege ist Chefärztin der Urologischen Klinik des Alexianer-Krankenhauses Maria Hilf GmbH, Krefeld. Schwerpunkt: Behandlung von Hodentumoren. Ihre Klinik ist eines der wenigen Zweitmeinungszentren für diese Krebsart.

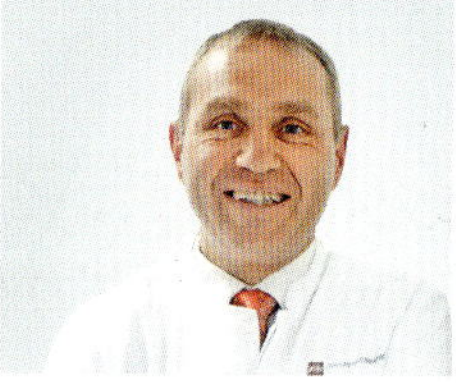

Prof. Dr. Hauke Lang ist Direktor der Klinik für Allgemein-, Viszeral- und Transplantationschirurgie, Universitätsmedizin Mainz. Schwerpunkte: Leberkrebs, Krebs der Gallenwege, OP von Lebermetastasen mittels computerunterstützter 3D-Planung.

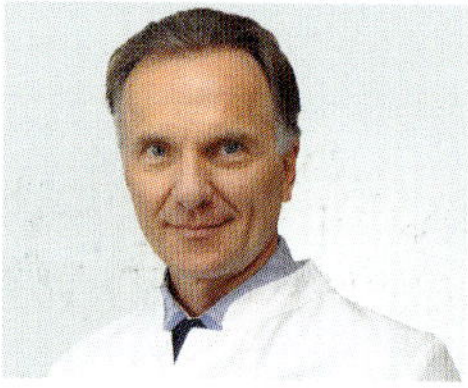

Prof. Dr. Dr. Michael Leitzmann ist Direktor des Instituts für Epidemiologie und Präventivmedizin, Universität Regensburg. Schwerpunkt: Einfluss von Ernährung, Körpermasse und Bewegung auf die Entwicklung von Krebserkrankungen.

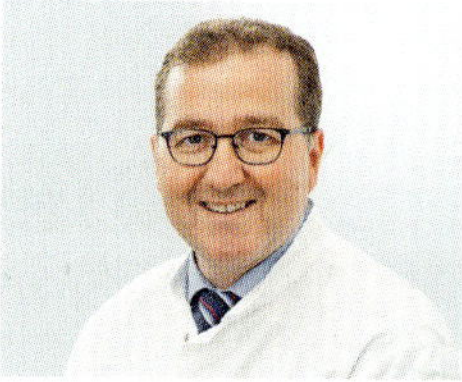

Prof. Dr. Nisar Peter Malek ist Ärztlicher Direktor der Medizinischen Klinik 1, Universitätsklinikum Tübingen. Schwerpunkte: Behandlung von malignen Erkrankungen des Gastrointestinaltraktes und der Leber.

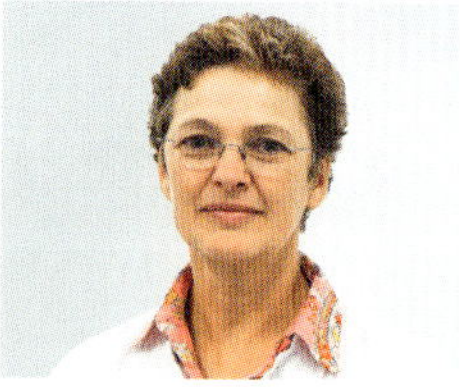

Prof. Dr. Dr. Cornelia Mauch ist Leiterin des Hauttumorzentrums der Klinik für Dermatologie und Venerologie, Uniklinik Köln. Schwerpunkte: Therapie des metastasierten schwarzen Hautkrebses und Merkelzellkarzinoms.

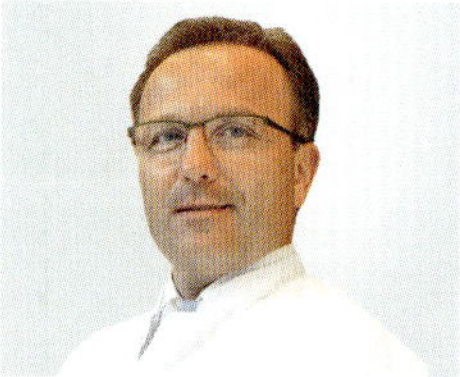

Prof. Dr. Markus Möhler ist Leiter der gastroenterologisch-onkologischen Ambulanz, Universitätsmedizin Mainz. Schwerpunkte: neue Therapiestrategien und Studien bei Krebserkrankungen des Magen-Darm-Trakts.

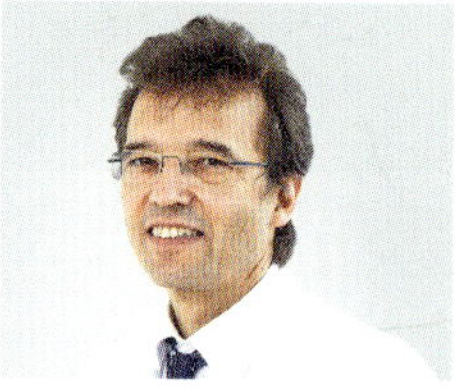

Prof. Dr. Andreas Neubauer ist Direktor der Klinik für Hämatologie, Onkologie und Immunologie, Zentrum Innere Medizin, Philipps-Universität Marburg. Schwerpunkte: Therapie der Lymphome des Magens sowie akuter und chronischer Leukämien.

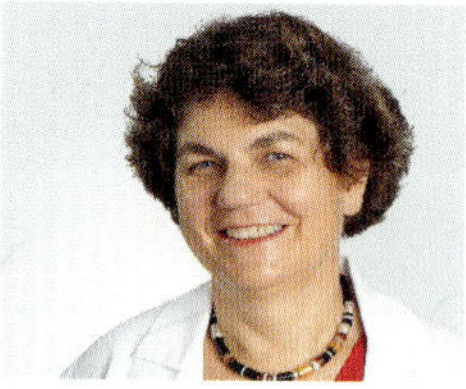

Prof. Dr. Charlotte Niemeyer ist Ärztliche Direktorin der Klinik IV Pädiatrische Onkologie und Hämatologie des Zentrums für Kinderheilkunde und Jugendmedizin, Universität Freiburg. Schwerpunkt: Behandlung der Leukämien im Kindesalter.

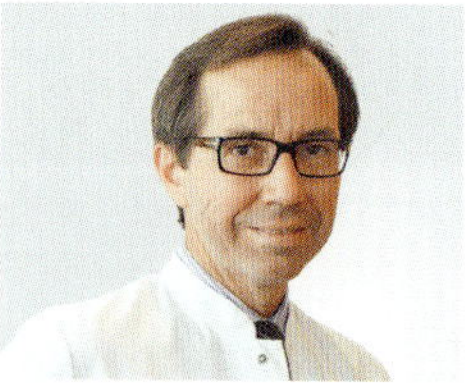

Prof. Dr. Olaf Ortmann ist Direktor der Universitätsklinik für Frauenheilkunde und Geburtshilfe, Regensburg. Schwerpunkt: Einfluss von Hormonen und Anti-Hormonen bei der Entstehung und in der Therapie gynäkologischer Tumoren.

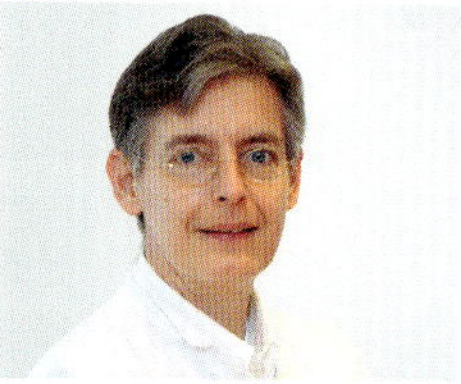

Prof. Dr. Margitta Retz leitet die medikamentöse Tumortherapie und das Studienzentrum im Bereich der Uroonkologie, urologische Klinik, Klinikum r. d. Isar, Technische Universität München. Schwerpunkt: Therapie des Harnblasenkarzinoms.